骨科疾病现代诊疗技术

主编 曹启斌 杨居成 渠立振 王 辛
　　　潘朝晖 盛卫国 马志强 郑小军

黑龙江科学技术出版社
HEILONGJIANG SCIENCE AND TECHNOLOGY PRESS

图书在版编目(CIP)数据

骨科疾病现代诊疗技术 / 曹启斌等主编. -- 哈尔滨：黑龙江科学技术出版社, 2024.7. -- ISBN 978-7-5719-2474-4

Ⅰ.R68

中国国家版本馆CIP数据核字第2024RA8659号

骨科疾病现代诊疗技术
GUKE JIBING XIANDAI ZHENLIAO JISHU

主　　编	曹启斌　杨居成　渠立振　王辛　潘朝晖　盛卫国　马志强　郑小军
责任编辑	陈兆红
封面设计	宗　宁
出　　版	黑龙江科学技术出版社 地址：哈尔滨市南岗区公安街70-2号　邮编：150007 电话：(0451) 53642106　传真：(0451) 53642143 网址：www.lkcbs.cn
发　　行	全国新华书店
印　　刷	黑龙江龙江传媒有限责任公司
开　　本	787 mm×1092 mm　1/16
印　　张	22
字　　数	554千字
版　　次	2024年7月第1版
印　　次	2024年7月第1次印刷
书　　号	ISBN 978-7-5719-2474-4
定　　价	198.00元

【版权所有，请勿翻印、转载】

编委会

主 编
曹启斌　杨居成　渠立振　王　辛
潘朝晖　盛卫国　马志强　郑小军

副主编
刘忠刚　黎　俊　高　杰　刘建玉
郑崇明　朱　华　张建涛

编 委（按姓氏笔画排序）
马志强（济宁市兖州区人民医院）
王　远（周口市第一人民医院）
王　辛（肥城市人民医院）
朱　华（溧阳市人民医院）
刘忠刚（莱阳市人民医院）
刘建玉（山东省第二人民医院）
杨居成（泗水县人民医院）
张建涛（乌海市蒙中医院）
郑小军（新疆维吾尔自治区第二人民医院）
郑崇明（四川省宜宾市第三人民医院）
高　杰（山东省第二人民医院）
曹启斌（宁阳县第一人民医院）
盛卫国（微山县人民医院）
渠立振（枣庄市立医院）
黎　俊（常州市中医医院）
潘朝晖（中国人民解放军陆军第八十集团军医院）

前 言

骨科学是与人们日常生活息息相关的临床医学分支之一，骨科疾病具有发病率高、波及范围广、康复比较慢等特点。随着现代医学科学的突飞猛进，骨科学迅速发展，其新技术、新理论、新方法层出不穷，使临床医师越来越需要提升自身专业知识以提高患者的康复率。由于许多骨科疾病的预后与治疗时的首次操作方法有密切关系，为了规范医疗操作技术、缩小医师救治水平差距，我们特编写《骨科疾病现代诊疗技术》，方便骨科临床医师在日常救治工作中参考使用。

本书一共五篇，包括基础篇、头颅骨篇、躯干骨篇、上肢骨篇及下肢骨篇，全方位、多层次地反映了近年来骨科学基础研究与临床实践的最新成果。在内容方面，本书重点介绍了骨科疾病的基础内容和常见疾病的诊断与治疗要点，对每一疾病的病因、临床表现、诊断、治疗与预后等内容进行了详细的阐述，致力于将最新的研究成果与积累的诊疗经验展示给读者。本书旨在提高临床技能水平、培养临床诊疗思维，是一本极具实用性和可操作性的有关骨科疾病诊疗的参考书，适合骨科医务工作者参考使用。

虽然，本书以最新指南及专家共识为依据，参考同行的优秀流程，吸纳同行意见，结合我们自身多年的临床经验，不断修改而成。但是，由于我们编写水平和时间的限制，不足之处还望同人提出宝贵意见，以便改进。

《骨科疾病现代诊疗技术》编委会
2024 年 3 月

目 录

基 础 篇

第一章 骨科疾病的常用检查方法 ·· (3)
    第一节　骨关节检查 ··· (3)
    第二节　神经功能检查 ··· (9)
    第三节　神经电生理检查 ··· (13)
    第四节　肢体、肌力测量 ··· (16)

第二章 骨科疾病的常用治疗技术 ·· (18)
    第一节　牵引治疗 ··· (18)
    第二节　支具治疗 ··· (22)
    第三节　小夹板治疗 ··· (25)
    第四节　石膏绷带治疗 ··· (26)
    第五节　局部封闭治疗 ··· (27)
    第六节　外固定支架治疗 ··· (29)

第三章 骨科疾病的常用急救技术 ·· (33)
    第一节　止血术 ··· (33)
    第二节　包扎术 ··· (38)
    第三节　固定术 ··· (43)
    第四节　搬运术和转运术 ··· (45)

第四章 手足显微科的常见修复技术 ··· (50)
    第一节　掌腕部软组织缺损的显微修复 ··· (50)

第二节　拇指软组织缺损的显微修复 …………………………………………… (57)
　　第三节　指背皮肤软组织缺损的显微修复 ………………………………………… (59)
　　第四节　足背部软组织缺损的显微修复 …………………………………………… (61)
　　第五节　足底软组织缺损的显微修复 ……………………………………………… (69)
　　第六节　踝关节周围软组织缺损的显微修复 ……………………………………… (73)

头颅骨篇

第五章　头皮与颅骨疾病的治疗 ……………………………………………………… (81)
　　第一节　头皮损伤 …………………………………………………………………… (81)
　　第二节　颅骨损伤 …………………………………………………………………… (83)
第六章　口腔颌面部疾病的治疗 ……………………………………………………… (85)
　　第一节　全面部骨折 ………………………………………………………………… (85)
　　第二节　上颌骨骨折 ………………………………………………………………… (87)
　　第三节　下颌骨骨折 ………………………………………………………………… (94)

躯干骨篇

第七章　胸骨与肋骨疾病的治疗 ……………………………………………………… (101)
　　第一节　肋软骨疾病 ………………………………………………………………… (101)
　　第二节　胸肋锁骨肥大 ……………………………………………………………… (102)
　　第三节　先天性胸壁畸形 …………………………………………………………… (105)
第八章　脊柱疾病的治疗 ……………………………………………………………… (107)
　　第一节　先天性脊柱裂 ……………………………………………………………… (107)
　　第二节　上颈椎损伤 ………………………………………………………………… (110)
　　第三节　下颈椎损伤 ………………………………………………………………… (122)
　　第四节　胸腰椎损伤 ………………………………………………………………… (132)
　　第五节　颈椎管狭窄症 ……………………………………………………………… (142)
　　第六节　胸椎管狭窄症 ……………………………………………………………… (147)

第七节 腰椎管狭窄症 ………………………………………………………… (151)

第八节 腰椎间盘突出症 ……………………………………………………… (155)

上 肢 骨 篇

第九章 肩部与上臂损伤的治疗 ………………………………………………… (163)

  第一节 肩袖损伤 ……………………………………………………………… (163)

  第二节 复发性肩关节脱位 …………………………………………………… (166)

  第三节 肩锁关节脱位 ………………………………………………………… (170)

  第四节 肩胛骨骨折 …………………………………………………………… (175)

  第五节 锁骨骨折 ……………………………………………………………… (179)

  第六节 肱骨近端骨折 ………………………………………………………… (182)

  第七节 肱骨干骨折 …………………………………………………………… (190)

  第八节 肱骨远端骨折 ………………………………………………………… (195)

第十章 肘部与前臂损伤的治疗 ………………………………………………… (210)

  第一节 尺骨鹰嘴骨折 ………………………………………………………… (210)

  第二节 尺骨冠突骨折 ………………………………………………………… (213)

  第三节 桡骨小头骨折 ………………………………………………………… (216)

  第四节 桡骨干骨折 …………………………………………………………… (217)

  第五节 尺桡骨干双骨折 ……………………………………………………… (219)

  第六节 尺桡骨茎突骨折 ……………………………………………………… (223)

第十一章 手腕部损伤的治疗 …………………………………………………… (226)

  第一节 指骨骨折 ……………………………………………………………… (226)

  第二节 掌骨骨折 ……………………………………………………………… (230)

  第三节 腕骨骨折 ……………………………………………………………… (234)

  第四节 腕骨脱位 ……………………………………………………………… (241)

  第五节 指间关节脱位 ………………………………………………………… (245)

  第六节 掌指关节脱位 ………………………………………………………… (246)

  第七节 手部韧带损伤 ………………………………………………………… (249)

下 肢 骨 篇

第十二章　髋部与大腿损伤的治疗 …… (255)
　　第一节　髋臼骨折 …… (255)
　　第二节　股骨头骨折 …… (257)
　　第三节　股骨颈骨折 …… (259)
　　第四节　股骨转子间骨折 …… (262)
　　第五节　股骨干骨折 …… (267)
　　第六节　股骨髁上骨折 …… (274)
　　第七节　股骨髁间骨折 …… (278)

第十三章　膝部与小腿损伤的治疗 …… (282)
　　第一节　膝关节半月板损伤 …… (282)
　　第二节　膝关节交叉韧带损伤 …… (286)
　　第三节　膝关节侧副韧带损伤 …… (296)
　　第四节　膝关节脱位 …… (300)
　　第五节　髌骨脱位 …… (304)
　　第六节　髌骨骨折 …… (306)
　　第七节　胫骨平台骨折 …… (309)
　　第八节　胫腓骨干骨折 …… (315)

第十四章　足踝部损伤的治疗 …… (323)
　　第一节　踝关节骨折 …… (323)
　　第二节　跟骨骨折 …… (327)
　　第三节　跖骨骨折 …… (333)
　　第四节　趾骨骨折 …… (337)

参考文献 …… (339)

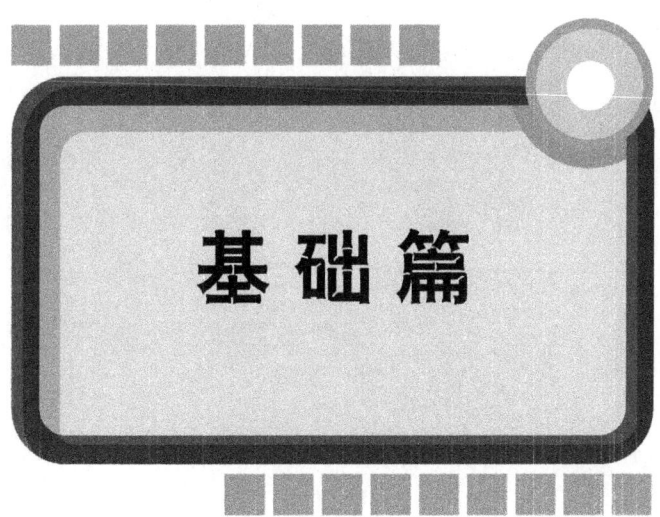

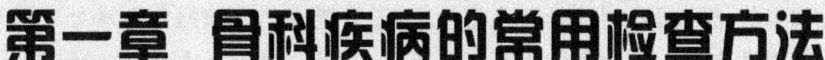

第一章 骨科疾病的常用检查方法

第一节 骨关节检查

详细、完整的临床检查对骨关节疾病的诊治具有重要意义。

一、注意事项

(一)环境舒适

检查室室温应该舒适,光线充足,检查女性被检查者时应有家属或护士陪同。

(二)显露范围

根据检查需要,充分显露检查部位,对可能有关而无明显症状的部位及健侧也应充分显露,仔细检查并进行对比。

(三)体位要求

一般嘱被检查者卧位,检查上肢及颈部时可根据情况采取坐位,特殊检查时可采取特殊体位。

(四)检查顺序

一般先行全身检查再重点行局部检查。若患者病情危重,应先进行抢救,避免做不必要的检查和处理。

(五)检查手法

检查者应该动作规范、轻巧,对可能患急性感染及肿瘤患者检查应尽量轻柔,避免扩散。

二、检查项目

检查项目包括一般全身检查及骨科相关的专科检查。

三、基本检查方法

骨科基本检查方法包括视诊、触诊、叩诊、听诊、动诊和量诊等,其中视、触、动诊是每次检查都需要做到的,其余各项则根据患者具体情况按需进行。

（一）视诊

1.一般检查

从各个侧面和不同体位仔细观察躯干及四肢的姿势，轴线及步态有无异常。

（1）体位和姿势：体位是指患者身体在卧位时所处的状态。临床上常见的有自动体位、被动体位和强迫体位等。姿势是就举止状态而言，主要靠骨骼结构和各部分肌肉的紧张度来维持。

不同体位和姿势常可帮助明确骨科疾病诊断：①脊髓损伤伴截瘫的患者处于被动体位；②骨折和关节脱位的患者为减轻痛苦常处于某种强迫体位；③锁骨骨折患者常表现为以健手扶持患肘的姿势；④不同颈髓平面损伤急性期后常表现为不同姿势。

（2）步态：即行走时所表现的姿势。步态的观察对疾病诊断有重要帮助。骨科常见典型异常步态如下。①剪刀步态：脊髓损伤伴痉挛性截瘫。②摇摆步态：双侧髋关节先天性脱位、大骨节病。③跨阈步态：腓总神经损伤或麻痹、弛缓性截瘫。④跛行步态：一侧臀中肌麻痹、一侧先天性髋关节脱位。⑤间歇性跛行：腰椎管狭窄症、短暂性脊髓缺血、下肢动脉慢性闭塞性病变。

2.局部情况

（1）皮肤有无发红、发绀、色素沉着、发亮或静脉曲张等，局部有无包块。

（2）软组织有无肿胀或淤血，肌肉有无萎缩及纤维颤动。

（3）瘢痕、创面、窦道、分泌物及其性状。

（4）伤口的形状及深度，有无异物残留及活动性出血。

（5）有无畸形，如肢体长度、粗细或成角畸形。

（6）局部包扎和固定情况。

（二）触诊

（1）注意局部温度和相对湿度。

（2）注意局部有无包块，若有包块存在，应明确包块的部位、大小、活动度、硬度、有无波动感及与周围组织的关系等。

（3）注意明确压痛的部位、深度、范围、性质及程度等。一般由外周健康组织向压痛点中心区逐渐移动，动作由浅入深、先轻后重，避免暴力操作。

（4）了解有无异常活动及骨擦感。

（三）叩诊

1.轴向叩击痛

当怀疑存在骨与关节疾病时可沿肢体轴向用拳头叩击肢体远端，如在相应部位出现疼痛即为阳性，多见于骨、关节急性损伤或炎症病例。

2.脊柱间接叩击痛

被检查者取坐位，检查者一手置于被检查者头顶，另一手半握拳叩击左手，有脊柱病变者可在相应部位出现疼痛。若患者出现上肢放射痛，提示颈神经根受压。

3.棘突叩击痛

检查脊柱时常用叩诊锤或手指叩击相应的棘突，如有骨折或炎性病变常出现叩击痛。

4.神经干叩击征（Tinel征）

叩击已损伤神经的近端时末梢出现疼痛，并向远端推移，表示神经再生现象。

(四)听诊

1.骨摩擦音

骨折患者常可闻及骨摩擦音。

2.关节弹响

当关节活动时听到异常响声并伴有相应的临床症状时,多有病理意义,如弹响髋、肩峰下滑囊炎和膝关节半月板损伤等情况。

3.骨传导音

用手指或叩诊锤叩击两侧肢体远端对称的骨隆起处,将听诊器听筒放在肢体近端对称的骨隆起处,双侧对比判断骨传导音的强弱,若有骨折则骨传导音减弱。

(五)动诊

动诊一般包括检查主动活动、被动活动和异常活动情况。

1.主动活动

(1)肌力检查:见本章相关章节。

(2)关节主动活动功能检查:各关节活动方式和范围各不相同,正常人可因年龄、性别等因素而有所不同。

2.被动活动

(1)和主动活动方向相同的被动活动。

(2)非主动活动方向的被动活动:沿肢体轴位的牵拉、挤压活动及侧方牵引活动等。

3.异常活动

(1)关节强直:活动功能完全丧失。

(2)关节活动范围减小:见于肌肉痉挛或关节周围的软组织痉挛。

(3)关节活动范围超常:见于关节囊破坏,关节囊及支持带过度松弛或断裂。

(4)假关节活动:见于肢体骨折不愈或骨缺损。

(六)量诊

测量肢体的角度、长度及周径的方法称为量诊。肢体测量是骨科临床检查法中的重要内容,其目的是了解人体各部位的尺寸或角度,以便对人体的结构规律、病理变化进行数量上的分析。

二、骨科各部分检查

(一)颈部骨关节检查

1.颈椎间孔挤压试验

患者坐位,检查者双手手指互相嵌夹相扣,以手掌面压于患者头顶部或者前额部,两前臂掌侧夹于患者头两侧保护,不使头颈歪斜,同时向患侧或健侧屈曲颈椎,也可以前屈后伸,若出现颈部或上肢放射痛加重,即为阳性,多见于神经根型颈椎病或颈椎间盘突出症。该试验是使椎间孔变窄,从而加重对颈神经根的刺激,故出现疼痛或放射痛。

2.侧屈椎间孔挤压试验

患者取坐位,头稍后仰并向患侧屈曲,下颌转向健侧,检查者双手放在患者头顶向下挤压。如引起颈部疼痛,并向患侧手部放射即为阳性。最常见于 C_5 椎间盘突出症,此时疼痛向拇指、手及前臂放射。

3.后仰椎间孔挤压试验

患者取坐位,头稍后仰,检查者双手交叉放在患者头顶上,再向下方挤压。如引起颈部疼痛,并向患侧上肢放射,即为阳性。阳性结果见于颈椎病。

4.颈椎间孔分离试验

检查者一手托住患者颏下部,另一手托住枕部,然后逐渐向上牵引头部,如患者感到颈部和上肢的疼痛减轻,即为阳性。该试验可以拉开狭窄的椎间孔,减少颈椎小关节周围关节囊的压力,缓解肌肉痉挛,减少神经根的挤压和刺激,从而减轻疼痛。

5.椎动脉扭曲试验

椎动脉扭曲试验用于检查椎动脉型颈椎病,患者坐位、头颈放松,检查者站在患者身后,双手抱住患者头枕两侧,将患者头向后仰的同时转向一侧,若出现眩晕则为阳性。

6.头顶部叩击试验

患者端坐,医师一手平按患者头顶,用另一手握拳叩击按在患者头顶的手掌背,如果患者感觉颈部疼痛不适或者向上肢串痛、麻木,为阳性。

7.屈颈试验

屈颈试验用于检查脊髓型颈椎病,患者平卧,上肢置于躯干两侧,下肢伸直,令患者抬头屈颈,若出现上下肢放射性麻木则为阳性。

(二)上肢骨关节检查

1.Dugas征

患者能用手摸到对侧肩部且肘部能够贴到胸壁为阴性;若不能为阳性,表明肩关节有脱位。

2.Speeds征和Yergason征

Speeds征和Yergason征即肱二头肌长腱阻抗试验。前者为前臂旋后,前屈肩90°,伸肘位,阻抗位屈肘,出现肩痛为阳性;后者为屈肘90°,阻抗屈肘时肩痛为阳性,提示肱二头肌腱鞘炎。

3.Impingement征

Impingement征即前屈上举征。医师以手下压患侧肩胛骨并于中立位前举、上举,肩袖的大结节附着点撞击肩峰的前缘,肩痛为阳性,见于撞击综合征。

4.前屈内旋试验

将患肩前屈90°,屈肘90°用力内旋肩,使肩袖病变撞击喙峰韧带,产生肩痛为阳性,见于撞击综合征。

5.Apprehension试验

Apprehension试验即惧痛试验。患者放在外展外旋(投掷)位,医师推肱骨头向前与前关节囊相压撞,后者有病变时剧痛,突感无力,不能活动,提示肩关节前方不稳。

6.肩关节稳定试验

弯腰垂臂位或仰卧位,被动向前方推压肱骨头或向后推肱骨头或向下牵拉肱骨头,可试出肩前方不稳、后方不稳或下方不稳。

7.肘三角试验

正常的肘关节在完全伸直时,肱骨外上髁、内上髁和尺骨鹰嘴在一条直线上。肘关节屈曲90°时,三个骨突形成一个等腰三角形,称为肘三角。肘关节脱位时,此三角点关系改变。用于肘关节脱位的检查,和肘关节脱位与肱骨髁上骨折的鉴别。

8.腕伸肌紧张试验

患者肘关节伸直,前臂旋前位,作腕关节的被动屈曲,引起肱骨外上髁处疼痛者为阳性征,见于肱骨外上髁炎。

9.握拳尺偏试验(Finkelstein征)

患者拇指屈曲握拳,将拇指握于掌心内,然后使腕关节被动尺偏,引起桡骨茎突处明显疼痛为阳性征,见于桡骨茎突狭窄性腱鞘炎。

10.腕三角软骨挤压试验

腕关节位于中立位,然后使腕关节被动向尺侧偏斜并纵向挤压,若出现下尺桡关节疼痛为阳性征,见于腕三角软骨损伤、尺骨茎突骨折。

11.屈腕试验

医师手握患者腕部,拇指按压在腕横纹处,同时嘱患腕屈曲,若患手麻痛加重,并放射到中指示指,即为阳性,表示患腕管综合征。

(三)腰部骨关节检查

1.直腿抬高试验

患者仰卧位,两下肢伸直靠拢,检查者用一手握患者踝部,一手扶膝保持下肢伸直,逐渐抬高患者下肢,正常者可以抬高70°~90°而无任何不适感觉;若小于以上角度即感该下肢有传导性疼痛或麻木者为阳性,多见于坐骨神经痛和腰椎间盘突出症患者。

2.直腿抬高加强试验(足背屈试验)

若将患者下肢直腿抬高到开始产生疼痛的高度,检查者用一手固定此下肢保持膝伸直,另一手背伸患者踝关节,放射痛加重者为直腿抬高踝背伸试验(亦称"加强试验")阳性。该试验用以鉴别是神经受压还是下肢肌肉等原因引起的抬腿疼痛。

3.股神经牵拉试验

对高位腰椎间盘突出有意义。患者俯卧,患侧膝关节屈曲,上提小腿,使髋关节处于过伸位,出现大腿前方痛即为阳性。在$L_{2\sim3}$和$L_{3\sim4}$椎间盘突出为阳性,而$L_{4\sim5}$、L_5S_1此试验为阴性。

4.拾物试验

让小儿站立,嘱其拾起地上物品。正常小儿可以两膝微屈,弯腰拾物;若腰部有病变,可见屈髋屈膝,腰部挺直、一手扶膝下蹲,一手拾地上的物品,此为该试验阳性,常用于检查儿童脊柱前屈功能有无障碍。

5.俯卧背伸试验

患儿俯卧,双下肢并拢,医师双手提起双足,使腰部过伸,正常者,脊柱呈弧形后伸状态。如有病变则大腿和骨盆与腹壁同时离开床面,脊柱呈强直状态。

6.Schober试验

令患者直立,在背部正中线髂嵴水平做一标记为零,向下5 cm做标记,向上10 cm再做另一标记,然后令患者弯腰(双膝保持直立)测量两个标记间距离,若增加少于4 cm即为阳性。阳性说明腰椎活动度降低,见于强直性脊柱炎中晚期。

7.骶髂关节扭转试验(Gaenslen征)

患者仰卧,患者双手抱住健侧髋、膝,使之屈曲,患侧大腿垂于床沿外,检查者一手按住健膝,一手压患膝,使大腿后伸扭转骶髂关节,骶髂关节痛者为阳性。

8.骨盆分离或挤压试验

患者仰卧,检查者双手将两侧髂嵴用力向外下方挤压,称骨盆分离试验。反之,双手将两髂骨翼向中心相对挤压,称为骨盆挤压试验。能诱发疼痛者为阳性,提示骨盆环骨折。

(四)髋部骨关节检查

1.髋关节屈曲挛缩试验(Thomas征)

患者仰卧,将健侧髋膝关节尽量屈曲,大腿贴近腹壁,使腰部接触床面,以消除腰前凸增加的代偿作用。再让其伸直患侧下肢,若患肢随之跷起而不能伸直平放于床面,即为阳性征。说明该髋关节有屈曲挛缩畸形,并记录其屈曲畸形角度。

2.髋关节过伸试验

髋关节过伸试验又称腰大肌挛缩试验。患者俯卧位,患侧膝关节屈曲90°,医师一手握其踝部将下肢提起,使髋关节过伸。若骨盆亦随之抬起,即为阳性征。说明髋关节不能过伸。腰大肌脓肿及早期髋关节结核可有此体征。

3.单腿独立试验(Trendelenburg征)

此试验是检查髋关节承重功能。先让患者健侧下肢单腿独立,患侧腿抬起,患侧臀皱襞(骨盆)上升为阴性。再让患侧下肢单腿独立,健侧腿抬高,则可见健侧臀皱襞(骨盆)下降,为阳性征。表明持重侧的髋关节不稳或臀中、小肌无力。任何使臀中肌无力的疾病均可出现阳性征。

4.下肢短缩试验(Allis征)

患者仰卧,双侧髋、膝关节屈曲,足跟平放于床面上,正常两侧膝顶点等高、若一侧较另一侧低即为阳性征。表明股骨或胫腓骨短缩或髋关节脱位。

5.望远镜试验

望远镜试验又称套叠征。患者仰卧位,医师一手固定骨盆,另一手握患侧腘窝部,使髋关节稍屈曲,将大腿纵向上下推拉,若患肢有上下移动感即为阳性征。表明髋关节不稳或有脱位,常用于小儿髋关节先天性脱位的检查。

6.蛙式试验

患儿仰卧,将双侧髋膝关节屈曲90°位,再做双髋外展外旋动作,呈蛙式位。若一侧或双侧大腿不能平落于床面,即为阳性征,表明髋关节外展受限。用于小儿先天性髋脱位的检查。

(五)膝部骨关节检查

1.浮髌试验

患肢伸直,医师一手虎口对着髌骨上方,手掌压在髌上囊,使液体流入关节腔,另一手示指以垂直方向按压髌骨,若感觉髌骨浮动,并有撞击股骨髁部的感觉,即为阳性征,表明关节内有积液。

2.抽屉试验

抽屉试验又称推拉试验。患者仰卧,屈膝90°,足平放于床上,医师坐于患肢足前方,双手握住小腿作前后推拉动作。向前活动度增大表明前交叉韧带损伤,向后活动度增大表明后交叉韧带损伤,可作两侧对比检查。

3.挺髌试验

患侧下肢伸直,医师用拇、示指将髌骨向远端推压,嘱患者用力收缩股四头肌,若引起髌骨部疼痛为阳性征。常见于髌骨软骨软化症。

4.回旋挤压试验(McMurray-Fouche 试验)

患者仰卧,患腿屈曲,医师一手按在膝上部,另一手握住踝部,使膝关节极度屈曲,然后做小腿外展、内旋,同时伸直膝关节,若有弹响和疼痛为阳性征,表明外侧半月板损伤。反之,做小腿内收、外旋同时伸直膝关节出现弹响和疼痛,表明内侧半月板损伤。

5.研磨提拉试验(Apley 征)

患者仰卧,膝关节屈曲90°,医师用小腿压在患者大腿下端后侧做固定,在双手握住足跟沿小腿纵轴方向施加压力的同时做小腿的外展外旋或内收内旋活动,若有疼痛或有弹响,即为阳性征,表明外侧或内侧的半月板损伤;提起小腿做外展外旋或内收内旋活动而引起疼痛,表示外侧副韧带或内侧副韧带损伤。

6.侧卧屈伸试验

侧卧屈伸试验又称重力试验。患者侧卧,被检查肢体在上、医师托住患者的大腿,让其膝关节作伸屈活动,若出现弹响,表明内侧半月板损伤;若膝关节外侧疼痛表示外侧副韧带损伤。同样的方法,被检查的肢体在下做伸屈活动,出现弹响为外侧半月板损伤,出现膝关节内侧疼痛为内侧副韧带损伤。

7.侧副韧带损伤试验

侧副韧带损伤试验又称为膝关节分离试验、侧位运动试验。患者伸膝,并固定大腿,检查者用一只手握踝部,另一手扶膝部,做侧位运动检查内侧或外侧副韧带,若有损伤,检查牵扯韧带时,可以引起疼痛或异常活动。

8.髌骨研磨试验

挤压髌骨,或者上下左右滑动髌骨时有粗糙感和摩擦音,并伴有疼痛不适,或者一手尽量地将髌骨推向一侧,另一手直接按压髌骨,若髌骨后出现疼痛,均为阳性。用于检查髌骨软化症。

9.膝过伸试验

患者仰卧,膝关节伸直平放。医师一手握伤肢踝部,另一手按压膝部,使膝关节过伸,髌下脂肪垫处有疼痛,即为阳性。检查髌下脂肪垫损伤。

10.髌腱松弛压痛试验

患者仰卧,膝伸直。医师一手拇指放在内膝眼或外膝眼处,另一手掌根放在前一拇指指背上,放松股四头肌(髌腱松弛),逐渐用力向下压拇指,压处有明显疼痛感。再令患者收缩股四头肌,重复以上动作,且压力相等,若出现疼痛减轻者为阳性。检查髌下脂肪垫损伤。

(潘朝晖)

第二节 神经功能检查

神经功能检查作为骨科体格检查的重要部分,对骨科疾病的诊断及治疗有着重要意义,在神经源性疾病和肌源性病变的诊断,以及对神经病变的定位等方面也具有重要价值。神经功能检查主要从感觉检查、运动系统检查、反射检查,以及自主神经检查几个方面进行。

一、感觉检查

人体皮肤感觉由脊髓发出神经纤维支配，呈阶段性分布。检查时应该在安静温暖的条件下进行，并在检查前向被检查者说明检查目的及检查方法，取得配合。感觉检查主要包括浅感觉（触觉、痛觉及温度觉）、深感觉及复合感觉。

(一)浅感觉

浅感觉包括皮肤、黏膜的触觉、痛觉及温度觉。

1. 触觉

用棉絮轻触皮肤或黏膜，自躯干到四肢上端逐次向下，询问有否感觉及敏感程度有无区别，对异常区域做出标记。

2. 痛觉

用锐针针刺皮肤，询问有无痛感及疼痛程度，要求用力适当。检查时应自上而下，从一侧至另一侧，从无痛觉区域移向正常区域，不应遗留空白。检查完毕后记录检查结果。

3. 温度觉

分别用盛有冷(5～10 ℃)、热(40～45 ℃)水的试管轻触皮肤，询问患者感觉并记录。检查时应注意两侧对称部位的比较。

(二)深感觉

关节觉：轻轻掰动患者的手指或足趾，做被动伸、屈动作，询问是否觉察及其移动方向；或让患者闭目，然后将其肢体放在某位置上，询问是否明确肢体所处位置。

(三)复合感觉

复合感觉包括皮肤定位觉、两点分辨觉、实体辨别觉及体表图形觉等，是大脑综合、分析、判断的结果，也称为皮质感觉。

二、运动系统检查

运动系统检查主要包括肌容积、肌张力、肌力及共济运动检查等。

(一)肌容积

观察肌肉有无萎缩及肥大，测量肢体周径，判断肌肉营养情况。

(二)肌张力

肌张力指静息状态下肌肉紧张度。检查方法：嘱被检查者肌肉放松，用手触摸肌肉硬度，并测定其被动运动时的阻力及关节运动幅度。还可叩击肌腱听声音，声音高者肌张力高，声音低者肌张力低。检查结果意义如下。

1. 肌张力增加

触摸肌肉时有坚实感，被动检查时阻力增加。可表现为以下几方面。

(1)痉挛性：在被动运动开始时阻力增大，终末时突感减弱，即折刀现象，见于锥体束损害者。

(2)强直性：指一组拮抗肌的张力增加，做被动运动时，伸肌和屈肌肌力同等增加，即铅管样强直，见于锥体外系损害者。如在强直性肌张力增加的基础上又伴有震颤，做被动运动时可出现齿轮顿挫样感觉，故称为齿轮样强直。

2. 肌张力减弱

触诊肌肉松软，被动运动时肌张力减低，可表现为关节过伸，见于周围神经、脊髓灰质前角病变。

(三)肌力
即肌肉主动收缩的力量。肌力评级标准见本章相关章节。

(四)共济运动检查
当脊髓后索、小脑等器官发生病变时可出现共济失调。常用检查方法包括指鼻试验、快速轮替试验、跟膝胫试验和Romberg征。

三、反射检查

反射检查比较客观,但仍须患者合作,肢体放松,保持对称和适当位置。叩诊锤叩击力量要均匀适当。检查时可用与患者谈话或嘱患者阅读、咳嗽或两手勾住用力牵拉等方法,使其精神放松,以利反射的引出。

(一)腱反射
刺激肌腱、骨膜引起的肌肉收缩反应,因反射弧通过深感觉感受器,又称深反射或本体反射。腱反射的活跃程度以"+"号表示,正常为(++),减低为(+),消失为(0),活跃为(+++),亢进或出现阵挛为(++++)。

腱反射检查的临床意义:①减退、消失提示反射弧受损或中断,亦见于神经肌肉接头或肌肉本身疾病,如重症肌无力,周期性瘫痪等。麻醉、昏迷、熟睡、脊髓休克期、颅压增高,尤其后颅窝肿瘤,深反射也降低或消失。②亢进多见于锥体束病变,昏迷或麻醉早期也可出现,是对脊髓反射弧的抑制解除所致;亦见于手足搐搦、破伤风等肌肉兴奋性增高时。癔症或其他神经症深反射也常亢进。③正常人深反射也可亢进,老年人跟腱反射可消失,故反射的不对称比增强或消失更有意义。

1. 肱二头肌肌腱反射($C_{5\sim6}$,肌皮神经)
前臂半屈,叩击置于肱二头肌肌腱上的拇指,引起前臂屈曲,同时感到肱二头肌肌腱收缩。

2. 肱三头肌肌腱反射($C_{6\sim7}$,桡神经)
前臂半屈并旋前,托住肘部,叩击鹰嘴突上方肱三头肌肌腱,引起前臂伸展。

3. 桡骨膜反射($C_{5\sim8}$,桡神经)
前臂半屈,叩击桡骨茎突,引起前臂屈曲、旋前和手指屈曲。

4. 膝腱反射($L_{2\sim4}$,股神经)
坐位,两小腿自然悬垂或足着地;或仰卧,膝稍屈,以手托腘窝,叩击髌骨下缘股四头肌肌腱,引起小腿伸直。

5. 跟腱反射($S_{1\sim2}$,胫神经)
仰卧,膝半屈,两腿分开,以手轻掰足使其稍背屈,叩击跟腱引起跖屈。

6. 阵挛
当深反射高度亢进时,如突然牵拉引出该反射的肌腱不放松,使之持续紧张,则出现该牵拉部位的持续性、节律性收缩,称阵挛,主要见于上运动神经元性瘫痪。①踝阵挛:仰卧、托腘窝使膝髋稍屈,另手握足底突然背屈并不再松手,引起足踝节律性伸屈不止;②髌阵挛:仰卧,下肢伸直,以拇、示指置髌骨上缘,突然用力向下推并不再松手,引起髌骨节律性上下运动不止。

(二)浅反射
浅反射为刺激皮肤、黏膜引起的肌肉收缩反应。减退、消失见于反射弧中断时。但腹壁和提睾反射减退或消失,亦可见于锥体束损害,因其除脊髓反射弧外,尚有皮质通路。此外,深睡、麻醉、昏迷、新生儿等,腹壁反射也常消失。亢进见于震颤麻痹综合征或其他锥体外系疾病时,偶见浅反射尤其腹壁反射中度亢进,系损伤中脑抑制浅反射的中枢所致。精神紧张和神经症时,腹壁反射也可有不同程度的亢进。

1.腹壁反射(肋间神经,上:$T_{7,8}$;中:$T_{9,10}$;下:$T_{11,12}$)

仰卧,以棉签或叩诊锤柄自外向内轻划上、中、下腹壁皮肤,引起同侧腹壁肌肉收缩。

2.提睾反射(生殖股神经,$L_{1,2}$)

以叩诊锤柄由上向下轻划股上部内侧皮肤,引起同侧睾丸上提。

(三)病理反射

当上运动神经元受损后,被锥体束抑制的屈曲性防御反射变得易化或被释放,称为病理反射。严重时,各种刺激均可加以引出,甚至出现所谓的"自发性"病理反射。

1.Babinski 征

用叩诊锤柄端等物由后向前划足底外缘直到踇趾基部,阳性者踇趾背屈,余各趾呈扇形分开,膝、髋关节屈曲。刺激过重或足底感觉过敏时亦可出现肢体回缩的假阳性反应。此征也可用下列方法引出。①Oppenheim 征:以拇、示指沿胫骨自上向下划;②Chaddock 征:由后向前划足背外侧缘;③Gordon 征:用力挤压腓肠肌。

2.Hoffmann 征

Hoffmann 征为上肢的病理反射。检查时左手握患者手腕,右手示、中指夹住患者中指,将腕稍背屈,各指半屈放松,以拇指急速轻弹中指指甲,引起拇指及其余各指屈曲者为阳性。此征可见于10%~20%的正常人,故一侧阳性者始有意义。

(四)脑膜刺激征

脑膜刺激征为脑脊膜和神经根受刺激性损害时,因有关肌群反射性痉挛而产生的体征。脑膜刺激征主要见于脑膜炎、蛛网膜下腔出血、颅内压增高和脑膜转移瘤等。颈征亦可见于后颅凹、环枕部或高颈段肿瘤。

1.颈强直

颈前屈时有抵抗,头仍可后仰或旋转。

2.Kernig 征

仰卧,屈曲膝、髋关节呈直角,再伸小腿,因屈肌痉挛使伸膝受限,<130°并有疼痛及阻力者为阳性。

3.Brudzinski 征

(1)颈征:仰卧,屈颈时引起双下肢屈曲者为阳性。

(2)下肢征:仰卧,伸直抬起一侧下肢时,对侧下肢屈曲为阳性。

四、自主神经检查

(一)皮肤颜色和温度

观察肤色,触摸其温度,注意有无水肿,以了解血管功能。血管功能的刺激症状为血管收缩,皮肤发白、发凉;毁坏症状为血管扩张,皮肤发红、发热,之后因血流受阻而发绀、发凉,并可有水肿。

（二）皮肤划痕试验

用骨针在皮肤上稍稍用力划过，血管受刺激数秒后收缩，出现白色条纹，继以血管扩张变为稍宽之红色条纹，持续10余分钟，为正常反应。若红条纹宽达数厘米且持续时间较长至呈现白色隆起（皮肤划痕征），则表明有皮肤血管功能失调。交感神经损害时，其支配体表区内少汗或无汗；刺激性病变则多汗。

（三）毛发指甲营养状况

注意皮肤质地是否正常，有无粗糙、发亮、变薄、增厚、脱落溃疡或压疮等；毛发有无稀少、脱落；指甲有无起纹、枯脆、裂痕等。周围神经、脊髓侧角和脊髓横贯性病变损害自主神经通路时，均可产生皮肤、毛发、指甲的营养改变。

（四）膀胱和直肠功能

了解排尿有无费力、急迫和尿意，有无尿潴留和残留尿以及每次排尿的尿量。了解有无大便失禁或便秘。

（马志强）

第三节　神经电生理检查

神经电生理检查是近50年发展起来的诊断技术，它将神经肌肉兴奋时发生的生物电变化引导出来，加以放大和记录，根据电位变化的波形、振幅、传导速度等数据，分析判断神经、肌肉系统处于何种状态。电生理检测在神经源性疾病和肌源性病变的鉴别诊断方面，以及对神经病变的定位、损害程度和再生预后判断等方面具有重要价值。神经电生理检查的内容和方法很多，目前临床上常用的有肌电图、神经传导速度及体感诱发电位等。

一、肌电图

肌电图是将针电极插入肌肉记录电位变化的一种电生理检查。通过观察肌肉的电活动了解下运动神经元，即脊髓前角细胞、周围神经（根、丛、干、支）、神经肌肉接头和肌肉本身的功能状态。肌肉放松时，针电极所记录到的电位为自发电位。插入或移动针极时所记录到的电位为插入电位。当肌肉随意收缩时所记录到的电位为运动单位电位（图1-1）。运动单位是由一个运动神经元与所支配的全部肌纤维共同组成的，是肌肉随意收缩时的最小功能单位。正常肌肉放松时不能检测到电活动，但在随意收缩时就会出现运动单位电位。在运动单位受累时，静息的肌肉可出现多种电活动，运动单位电位可出现异常波形和电活动模式，可根据这些肌电图的表现推测病变的性质、部位、程度。但肌电图检查作为临床辅助检查，应将肌电图结果和神经传导速度，以及病史和其他检查结果结合起来共同分析。

肌电图的临床意义主要包括：①确定有无神经损伤及损伤的程度；②有助于鉴别神经源性或肌源性损害；③有助于观察神经再生情况。

二、神经传导功能测定

神经传导功能测定是一种客观的定量检查。神经受电刺激后能产生兴奋性及传导性，而这种传导具有一定的方向性,运动神经纤维将兴奋冲动传向远端肌肉,即离心传导;感觉神经纤维将冲动传向中枢,即向心传导。利用此特征可应用脉冲电流刺激运动或感觉神经,来测定神经传导速度,判定神经传导功能,借以协助诊断周围神经病变的存在及发生部位(图1-2)。

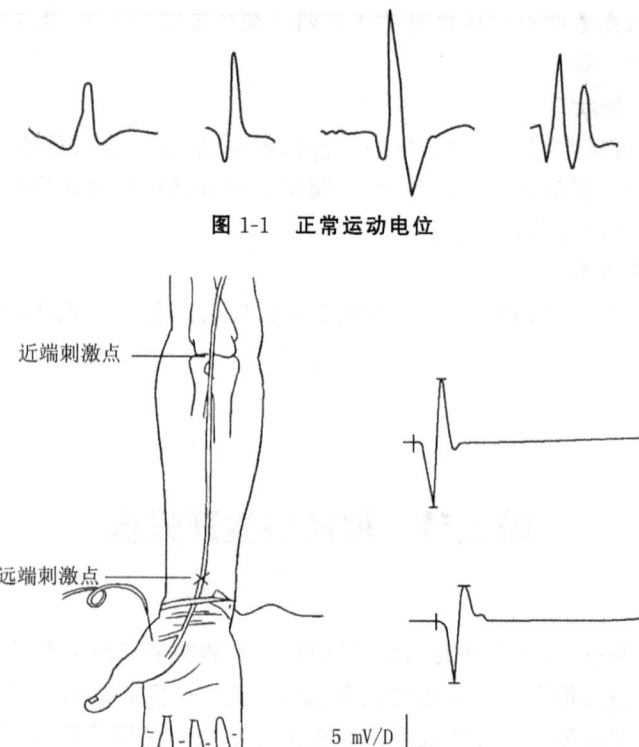

图1-1　正常运动电位

图1-2　正中神经运动传导速度测定示意图

(一)运动神经传导的测定

运动神经传导研究的是运动单位的功能和整合性。通过对运动传导的研究可以评估运动神经轴索、神经和肌肉接头以及肌肉的功能状态,并为进一步作针电极肌电图检查提供准确的信息。其测定和计算方法是通过对神经干上远、近两点超强刺激后,在该神经所支配的远端肌肉上可以记录到诱发出的混合肌肉动作电位,又通过对此动作电位波幅、潜伏时和时限分析,来判断运动神经的传导功能。

(二)感觉神经传导的测定

感觉神经传导是反映冲动在神经干上的传导过程,它研究的是后根神经节和其后周围神经的功能状态。其测定和计算方法如下:对于感觉神经来说,电位是通过刺激一端感觉神经,冲动经神经干传导,在感觉神经的另一端记录这种冲动,此种形式产生的电位叫做感觉神经电位。通常用环状电极来测定。同运动神经传导速度不同,由于没有神经肌肉接头的影响,因此感觉神经传导速度可以直接由刺激点到记录点之间的距离和潜伏时来计算。

三、躯体感觉诱发电位与运动诱发电位

诱发电位指中枢神经系统在感受内在或外部刺激过程中产生的生物电活动。诱发电位的出

现与刺激之间有确定的和严格的时间和位相关系,即所谓"锁时"特性,具体表现为有较固定的潜伏时。20世纪50年代初随着叠加平均技术和电子计算机的应用,使幅度很小的诱发电位在头皮外记录成为可能。临床上常用的诱发电位有躯体感觉诱发电位、脑干听觉诱发电位和视觉诱发电位、运动诱发电位。各种诱发电位都有特定的神经解剖传输通路,并有一定的反应形式。

(一)躯体感觉诱发电位

躯体感觉诱发电位也称为体感诱发电位(somatosensory evoked potentials,SEP)(图1-3),临床上最常用的是短潜伏时体感诱发电位,简称SLSEP。特点是波形稳定、无适应性和不受睡眠和麻醉药的影响。

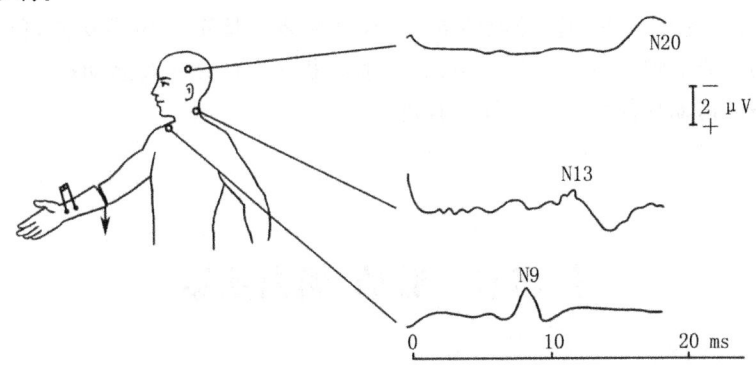

图1-3 上肢体感诱发电位示意图

1. 检查方法

将表面电极置于周围神经干,在感觉传入通路的不同水平及头皮相应的投射部位记录其诱发电反应。常用的刺激部位是上肢正中神经及下肢的胫后神经等。上肢记录部位是Erb点、C_7 踇趾及头部相应的感觉区;下肢的记录部位是腘窝点、T_{12}及头部相应的感觉区。刺激量以踇趾或小趾肌初见收缩为宜,通常为感觉阈值的3~4倍,刺激频率1~5 Hz,叠加次数50~200次,直至波形稳定光滑为止。每侧测定2次,观察重复性及可信性。波形命名为极性+潜伏时(波峰向下为P,向上为N)。

2. 临床应用

(1)周围神经病:①臂丛神经损伤的鉴别诊断,协助判断损伤部位是在节前或节后;②协助颈或腰骶神经根病的诊断;③间接测算病损周围神经的感觉传导速度。

(2)脊髓病变:对脊髓外伤有辅助诊断意义,可判断损伤程度、范围和预后。

(3)脑干、丘脑和大脑半球病变:取决于病损部位及是否累及SLSEP通路。

(4)中枢脱髓鞘病(MS):SLSEP的异常率为71.7%,下肢体感通路异常率较上肢的高。

(5)昏迷预后的评估及脑死亡诊断。

(6)脊柱和脊髓部位手术中监护、颅后窝手术监护。

(二)运动诱发电位

运动诱发电位(motor evoked potentials,MEP)主要用于检查运动系统,特别是中枢运动神经通路——锥体束的功能,是诊断中枢运动功能障碍性疾病的一种直接和敏感的方法。常用的刺激有电刺激及磁刺激,因为磁刺激比较安全、无疼痛、可重复性,而且操作简单,近年来被广泛应用于临床。磁刺激运动诱发电位是经颅磁刺激大脑皮质运动细胞、脊髓及周围神经运动通路时,在相应的肌肉上记录的混合肌肉动作电位。

1.检查方法

上肢磁刺激部位通常是大脑皮质相应运动区、C_7棘突、Erb点,常用的记录部位为拇短展肌;下肢磁刺激部位为大脑皮质运动区及L_4,常用的记录部位为胫前肌。采用磁刺激器为圆形刺激线圈,外径14 cm,中心磁场2.5 T。皮质刺激强度为最大输出的80%~90%,神经根刺激强度为70%~80%。一般在肌肉放松状态下记录,靶肌轻微随意收缩可促使电位易化,表现刺激阈值降低,电位波幅增大,潜伏时缩短。某些患者松弛状态下引不出电位,可采用随意收缩激发出电位来检查。对癫痫及脑出血患者应慎用磁刺激。

2.临床应用

利用MEP主要是测量近端段神经传导,特别是测量锥体束的传导功能,所以临床常用于:①脑损伤后运动功能的评估及预后的判断;②协助诊断多发性硬化及运动神经元病;③可客观评价脊髓型颈椎病的运动功能和锥体束损害程度。

（曹启斌）

第四节　肢体、肌力测量

测量肢体的角度、长度及周径的方法称为量诊。肢体测量是骨科临床检查法中的重要内容,其目的是了解人体各部位的尺寸或角度,以便对人体的结构规律、病理变化进行数量上的分析。肌力是指肌肉收缩时产生的最大力量。肌力测量是肌肉功能评定的重要方法,尤其是对肌肉骨骼系统病损,以及周围神经病损患者的功能评定十分重要。同时,肌力测量也可作为评定康复治疗疗效的重要指标之一。

一、肢体测量

(一)长度测量

主要为尺测法(用皮尺,禁用钢尺)。测量时,应将肢体放在对称位置,定点要正确,以骨性标志为基点,肢体挛缩畸形者可分段测量。

1.上肢长度

肩峰至桡骨茎突点(或中指指尖)的距离,或第7颈椎棘突至桡骨茎突点(或中指指尖)的距离。①上臂长度:肩峰至肱骨外上髁的距离;②前臂长度:尺骨鹰嘴至尺骨茎突之间的距离,或肱骨外上髁至桡骨茎突(或中指指尖)之间的距离。

2.下肢长度

髂前上棘至内踝尖的距离。当骨盆骨折或髋部病变时,测量相对长度,即脐到内踝尖的距离。①大腿长度:髂前上棘至膝关节内外侧间隙为大腿的间接长度,股骨大粗隆至膝关节外侧间隙的距离为大腿的直接长度;②小腿长度:膝关节内缘至内踝尖的距离。

(二)周径测量

两侧肢体取相应的同一水平测量,测量肢体肿胀最严重处,并与健肢相应部位的测量结果相比,以判断肿胀程度;测量肢体萎缩时取肌腹部位,大腿可在髌骨上缘10~15 cm处测量,小腿在最粗处测量。

(三)关节活动范围测量

关节活动范围的测量通常采用不同式样的关节测角器,最简单的一种关节测角器是由两根直尺组成,即双臂式刻度尺(0°~180°)。测量时,刻度尺轴心须与关节活动轴心一致,两臂与关节两端肢体长轴平行。肢体活动时,轴心及两臂不得偏移(图1-4)。

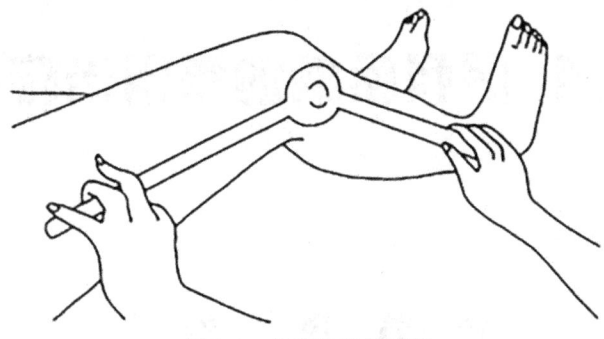

图1-4 关节角度的测量

二、肌力测量

肌力测量主要是通过在关节主动运动时施加阻力与所测肌肉对抗,测量相应肌肉的肌力,并应进行双侧对比。

肌力评级标准中肌力分为6级:0级为完全瘫痪,5级为正常。

0级:肌肉完全麻痹,触诊肌肉完全无收缩力(完全瘫痪,不能做任何自由运动)。

1级:肌肉有主动收缩力,但不能带动关节活动(可见肌肉轻微收缩)。

2级:可以带动关节水平活动,但不能对抗地心引力(肢体能在床上平行移动)。

3级:能对抗地心引力做主动关节活动,但不能对抗阻力肢体可以克服地心吸收力(肢体能抬离床面)。

4级:能对抗较大的阻力,但比正常者弱(肢体能做对抗外界阻力的运动)。

5级:正常肌力(肌力正常,运动自如)。

(黎 俊)

第二章 骨科疾病的常用治疗技术

第一节 牵引治疗

牵引治疗是骨科常用的治疗方法,利用持续、适当的牵引力作用,通过反作用力达到缓解软组织紧张、骨折复位固定、炎症部位制动、预防矫正畸形以及减轻疼痛的目的。常用的牵引治疗技术有皮肤牵引、骨牵引和特殊牵引。

一、皮肤牵引

皮肤牵引是借助胶布粘贴或海绵内衬牵引带包压于患肢,利用与皮肤之间的摩擦力,使牵引力通过皮肤、肌肉、骨骼,进行复位、维持固定。胶布远侧端于扩张板中心钻孔穿绳打结,再通过牵引架的滑轮装置,加上悬吊适当的重量进行持续皮肤牵引。牵引重量一般不得超过 5 kg,牵引力过大易损伤皮肤、引起水泡,妨碍继续牵引。牵引时间为 2~3 周,时间过长,因皮肤上皮脱落影响胶布黏着,如需继续牵引,应更换新胶布维持牵引。

(一)适应证

(1)小儿股骨骨折。
(2)年老体弱者的股骨骨折,在夹板固定的同时辅以患肢皮牵引。
(3)手术前后维持固定,如股骨头骨折、股骨颈骨折、股骨转子间骨折、人工关节置换术后等。

(二)注意事项

皮肤必须完好,避免过度牵引,牵引 2~4 周,骨折端有纤维性连接,不再发生移位时可换为石膏固定,以免卧床时间太久,不利于功能锻炼。皮牵引带不能压迫腓骨头颈部,以免引起腓总神经麻痹。

二、骨牵引

骨牵引是在骨骼上穿过克氏针或斯氏针,安置牵引弓后,通过牵引绳及滑轮连接秤砣而组成的牵引装置,牵引力直接作用于骨骼上,用以对抗肢体肌肉的痉挛或收缩的力量,达到骨折复位、固定的目的。骨牵引力量较大,阻力小,牵引收效大,可以有效地复位骨折,恢复力线。

(一)适应证

(1)成人长骨不稳定性骨折及易移位骨折(如股骨、胫骨螺旋形及粉碎性骨折、骨盆、颈椎)。

(2)开放性骨折伴有软组织缺损、伤口污染、骨折感染或战伤骨折。
(3)患者有严重多发伤、复合伤,需密切观察,肢体不宜做其他固定者。

(二)注意事项

(1)骨牵引的力量较大,牵引时必须有相应的反牵引,如抬高床脚或床头。

(2)定期检查牵引针(或钉)进针处有无不适,如皮肤绷得过紧,可适当切开少许减张;穿针处如有感染,应设法使之引流通畅,保持皮肤干燥;感染严重时应拔出钢针改换位置牵引。

(3)牵引期间必须每天观察患肢长度及观察患肢血循环情况,注意牵引重量,防止过度牵引。肢体肿胀消退,骨折复位良好,应酌情减轻牵引重量。

(4)牵引时间一般不超过8周,如需继续牵引治疗,则应更换牵引针(或钉)的部位,或改用皮肤牵引。若骨折复位良好,可改用石膏固定。

(三)常用的几种骨骼牵引

1.尺骨鹰嘴牵引

(1)适应证:适用于肱骨颈、干及肱骨髁上、髁间粉碎性骨折移位和局部肿胀严重,不能立即复位固定者,以及陈旧性肩关节脱位将进行手法复位者。

(2)操作步骤:在肱骨干内缘的延长线(即沿尺骨鹰嘴顶点下 3 cm)上画一条与尺骨背侧缘的垂直线;在尺骨背侧缘的两侧各 2 cm 处,画一条与尺骨背侧缘平行的直线,相交两点即为牵引针的进口与出口点。用手牵引将患者上肢提起、消毒、麻醉后,将固定在手摇钻上的克氏针从内侧标记点刺入尺骨,手摇钻将克氏针穿过尺骨鹰嘴向外标记点刺出。此时要注意切勿损伤尺神经,不能钻入关节腔,以免造成不良后果或影响牵引治疗。使牵引针两端外露部分等长,安装牵引弓。将牵引针两端超出部分弯向牵引弓,并用胶布固定,以免松动、滑脱或引起不应有的损伤,然后拧紧牵引弓的螺旋,将牵引针拉紧,系上牵引绳,沿上臂纵轴线方向进行牵引,同时将伤肢前臂用帆布吊带吊起,保持肘关节屈曲 90°,一般牵引重量为 2~4 kg。

2.桡尺骨远端牵引

(1)适应证:适用于开放性桡尺骨骨折及陈旧性肘关节后脱位,多用于鹰嘴牵引和尺桡骨远端牵引固定治疗开放性尺桡骨骨折。

(2)操作步骤:将伤肢前臂置于旋前旋后中间位,并由助手固定,消毒皮肤,局部麻醉,于桡骨茎突上 1.5~2 cm 部位的桡侧无肌腱处,将克氏针经皮肤刺入至骨,安装手摇钻,使克氏针与桡骨纵轴垂直钻过桡尺骨的远端及尺侧皮肤,并使外露部分等长,装上牵引弓即可进行牵引。或与尺骨鹰嘴牵引针共装在骨外固定架上,进行开放性桡尺骨骨折固定治疗。

3.股骨髁上牵引

(1)适应证:适用于有移位的股骨骨折、有移位的骨盆环骨折、髋关节中心脱位和陈旧性髋关节后脱位等;也可用于胫骨结节牵引过久,牵引钉松动或钉孔感染,必须换钉继续牵引时。

(2)操作步骤:将损伤的下肢放在布朗牵引支架上,自髌骨上缘近侧 1 cm 内,画一条与股骨垂直的横线(老年人骨质疏松,打钉应距髌骨上缘高一些,青壮年骨质坚硬,打钉应距髌骨上缘近一些)。再沿腓骨小头前缘与股骨内髁隆起最高点,各做一条与髌骨上缘横线相交的垂直线,相交的两点作为标志,即斯氏针的进出点。消毒,局部麻醉后,从大腿内侧标记点刺入斯氏针直至股骨,一手持针保持水平位,并与股骨垂直,锤击针尾,使斯氏针穿出外侧皮肤标记点,使两侧牵引针外部分等长,用巾钳将进针处凹陷的皮肤拉平,安装牵引弓,在牵引架上进行牵引。小腿和足部用胶布辅助牵引,以防肢体旋转和足下垂。将床脚抬高 20~25 cm 以做反牵引。牵引所用的总重量应根据伤员体重和损伤情况决定,如骨盆骨折、股骨骨折和髋关节脱位的牵引总重量,成人一般按体重的 1/7 或 1/8 计算,年老体弱者、肌肉损伤过多或有病理性骨折者,可用体重的 1/9 重量。小腿辅助牵引的重量为 1.5~2.5 kg,足部皮肤牵引重量为 0.25~0.5 kg。

4.胫骨结节牵引

(1)适应证:适用于有移位股骨及骨盆环骨折、髋关节中心脱位及陈旧性髋关节脱位等,胫骨结节牵引较股骨髁上牵引常用,如此牵引过程中有其他问题时,才考虑换为股骨髁上牵引继续治疗。

(2)操作步骤:将伤肢放在布朗牵引支架上,助手用手牵引踝部固定伤肢,以减少伤员痛苦和防止继发性损伤。自胫骨结节向下 1 cm 内,画一条与胫骨结节纵轴垂直的横线,在纵轴两侧各 3 cm 左右处,画两条与纵轴平行的纵线与横线相交的两点,即为斯氏针进出点。老年人骨质疏松,标记点要向下移一点,以免打针时引起撕脱性骨折;青壮年人骨质坚硬,标记点要向上移一点,以免打针时引起劈裂骨折;儿童应改用克氏针牵引。此牵引技术的方法和牵引总重量,均与股骨髁上牵引技术相同。值得注意的是,进针应从外侧标记点向内侧,防止损伤腓总神经,术后两周内每天要测量伤肢的长度,以便随时根据检查结果及时调整牵引重量,并检查伤肢远端的运动、感觉及血供情况。

5.跟骨牵引

(1)适应证:适用于胫腓骨不稳定性骨折、某些跟骨骨折及髋关节和膝关节轻度挛缩畸形的早期治疗。

(2)操作步骤:将踝关节保持伸屈中间位。自内踝下端到足跟后下缘连线的中点,即为进针标记点。消毒皮肤,局部麻醉后,用斯氏针从内侧标记点刺入跟骨,一手持针保持水平位并与跟骨垂直,一手捶击针尾,将针穿过跟骨并从外侧皮肤穿出,使牵引针两端外露部分等长。用布巾钳拉平打针处凹陷的皮肤,安装牵引弓,在布朗架上进行牵引。如胫腓骨骨折有严重移位,需在复位后加小腿石膏固定,再进行牵引。一般成人的牵引重量为 4~6 kg。术后要经常观察脚趾活动、感觉及血供情况。

6.第 1~4 跖骨近端牵引

(1)适应证:多与跟骨牵引针共装骨外固定架,进行牵引或固定治疗楔状骨及舟状骨的压缩性骨折。

(2)操作步骤:将伤肢的小腿放置于布朗架上,助手将脚及小腿固定。消毒皮肤,局部麻醉,将克氏针的尖端从第 4 跖骨近端的外边与跖骨纵轴垂直刺入至骨,装手摇钻,穿过第 1~4 跖骨的近端部至皮肤外,并使外露部分等长,装牵引弓或与跟骨牵引针共装骨外固定架,以便调整楔状骨或舟状骨的移位,并行固定治疗。

7.颅骨牵引

(1)适应证:适用于颈椎骨折和脱位,特别是骨折脱位伴有脊髓损伤者。

(2)操作步骤:将伤员剃去头发,仰卧位,颈部两侧用沙袋固定。用记号笔在两侧乳突之间画一条冠状线,再沿鼻尖到枕外隆凸画一条矢状线。将颅骨牵引弓的交叉部支点对准两线的交点,两端钩尖放在横线上充分撑开牵引弓,钩尖所在横线上的落点做切口标记。用 1% 普鲁卡因在标记点处进行局部麻醉,在两标记点各做一个小横切口,直至骨膜,并略行剥离。用颅骨钻在标记点钻孔,钻孔时应使钻头的方向与牵引弓钩尖的方向一致,仅钻入颅骨外板(成人约为 4 mm,小儿约为 3 mm)。钻孔后安装颅骨牵引弓,并拧紧牵引弓上的两个相对应的螺栓固定,防止松脱或向内拧紧刺入颅内。牵引弓系结牵引绳,通过床头滑轮进行牵引。床头抬高20 cm左右,作为反牵引。牵引重量要根据颈椎骨折和脱位情况决定,一般为6~8 kg。如伴小关节交锁者,重量可加到12.5~15 kg,同时将头稍呈屈曲位,以利复位。抬高床头,加强对抗牵引。如证明颈椎骨折、脱位已复位,应立即在颈部和两肩之下垫薄枕头,使头颈稍呈伸展位,同时立即减轻牵引重量,改为维持性牵引。

三、特殊牵引

(一)枕颌带牵引

1.适应证

枕颌牵引带是通过滑轮及牵引支架,施加重量进行牵引。其适用于轻度颈椎骨折或脱位、颈椎间盘突出症及根性颈椎病等。

2.操作方法

枕颌带牵引分两种牵引方式。

(1)卧床持续牵引:牵引重量一般为2.5~3 kg。其目的是利用牵引维持固定头颈休息,使颈椎间隙松弛或骨质增生造成的水肿尽快吸收,使其症状缓解。

(2)坐位牵引:间断牵引,重量自6 kg开始,逐渐增加,根据每个患者的具体情况,可增加到15 kg左右,但须注意如颈椎有松动不稳者,不宜进行重量较大的牵引,以免加重症状。

(二)骨盆带牵引

1.适应证

骨盆带牵引适用于腰椎间盘突出症及腰神经根刺激症状者。

2.操作方法

骨盆带牵引分两种牵引方法。

(1)用骨盆牵引带包托于骨盆,两侧各1条牵引带,所系重量相等,两侧总重量9~10 kg,床脚抬高20~25 cm,使人体重量作为反牵引,进行持续牵引,并加强腰背肌功能锻炼,使腰腿痛的症状逐渐减轻。

(2)利用机械大重量间断牵引,即用固定带将两侧腋部向上固定,做反牵引,另用骨盆牵引带包托进行牵引,每天牵引1次,每次牵引20~30分钟,牵引重量先从体重的1/3重量开始,逐渐加重牵引重量,可使腰腿痛症状逐渐消退。但腰椎如有明显松动不稳者,不宜用较大重量牵引,以免加重症状。

(三)骨盆悬带牵引

1.适应证

骨盆悬带牵引适用于骨盆骨折有明显分离移位,或骨盆环骨折有向上移位和分离移位,经下肢牵引复位,而仍有分离移位者。

2.操作方法

使用骨盆悬带通过滑轮及牵引支架进行牵引,同时进行两下肢的皮肤或骨牵引,可使骨盆骨折分离移位整复,待4~6周后解除牵引,进行石膏裤固定。

(四)胸腰部悬带牵引

1.适应证

胸腰部悬带牵引适用于胸腰椎椎体压缩性骨折的整复。

2.操作方法

采用金属悬吊牵引弓、帆布带和两个铁环制成的胸腰部悬带,患者仰卧在能升降的手术床上,两小腿固定于手术床上,头下垫枕。悬起胸腰部悬带,降下手术床,患者呈超伸屈位,使胸腰椎椎体压缩骨折整复,并包缠石膏背心固定,即可解除胸腰部悬带牵引。

另一种胸腰部悬带持续牵引技术,适用于老年或脏器患有严重病变患者。取宽 20 cm、长 50 cm 的帆布带,两端用长 25 cm、直径 3 cm 的木棒套穿固定,于悬带两端加滑轮及绳子,即可进行患者仰卧位胸腰部悬吊牵引,逐渐适当增加重量,使患者脊柱超伸展,达到胸腰部脊椎压缩性骨折逐渐复位。同时加强腰背肌功能练习,维持胸腰段脊椎压缩性骨折的复位。

(曹启斌)

第二节 支具治疗

支具又称矫形器,是指应用于人体四肢或躯干等部位的体外支撑器具的总称,起到预防矫正矫形、制动固定、支撑保护、减轻负重、功能锻炼与辅助行走等作用,促进肢体功能康复。支具通常结构简单、轻便、安全可靠、耐用、无其他不良反应。

支具根据其安装部位分为上肢支具、下肢支具和脊柱支具三类,又可细分为脊柱、肩、肘、腕、髋、膝、踝等八类,其中以膝、肩、肘、踝关节支具应用最为广泛。

一、上肢支具

按功能分为固定性(静止性)和功能性(动力性)两类。前者没有运动装置,用于固定、支持、制动患肢。后者有运动装置,可允许肢体在一定范围活动或能够控制、帮助肢体运动,促进康复。

(一)腕部支具

1.固定性腕部支具

(1)护腕:用皮带、金属或塑料板制成,可将腕关节固定于功能位(背伸 20°～30°,尺偏 10°),适用于腕下垂和腕关节炎症等。

(2)长对掌支具:系在基部对掌支具的基础上增加了前臂杆和近侧、远侧十字杆,其功能除使拇指保持在对掌位外,还增加了对腕部和前臂的固定作用。

2.功能性腕部支具

(1)伸腕支具:系在长对掌支具的基础上增设一个腕关节铰链和橡筋助伸带,适用于伸腕肌麻痹,但屈腕和手部功能完好的患者。

(2)腕关节内收外展支具:是一种用以纠正手部偏斜的支具,由前臂杆、手掌杆和橡筋组成,前臂杆与手掌杆之间形成一个能自由活动的交叠式铰链。通过橡皮筋的张力矫正手部的偏斜,如手向桡侧偏斜,橡筋侧位于尺侧,若向尺侧偏斜,橡筋则位于桡侧。

(二)肘部支具

用塑料板或皮革带、金属条制成,固定性肘关节支具、功能性肘关节支具,后者利用松紧布或铰链帮助肘关节的屈曲运动,适用于单纯性肘关节屈肌麻痹者,如肌皮神经损伤、神经变性病等。

(三)肩部支具

肩关节外展支具(又称飞机架)可使肩关节固定在外展 90°的位置,同时允许肘关节屈曲约 90°。此时,上肢的重量通过骨盆支座承受在髂嵴上方,并用两根皮带将支具固定在躯干。这种支具适合肩部手术后或臂丛神经修补术后短期固定使用。

二、下肢支具

下肢支具主要用于下肢神经肌肉系统疾病及关节功能障碍。下肢支具按其功能可分为限制性与矫正性两种,主要起支撑体重、辅助或替代肢体功能、预防矫正畸形的作用。下肢支具(不包括塑料支具)的基本结构包括金属支条、关节与关节锁、足底蹬板和固定装置。足底蹬板可与矫形鞋或足套相连接,使用足套时可更换不同的鞋。金属部件常采用预制作,这样可缩短制作时间并使成本降低。

(一)小腿支具

小腿支具简称 AFO(ankle-foot orthosis),其固定范围为从小腿上部到足底。

1. 常规小腿支具

常规小腿支具由两侧金属支条、踝关节铰链、足底蹬板、矫形鞋(或足套)和固定装置组成。踝关节可根据病情需要设计成:限制跖屈、帮助背屈式,适用于足下垂患者;限制背屈、帮助跖屈式,适用于小腿腓肠肌麻痹;自由运动式,适用于踝关节侧向不稳定如足内翻、足外翻等;固定式踝关节,适用于连枷关节。在装配过程中,要求踝关节铰链的轴心与解剖踝关节轴心一致,即相当于内踝下缘至外踝中点的连线。如病情需要,小腿支具还可以增设牵引簧或丁字带。

2. 塑料小腿支具

塑料小腿支具系采用热塑性塑料板材,按照石膏模型用热成形或抽真空成形制作而成,用尼龙搭扣固定在小腿上部。塑料小腿支具较常规支具具有重量轻、穿着时无响声与肢体适合程度较好等优点,但对石膏模型的制取和修整技术要求较高,还有透气性较差以及制成后修改较困难的问题。

(二)大腿支具

大腿支具简称 KAFO(knee-ankle foot orthosis),固定范围为自大腿上段到足底。其结构为在小腿支具的基础上增加膝关节铰链和铰链锁,并将金属支条延伸到大腿部分,通过大腿皮腰将支具固定。膝关节铰链锁有常用的伸展限制式和带锁式,伸展限制式允许屈曲,但伸展受限于一定角度。膝关节铰链锁的用途是站立时保持膝关节的稳定性,开锁时允许屈曲以便坐下。膝关节铰链轴心的位置,由于正常膝关节屈伸运动中其轴心是不断变化的,故应放置在与正常膝关节屈伸运动平均时轴心相对应的位置,即相当于股骨内、外髁的最突点的水平。大腿支具适用于膝关节伸肌不全性麻痹和步行支撑期无力维持膝关节伸直的患者。

(三)膝关节支具

膝关节支具简称 KO,对于需要限制膝关节运动而不需要限制踝、足运动者可使用膝关节支具。常用的有四护膝架,相当于大腿支具的中间部分,其固定范围一般为膝关节上、下各 20 cm,主要用于限制膝关节的反常运动,如膝反屈、膝侧韧带松弛等。

三、脊柱支具

按照其功能,脊柱支具可分成固定性脊柱支具和矫正性脊柱支具两类,通过对躯干的支持、运动限制和对脊柱对线的再调整达到矫治脊柱畸形、减轻疼痛、固定保护的目的。

(一)固定性脊柱支具

1.颈椎支具

颈椎支具治疗适用范围为颈椎病、颈椎骨折脱位、颈椎不稳定、术后固定等。①塑料颈围和充气式颈托,其作用机制为通过感觉反馈提示患者限制头颈部活动,围领又可分为可调式和不可调式,可调式围领能调节颈椎的屈伸度以适应不同患者的需要;②颈椎支架,包括塑料板或铝板制成的下颌托、枕托、胸托和背托以及前后金属支条和固定皮带。

2.腰骶椎支具

(1)硬质腰骶椎支具:其基本结构包括胸托、骨盆托、两根背后条和软腹托,通过束紧软腹托增加腹内压并提供对腰骶椎的支持,称为双杆式腰骶椎支具,主要用以限制腰椎和腰骶关节的屈伸运动。如需同时限制侧屈运动,则可增加两根金属侧条并与胸托和骨盆托连接,称为四杆式腰骶椎支具。

(2)软质腰骶椎支具:腰围用皮带或帆布制成,围绕骨盆和腹部并用皮带束紧,在前、后面均用短金属条加固。由于围腰与人体有良好的贴合面,使腹腔成为一个闭合容器,故能缓解脊柱负担,其治疗效果类似于胸腰骶椎支具,是脊柱支具当中最普遍使用的品种。其适用于腰椎间盘突出、腰椎不稳定、腰部肌肉韧带关节劳损等下腰部疾病。

(二)矫正性脊柱支具

脊柱侧凸支具:主要用于治疗发育、年龄各种原因引起的中度脊柱侧凸,以矫正脊柱畸形或预防畸形发展,常用的有两种。

1.三点力式侧凸支具

以金属条或塑料制成的脊柱支具为基础,增加了矫正托或矫正带,适用于原发性曲线位于胸腰段的患者。

2.Milwaukee 支具

由塑料或皮革骨盆座、三根直立金属条、颈环、喉托、枕托和压力垫(包括胸垫、腰垫、腋下带或肩环)组成,适用于胸腰部脊柱侧弯,Cobb 角测定为 20°~50°的患者。胸部压力垫为主要侧方矫正力,置于凸侧,其相应的力上方由颈和对侧腰部压力垫提供。除侧方矫正力外,这种支具还具有纵向的牵引作用,试验证明穿戴支具仰卧时的牵引力为站立时的 2.5 倍,因此,要求患者夜间就寝时继续穿戴支具。支具制作过程中要经过仔细地试穿和调整,特别注意压力垫的位置和松紧度。在患者使用的初期仍需经常观察和做必要的调整,3 个月内应每月检查 1 次。Milwaukee支具要求每天 24 小时持续穿戴,沐浴和体育锻炼时可临时取下。

支具是通过对骨或关节固定的一种方法,使用前首先应对支具的结构及其力学性能充分了解,熟悉它的操作技术,才能获得良好的治疗效果。支具有很多种类型,各种类型各具特点,可根据病情需要加以不同选择。但各种支具在应用上有其共同的原则和基本技术要求,并正确掌握支具适应证及其注意事项,发挥支具在骨科外固定中的作用。

(曹启斌)

第三节 小夹板治疗

小夹板固定是利用有一定弹性的柳木、杉木、竹片或塑料制成长宽合适的板条,在接触肢体一面附加有各种形状的固定垫,通过固定垫维持骨折断端对位,不固定关节。因此,小夹板治疗既固定骨折局部,维持骨折整复的位置,又便于关节功能活动,防止肌肉萎缩和关节僵硬。

一、适应证

(1)四肢管状骨闭合骨折,不全骨折和稳定性骨折。
(2)作为股骨、胫骨不稳定骨折的辅助固定手段,需要结合持续骨牵引复位。
(3)骨折拆除石膏或内固定后,尚不坚固,需要短时间外固定保护。

二、操作方法

(一)准备工作

小夹板固定治疗常用的材料有小夹板、固定垫(棉垫或纸垫)、横带(扁布带)、绷带、棉花、胶布等。

1.小夹板

长度一般以不超过骨折上、下关节为准(关节附近的骨折例外),所用小夹板宽度的总和,应略窄于患肢的最大周径,使每两块小夹板之间有一定的间隙。

2.固定垫

固定垫根据形态分为平垫、大头垫、空心垫等,在小夹板内的作用是防止骨折复位后再发生移位,但不可依赖固定垫对骨折段的挤压作用来代替手法复位,否则将引起压迫性溃疡或肌肉缺血性坏死等不良后果。

(二)固定包扎方法

1.续增包扎法

骨折复位后,先从患肢远端开始向近端包扎内衬绷带1~2层,用以保护皮肤不受小夹板摩擦,然后再安放小夹板。此时,应首先将对骨折起主要固定作用的两块小夹板以绷带包扎两圈后,再放置其他小夹板。在小夹板外再用绷带包扎覆盖,维持各块小夹板的位置。再从近侧到远侧捆扎横带3~4根,每根横带绕肢体两周后打结。横带的作用是调节小夹板的松紧度,以比较方便地将结头上下移动1 cm的松紧度为宜,此法优点是小夹板固定较为牢靠。

2.一次包扎法

骨折复位后先包内衬绷带,然后将几块小夹板一次安置于伤肢四周,外用3~4根横带捆扎。此法使用的绷带较少,小夹板的位置容易移动,应经常检查,以免影响骨折的固定。

三、注意事项

(1)注意患肢的肢端血供状况,观察肢端皮温、颜色、感觉、肿胀程度、手指或足趾主动活动等有无异常。若发现有血供障碍,立即放松横带,如未好转,应拆开绷带,重新包扎,以免处理延误导致缺血性肌挛缩、神经麻痹或肢体坏死。肢体血供障碍最早的症状是剧烈疼痛,切勿与骨折疼痛混淆,造成疏忽延误。骨折疼痛局限于骨折断端周围,血供障碍引起的疼痛是夹板固定处远侧肢体的搏动性疼痛,必须认真分析,正确区分,采取及时、正确的处理。

(2)小夹板内固定垫接触部位、小夹板两端或骨骼隆突部位出现疼痛,注意观察,必要时拆开检查,以防发生压迫性溃疡。

(3)注意经常调整小夹板的松紧度。患肢肿胀消退后,小夹板也将松动,应每天检查横带的松紧度,及时调整。

(4)复位后2周、4周、8周、12周定期做X线透视或摄片检查,了解骨折对位与愈合情况,若有移位及时复位处理。

小夹板治疗具有简便易行、固定牢固、骨折愈合快、功能恢复好、费用低廉等优点,掌握好适应证,临床上并发症并不多见,但治疗过程中需要重视患者的随访观察,及时发现、处理患者缺血、神经受压等异常变化,避免前述并发症的发生。

(曹启斌)

第四节　石膏绷带治疗

利用熟石膏遇水可以重新结晶变硬这一特性,将熟石膏粉制作成石膏绷带。使用时将石膏绷带浸泡于水中,取出后做成石膏托或者直接缠绕在患肢远近端,石膏硬化后起到固定骨折的作用。石膏绷带固定根据肢体的任何形状塑形,具有固定可靠、简单方便、便于运送的优点,其缺点是石膏较重、透气性差、固定范围较大,须超过骨折部位远、近端关节,易引起关节僵硬。

一、适应证

(1)小夹板难以固定的某些部位的骨折如脊柱骨折。
(2)开放性骨折经清创缝合术后创口尚未愈合者。
(3)某些骨关节行关节融合术者(如关节结核行融合术)。
(4)畸形矫正术后,维持矫正位置。
(5)治疗化脓性骨髓炎、关节炎者,固定患肢,减轻疼痛。
(6)肌腱、血管、神经以及韧带需要石膏保护固定。

二、操作方法

(1)材料准备:石膏绷带、脱脂绷带、纱布、棉纸、石膏操作台、石膏床、石膏刀、石膏剪等。

(2)石膏绷带用法:在固定部位缠绕脱脂绷带或纱布,在骨骼隆起部位垫以棉垫或棉纸,以免皮肤受压坏死,形成压疮。将石膏绷带卷按包扎石膏使用的顺序,轻轻横放浸泡于温水中,等气泡排空,石膏绷带卷泡透,两手握住石膏绷带卷的两端取出,用两手向石膏绷带卷中央轻轻对挤,除去多余水分即可使用。

常用石膏类型:①石膏托。根据测量固定患肢所需长度,在平板上将石膏绷带折叠成需要长度的石膏条,宽度为患肢周径的2/3,下肢厚度为12~15层,上肢10~12层,然后放入水桶浸湿,贴皮肤面用棉纸衬垫保护,放到患肢的后面或背侧,用普通绷带缠绕固定。②石膏夹板或前后石膏托是在单侧石膏托的对侧增加一个石膏托,固定骨折的伸屈侧或前后侧,固定的牢固度优于单侧石膏托;以上两种石膏托多用于早期肢体肿胀的临时固定,方便调整松紧,当肿胀消退后,通常改行石膏管型固定。③石膏管型。将石膏条置于肢体前后侧,然后用石膏绷带平整包裹患肢,包扎完毕,表面抹光。注明石膏日期和类型,未干硬以前可以考虑开槽和开窗。

（3）躯干石膏及特殊石膏固定,多采用石膏绷带与石膏条带包扎相结合的方法。一方面可加快包扎石膏的速度,有利于石膏塑形,能较好地达到固定的目的;另一方面可节省石膏绷带。应用此法包扎的石膏有厚有薄,即不负重的次要部位较薄,负重的重要部位较厚,使包制的石膏轻又有较好的固定作用。如石膏床、头颈胸石膏、髋人字石膏等。

三、注意事项

(1)石膏固定操作过程中应快速、平整、无皱褶,根据包扎部位的需要可做适当的加强。

(2)石膏绷带缠绕时用力要均匀,勿过紧过松,边包缠边用手抹平,使石膏条带及石膏绷带之间的空气及多余的水分挤出,成为无空隙的石膏管型,达到牢固的固定作用。

(3)注意石膏的塑形,能够最大限度符合肢体的外部轮廓。

(4)石膏固定后伤肢必须抬高5～7天以减轻肢体肿胀。肿胀消退后伤肢即可自由活动。

(5)石膏固定应该将手指、足趾露出,方便观察手指或足趾血液循环、感觉和运动情况,如发现手指或足趾肿胀明显,疼痛剧烈,颜色变紫、变青、变白,感觉麻木或有运动障碍时,应立即紧急处理,切勿延误,以免造成不可挽救的残疾。

(6)冷冻季节石膏绷带的肢体要注意保暖,但不能热敷、不能烤火,以免引起肢体远端肿胀造成血循环障碍。

(7)石膏如有松动或破坏失去固定作用时要及时更换石膏或改用其他固定。

(8)必须将石膏固定后的注意事项向、病员和其家属交代清楚,最好能印成文字说明交给患者和家属,避免并发症的发生。

目前新型高分子材料绷带已经应用于临床,如树脂、SK聚氨酯等,具有轻度高、重量轻、透气性好、不怕水、不过敏的优点,但价格昂贵。

（曹启斌）

第五节 局部封闭治疗

局部封闭治疗是指利用利多卡因、丁哌卡因等麻醉药物,配合皮质类固醇等药物注射到疼痛部位,通过阻滞感觉、交感神经,直接阻断疼痛的神经传导通路,改善局部血液循环,激素发挥抗炎、抗过敏作用,从而获得消除炎症、解除疼痛、软化瘢痕和改善功能的疗效,在临床上被广泛应用。使用时必须掌握好局部封闭治疗的适应证、相关解剖知识和操作技术要点,才能获得良好疗效。

一、适应证

(1)软组织的急慢性损伤,如滑囊炎、腱鞘炎、腰肌劳损、肩周炎等。

(2)周围神经卡压,如腕管综合征、肘管综合征等。
(3)关节炎,如骨关节炎、痛风性关节炎等。

二、禁忌证

(1)穿刺部位或者附近皮肤有感染。
(2)不能使用激素或对激素、麻醉药过敏。
(3)有消化道反复出血史,特别是近期有消化道出血者。
(4)凝血功能障碍,如血友病。
(5)严重的高血压或者糖尿病。
(6)结核病。
(7)甲状腺功能亢进。
(8)注射部分附近X线片提示有骨或软组织病理性病变,如骨肿瘤。

三、常用药物

(一)麻醉药物

1.利多卡因

效能和作用时间均属中等程度的局麻药,组织弥散能力和黏膜穿透力好。局部浸润和神经阻滞采用1%～2%,成人限量400 mg。

2.丁哌卡因

长效酰胺类局麻药,起效时间较利多卡因长,作用时间可持续5～6小时。采用0.5%～0.75%,成人1次限量为150 mg。

局部麻醉药物注射前都必须回抽,以免将药物注入血管,导致神经系统和心脏毒性反应。

(二)激素类药物

1.复方倍他米松(得宝松)

复方倍他米松是由二丙酸倍他米松和倍他米松混合而成的灭菌混悬液,有比较明显的消炎止痛作用。局部用药时每次用量1 mL,同时加利多卡因等麻醉药物1～2 mL。使用时须事先将药瓶中的混悬注射液抽入注射器内,然后抽入局麻药,多数患者1次局部封闭后症状即可缓解,如局部封闭后症状未能缓解者,2～3周可再注射1次,2～3次为1个疗程。

2.醋酸曲安奈得(确炎舒松)

醋酸曲安奈得是一种合成的肾上腺皮质激素,属于糖皮质激素,主要起抗炎和抗过敏作用。局部封闭时每处20～30 mg,每次总量不超过40 mg,两周1次。使用时可添加局麻药物。

四、操作过程

(一)局部封闭的准备

(1)与患者及家属充分沟通,告知相关操作风险。
(2)物品准备:醋酸曲安奈得(确炎舒松)或复方倍他米松(得宝松)、丁哌卡因或利多卡因、手套(非消毒)、标记笔、固定垫、安尔碘、乙醇棉球、不同规格注射器及穿刺针、胶布、绷带、无菌纱布敷料。

(二)具体操作方法

告知患者即将进行的操作,缓解患者紧张情绪。

(1)摆放正确体位,确定穿刺部位后用标记笔标记,注意解剖结构(标记后直到操作结束,不允许患者更改体位)。

(2)消毒穿刺部位,采用不触碰无菌操作技术(只有针头才可以接触消毒过的穿刺点,无须铺巾),从穿刺点进针,并准确进针至治疗区域。

(3)将药物注射至治疗区域,注射前一定回抽,以确定针头不在血管内后给药,避免加压给药。

(4)对于需要进行抽吸液体的关节,抽吸液体之后不要移开针头,更换注射器后立即注射药物。

(5)注射结束后拔出针头,在注射点上使用乙醇棉球压迫10分钟。

(6)用创口敷料加压覆盖,进行特殊的注射后指导。

(三)局部封闭后的处理

局部封闭后缓慢活动关节,使药物能在关节间隙和软组织中充分分散开来。确认患者无头晕等症状后方可从诊疗床上下来,休息15分钟,确认无不适后方可离开。告诉患者若注射部位出现肿胀、发红、皮肤温度升高或体温超过38℃等情况,应及时来院就诊,以排除感染发生。

封闭治疗后疼痛缓解是由于麻醉药物的暂时镇痛作用,疼痛会在几小时后恢复,在皮质激素作用下疼痛会在1~2天的时间内再次减轻。可根据病情选择口服非甾体抗炎药加强疗效。

五、并发症

(一)全身并发症

麻醉药过敏和毒性反应、心律失常、癫痫发作、面部潮红、糖尿病患者血糖升高、免疫应答受损、月经不调、阴道异常出血及骨质疏松等,注意适应证掌握,注射时回抽,确保不注入血管,防止全身并发症。

(二)局部并发症

出血、感染、骨坏死、韧带断裂、肌腱断裂、皮下萎缩及皮肤色素减退等。掌握正确技术和剂量,不要打到皮下和肌腱内部,有助于防止局部并发症。

(曹启斌)

第六节 外固定支架治疗

外固定支架技术是治疗骨折和肢体矫形重建等的一种重要方法,在骨折或需矫形固定的近端和远端经皮穿入固定针,用连接杆及钢针固定夹将钢针连接起来,组成力学稳定结构装置,称为外固定支架。其优点在于既可以为骨折提供可靠的复位固定、轴向加压与延长、矫正畸形,同时又不破坏局部血液供应,兼具力学和生物学两方面的优点。

外固定支架始于19世纪中叶,在第二次世界大战中曾被广泛使用,但因其结构缺陷、缺乏稳定性以及高感染率等受到广泛质疑,从20世纪70年代开始,外固定支架的使用进入新的阶段。

近年来,外固定支架在设计制作和应用技术日臻完善,现已成为治疗骨折的标准方法之一,在临床上得到了广泛应用。

一、外固定支架的分类

近年来,随着医学科学技术的发展,外固定支架也在不断地进步与改进,其形式很多,通常可按它的功能、构型与力学结构分类。

(一)按功能分类

(1)单纯固定的外固定器,从Parkhill与Lambotte的外固定器发展而来的类型,如标准的单平面单侧Judet外固定器。

(2)兼备整复和固定的外固定器,如Hoffmann与改进后的Anderson外固定器类型。

(二)按构型分类

(1)单平面单边式:其特点是螺钉仅穿出对侧骨皮质,在肢体侧用连接杆将裸露于皮外的顶端连接固定。

(2)单平面双边式:特点是钉贯穿骨与对侧软组织及皮肤,在肢体两侧各用1根连接杆将钉端连接固定。

(3)单平面四边式:其特点是肢体两侧各有2根伸缩滑动的连接杆,每侧的两杆之间也有连接结构,必要时再用横杆连接两侧的连接杆。

(4)半环式:半环式外固定器的特点是可供多向性穿针有牢固可靠的稳定性,半环槽式外固定器为其代表。

(5)全环式:这类外固定器是用圆形套放于肢体,可实施多向性穿针固定,但不及半环式简便。

(6)三角式:可供2~3个方向穿针,多采用全针与半针相结合的形式实现多向性固定,国际内固定研究学会三角式管道系统为其代表。

(三)按力学结构分类

(1)单平面半针固定型:这类外固定器是依靠半针的钳夹式把持力保持对骨断端的固定,骨断端的受力为不对称性,抗旋转与前后方向弯曲力最差,钢针可发生变形或断裂,用于不稳定骨折时,骨折端易发生再错位。

(2)单平面全针固定型:这类骨外固定是将钢针贯穿骨与对侧软组织,肢体两侧有连接杆将钢针两端固定,骨断端的受力呈对称性,和单平面单侧固定相比较,固定的稳定性有所加强,但抗前后向弯曲力与扭力的能力仍差,用于肢体牵引延长时,可发生骨端旋转与成角畸形。

(3)多平面固定型:半环、全环与三角式构型的外固定器可提供多向性固定,有良好的稳定性。

二、外固定支架的适应证

外固定支架固定是介于内固定和外固定之间的一种方法,操作简单、创伤小、穿针远离骨折区,对骨折局部干扰小,不破坏局部血供,将牵引、复位、加压、矫正成角等融为一体。

适应证:①开放性骨折。②闭合性骨折伴有广泛软组织损伤。③在严重头胸腹部等多发伤时,可迅速实施对骨折进行固定,有助于稳定全身情况。④涉及关节面的不稳定或粉碎的桡骨下端骨折等,获得良好的稳定性。⑤骨折合并感染和骨折不愈合。⑥不稳定的骨盆骨折。

三、外固定支架的临床应用

(一)桡骨远端骨折

用外固定支架治疗桡骨远端粉碎性不稳定骨折患者,优良率高,疗效确切。其基本方法是骨折复位后,采用超关节外固定。远端固定针分别固定在第2或第3掌骨基底部、近端固定在骨折端近侧3~4 cm的桡骨干上。复位后腕关节固定在尺偏中立或尺偏轻度屈腕位,固定均较稳定;若仍欠稳定,加用经皮克氏针辅助固定。术后即可开始行主被动手指、肘关节的功能锻炼。该固定器适用于手法复位和石膏固定较为困难的桡骨远端不稳定骨折,具有操作简便、省时,固定可靠的优点。此外,固定器最大特点在于改变了常规外固定支架要求固定针必须平行一致或近于平行的缺点,因针夹可于防滑杆上做360°旋转,再配合中心关节达到了万向的功能,使手术中无须刻意要求固定针平行与否,降低了操作难度,缩短了手术时间。

(二)开放性骨折

外固定支架治疗开放性骨折起到了消除骨折端对皮肤的威胁,减少污染扩散的机会,不破坏骨膜和血供,可多次清创,便于软组织损伤处理和伤口闭合,为二期处理打好基础,还可以给骨折端应力刺激,利于骨折愈合。

(三)肢体功能重建

外固定支架治疗骨不连、肢体延长、矫正各类畸形及恢复肢体正常功能等方面都取得了令人满意的临床效果。外固定支架治疗可以对骨端始终保持均匀的压应力刺激,为骨折愈合创造必要的生物力学条件;对骨折局部的血供影响较小,不需要剥离骨膜,对骨折端血运干扰小,有利于骨折愈合;与此同时,对感染性骨不连、骨缺损伴患肢短缩,可采用骨转运技术,不需要植骨,即可治愈骨不连,同时,还可以通过肢体延长,解决肢体不等长的问题,恢复肢体功能。

(四)重度骨盆骨折和多发伤

重度骨盆骨折属高能量损伤,由于合并伤多,出血量大,伤后全身抵抗力急剧下降,而致休克不可逆转、感染等导致死亡。应用外固定支架治疗旋转不稳定的骨盆环骨折能够早期固定,控制出血,防治休克,降低患者死亡率。骨外固定支架对多发伤中大的管状骨折实施早期外固定,可作为一种急诊处理,方法简便,利于施行抢救性手术,明显降低病死率和减少并发症。

四、外固定支架使用时的并发症

(一)针道感染和渗液

针道感染和渗液是最常见及最主要的并发症。主要原因:针与骨体结合不够紧密,造成松动;钻速过高,引起针道周围的骨质烧伤和肌肉坏死、液化;穿针没有垂直骨干造成应力不均衡;对针道的护理不仔细,未能及时处理等。因此,需要保持针道清洁,定期换药,减少患肢的活动,及时应用抗生素。若经针道护理、换药后,感染仍然得不到控制,可在骨折端基本稳定后尽早拆除外固定支架,改用石膏或小夹板等其他外固定方式,不会影响骨折治疗的固定效果。

(二)断针

断针是由于金属疲劳导致,最易产生金属疲劳的部位是针与连接杆的接合部。不应多次紧旋固定钢针的螺钉或在固定夹面上加放非金属垫圈,以及钢针只能单次使用,可防止断针的发生。

(三)神经、血管损伤

神经与血管损伤、关节功能障碍、骨筋膜室综合征或穿针部位骨折等，这些并发症可以通过严格执行操作规程与细心观察加以避免。

(四)骨折延迟愈合和不愈合

外固定支架治疗骨折的另一主要并发症，其主要原因有骨折部位骨缺损、局部软组织挫伤严重、骨折难愈合部位、外固定支架的应力遮挡、外固定器固定不够稳定等。防治方法有准确复位、局部有限切开复位，对骨折端间隙与骨缺损的骨折可采用早期自体松质骨移植术和带血管骨瓣、肌瓣移位修复骨质缺失和改善血运，促进骨折愈合。

外固定支架应用应重视如何为骨折愈合提供良好的环境和生物力学条件，以及对外固定支架生物力学性能、强度调整方法和技术应用的掌握，使得外固定支架在满足骨折复位、固定功能和生物力学性能要求的前提下，构造越简单，部件越少，性能越稳定，操作越简单，越有利于人体功能锻炼和康复。

（曹启斌）

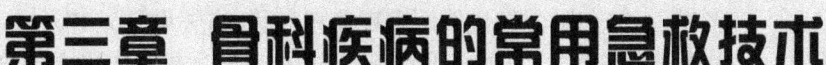

第三章 骨科疾病的常用急救技术

第一节 止 血 术

出血一般分为内出血与外出血两大类。前者是指血液自血管内流出至体内组织间隙或体腔；后者指血液流向体外。临床上止血有多种方式，现场止血术则是针对外出血而利用简易物品、器械和手法技巧等，给予紧急处置的基本技术。其重要之处在于尽快达到止血目的以保障生命体征稳定。

一、出血部位判断

(一) 头面部

头面部因其血供丰富，因此较小的伤口亦会引起大量出血，并且往往是外观表象比实际病况要严重得多。

(二) 颈部

颈部伤口导致的出血，视其伤口具体位置及深度不同而各异。但因颈部有血管、神经和气管等通过，因此，在选择止血方法上应慎重。

(三) 胸腹部

胸腹部伤口出血一般不多，但所有胸腹伤口均应高度警惕有无内腔脏器损伤出血。因此，胸腹部伤口常是外观表象比实际病况要轻很多。

(四) 四肢

四肢伤口出血视其损伤类型不同而表现各异。但因其解剖结构特点，出血表现比较直接，处理亦相对容易。

二、出血性质判断

(一) 动脉出血

血液为鲜红色，可见随心跳节律呈搏动性喷射而出，出血速度快，出血量大，应立即处理。

(二) 静脉出血

血液为暗红色，呈持续性涌出，出血速度不快，但出血量较多，也应及时处理。

(三)毛细血管出血

血色较红,呈匀速渗血,出血速度缓慢,出血量少,是现场最常见的出血,通常不危及生命。

三、对生命体征影响的判断

血液总量占人体重量的8%。当失血量为10%~15%时,人体通过自身调节功能可以代偿;当失血量为15%~30%时,人体会因为失代偿而出现休克症状;当失血量>30%时,则会危及生命。正确判断失血对人体的影响程度,及时采取治疗措施,将会极大提高大出血抢救成功率。

四、创伤出血急救原则

积极有效地控制出血,保存有效的血容量,防止休克,挽救生命。

(1)救援人员双手必须彻底洗干净。
(2)将出血部位抬高,尤其是四肢出血。
(3)伤口血液凝块不要轻易除去。
(4)彻底洗净伤口,除去异物,覆盖伤口,包扎固定,防感染。
(5)预防休克。
(6)对于内出血伤员不可多动,以免更多的血管破裂。应该用冷敷,至于严重的内出血伤员应在行急救措施后尽快送往医院救治。

五、常用止血方法

(一)指压法

指压法是用手指、手掌或拳头压迫伤口近心端动脉经过骨骼表面部位,阻断血液流通,达到临时止血的目的。适用于中等或较大动脉出血,以及较大范围静脉和毛细血管出血。指压法止血属于应急措施,因动脉有侧支循环,故效果有限。应及时根据现场情况改用其他止血方法。实施指压法止血,应正确掌握四肢等处的血管行径和体表标志。

1.头顶部出血

压迫同侧耳屏前方颧弓根部搏动点(颞浅动脉),将动脉压向颞骨(图3-1)。

2.颜面部出血

压迫同侧下颌骨下缘、咬肌前缘搏动点(面动脉),将动脉压向下颌骨(图3-1)。

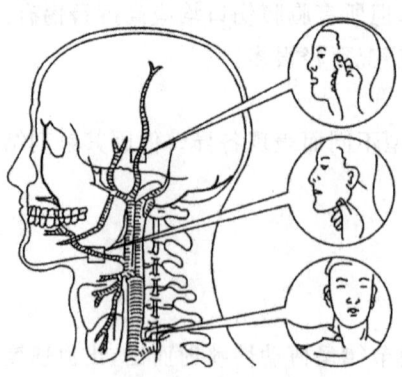

图3-1 头颈部出血常用指压部位

3.头颈部出血

用拇指或其他四指压迫同侧气管外侧与胸锁乳突肌前缘中点之间强搏动点(颈总动脉),用力压向第5颈椎横突处。压迫颈总动脉止血应慎重,绝对禁止同时压迫双侧颈总动脉,以免引起脑缺氧(图3-1)。

4.头后部出血

压迫同侧耳后乳突下稍后方搏动点(枕动脉),将动脉压向乳突(图3-2)。

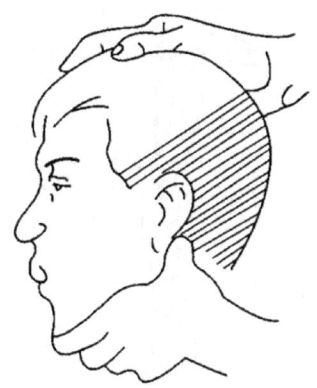

图3-2 枕动脉指压法

5.肩部、腋部出血

压迫同侧锁骨上窝中部搏动点(锁骨下动脉),将动脉压向第1肋骨(图3-3)。

6.上臂出血

外展上肢90°,在腋窝中点用拇指将腋动脉压向肱骨头(图3-3)。

7.前臂出血

压迫肱二头肌内侧沟中部搏动点(肱动脉),用四指指腹将动脉压向肱骨干(图3-3)。

8.手部出血

压迫手腕横纹稍上处内、外侧搏动点(尺动脉、桡动脉),将动脉分别压向尺骨和桡骨(图3-3)。

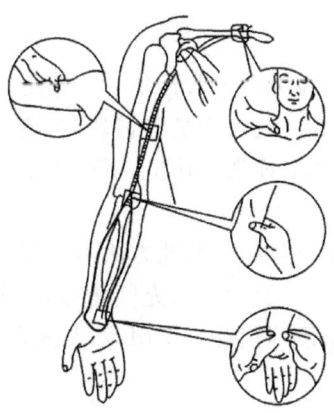

图3-3 枕动脉指压法

9.大腿出血

压迫腹股沟中点稍下部强搏动点(股动脉),可用拳头或双手拇指交叠用力将动脉压向耻骨上支(图3-4)。

10.小腿出血

在腘窝中部压迫腘动脉(图3-4)。

11.足部出血

压迫足背中部近脚腕处搏动点(胫前动脉)和足跟内侧与内踝之间搏动点(胫后动脉)(图3-4)。

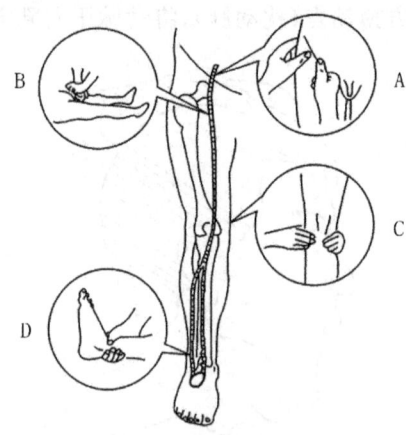

图3-4 下肢出血常用指压部位

(二)加压包扎法

体表及四肢伤出血,大多可用加压包扎和抬高肢体来达到暂时止血的目的。用急救敷料压迫创口加压包扎即可止血,若效果不满意,可再加敷料用绷带或叠成带状的三角巾加压包扎。包扎时敷料要垫厚、压力要适当、包扎范围要大,同时抬高患肢以避免因静脉回流受阻而增加出血。此方法适用于小动脉和小静脉出血。

(三)填塞止血法

将无菌敷料填入伤口内压紧,外加敷料加压包扎。此方法应用范围较局限,仅在腋窝、肩部、大腿根部出血,用指压法或加压包扎法难以止血时使用,且在清创取出填塞物时有再次大出血的可能,应尽快行手术彻底止血。

(四)屈曲肢体加垫止血法

多用于肘或膝关节以下的出血,在无骨关节损伤时可使用。在肘窝或腘窝部放置一绷带卷,然后强屈关节,并用绷带、三角巾扎紧。此法伤员痛苦较大,有可能压迫到神经、血管,且不便于搬动伤员,不宜首选,对疑有骨折或关节损伤的伤员,不可使用。

(五)止血带止血法

适用于四肢较大动脉出血,用加压包扎或其他方法不能有效止血而有生命危险时,可采用此方法。专用的止血带有橡皮止血带、卡式止血带、充气止血带等,以充气止血带的效果较好。在紧急情况下,也可用绷带、三角巾、布条等代替。使用时,要先在止血带下放好衬垫物。常用集中止血带止血法。

1.分类

(1)勒紧止血法:先在伤口上部用绷带或带状布料或三角巾折叠成带状,勒紧伤肢并扎两道,第一道作为衬垫,第二道压在第一道上,适当勒紧止血。

(2)绞紧止血法:将叠成带状的三角巾,平整地绕伤肢一圈,两端向前拉紧打活结,并在一头留出一小套,以小木棒、笔杆、筷子等做绞棒,插在带圈内,提起绞棒绞紧,再将木棒一头插入活结小套内,并拉紧小套固定。

(3)橡皮止血带止血法:在肢体伤口的近心端,用棉垫、纱布或衣服、毛巾等物作为衬垫后再上止血带。以左手拇指、示指、中指持止血带头端,将长的尾端绕肢体一圈后压住头端,再绕肢体一圈,然后用左手示指、中指夹住尾端后将尾端从止血带下拉过,由另一缘牵出,使之成为一个活结。如需放松止血带,只需将尾端拉出即可(图3-5)。

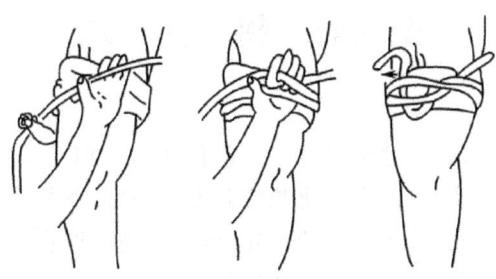

图 3-5　橡皮止血带止血法

(4)卡式止血带止血法:将涤纶松紧带绕肢体一圈,然后把插入式自动锁卡插进活动锁紧开关内,一只手按住活动锁紧开关,另一只手紧拉涤纶松紧带,直到不出血为止。放松时用手向后扳放松板,解时按压开关即可。

(5)充气止血带止血法:充气止血带是根据血压计原理设计,有压力表指示压力大小,压力均匀,效果较好。将袖带绑在伤口近心端,充气后起到止血的作用。

2.注意事项

止血带虽然是止血的应急措施,但是危险措施,过紧会压迫损害神经或软组织,过松起不到止血作用,反而增加出血,过久(超过5小时)会引起肌肉坏死、厌氧感染,甚至危及生命。只有在必要时,如对加压包扎后不能控制的大、中动脉伤出血,才可暂时使用止血带。使用止血带时应注意以下几点。

(1)部位要准确:应扎在伤口近心端,尽量靠近伤口。

(2)压力要适当:止血带的标准压力,上肢为33.3~40.0 kPa(250~300 mmHg),下肢为40.0~66.7 kPa(300~500 mmHg),无压力表时以刚好使远端动脉搏动消失为度。

(3)衬垫要垫平:止血带不能直接扎在皮肤上,应先用棉垫、二角巾、毛巾或衣服等平整地垫好,避免止血带勒紧皮肤。

(4)时间要缩短:为避免肢体长时间缺血发生坏死,使用止血带时间不能超过5小时(冬天时间可适当延长),因为止血带远端缺血、缺氧,有大量组胺类毒素产生,突然松紧止血带,毒素吸收,可发生"止血带休克"或急性肾衰竭。若使用止血带已超过5小时,而肢体确有挽救希望,应先做深筋膜切开术引流,同时观察肌肉血液循环。时间过长且远端肢体已有坏死征象,则应立即行截肢术。

(5)标记要明显:使用止血带的伤员要在手腕或胸前衣服上扎个红色或白色布条作明显标记,注明使用止血带时间,以便后续救援人员继续处理。

(6)定时要放松:使用中应每隔1小时放松一次,放松时为控制出血可用手压迫出血点上部血管,然后适当放松止血带,每次松开2~3分钟,再在稍高的平面扎上止血带,不可在同一平面反复缚扎,并严防止血带松脱。放松止血带时不可过急、过快,防止机体突然血流增加,影响血液重新分布,引起血压下降。

(7)在没有止血带的情况下,可选用较宽而有弹性的替代品,止血带越窄,越容易造成神经和软组织损伤。严禁用绳索、电线或铁丝作止血带使用。

(郑小军)

第二节 包 扎 术

包扎是急危重症现场处理的重要措施之一。创伤伤口不但会出血,而且又是细菌侵入人体的门户,如果伤口被细菌污染,就可能引起化脓或并发败血症、气性坏疽、破伤风等,严重影响和损害健康,甚至危及生命。因此,及时正确的包扎,可以达到压迫止血、减少感染、保护伤口、减少疼痛,以及固定敷料等目的。因此,包扎是创伤急救技术必备的重要技术之一。

一、常用包扎材料

常用的包扎材料包括三角巾、绷带、纱布、四头带等,但如果事故现场没有足够的包扎材料或材料不足,可利用伤员或急救者的毛巾、围巾、衣裤等布质品。

二、常用包扎方法

(一)三角巾包扎

使用三角巾,注意边要固定,角要抓紧,中心伸展,敷料贴实。在应用时可按需要折叠成不同的形状,运用于不同部位进行包扎。常见部位的各种三角巾包扎法如下。

1.头面部伤包扎

(1)头顶部包扎法:三角巾底边反折,正中放于伤员前额,顶角经头顶垂于枕后,然后将两底角经耳上向后扎紧,压住顶角,在枕部交叉再经耳上绕到前额打结固定。最后将顶角向上反折嵌入底边内(图3-6)。

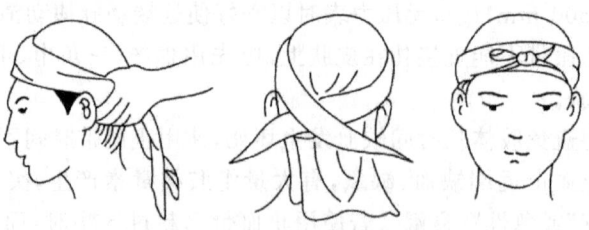

图3-6 三角巾头顶部包扎法

(2)风帽式包扎法:在顶角、底边中点各打一结,将顶角结放在额前,底边结置于枕部,然后将两底边拉紧向外反折后,绕向前面将下颌部包住,最后绕到颈后在枕部打结(图3-7)。

(3)面具式包扎法:三角巾顶角打结套在颌下,罩住面部及头部,将底边两端拉紧至枕后交叉,再绕到前额打结。在眼、鼻和口部各剪一小口(图3-8)。

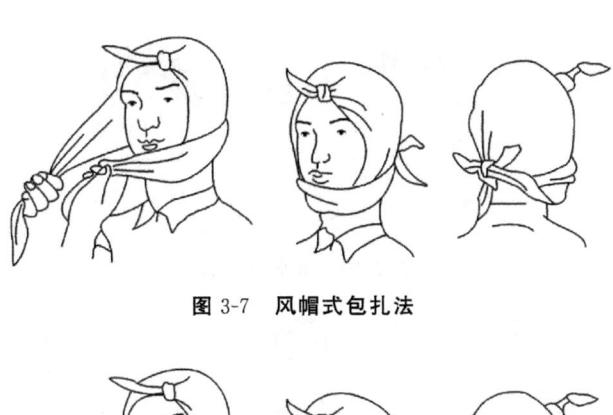

图 3-7 风帽式包扎法

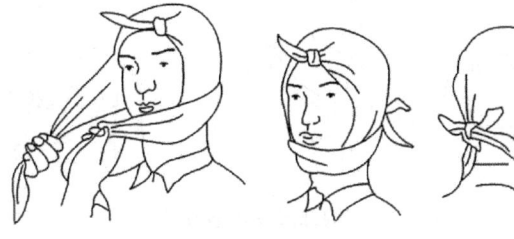

图 3-8 面具式包扎法

(4)额部包扎法：将三角巾折成3～4指宽的带状巾，先在伤口上垫敷料，将带状巾中段放在敷料处，然后环绕头部打结。打结位置以不影响睡眠和不压住伤口为宜。

(5)下颌部包扎法：多作为下颌骨骨折的临时固定。三角巾折成3～4指宽的带状巾，于1/3处放于下颌处，长端经耳前向上拉到头顶部到对侧耳前与短的一端交叉，然后两端均环绕头部后至对侧耳前打结（图3-9）。

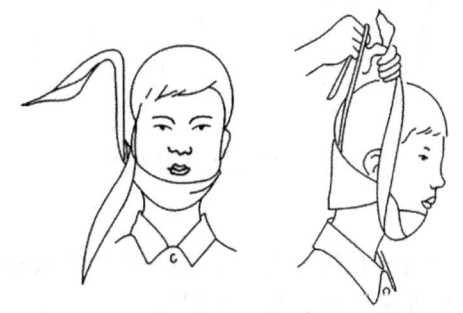

图 3-9 下颌部包扎法

(6)眼部包扎法。①单眼包扎法（图3-10）：将三角巾叠成4指宽的带状巾，斜放在眼部，将下侧较长的一端经枕后绕到额前压住上侧较短的一端后，再环绕头部到健侧颞部，与翻下的另一端打结；②双眼包扎法：将4指宽的带状巾中央部先盖在一侧伤眼，下端从耳下绕枕后，经对侧耳上至眉间上方压住上端继续绕头部到对侧耳前，将上端反折斜向下，盖住另一伤眼，再绕耳下与另一端在对侧耳上打结。

2.胸（背）部伤包扎

(1)胸部三角巾包扎法：将三角巾顶角越过伤侧肩部，垂在背部，使三角巾底边中央正位于伤部下侧，将底边两端围绕躯干在背后打结，再用顶角上的小带将顶角与底边连接在一起（图3-11）。

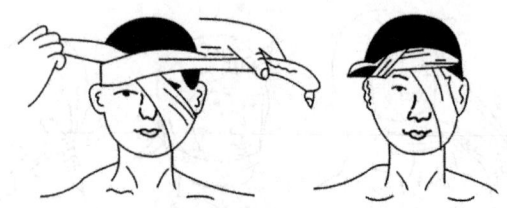

图 3-10　单眼包扎法

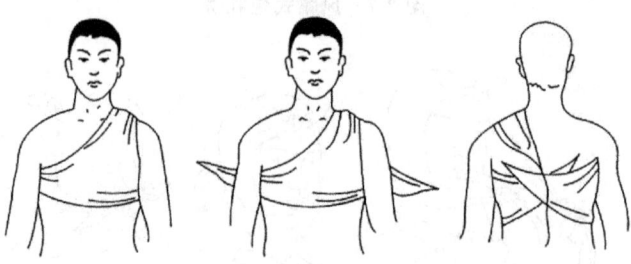

图 3-11　胸部三角巾包扎法

(2)胸部燕尾巾包扎法：将三角巾折成鱼尾状，并在底部反折一道边，横放于胸部，两角向上，分放于两肩上并拉至颈后打结，再用顶角带子绕至对侧腋下打结(图 3-12)。

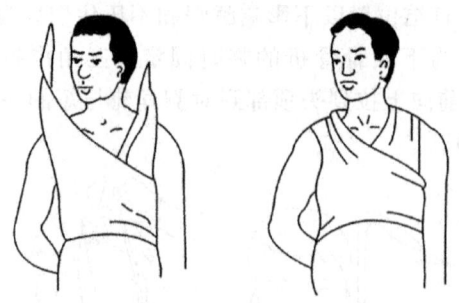

图 3-12　胸部燕尾巾包扎法

3.腹部及臀部伤包扎

(1)一般包扎法：将三角巾顶角放在腹股沟下方，取一底角绕大腿一周与顶角打结，然后将另一底角围绕腰部与底边打结。用此法也可包扎臀部创伤。

(2)双侧臀部包扎法：多用两块三角巾连接成蝴蝶巾式包扎，将打结部放在腰骶部，底边各一端在腹部打结后，另一端则由大腿后方绕向前，与其底边打结(图 3-13)。

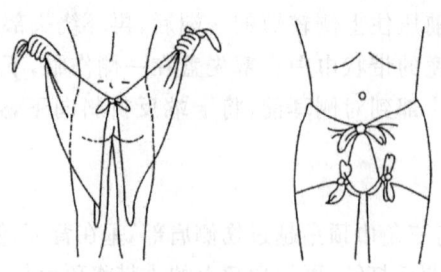

图 3-13　双臀蝴蝶巾包扎法

4.四肢伤包扎

(1)上肢悬吊包扎法:将三角巾底边一端置于健侧肩部,屈曲伤侧肘80°左右,将前臂放在三角巾上,然后将三角巾向上反折,使底边另一端到伤侧肩部,在背后与另一端打结,再将三角巾顶角折平用安全针固定(大悬臂带)。也可将三角巾叠成带巾,将伤肢屈肘80°用带巾悬吊,两端打结于颈后(小悬臂带)。

(2)上肢三角巾包扎法:将三角巾一底角打结后套在伤侧手上,结的余头留长些备用,另一底角沿手臂后侧拉到对侧肩上,顶角包裹伤肢适当固定,前臂屈到胸前,拉紧两底角打结(图3-14)。

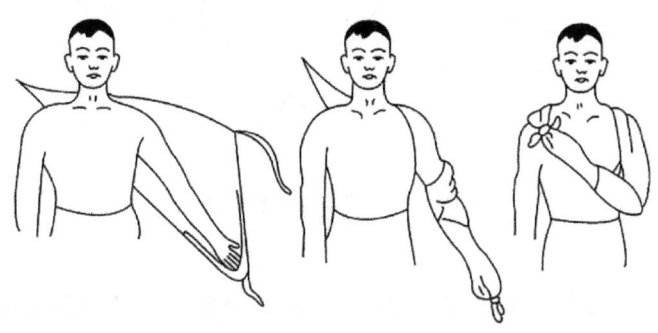

图3-14 上肢三角巾包扎法

(3)燕尾巾单肩包扎法:将三角巾折成燕尾巾,把夹角朝上放在伤侧肩上,燕尾底边包绕上臂上部打结,两角(向后的一角大于向前的角并压住前角)分别经胸部和背部拉向对侧腋下打结。

(4)燕尾巾双肩包扎法:将三角巾叠成两燕尾角等大的燕尾巾,夹角朝上对准颈部,燕尾披在双肩上,两燕尾角分别经左、右肩拉到腋下与燕尾底角打结。

(5)手(足)包扎法:将手(足)放在三角巾上,手指(或脚趾)对准三角巾顶角,将顶角提起反折覆盖全手(足)背部,折叠手(足)两侧的三角巾使之符合手(足)外形,然后将两底角绕腕(踝)部打结(图3-15)。

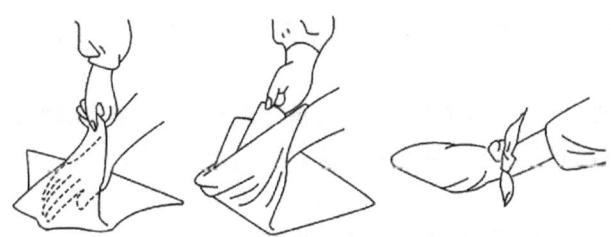

图3-15 手(足)三角巾包扎法

(6)足与小腿包扎法:把足放在三角巾一端,足趾向着底边,提起顶角和较长的一底角包绕肢体后于膝下打结,再用短的底角包绕足部,于足踝处打结固定(图3-16)。

(二)绷带包扎

绷带包扎是包扎技术的基础。它可随肢体部位不同变换包扎方法,用于制动、固定敷料和夹板、加压止血、促进组织液吸收或防止组织液流失、支撑下肢以促进静脉回流。但绷带用于下肢及腹部伤包扎时,反复缠绕会增加伤员痛苦且费时费力,其效果也不如三角巾。若包扎较松,敷料易于滑脱;胸腹部包扎过紧,会影响伤员呼吸。

常用绷带有棉布、纱布和弹力绷带及石膏绷带等多种类型,宽窄和长度有多种规格。缠绕绷带时,应用左手拿绷带头端并将其展平,右手握住绷带卷,由肢体远端向近心端包扎,用力均匀,不可一圈松一圈紧。为防止绷带在肢体活动时逐渐松动滑脱,开始包扎时先环绕两圈,并将绷带头折回一角在绕第二圈时将其压住,包扎完毕后应再在同一平面环绕2~3圈,然后将绷带末端剪开或撕开成两股打结,或用胶布固定。绷带包扎基本方法及适用范围如下。

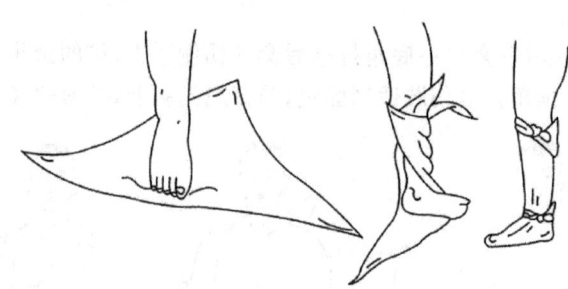

图3-16　足与小腿包扎法

1.环形包扎法

将绷带做环形缠绕,适用于各种包扎起始和结束以及粗细相等部位如额、颈、腕及腰部伤的固定。

2.蛇形包扎法

先将绷带以环形法缠绕数圈,然后以绷带宽度为间隔,斜行上缠,各周互不遮盖。适用于夹板固定,或需由一处迅速延伸至另一处时,或做简单固定时。

3.螺旋形包扎法

先环形缠绕数圈,然后稍微倾斜螺旋向上缠绕,每周遮盖上一周1/3~1/2。适用于直径大小基本相同部位,如上臂、手指、躯干、大腿等。

4.螺旋反折包扎法

每圈缠绕时均将绷带向下反折,并遮盖上一周1/3~1/2,反折部位应位于相同部位,使之成一直线。适用于直径大小不等的部位,如前臂、小腿等。注意,不可在伤口上或骨隆突处反折。

5."8"字形包扎法

在伤处上下,将绷带自下而上,再自上而下,重复做"8"字形旋转缠绕,每周遮盖上一周1/3~1/2。适用于直径不一致的部位或屈曲关节部位,如肩、髋、膝等。

6.回返式包扎法

先将绷带以环形法缠绕数圈,由助手在后部将绷带固定,反折后绷带由后部经肢体顶端或截肢残端向前,也可由助手在前部将绷带固定,再反折向后,如此反复包扎,每一来回均覆盖前一次1/3~1/2,直到包住整个伤处顶端,最后将绷带再环绕数圈把反折处压住固定。此法多用于包扎没有顶端的部位,如指端、头部或截肢残端。

三、包扎的注意事项

(1)包扎伤口前,先充分暴露伤口,判断出血性质,简单清创并覆盖灭菌敷料或干净纱布,然后选取适当包扎方法,尽量避免伤口接触污物,不准用水冲洗伤口(化学伤除外),不准随意在伤口或伤口内敷撒任何药粉,不准轻易取出伤口内异物,不准把脱出体腔的内脏送回,以免加重感染。

（2）四肢开放性骨折，外露部分不要强行回纳，而应原位加敷料覆盖后包扎，并做临时固定。

（3）包扎要牢靠，松紧适宜，否则会影响局部血液循环或容易使敷料脱落、移动。

（4）包扎时伤员位置要保持舒适，皮肤皱褶处与骨隆突处要用棉垫或纱布作衬垫，需要抬高肢体时，应给予适当的扶托物，包扎的肢体必须保持功能位置。

（5）包扎方向为自下而上、由左向右、从近心端向远心端，以帮助静脉血液回流。包扎四肢时，应将指（趾）端外露，以便观察血液循环。

（6）绷带固定时结应打在肢体外侧面，严禁在伤口上、骨隆突处或易于受压部位打结。

（7）解除绷带时，先解开固定结或取下胶布，然后以两手互相传递松解。紧急时或绷带已被伤口分泌物浸透干涸时，可用剪刀剪开。

（8）操作时小心谨慎，包扎动作要轻柔，以免加重疼痛或导致伤口出血及污染。

（刘忠刚）

第三节 固 定 术

固定是针对骨折的急救措施，可以防止骨折部位移动，减轻伤员痛苦，同时能有效地防止因骨折断端移动进而损伤血管、神经等组织造成的严重并发症。实施骨折固定先要注意伤员全身状况，如心脏停搏要先复苏处理；如有休克要先抗休克或同时处理休克；如有大出血要先止血包扎，然后固定。急救固定的目的不是让骨折复位，而是防止骨折断端移动，所以刺出伤口的骨折端不应该送回。固定时动作要轻巧，固定要牢靠，松紧要适度，皮肤与夹板之间要垫适量软物，尤其是夹板两端骨隆突处和空隙部位更要注意，以防局部受压引起缺血坏死。

一、常用固定材料

临床常用固定材料主要有木质夹板、钢丝夹板、充气夹板、负压气垫及塑料夹板。但在紧急情况下，有些材料不足或缺失，可直接用伤员健侧肢体或躯干进行临时固定。固定还需另备纱布、绷带、三角巾或毛巾、衣服等。

二、常用固定方法

（一）锁骨骨折固定

用敷料或毛巾分别垫于两腋前上方，将两条指宽的带状三角巾分别环绕两个肩关节，然后在肩部打结；再分别将三角巾底角拉紧，在两肩过度后张的情况下，在背部将底角拉紧打结。

（二）肱骨骨折固定

用两条三角巾和一块夹板将伤肢固定，然后用一块燕尾式三角巾中间悬吊前臂，使两底角向上绕颈部后打结，最后用一条带状三角巾分别经胸背于健侧腋下打结。

（三）肘关节骨折固定

当肘关节弯曲时，用两带状三角巾和一块夹板把关节固定。当肘关节伸直时，可用一卷绷带和一块三角巾把肘关节固定。

(四)桡骨、尺骨骨折固定

用一块合适的夹板置于伤肢下面,用两块带状三角巾或绷带把伤肢和夹板固定,再用一块燕尾三角巾悬吊伤肢,最后再用一条带状三角巾两底边分别绕胸背于健侧腋下打结固定(图3-17)。

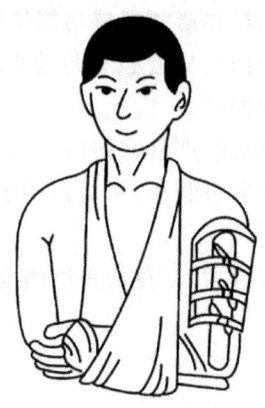

图3-17 桡骨、尺骨骨折固定

(五)股骨骨折固定

用一块长夹板(长度为伤员腋下至足跟)放在伤肢侧,另用一块短夹板(长度为会阴至足跟)放在伤肢内侧,至少用4条带状三角巾,分别在腋下、腰部、大腿根部及膝部环绕伤肢包扎固定,注意在关节突出部位要放软垫。若无夹板时,可以用带状三角巾或绷带把伤肢固定在健侧肢体上,并注意保持其功能位(图3-18)。

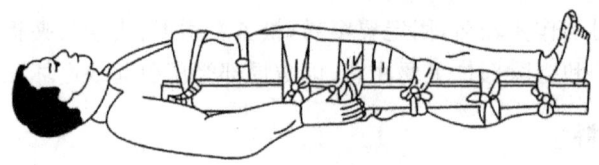

图3-18 股骨骨折固定

(六)胫、腓骨骨折固定

胫、腓骨骨折固定与股骨骨折固定相似,只是要求夹板长度稍超过膝关节(图3-19)。

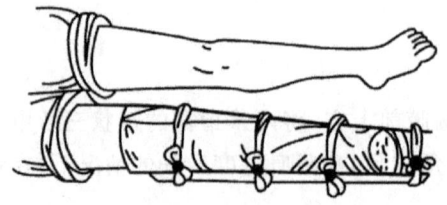

图3-19 胫、腓骨骨折固定

(七)脊柱骨折固定

1.颈椎骨折固定

伤员仰卧,在头枕部垫一薄枕,使头部成正中位,头部不要前屈或后仰,再在头两侧各垫软枕,最后用绷带通过伤员额部固定头部,限制头部晃动。

2.胸腰椎骨折固定

使伤员平直仰卧在硬质木板或其他板上,在伤处垫一薄软枕,使脊柱稍向上突,然后用绷带将伤员固定,使伤员不能左右转动或立即使伤员俯卧于硬板上,必要时可用绷带固定伤员,胸部与腹部需要垫上软枕,以减轻局部组织受压程度。

三、固定术的注意事项

(1)如有伤口和出血,应先止血、包扎,然后再进行固定骨折部位。

(2)紧急情况下进行骨折固定,是为了限制伤肢活动。在处理开放性骨折时,刺出的骨折断端在未经清创时不能直接还纳入伤口内,以免造成感染。

(3)夹板固定时,其长度范围一般应包括骨折附近的两个关节,松紧要适度,既要牢靠又不能过紧,以免影响固定处血液循环。并应注意保持伤肢的功能位。

(4)固定时夹板不可直接与皮肤接触,应用棉垫或软织物进行衬垫,尤其是在骨隆突处及悬空部位所垫棉垫应加厚,以免组织压伤或固定不牢靠。

(5)固定后尽量避免不必要的搬动,并叮嘱伤员不能进行各种活动。

(6)如果应用抗休克裤进行外固定,放气前应做好抗休克治疗。

(刘忠刚)

第四节 搬运术和转运术

一、搬运术

伤员搬运分为徒手搬运和器具搬运。徒手搬运即在搬运伤员过程中仅凭人力和技巧而不使用任何器械的搬运方法。器具搬运即使用软担架、铲式担架、脊柱板或灾害现场的床单、被褥、木板等转移工具搬运患者的方法。

(一)常用搬运方法

1.徒手搬运法

(1)扶持法:适用于病情较轻、能够站立行走的伤员。有一个或两个救援人员拖住伤员腋下,也可将伤员手臂搭在施救者肩上,救援人员一手拉住伤员手腕,另一手扶伤员腰部,然后与伤员一起缓慢移步。

(2)背驮法:适用于体重较轻、无呼吸困难及胸部创伤、可站立但不能自行行走的伤员。施救者蹲下,然后将伤员上肢拉向自己胸前,用双臂托住伤员大腿。急救人员站直后上身略向前倾斜行走(图3-20)。

(3)抱持法:多适用于单个施救者的情况下且患者体重较轻,如儿童或老年人。将伤员双臂搭在自己肩上,然后一手抱住伤员背部,另一手托起腿部。

(4)侧身匍匐搬运法:根据伤员不同的受伤部位,采用不同的匍匐法。搬运时,使伤员伤部向上,将伤员腰部置于搬运者大腿上,并使伤员的躯干紧靠在搬运者胸前,使伤员头部和上肢不与地面接触。

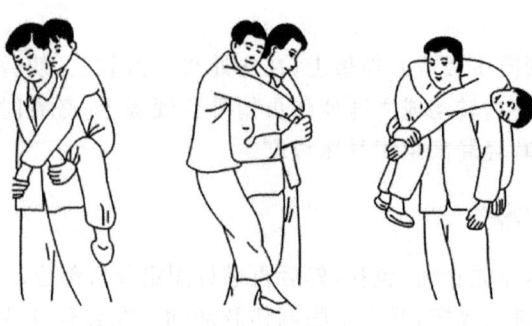

图 3-20 背驮法

(5)双人搭椅法:一般用于意识清醒并能配合的伤员。两名救援人员,一人以左膝,一人以右膝跪地,各用一手伸入伤员大腿后下方呈十字交叉紧握,另一只手彼此交叉支持伤员背部。此法要求救援人员的手必须握紧,移动步子时必须协调一致(图3-21)。

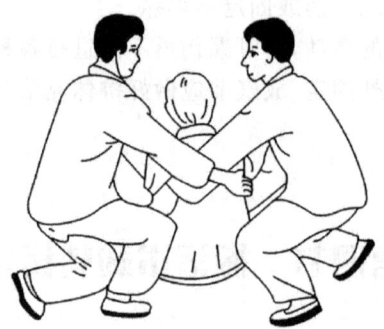

图 3-21 双人搭椅法

(6)拉车式搬运法:适用于没有骨折的伤员。两名救援人员一名站在伤员的头部,以两手从伤员腋下将其头背抱在自己怀内,另一救援人员背朝伤员,跨在伤员两腿之间,抬起伤员的腿部,双臂夹住伤员两膝关节。然后两人同方向步调一致前行(图3-22)。

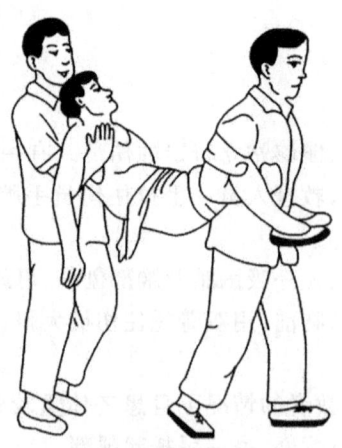

图 3-22 拉车式搬运法

(7)平抬或平抱搬运法:此法一般用于没有脊柱损伤者。两人在同侧将伤员抱起,或者一前一后、一左一右将伤员平抬起进行搬运。

2.器具搬运法

(1)担架搬运：一般适用于病情较重或搬运路途较远的伤员。搬运时一般由至少3名救援人员将伤员移上担架。保持伤员足部向前、头部向后，以方便途中对伤员进行监护。伤员被抬上担架后，必须扣好安全带，以防翻落或跌落。向高处搬抬时，担架应前低后高，使伤员保持水平状态；向低处搬抬时则相反。搬运过程中，担架员要保持步调一致，平稳前进。

(2)床单或被褥搬运：因传单被褥较软容易造成肢体弯曲，故此法适用于无脊柱损伤、胸部创伤、四肢骨折以及呼吸困难的伤员。取一条结实床单或被单，平铺于地面上，将伤员轻轻地移到被单上，并保持脚在前、头在后，上楼时则相反。急救人员面对面紧抓被单两角，缓慢移动，搬运同时需有人托腰。

(3)椅子搬运：选用牢固的靠背椅，伤员采取坐位，并用宽带或床单等将其固定在椅背上。两名施救者一人抓住椅背，一人握住椅角，然后以45°沿着椅背方向倾斜，急救者尽量保持步调一致缓慢前移。

(二)特殊伤员搬运术

1.脊柱及脊髓损伤伤员搬运

发生严重损伤，怀疑颈椎、腰椎损伤的伤员，均应按脊柱骨折处理。脊柱损伤后，不要随意翻身、扭曲，因其可增加受伤脊柱弯曲，使失去脊柱保护的脊髓受到挤压和牵拉产生继发性损伤。因此，搬运此类伤员时应保持头、颈和躯干在同一条直线上。

对于颈椎伤的伤员，要有3~4人一起搬运，1人专管头部牵引固定，保持头部与躯干成一直线，其余3人蹲在伤员同一侧，2人托躯干，1人托下肢，一齐起立，将伤员放在硬质担架上，伤员头部两侧用沙袋固定住。对于胸、腰椎伤的伤员，3人同在伤员右侧，1人托住背部，1人托住腰臀部，1人抱持住伤员双下肢，同时起立将伤员放到硬质担架上，并在腰部垫一软枕，以保持脊柱生理弯曲。

2.颅脑损伤伤员搬运

颅脑损伤者通常有脑组织暴露和呼吸道不通畅。因此，搬运时应使伤员取半仰卧位或侧卧位，使呼吸道保持通畅，并保护好暴露的脑组织。

3.胸部损伤伤员搬运

胸部损伤者常伴有开放性血气胸，需进行包扎，以座椅式搬运为宜，伤员取坐位或半卧位。

4.腹部损伤伤员搬运

伤员取仰卧位，下肢屈曲，防止腹腔脏器受压而脱出。如果已有脏器脱出，严禁回纳，以免加重污染。应用大小合适的器皿扣住脱出的内脏，然后用三角巾包扎固定，并注意腹部保温。

5.昏迷伤员搬运

伤员取平卧位，垫高背部，头偏向一侧，以利于呼吸道分泌物引流同时避免呕吐物误吸。搬运时用普通担架即可。

6.呼吸困难伤员搬运

伤员取坐位或半坐卧位，不能背驮。用床单或被褥搬运时，应注意不能使其躯干屈曲。如有条件，最好使用折叠担架搬运。

7.身体有刺入物的伤员

刺入物不能强行拔出，应包扎好伤口并妥善固定好刺入物，才能搬运。搬运途中避免震动、挤压、碰撞，以防止刺入物脱出或继续深入。刺入物外露部分较长时，应有专人负责保护刺入物。

(三)搬运时的注意事项

伤员搬运关键是避免二次损害。在现场进行急救时应在安全、及时、有效的前提下搬运伤员。

(1)伤员未进行现场急救处理或搬运用品未准备妥当时,切忌匆忙搬运伤员,以免延误抢救时机或引起滚落、摔伤等意外。

(2)根据灾害现场情况选择适当搬运方法,避免由于搬运不及时造成再次伤害发生。

(3)搬运过程中应严密监测伤员的病情变化。

(4)搬运过程中,救援人员动作要轻巧、敏捷、步调一致,避免震动,以减少伤员痛苦。

二、转运术

危重伤员经现场急救后,迅速运送到医院或急救中心,以便接受更完善的诊治。应根据患者病情及现场情况合理选择转运工具,以免因转运不当给伤员增添痛苦,甚至造成终身残疾乃至丧失生命。

(一)常用转运工具及其特点

救护车、卫生列车、卫生轮船及快艇是我国使用较广泛的运输工具,随着科技发展,社会的进步,空中运输也逐渐参与到急救救援中。一般应根据不同的病情,结合运输工具特点与实际情况选用合适转运工具。

1.汽车转运特点

(1)快速、机动、受气候条件影响较小。

(2)救护车装有各种急救器材和设备,便于抢救。

(3)汽车在不平的山路、土路上行驶,颠簸较严重,难以在行驶中进行抢救。

(4)部分伤员易发生晕车,可能会导致病情加重。

2.轮船、汽艇转运特点

(1)轮船容量大,一次可运送大量伤病员。

(2)轮船运送平稳,但遇风浪颠簸厉害,极易引起晕船。

(3)轮船运送速度慢,通道较狭窄,给伤病员搬运带来很大困难。

(4)汽艇运送速度快,一般用于洪涝灾害时的运输工具。

3.飞机转运特点

(1)速度快、效率高、平稳舒适,且不受道路、地形的影响,可作为重病伤员迅速转运到急救中心或专科医院的转运工具。

(2)随着飞行高度上升,空气中的氧含量减少,氧分压下降,一般每升高1 000米,PaO_2下降2.4~2.7 kPa(18~20 mmHg),含氧量低,会对肺部病变、肺功能不全等伤员不利。

(3)飞机上升及下降时,气压升降变化,会使开放性气胸伤员纵隔摆动,加重呼吸困难;腹部手术伤员则可引起或加重腹部胀气、疼痛,伤口缝合裂开。湿度低、气压低会对气管切开伤员不利。

(4)飞机噪声、振动、颠簸亦可以引起伤员晕机、烦躁、恶心、呕吐等。

(二)转运途中监护

转运伤员过程中,救护人员要充分利用急救设备对伤员实施生命支持与监护。

1.加强监护并做好记录

转运途中护理人员应加强责任心,勤问勤查,监护伤员,注意观察伤员面色、表情、呼吸的变化、呕吐物、分泌物及引流液颜色、伤员伤口敷料浸染程度等情况,发现异常情况及时处理,必要时进行心电监护。通常可采用"一看、二摸、三听"的方法。

(1)一看:观察伤员脸色、表情、姿势、呼吸深浅均匀程度,有无烦躁不安,如伤员面色苍白、表情淡漠、出冷汗,可能是因缺血缺氧所致;若面色潮红、惊厥,可能有高热、伤口感染存在。随时观察瞳孔大小,是否双侧等大等圆,对光反应是否灵敏。

(2)二摸:救援人员要用手触摸伤员皮肤温度、湿度,脉搏频率和强弱,如休克前期伤员皮肤湿冷、脉搏细弱。另外,包扎伤口的绷带纱布松紧程度,腹部肌肉有无紧张及压痛、反跳痛,有无腹水及尿潴留等均靠医护人员细心用手触摸。

(3)三听:听伤员有无呻吟、声音嘶哑、哮喘、咳嗽、气短,肺部有无干湿啰音、喘鸣、心律不齐、肠蠕动异常等不正常的声音,如伤员由原来的呻吟不止逐渐变成安静时,要高度警惕病情可能恶化。

2.保持伤员适当体位

在不影响急救处理的情况下,协助伤员保持舒适安全的体位。一般伤员取平卧位,头偏向一侧。尤其在处理大批伤员时,这种体位具有最大的安全性,对有恶心呕吐的伤员,可有效防止仰卧时呕吐物吸入气管引起咳嗽或阻塞气道造成窒息,对于颅脑损伤、昏迷伤员,可防止舌根后坠或分泌物阻塞咽喉与气道。胸肺部损伤、急性左心衰竭伤员常有呼吸困难,取半卧位可缓解症状。长骨骨折伤员应将伤肢放置在合适位置,背部及两侧用棉垫或被褥垫好,固定牢固,防止行进中的颠簸、摩擦、撞击而引起疼痛及再次损伤血管、神经,并注意观察肢体远端血供情况。下肢损伤或手术伤员应适当抬高下肢15°～20°,以减少伤口清创缝合后出血、水肿造成的胀痛不适。

3.保持气道通畅,继续给氧或机械通气

在转运途中,应保持气道通畅,应用鼻导管或面罩吸氧。自主呼吸极其微弱者,可应用面罩加压给氧,或使用机械通气。同时要注意发现并清除口腔分泌物,防止误吸。

4.保持各种管道通畅

伤员因病情需要有输液管、气管插管、胃肠减压管、导尿管及胸腔、腹腔引流管等。各种导管必须按要求加以保护,尤其当伤员烦躁、车辆晃动时,管道极易脱出、移位、扭曲、阻塞。为确保管道通畅应做到以下几点。

(1)加强固定,在搬运前用胶布、缝合线、绷带、纱布等固定。

(2)各种引流管要留有一定的长度,以方便伤员站立和左右翻身。

(3)定时抽吸,以防止引流物形成凝块阻塞。

(4)保持管道清洁,加强无菌操作。

5.正确实施救护技术

根据病情急救需要,配合医师实施抢救,如心肺复苏术、体外除颤术、气管插管术、静脉穿刺术以及导尿术等。

(刘忠刚)

第四章 手足显微科的常见修复技术

第一节 掌腕部软组织缺损的显微修复

一、尺动脉腕上皮支皮瓣

尺动脉腕上皮支皮瓣是以尺动脉腕上皮支及其上行支为供血来源的前臂尺侧皮瓣。自1988年张高孟在解剖学研究的基础上,开始应用尺动脉腕上皮支皮瓣修复手背、手掌、虎口皮肤缺损以来,该皮瓣以其皮支恒定、切取范围大、不牺牲前臂主要血管,如桡、尺动脉以及前臂骨间动脉等,且供区隐蔽等优点在临床上得到广泛应用。随着研究的不断深入,也有学者通过应用其下行支进一步改良此皮瓣的切取和应用范围。

(一)应用解剖

1.动脉解剖

尺动脉腕上皮支血管为直接皮支。它在豌豆骨近端(3.73±0.56)cm处发自尺动脉,经尺侧腕屈肌的深面向尺侧近端或远端走行,与尺动脉轴形成约45°夹角,跨过尺神经表面,继而行于尺神经手背支深层,在尺侧腕屈肌与尺侧腕伸肌间隙穿出,进入皮肤。皮支主干长(1.24±0.24)cm,起始处口径为(1.33±0.13)mm,为尺动脉所有皮支中最粗的1支。尺动脉腕上皮支数为1支者约占92.5%,为2支(间距小于0.5 cm)者约占7.5%,但也有报道缺如者。

尺动脉腕上皮支经尺侧腕屈肌和尺侧腕伸肌间隙穿出后,分出纵行的上行支和下行支。上行支为皮瓣的营养血管,沿豌豆骨与肱骨内上髁连线方向向前臂近侧延伸,长(9.61±3.12)cm,末端呈树枝状与尺动脉其他皮支或肌皮支在前臂吻合成网。下行支起始口径较上行支粗大,外径为(1.0±0.1)mm,与尺神经手背支伴行经尺骨茎突前方进入手背尺侧,继续沿小鱼肌与第五掌骨背侧下行达掌指关节。沿途发出:①腕关节支,参与腕关节血管网的构成;②手背支,与腕背血管网及第二、第四掌背动脉分支吻合;③豌豆骨支,为营养豌豆骨的主要血管;④小鱼际肌支,与尺动脉小鱼肌支的分支吻合;⑤手背尺侧皮支,与小指尺侧动脉及第三、第四掌背动脉分支吻合。

2.静脉解剖

尺动脉腕上皮支有2条伴行静脉,其口径为(1.51±0.24)mm,伴行静脉回流到尺静脉。皮支的上行支亦有 1~2 支细小静脉伴行。前臂贵要静脉亦位于此皮瓣的轴心线上,起于手背尺侧,上行回流到腋静脉。因此该皮瓣有深、浅两套静脉回流系统。

3.神经解剖

皮瓣感觉支配主要为前臂内侧皮神经。在上臂肱骨内上髁上方约 4 cm 处穿出深筋膜下行,穿出处平均外径为 2.6 mm。神经主干沿贵要静脉下降入前臂内侧,再分别发出 1~3 个细支分布于前臂内侧皮肤。

(二)手术适应证

(1)带蒂转移:替代前臂桡动脉或尺动脉皮瓣,在不破坏手部血液供应的前提下形成逆行岛状皮瓣,修复手掌、手背、腕部、拇指及虎口处皮肤缺损。

(2)游离移植:通过切取与尺动脉腕上皮支相连的 1~2 cm 长的尺动脉主干及 1 根尺静脉来增加游离皮瓣血管口径,修复远处缺损。而尺动脉的小段缺损可通过适当游离后重新吻接再通。

(3)手指部小的皮肤缺损也可直接采用腕上皮支血管与手指动静脉吻合来进行修复。

(三)手术方式

1.皮瓣设计

(1)点:豌豆骨近端 4 cm 是尺动脉腕上皮支进入皮瓣的关键点,也是逆行岛状皮瓣的旋转点。但是如果采用下行支的吻合支供血可更加灵活地改变逆行皮瓣的旋转点。

(2)线:豌豆骨与肱骨内上髁的连线,为设计皮瓣的轴心线(即前臂远侧 1/2 尺动脉的行径线)。

(3)面:①切取面:远端可在豌豆骨平面,近端可达肱骨内上髁两侧,两侧缘分别达前臂掌、背侧的正中线;②解剖面:前臂深筋膜深面;③可取面积:最大面积为 25 cm×6 cm。

2.手术步骤

(1)根据受区缺损的大小设计皮瓣。

(2)先在腕上沿尺侧腕屈肌桡侧缘作 5 cm 长切口,逐层切开,显露尺侧腕屈肌。在腕上 3~6 cm 处,将附着在尺侧腕屈肌腱上的该肌下部纤维切除,向桡侧牵拉尺侧腕屈肌腱,显露腕近端 4 cm 左右处由尺动脉尺侧方向发出的腕上皮支。该皮支进而分出行向腕背部的下行支和行向前臂近端的上行支。

(3)证实腕上皮支的上行支存在后,切开皮瓣周围皮肤,在深筋膜下由皮瓣近端向远端游离,逆行掀起皮瓣,并切断皮瓣与尺动脉间其他皮支或肌皮穿支,仅保留腕上皮支与尺动静脉相连。

(4)在皮瓣的近端和远端解剖出贵要静脉,在皮瓣近端解剖出前臂内侧皮神经,暂均予以保护。

(5)皮瓣逆行转移时,切断皮瓣近端和远端的贵要静脉以及前臂内侧皮神经,此时皮瓣仅靠腕上皮支动静脉供血和回流。若皮瓣面积较大,其长度超过 15 cm 时,可保留皮瓣近端的贵要静脉,并超出皮瓣近缘游离一定长度,在皮瓣逆行转位后,与 1 根受区静脉吻合,以增加皮瓣的静脉回流。或保留皮瓣远端贵要静脉与腕部联系并充分游离适当长度,以便在皮瓣逆行转移时不至于阻断贵要静脉,通过贵要静脉的逆行回流帮助皮瓣静脉血回流。

(6)皮瓣游离移植时,将皮瓣近、远端的贵要静脉和前臂内侧皮瓣神经切断。为增加游离移植时的血管吻合口径,可在尺动脉主干上切取与腕上皮支动脉相连的一段 1~2 cm 长的血管,一端结扎,另一端与受区动脉吻合,或与受区动脉行嵌入式吻合。静脉回流可根据皮瓣移植的需要,切取与腕上皮支静脉相连的适当长度的 1 根尺静脉,与受区静脉吻合。皮瓣面积较大时,最好也将皮瓣内的贵要静脉近端与受区另 1 根静脉吻合以增加静脉回流。

(7)皮瓣内的前臂内侧皮神经与受区皮神经吻合。

(8)供区创面处理,皮瓣宽度小于5 cm时,前臂供区可直接缝合,但带蒂转移时应考虑蒂部缝合张力,球拍状蒂部设计可减少局部闭合时张力;大于5 cm时,需采用全厚皮片植皮修复。

(9)若皮瓣逆行转移修复手掌或手背时,应根据不同情况调整腕关节体位以减少皮瓣及其蒂部张力,如修复手掌部创面时常术后常固定于腕屈曲15°位。

二、桡动脉鼻烟窝皮支皮瓣

桡动脉鼻烟窝皮支皮瓣是以桡动脉深支在解剖鼻烟窝处发出的皮支为供血来源的前臂桡侧皮瓣。1992年张高孟首先报道了该皮瓣的解剖学研究与临床应用。由于该皮瓣是修复虎口的最佳皮瓣之一,且可作为尺动脉腕上皮支受损时修复腕部缺损的备选皮瓣,加之皮肤质地好,不需牺牲前臂主要动脉等优点,因此得到了进一步应用推广。

(一)应用解剖

1.动脉解剖

桡动脉在解剖鼻烟窝处,相当于桡骨茎突远端(4.63±0.42)mm处,发出一个恒定的皮支。皮支蒂主干长(4.18±0.25)mm,其起始部外径为(0.25±0.07)mm。皮支发出的方向有桡背侧、桡掌侧与尺侧。该皮支进入深筋膜后恒定地分成上行支及下行支,上行支较长,达(15.72±0.1)mm,分布于前臂下端的桡侧,下行支较短,分布于解剖鼻烟窝处。

2.静脉解剖

除动脉皮支的伴行静脉,其口径为(0.2±0.03)mm,头静脉亦通过该区域,并参与皮瓣的静脉回流,因此该皮瓣同尺动脉腕上皮支皮瓣一样具有深、浅两套静脉回流系统。

3.神经解剖

桡神经浅支在腕上7 cm处,经肱桡肌腱的深面,绕行至桡骨外侧,并经拇长展肌及拇短伸肌腱浅面离开桡动脉转向手背。在解剖鼻烟窝处,桡神经浅支仍在腕部深筋膜的深面。继续下行时,穿出深筋膜而分出4~5支至手指背侧。故桡动脉鼻烟窝皮瓣切取时一般不损伤桡神经浅支。

(二)手术适应证

(1)虎口瘢痕挛缩为本皮瓣的最佳适应证。

(2)腕背或掌侧皮肤缺损,手背桡侧半皮肤缺损。

(3)拇指近节指背皮肤缺损。

(三)手术方式

1.皮瓣设计

(1)点:解剖鼻烟窝的中点。此点为桡动脉皮支穿出点,也是该皮瓣逆行转移的旋转点。

(2)线:前臂中立位时,桡骨茎突至桡骨头的连线。

(3)面:①解剖面。在关键点周围1 cm范围内切开深筋膜,其余在深筋膜及桡神经浅支的表面、头静脉的深层进行游离。②切取面。皮瓣远端,在解剖鼻烟窝远端3~5 cm处;近端在解剖鼻烟窝近端10 cm左右。皮瓣宽5 cm。③可切取面积。皮瓣切取最大面积为15 cm×5 cm,最小面积为10 cm×2.5 cm。

2.手术步骤

(1)先做鼻烟窝桡侧切口,在该窝桡侧缘(即拇短伸肌腱边界)证实该皮支出现后,切开其余切口。在前臂深筋膜的表面、头静脉的深层,由近端向远侧游离皮瓣。

(2)头静脉的处理:一般在皮瓣远、近端,结扎头静脉主干及其分支,以免头静脉回流增加皮瓣静脉血回流负担。但当受区有合适静脉时,可将皮瓣中头静脉近端与其吻合,以利皮瓣静脉回流。也可将头静脉近端结扎后置于伤口外,一旦皮瓣回流受阻明显时,可松开结扎线放血,以改善静脉危象。或只结扎头静脉的近端,其远端充分游离,以免皮瓣转移时阻碍头静脉血液回流,并似此协助皮瓣静脉血逆行回流。

(3)桡神经浅支的处理:原则上在解剖游离皮瓣时应将该神经留在供区创面内,但是如果皮瓣较大,可切取深筋膜及桡神经浅支以保证皮瓣血运。

(4)待皮瓣解剖游离完成后,皮瓣仅通过解剖鼻烟窝处1 cm软组织蒂中的桡动脉皮支维持血供。

(5)闭合创面:一般皮瓣切取宽度在3~4 cm时,供区可直接缝合,但应考虑蒂部缝合张力,球拍状蒂部设计可减少局部闭合时张力。若供区创面不能直接缝合时,应予全层植皮修复,局部加压应避免压迫血管蒂,以免影响皮瓣血供。

(6)皮瓣移位:将皮瓣近端按逆时针方向,旋转90°达腕背,旋转180°达虎口;顺时针方向旋转90°达腕掌侧。并根据不同情况调整腕关节体位以减少皮瓣及其蒂部张力,如修复虎口、腕背创面时术后常固定于腕背伸位。

(7)此皮瓣也可形成游离皮瓣。切取与桡动脉鼻烟窝皮支相连的1~2 cm一段桡动脉深支为动脉蒂,回流静脉则选用头静脉。

(四)手术注意事项

(1)由于桡动脉鼻烟窝皮支较细,因此游离时在鼻烟窝处应保留桡动脉鼻烟窝皮支周围1 cm宽的软组织,以保护皮支血管不受损伤。切开皮瓣蒂部时游离两侧皮肤以保证筋膜蒂部宽达2~3 cm,而并不刻意探查寻找皮支血管,以免损伤,且较宽的筋膜蒂可降低手术风险,简化手术操作。

(2)由于桡神经浅支保留在供区创面内,注意切取层面把握,既要带入上行支,也要防止桡神经浅支直接暴露于受区而出现后期神经症状。

(3)严格掌握虎口修复皮瓣选择指征,通常用于中重度虎口挛缩或缺损的修复;修复虎口缺损术后,重视积极的功能锻炼及康复治疗是改善拇指功能,防止虎口再挛缩的重要步骤。

(4)皮瓣的优点:①皮肤质地好,不臃肿,有弹性,肤色同虎口皮肤颜色一致,因此是修复虎口的理想供区。也是本皮瓣的最佳手术适应证。②血管蒂走行恒定。③不损伤前臂主要动脉。④供区宽在3.5 cm以内,可直接缝合皮肤,不影响美容。

(5)皮瓣的缺点:①取皮面积小,只能修复小面积皮肤缺损;②桡神经浅支直接位于植皮区下方,可能产生支配区麻木不适感;③皮瓣供区明显,供区创面植皮对美容有一定影响;④该皮瓣虽也可形成游离皮瓣,但因取皮面积小,血管蒂短,一般不宜作为首选的游离皮瓣。

三、前臂骨间后动脉逆行岛状皮瓣

以骨间后动脉为蒂的前臂背侧逆行岛状皮瓣自1987年由路来金首先报道,因其具有皮瓣质地薄、不牺牲主干血管、血管恒定、供受区在同一术野,手术操作简单等优点在临床上广为应用,成为修复手部创面较为理想的供区。但仍有因皮支的血管变异或皮支与骨间背神经骑跨造成放弃手术或勉强手术造成伸拇伸指功能受限的并发症仍不少见。李昶介绍了骨间背动脉 L 形皮支的临床经验,认为采用骨间背动脉 L 形皮支,可避免骨间背神经损伤。许亚军介绍了骨间背逆行岛状皮瓣皮支血管的变异类型,近几年高伟阳报道了前臂背桡侧游离皮瓣的应用。结合笔者 20 多年所开展的 400 余例前臂骨间背逆行岛状皮瓣的临床经验,认为虽然皮瓣的皮支浅出部位,皮瓣选用血管蒂的走行、间隙仍有一定的变异,但只要对皮瓣的血管走行及皮支的浅出部位有充分的了解,手术时操作精细,遇有血管变异时能及时改变手术操作步骤。仍具有不牺牲主干血管,手术相对简单安全、成功率高的优点,是修复手部中小创面较为理想的供区。

(一)应用解剖

1.动脉解剖

骨间后动脉在前臂近端发自骨间总动脉,穿过骨间膜后斜形向背侧走行,经旋后肌与拇长展肌深面走行之后,在前臂伸肌腱浅、深两层间下行,至前臂中段时由前臂伸肌群浅深两层之间穿出,随后多分为浅深两支,深支为肌肉支,浅支进入伸指总肌、小指固有伸肌间隙向远端走行。其终末支在尺骨茎突上 1.5~2.5 cm 水平,与骨间前动脉背侧支,尺动脉腕上皮支及腕背动脉网互相吻合。骨间后动脉在由前臂伸指总肌浅深两层穿出后,分为浅深两支时,常与骨间神经形成骑跨,即骨间神经经骨间后动脉尺侧,在骨间后动脉深浅两支之间穿过进入肌门,手术时需密切注意。如果皮瓣的主要供血皮支位于神经的近侧,分离时就比较为难,如果必须保留皮支、血管及蒂部筋膜的连续性,就必须切断骨间神经,造成骨间神经损伤。骨间后动脉在走行过程中,沿途发出皮支营养背侧皮肤及肌肉,回顾笔者开展的 400 余例前臂骨间动脉逆行岛状皮瓣的临床经验,认为根据骨间后动脉的走行及主要皮支的浅出部位,可分为四种类型:①近侧皮支型:骨间后动脉经旋后肌与拇长展肌穿出后,随即发出粗大皮支进入皮瓣近侧,而骨间后动脉主干存在且走行无异常,在向远端走行过程中,皮支细弱弥散,无明确皮支进入皮瓣,但骨间后动脉终末支在尺骨茎突上方与其他血管有明确的交通吻合支。②皮支代偿型:骨间后动脉穿出旋后肌、拇长展肌后,随后进入拇长长肌、伸指总肌间隙,发出较粗大的皮支,骨间后动脉在该肌间隙继续向远端走行,骨间后动脉起始口径 1.0~1.4 mm,发出粗大皮支口径 0.6~1.0 mm。而在前臂中段以远,伸指总肌、小指固有伸肌间隙走行的血管,由骨间前动脉或尺动脉在前臂中段直接发出,与前臂近段的骨间后动脉仅在肌肉内有广泛的血管吻合,在肌间隙内无直接解剖连续性。该血管在向下走行过程中仅发细小弥散的皮支进入皮肤,终末支在尺骨茎突近侧仍与其他血管交通吻合。③正常型:即通常所介绍的血管解剖类型,骨间后动脉进入前臂中段伸指总肌、小指固有伸肌间隙,沿途发出多支皮支进入前臂皮肤,其中以前臂中段由伸指总肌浅深两层发出进入伸指总肌、小指间有伸肌间隙时所发出的皮支较粗,也即有文献描述的 L 形皮支,再向远端走行过程中发出的皮支相对越细。④骨间前动脉背侧穿支替代型:骨间后动脉在下行过程中,仅在起始及前臂近段发出皮支进入皮肤,至前臂中段以下,骨间后动脉终末支仅发出肌支营养肌肉,在伸指总肌、小指固有伸肌间隙无明显血管走行,而在伸指总肌、拇长伸肌间隙,骨间前动脉背侧支异常粗大,在前臂中段该间隙内发出皮支进入皮下,骨间前动脉背侧支沿骨间膜背侧向远端走行,终于腕背动脉网。

2.静脉解剖

皮瓣的回流静脉有浅深两组,深组为骨间后动脉及其皮支的伴行静脉,多数为两支,一支较为粗大,另一支相对纤细,有时为一支,为皮瓣的主要回流静脉。伴行静脉内的瓣膜发育不全,在皮瓣逆行转位后,从皮支的伴行静脉到骨间后动脉的伴行静脉扩张后压力增高,使静脉内静脉瓣关闭不全而逆流。同时,因手背静脉回流多注入头静脉和贵要静脉,而前臂尺背侧仍有为数不少的皮下网状浅静脉,浅静脉瓣膜也发育不全,可作为皮瓣的次要回流系统。

3.神经解剖

皮瓣的感觉神经为前臂后皮神经,为桡神经的分支。约在前臂中下 1/3 交界处穿出深筋膜,走行方向与骨间动脉走行基本一致,在前臂背侧中上部外径为 0.6 mm,分布范围上至肘部,下至腕上。

(二)手术适应证

(1)骨间后动脉逆行岛状皮瓣适合修复掌腕部中小面积软组织缺损,皮瓣逆行转位后,一般最远端可修复至 2～5 指近指关节平面。

(2)以近侧骨间动脉主干为蒂可切取骨间背皮瓣作游离移植。

(3)以近侧骨间动脉主干为蒂还可作骨间后动脉顺行岛状皮瓣修复肘关节周围软组织缺损。

(4)无论是带蒂还是游离皮瓣,均可带小指固有伸肌,可设计成复合组织瓣。

(5)骨间后动脉还可通过骨间返动脉营养尺骨近端,在尺骨近端 6 cm 内,可切取带骨间返动脉的骨膜支营养的尺骨近端骨瓣做复合组织移植或转位。

(三)手术方式

1.皮瓣设计

(1)旋转点:以尺骨茎突的桡侧缘上方 1.0～2.5 cm 处作为皮瓣的旋转点,以皮瓣轴心线中点为皮瓣皮支的入皮点。

(2)线:以尺骨小头的桡侧缘至肱骨外上髁的连线为骨间后动脉的体表投影和皮瓣的轴心线。

(3)面:皮瓣的尺侧以尺骨的尺侧面也即前臂背屈侧皮肤的延伸面为界,桡侧面可至桡骨的桡侧缘,近侧最近可至肱骨外上髁。理论上前臂背侧区域均可切取,但实际以前臂中段尺背侧区域为最佳切取范围。具体设计时应充分皮瓣的旋转半径,皮瓣近蒂端至旋转点的长度应大于旋转点至受区创面的长度。

2.皮瓣切取

不驱血、上止血带后,将前臂旋前位放置。先作皮瓣尺侧及蒂部全长切口,自筋膜层将皮瓣及蒂部深筋膜一同向桡侧掀起,沿尺侧腕伸肌、小指固有伸肌到伸指总肌间隙,充分显露深筋膜深面穿出的皮支及骨间后动脉的走行及与骨间背神经的毗邻关系。如果在前臂中段以远,皮瓣深面及蒂部见到明确皮支进入皮瓣或有几支相对细小的皮支,但均经深筋膜进入皮下,且这些皮支均由骨间后动脉发出,属于本皮瓣的正常血管解剖,手术切取就比较简单,只要在皮支近侧结扎骨间后动脉主干,无论是骨间后动脉、还是骨间后动脉深支,均不需要仔细解剖分离。再沿皮支及骨间后动脉浅支向远端游离至尺骨茎突的交通支后,切开皮瓣其他缘,蒂部保留 0.5～1.5 cm 宽筋膜,松止血带见皮瓣血供充分后,将皮瓣经隧道或明道转移至受区,供区直接缝合或取全厚皮片植皮。

手术分离过程中,如果在通常出现皮支的区域和血管走行的间隙无明确血管时,也即血管变异时,可暂时不必放弃,有以下几种处理方式:①将皮瓣尺侧切口向近侧充分延伸切开,沿皮瓣深筋膜面、伸指总肌、小指固有伸肌间隙,继续将皮瓣向近侧及桡侧掀起至在伸指总肌桡侧肌间隙显露分离皮支。如果在此区域出现皮支粗大,估计可满足皮瓣的血液循环后,再切开皮瓣的近侧及桡侧,沿该皮支向深面解剖,了解该皮支与骨间动脉的解剖联系。如果该皮支自骨间后动脉发出,且骨间后动脉,随后进入伸指总肌浅深两层之间,再延伸指总肌、小指固有伸肌间歇向远端走行,早先笔者为增加皮瓣的安全性,采取将伸指总肌的浅层切断的方法,保留该皮支与骨间后动脉以及远端带筋膜和旋转点处交通支的连续性,虽然皮瓣逆行转位后,具有血供可靠、皮瓣成活率高的优点,但一方面因骨间神经与骨间动脉易形成骑跨,另一方面伸肌腱切断后再作修复,张力难以调整,术后极易造成伸拇伸指功能受限的并发症,故后来就不再采用。而将近侧的皮支解剖至骨间动脉起始部,皮瓣蒂部带部分筋膜蒂,逆行转位至受区后将皮瓣近侧的血管与受区合适动脉作吻合,形成所谓"外增压"皮瓣,取得了非常不错的疗效。同样,如果近侧的血管与蒂部的血管不同源,也即"代偿皮支"型时,也可依同样方式采用将代偿皮支与受区血管吻合形成"外增压"皮瓣。②在皮瓣向近侧及向桡侧掀起的过程中,皮瓣深面均无相对粗大皮支时,还可将蒂部的深筋膜层继续向桡侧掀起,延伸指总肌桡侧、拇长伸肌肌间隙解剖分离,如果见粗大皮支完全可满足皮瓣血液循环后,再于蒂部桡侧另做切口,沿该粗大分支向深部解剖骨间前动脉背侧支主干,并继续向远端解剖分离至腕背动脉网,将蒂部的筋膜及旋转点向桡侧位移后,将皮瓣完全掀起,松止血带见皮瓣血供红润后顺利转移至受区。

(四)手术注意事项

(1)术前必须仔细作多普勒听诊,有条件时可作血管造影、数字CT成像等影像学检查,了解血管的走行及皮支的分布。

(2)皮瓣设计时,应尽可能向前臂尺侧设计。

(3)皮瓣及蒂部切取时,应自深筋膜层将皮瓣掀起,尽可能偏向尺侧切开深筋膜,以避免骨间后动脉的损伤。

(4)手术时前臂应旋前位放置,手术者坐在前臂尺侧位置,也可将前臂放在胸前成瓢浮体位,以利皮瓣切取。

(5)手术分离皮支时,如在正常走行区域无明确皮支或皮支弥散估计难以满足皮瓣血运时,应解剖前臂近侧及桡侧的皮及供血血管。

(6)皮瓣近侧或桡侧的皮支与骨间后动脉血管蒂不共干,或解剖行程中需切断神经肌肉,方可保持血管及皮支的联系时,不主张切断神经肌肉造成伸腕伸指受限等并发症,而主张将近端或桡侧的皮支解剖至足够长度,在皮瓣转位后与受区合适动脉作吻合,形成"外增压"皮瓣。

(7)皮瓣虽然可切取面积较大,但因皮瓣供区为相对暴露区域,故主张皮瓣切取面积不宜过大,皮瓣切取后最好能直接缝合。

(8)处理皮瓣血管蒂时,在蒂部必须看过明确的穿支吻合,蒂部所带筋膜不宜过宽,否则易导致扭曲、压迫,对蒂部走行的皮下浅静脉可不予结扎,但如有贵要静脉走行,则应予结扎。皮瓣逆行转位后,因"迷宫式回流"和伴行静脉瓣膜关闭不全同时存在,故皮瓣蒂部一般情况下不必带过多的皮蒂,且皮瓣逆行转位时,既可经明道,也可经隧道内转移,但此时隧道内应认真止血,避免隧道内血肿形成引起蒂部压迫。

(郑小军)

第二节 拇指软组织缺损的显微修复

一、鱼际两侧微型穿支皮瓣

(一)解剖学基础

拇指桡侧指固有动脉由拇主要动脉发出后,在拇指掌指关节桡侧的近端拇指短屈肌和拇指外展肌之间恒定发出1~2支较粗的皮支,示指桡侧指动脉由掌浅弓发出后在近中掌横纹交汇处发出1~2支较粗的皮支,这些皮支与指神经分支伴行并支配鱼际两侧的皮肤血供及感觉,为临床设计微型鱼际两侧穿支皮瓣提供了解剖学基础。

(二)手术步骤

术前常规使用多普勒血流以确定鱼际部粗大的皮支穿出点。根据创面缺损的大小、形状和鱼际两侧皮支穿出点的位置,以皮支穿出点为轴心纵行于鱼际两侧设计皮瓣。皮瓣切取宽度最大应<1.5 cm为宜,防止影响供区创面的直接缝合。同时可将皮瓣外形设计成飞鱼状,皮瓣中段的三角形可卡入创面,避免术后皮瓣挛缩。设计后沿术前设计,先于皮瓣远端切开皮肤软组织,向皮支设计点附近仔细分离,在鱼际两侧方显露穿支血管神经束后,再切开皮瓣其他周边,注意保留穿支周围2~3 mm筋膜组织,以保护穿支血管受到损伤。松止血带,皮瓣血运良好以双极电凝充分止血后,将皮瓣90°移位卡入创面,皮瓣的三角与创面间断仔细缝合。皮瓣切取范围(10 mm×25 mm)~(15 mm×35 mm)内供区直接缝合,术后拇指于外展背伸位固定。

(三)术式特点

该皮瓣具有以下优点:①鱼际皮肤质地柔软,厚度适中,色泽与受区接近;供受区邻近切取方便,皮瓣设计较小时供区皮肤可直接缝合。②该皮瓣为鱼际的穿支供血皮瓣,不破坏手指的主干血管,皮瓣切取不影响手指的血液循环,手术一次完成,患者易于接受。③当其设计在鱼际尺侧时,切取皮瓣供区缝合后,将拇指固定放置于对指位,便于手功能的恢复及训练。但同时也存在以下不足:鱼际微型穿支皮瓣适合就近修复拇指近节指腹挛缩的病例,由于鱼际两侧微型穿支皮瓣切取以小于1.5 cm为宜,切取过大可影响鱼际部直接缝合,如鱼际部位功能区植皮易影响其外观及功能,故该皮瓣一般不适合修复拇指近节及虎口挛缩松解后创面修复皮瓣大于1.5 cm者。

二、拇指桡侧指动脉关节皮支为蒂岛状皮瓣

(一)解剖学基础

拇指桡侧指固有动脉由拇主要动脉发出后,分别于拇指掌指关节及指间关节的近端恒定发出1~2支较粗的皮支,这些皮支与桡侧指背神经及伴行血管形成丰富的血管网,为临床设计皮瓣提供了解剖学基础。

(二)手术适应证

皮瓣适用于拇指近末节指腹缺损的修复,同时该皮瓣也适合于年龄较大血管硬化无法行游离皮瓣修复的病例。该皮瓣手术简单,手术在30分钟至1小时内完成,术后效果满意。

(三)手术步骤

1.皮瓣的设计

拇指桡侧指动脉关节皮支的定位,桡侧指动脉体表投影与拇指指横纹的交点即为皮支的穿出点。以拇指桡侧指动脉关节皮支为皮瓣的旋转点,皮支穿出点与指侧方正中线皮瓣轴心线,皮瓣的 2/3 位于轴心线的背侧,穿出点到创面最远端的距离略小于穿出点到皮瓣最近端的距离。

2.皮瓣的切取

手术均在臂丛阻滞麻醉及应用气囊止血下进行,沿设计线先切开指掌侧皮肤软组织,暴露桡侧指神经血管束,在关节处附近找到拇指桡侧指动脉皮支穿支点,以离创面最近的皮支为蒂;在指侧方深筋膜层切取皮瓣,皮瓣带入桡侧指背神经近端切断,仅保留指动脉离创面最近的关节皮支及周围 2～3 mm 筋膜组织,其余皮支予双极电凝止血后切断,不用刻意分离指血管神经束,皮瓣旋转 160°～180°覆盖创面,9-0 线将指神经背侧支与指神经缝合修复。取前臂内侧全厚皮植皮修复供区。

(四)术式特点

本皮瓣将皮瓣设计指侧方以关节皮支为蒂,切取时不影响伸屈肌腱避免了切取过深影响手指的背伸功能。拇指桡侧指动脉关节皮支恒定位置表浅,切取容易,不需刻意分离指血管神经束,对指体影响小。本术式操作要点主要有:①皮瓣切取时先切开掌侧皮肤软组织在指掌侧沿指神经暴露桡侧指动脉关节皮支,防止一些撕脱损伤严重的患指关节处指动脉及皮支损伤,无法完成皮瓣的切取而改行其他修复方法,本组病例中均未出现该类情况;②皮瓣切取时仅保留皮支周围的 2～3 mm 的筋膜组织,将皮支周围其余的筋膜组织都切断,同时供区植皮一般不予打包或者疏松打包,以免影响皮瓣旋转及卡压皮瓣的皮支;③当皮瓣切取面积较大时,可分离指掌侧浅静脉与指背静脉吻合,避免皮瓣回流不足,同时修复早期皮瓣下放置引流皮片,避免发生静脉危象;④该皮瓣仅以指动脉的微型皮支为蒂皮瓣,皮瓣旋转缝合后必须松止血带观察皮瓣血运,某一针的缝合过紧可能影响皮瓣的血运,必须调整皮瓣锋线及旋转方向直到皮瓣血运良好为止。

三、带指背神经拇指背侧动脉岛状皮瓣

(一)手术适应证

本术式适用于修复拇指末节指端的横形缺损范围在 1～2 cm 者。

(二)手术步骤

手术时以拇指背尺侧或桡侧皮神经体表投影为轴线,在掌指关节的近端切取比创面略大的球拍皮瓣,旋转点最远在指间关节以近 2 mm,先在皮瓣近端解剖出背侧指神经向近端解剖 1 cm 切断,皮瓣蒂部切取 3～4 mm 筋膜组织,显微镜下将指背神经与一侧指神经吻合,皮瓣覆盖创面。供区直接缝合或取前臂全厚皮植皮。

(三)术式特点

术前良好的设计,术中精细的解剖,术后仔细地观察是手术成败的关键。①皮瓣的设计应大于创面 5.0 mm 左右,皮瓣靠近蒂部应设计成水滴状,移位翻转后可增加蒂部的皮肤容积,避免血管受压引起皮瓣坏死;②切取皮瓣时要保护好筋膜中的血管网,避免筋膜与皮瓣分离;同时需在显微镜下仔细修复神经,这是术后感觉恢复的关键;③术后需密切观察皮瓣的肤色,毛细血管反应,张力等情况。

四、同指尺侧岛状皮瓣加远侧 V-Y 推进皮瓣

(一)手术适应证

本术式适用于修复指端的横形缺损范围在 1~2 cm 者。通过同指尺侧岛状皮瓣加远侧 V-Y 皮瓣推进可达到修复拇指指端较大范围缺损的目的,且手术操作简单,术后效果良好。

(二)手术步骤

臂丛麻醉生效后,上肢缠以止血带进行手术。首先对拇指缺损的创面进行彻底清创、止血,根据创面情况在拇指掌尺侧设计 V 形皮瓣,以拇指尺侧指固有血管神经束为轴心,皮瓣切取面积为(1.4 cm×2.0 cm)~(1.4 cm×2.5 cm),皮瓣近端以 Z 形延长至虎口;在 V 形皮瓣内再设计一 1.0 cm×1.2 cm 的 V-Y 推进皮瓣。首先切开皮瓣内的 V-Y 推进皮瓣,切开皮肤软组织达真皮下,使 V-Y 皮瓣能向远端推进;随后切开带指动脉血管神经束的皮瓣设计线,切开皮瓣的近端,游离拇指尺侧指动脉血管神经束向近端分离至虎口拇主要动脉发出处,血管神经束周围带入 3~4 mm 筋膜组织,皮瓣于拇长屈肌腱膜浅层切取,由皮瓣远端向指神经束血管蒂部掀起皮瓣,松止血带观察皮瓣的血运。先将 V-Y 推进皮瓣远端与甲床仔细缝合,再缝合带血管神经束皮瓣覆盖创面拇指指侧方供区的创面取前臂内侧全厚皮片移植修复。

(三)术式特点

(1)切取皮瓣时首先应切取皮瓣内的 V-Y 皮瓣,避免先切取带血管神经束皮瓣后,在游离皮瓣上增加切取"V-Y"皮瓣的难度。

(2)皮瓣内 V-Y 皮瓣切取达真皮下,切断皮下脂肪组织表面的纤维束,以增加 V-Y 皮瓣向远端的推进距离,同时避免切取过深伤及指血管神经束和供应 V-Y 皮瓣的细小血管;皮瓣内 V-Y 皮瓣的 V 形尖端可不予缝合,避免皮肤发生坏死,微小创面可待其自然愈合。

(3)带血管神经束皮瓣的蒂部带入血管神经束周围 3~4 mm 筋膜组织,避免术后皮瓣引起静脉危象。

(4)带血管神经束皮瓣覆盖创面后,供区取前臂全厚皮片移植修复,皮片植皮应位于指侧方,避免术后瘢痕挛缩,影响患指功能。

(郑小军)

第三节　指背皮肤软组织缺损的显微修复

一、指动脉背侧皮支为蒂的岛状皮瓣

(一)解剖学基础

2~5 指的指掌侧固有动脉分别在 DIP 关节,中节指骨的中段和近侧指横纹以远 6 mm 之间,近节指骨中点和近侧指横纹以近 5 mm 之间,MP 关节以远 10 mm 指蹼区发出相应的背侧支,这些背侧支发出后沿手指纵轴近似垂直的方向走行至伸肌腱侧缘并发出升支和降支,与邻近的指背动脉的背侧支相吻合并与指背神经的伴行动脉形成丰富的血管网,且指背神经为指背皮肤的支配神经,为临床设计皮瓣提供了解剖学基础。

(二)手术步骤

患者采用臂丛阻滞麻醉上臂缠以止血带的情况下手术。先对创面彻底清创,去除患指污染失活的组织,骨折病例先对骨折进行复位固定,采用克氏针交叉内固定,4-0肌腱线修复伸肌腱。根据创面的位置分别以近创面的指动脉的不同节段的背侧皮支为蒂设计皮瓣。纵向缺损小于1.5 cm采用背侧皮支为蒂的V-Y推进皮瓣修复,纵向缺损大于1.5 cm采用背侧皮支为蒂逆行岛状皮瓣修复。指背创面采用以侧方近创面皮支的穿出点设计略偏一侧指背与创面等宽V形皮瓣,切开皮肤软组织,由指背向指侧方翻转,在伸肌腱腱膜的浅层切取,分别在指动脉不同穿出点找到指背支,切断周围的筋膜组织仅指背皮支及周围3 mm左右筋膜组织和指背神经与指体相连;向近端适当分离指背神经和背侧支蒂部的血管筋膜束至指固有动脉的发出点,以增加皮瓣的推进距离。予双极电凝彻底止血后,将皮瓣向远端推进修复创面,供区直接缝合。

(三)术式特点

(1)以指动脉指背皮支为蒂岛状皮瓣具有不牺牲指固有动脉,创伤破坏小的优点,而且手术在同指进行不损伤其他手指,患者易于接受。

(2)该手术通过指背皮肤缺损纵向长度1.5 cm为分界,分别采用以指动脉背侧皮支为蒂V-Y推进皮瓣及以近创面的指动脉背侧皮支为蒂的逆行岛状皮瓣旋转修复,使创面皮瓣设计修复更加安全合理。

(3)皮瓣带有支配神经指背神经,术后感觉恢复接近正常。但该皮瓣指背供区植皮或缝合瘢痕外露影响患指的外观为其不足。

二、指动脉背侧支血管网为蒂的顺行皮瓣

(一)解剖学基础

2~5指的指掌侧固有动脉分别在DIP关节,中节指骨的中段和近侧指横纹以远6 mm之间,近节指骨中点和近侧指横纹以近5 mm之间发出相应的背侧支,这些背侧支以指背神经为轴线构成指动脉背侧支血管网为临床设计该皮瓣提供了解剖学基础。

(二)手术适应证

本术式适合于指背狭长形皮肤软组织缺损,尤其对于多指指背狭长形皮肤软组织缺损的修复为首选。手术操作简单,风险小,术后疗效外形满意。

(三)手术步骤

患者采用臂丛阻滞麻醉上臂缠以止血带的情况下手术。先对创面彻底清创,去除患指污染失活的组织,根据创面大小及位置在指侧方设计以指动脉背侧皮支血管网为蒂的顺行皮瓣,切开皮肤软组织后,将指背神经完整地带入皮瓣,采用锐性切取保证皮瓣与神经不分离,指侧方在伸肌腱腱膜的浅层切取,同时注意指侧方切取时避免损伤指动脉。皮瓣切取后,以双极电凝彻底止血,将皮瓣局部旋转推进修复创面,供区取前臂内侧全厚皮植皮缝合。

(四)术式特点

以指动脉指背皮支血管网为蒂局部顺行旋转皮瓣具有不牺牲指固有动脉,创伤破坏小的优点,手术时间短,皮瓣切取需5~10分钟;而且手术在同指进行不损伤其他手指,故患者易于接受。该手术是对传统局部转移皮瓣的改良,通过指固有动脉背侧支血管网增加了皮瓣的切取距离,最大长宽比可达1∶3~1∶4。皮瓣带有指背神经,术后感觉恢复接近正常。且植皮位于侧方供区隐蔽。缺点是当指背横行缺损大于1.0 cm时因供区侧方皮肤太少,切取后不能修复覆盖

外露的骨面。

三、指动脉不同节段背侧皮支为蒂的 V-Y 推进皮瓣

(一)解剖学基础

2~5 指的指掌侧固有动脉分别在 DIP 关节,中节指骨的中段和近侧指横纹以远 6 mm 之间(A 节段),近节指骨中点和近侧指横纹以近 5 mm 之间(B 节段),MP 关节以远 10 mm 指蹼区(C 节段)发出相应的背侧支,这些背侧支为临床设计皮瓣提供了解剖学基础。

(二)手术适应证

该手术方法适合于指背皮肤在 15 mm 以内皮肤软组织缺损。手术操作简单,风险小,术后疗效外形满意,不能修复较大的指背创面为其不足。

(三)手术步骤

患者采用臂丛阻滞麻醉上臂缠以止血带的情况下手术。先对创面彻底清创,去除患指污染失活的组织,根据创面的位置分别以指动脉的不同节段的背侧皮支设计皮瓣。DIP 背侧皮肤缺损以 A 节段背侧皮支为蒂部设计皮瓣,中节及近节远端指背缺损以 B 节段背侧皮支为蒂部,近节中段及近段以 C 节段背侧皮支为蒂部,分别以侧方节段皮支的穿出点设计略偏一侧指背 V 形皮瓣。设计后,切开皮肤软组织,由指背向指侧方翻转,在伸肌腱腱膜的浅层切开后,分别在指动脉不同穿出点找到指背支,切断周围的筋膜组织仅指背皮支及周围 3~4 mm 筋膜组织和指背神经与指体相连;向近端适当分离指背神经和背侧支蒂部的血管筋膜束至指固有动脉的发出点,以增加皮瓣的推进距离。皮瓣切取后,以双极电凝彻底止血,将皮瓣向远端推进修复创面,供区直接缝合。

(四)术式特点

以指动脉不同节段的指背皮支为蒂的 V-Y 推进皮瓣具有不牺牲指固有动脉,创伤破坏小的优点,而且手术在同指进行不损伤其他手指,患者易于接受。该手术是对传统 V-Y 推进皮瓣的改良,既保留了以往 V-Y 皮瓣推进术后直接缝合避免了以往局部皮瓣切取后供区植皮凹陷的缺点,又通过指固有动脉背侧支的游离度增加了皮瓣的推进距离最远可向前推进 15 mm。皮瓣带有支配神经指背神经,术后感觉恢复接近正常。

(郑小军)

第四节 足背部软组织缺损的显微修复

一、游离腓动脉穿支皮瓣

(一)解剖

在下肢血管中,腓动脉通过许多肌皮穿支和肌间隔穿支向小腿外侧皮肤供血。腓动脉在小腿上段、刚好在膝关节下方由胫后动脉发出。它在小腿后区深部就在腓骨内侧向下走行。它向小腿的前方和侧方均发出分支。穿支类型之一是肌皮穿支,它穿过腓骨长肌或比目鱼肌向皮肤提供血供,主要分布在小腿的上 1/3 到中 1/3。其他穿支是穿过腓骨长肌或比目鱼肌的肌间隔

穿支,它向皮肤供血,主要分布在小腿中 1/3 到下 1/3。

肌间隔穿支位于后外侧,在后侧肌间隔。肌皮穿支的位置稍稍向后。小腿外侧穿支的数量通常是 3~8 支。由腓动脉供血的皮肤区域为 32 cm×15 cm。单个穿支提供血供的皮肤为 7 cm×12 cm 大小。小腿筋膜穿出位置至腓动脉的距离为 4~6 cm,腓动脉分支的直径为 0.8~1.2 mm,腓静脉分支的直径为 1.2~1.5 mm。这些分支大多源自腓动脉;但是,也并不全是来自腓动脉。雅吉玛(Yajima)等报道,比目鱼肌穿支皮瓣的血供来源占比为:腓动脉(40%)、胫腓干(28%)、胫后动脉(21%)、胫后动脉和腓动脉的近端分叉处(11%)。在血供源自腓动脉的腓动脉穿支皮瓣中,应注意肌间隔穿支或肌皮穿支的直径。它们多被发现位于小腿上 1/3 及中 1/3 处。分布在皮肤的感觉神经是腓肠外侧皮神经。它来源于腓总神经,在腓骨小头后方约 5 cm,走行于腓肠肌上方。然后,在小腿下 1/3,它加入腓肠内侧神经,并沿着它的走行发出几个皮支。

由于这些神经位于小腿筋膜下方,切取皮瓣时不会发生神经损伤。但是,当需要感觉皮瓣时,该神经可以包含在皮瓣中。另外,如果有额外的无效腔需要填充,腓骨肌或比目鱼肌也可以包含在皮瓣内。

(二)手术方法

根据缺损位置的不同,可选择俯卧位或侧卧位。如果是选择俯卧位,膝关节应内收、屈曲以便于进行手术。

中轴线从腓骨小头至外踝,沿腓骨后缘分成 3 等份。其中,在上 1/3 及中 1/3 的相应区域,用多普勒确定 2~3 个穿支的位置,穿支应在中轴线周围。应根据穿支及缺损的大小和形状设计皮瓣。

上止血带防止出血,在设计好的皮瓣后缘切开。在小腿筋膜下方向前分离皮瓣,确保穿支包含在其中。在这一点上,穿过比目鱼肌的穿支或肌间隔穿支位于后肌间隔,可以直接发现。为便于分离皮瓣,可在其中选择最大直径和搏动最强的穿支,而牺牲其他的穿支。

保留一个穿支时,在肌间隔内或肌肉内逆向解剖到腓动脉的分支点处。如果是远端蒂皮瓣,在腓动脉的分支点以上约 5 mm 处进行结扎和分离。在远端结扎、离断供养与腓骨相邻的肌肉的小分支,分离到皮瓣旋转点。

皮瓣通过皮下隧道或外部切口均可转移至缺损部位,这没有任何问题。松开止血带,确认皮瓣的血供。利用止血带,皮瓣及蒂部的解剖视野更好,解剖更为快捷。如果需要做游离皮瓣,可以保留腓动脉,在穿支的发出点结扎和分离分支,形成一个纯粹的穿支皮瓣。如果穿支直径小,未达预期,可以做一些改良,包括适当长度的腓动脉、静脉分离。

皮瓣在缺损处与胫后动脉或胫前动脉端—侧吻合。与伴行静脉行端—端吻合,并确认皮瓣的血供。如果皮瓣宽度为 4~6 cm,直接缝合供区是可能的。当从小腿远端切取皮瓣、肌皮瓣或皮瓣尺寸较大时,供区需另外行中厚皮移植覆盖。

(三)注意事项

穿支皮瓣中小血管的解剖和吻合需要一定的手术技巧;但是,它仍然被广泛应用。供区的发病率可以通过肌内解剖减到最低程度。细致的肌内解剖可以保留肌肉和深筋膜的功能。此外,它对于浅表皮肤缺损的修复非常有用,因为可以通过去除多余的脂肪获得一个较薄的、柔软的皮瓣。当然,要保留穿支周围的脂肪。然而,过分修薄会造成穿支皮瓣的直接损伤和循环障碍,尤其是在肥胖患者中。在罕见的情况下,由于解剖变异,甚至可能完全丧失穿支皮瓣。因此,薄的并且和缺损部位有着相似的颜色和纹理的穿支皮瓣是可以应用的。如果采用游离腓动脉穿支皮瓣.除了腓动脉之外的任何血管是否包含其中并不重要。能否直接闭合切口取决于缺损部位的大小,供区位于上、中 1/3 时多可直接缝合闭合。

但是,通常在使用远端蒂逆行皮瓣时,必须牺牲皮岛。对小腿来说,腓动脉并不是最重要的血管,因此它可以包含在血管蒂中。由于近端穿支的起源尚不清楚,故无法应用。在小腿外侧,穿支总是起源于腓动脉的中下 1/3,多被用作供区。另外,在下 1/3 虽然有着强大的穿支,但如果皮瓣长度为 4 cm 移植。考虑到美容的问题,如果供区更多选择在上或更大,直接缝合是不可能的。这时需要进行皮肤 1/3 和中 1/3,在大多数病例中可直接闭合供区。此外,腓动脉穿支皮瓣可以应用在各种条件的复合组织瓣中,例如包含腓骨的骨皮瓣、包含比目鱼肌和腓骨长肌的肌皮瓣、包含腓肠外侧神经的皮神经营养血管皮瓣等。

因此,当组织缺损小于 4 cm 时,腓动脉穿支皮瓣非常有用。对小型或中型的软组织缺损来说,重建时皮瓣体积过大并不舒服。当需要小于 6 cm 的血管蒂时,宜采用游离皮瓣。

二、第一跖背逆行岛状皮瓣

第一跖背逆行岛状皮瓣是在游离足背皮瓣以及足背逆行岛状皮瓣基础上的发展,也可以称为小型足背逆行岛状皮瓣,因其走行区域有足背中央皮神经走行,故有时也可以称为第一跖背皮神经营养血管逆行岛状皮瓣,但它与经典意义的足背皮神经营养血管逆行岛状皮瓣既有相同点,又有不同点。皮瓣设计于 1、2 跖骨间区域,以第一趾蹼边缘至 1、2 跖骨头间的连线的中点作为皮瓣的旋转点。皮瓣内侧以𧿹长伸肌为界,外侧可至第二跖骨腓侧缘,远蒂端至跖跗关节平面,适合修复𧿹趾、第二趾及前足远端胫侧残端微小创面。

(一)应用解剖
1.动脉解剖

足背动脉主干经内侧楔骨和第二跖骨基底之间进入 1、2 跖骨间隙近端,分为足底深支和第一跖背动脉。第一跖背动脉在 1、2 跖骨间隙内向远端走行,有第一跖背静脉及腓深神经伴行,静脉最浅,神经次之,动脉最深。第一跖背动脉沿途发出分支到跖趾关节、骨间肌及皮肤。在趾蹼间发出 2 条趾背动脉到𧿹趾及第二趾相对缘。𧿹趾的趾背动脉稍粗,第二趾的趾背动脉较细。第一跖背动脉在跖趾关节前方向下有一较为粗大的分支,为跖背和跖底动脉间的吻合支,跖底动脉经过和第一跖背动脉的吻合支后成为趾底总动脉。第一跖背动脉的外径平均为 1.5 mm,最大为 2.2 mm,最小为 0.6 mm。第一跖背动脉是跖背动脉皮瓣的供血血管,根据其在跖骨间隙内的位置深浅及皮支的浅出形式可分下列 3 型。①第一型:为 Gilbert 型Ⅰ型或浅Ⅱ型,位置浅,占 45%。其中第一跖背动脉全程位于浅筋膜内或骨间肌表面者约占 12%,部分为骨间肌覆盖者约占 33%,该型是切取皮瓣最理想的解剖类型。②第二型:为 Gilbert 深Ⅱ型,位置较深,占 46%。本型的第一跖背动脉、跖底动脉以总干发自足底深支和足底动脉弓的延续部,穿过骨间肌前端到达背侧,动脉总长为 1.2~3.3 cm 不等。手术时需切开骨间肌,向下解剖足底深支。③第三型:作为第一型和第二型的变异型,也即 GilbertⅢ型,占 9%。主要表现为跖背动脉细小。此型在第二趾、𧿹甲瓣移植时仅依赖第一跖背动脉不能满足移植组织的血液循环,应以跖底动脉作为供血动脉方可满足。

第一跖背皮瓣的皮支或穿支依据第一跖背动脉不同分型,也分成三类,第一跖背动脉为 GilbertⅠ型或浅Ⅱ型时,第一跖背动脉在其走行区域发出连续皮支,穿出至深筋膜营养其上皮瓣的血供;第一跖背动脉为深Ⅱ型时,第一跖背动脉所发出的皮支或穿支主要集中于皮瓣的近远端,即近端的跖跗关节平面及远端的跖趾关节平面;第一跖背动脉为 GilbertⅢ型时,足背动脉在下潜之前在跖跗关节平面发出细小皮支代偿,至趾蹼间时由第一跖底总动脉发出跖背动脉返支在深筋膜层与足背动脉的代偿皮支互相吻合,营养其上皮肤的血供。

2.静脉解剖

皮瓣的静脉有浅深两组,浅组静脉位于皮下及浅筋膜层内,有时浅组静脉分为皮下浅静脉及大隐静脉的属支即第一跖背中央静脉两层,此时,第一跖背中央静脉接受足趾的回流成分较多,参与皮瓣的回流成分较少;深组为第一跖背动脉的伴行静脉,浅深组静脉之间有深浅交通支互相交通,交通支主要集中于三点,一点在 1、2 跖骨近端;另一点多集中 1、2 跖骨颈部,且出现概率较高;还有一点在趾蹼间平近节趾骨中段平面。

3.神经解剖

皮瓣的支配神经为足背中央皮神经,足背中央皮神经在走行过程由第一跖背动脉发出穿支营养,皮瓣远端可有部分腓深神经的分支支配。

4.逆行转移时的动脉供血及静脉回流

第一跖背皮瓣逆行转移时,皮瓣的动脉供血途径通常由第一跖底总动脉→第一跖背动脉、第一跖底动脉吻合支→第一跖背动脉的途径,再经由第一跖背动脉所发出的皮支血管营养皮瓣。在第一跖背动脉纤细或缺如,由第一跖底动脉在趾蹼间直接发出第一跖背动脉返支营养皮瓣。皮瓣的静脉回流,除第一跖背动脉伴行静脉外,还可依赖浅静脉与深静脉在趾蹼间的交通支回流。

(二)手术适应证

(1)第一跖背逆行岛状皮瓣适合修复踇趾及第二趾背软组织缺损,以及前足远端胫侧微小创面缺损,需要保留残端长度者。

(2)游离第一跖背动脉皮瓣适合修复手部微小创面,或与足背部其他区域皮瓣联合成足背分叶皮瓣或三叶皮瓣修复手部多指或多处皮肤缺损。

(3)即使足背动脉纤细缺如或严重腓移时,仍可设计第一跖背逆行岛状皮瓣。

(三)手术方式

1.皮瓣设计

(1)旋转点:由趾蹼边缘至 1、2 跖骨头中间点作一连线,以该连线的中点为皮瓣的旋转轴点,具体手术时,依据动脉及皮穿支的分型,可由此向远近 1.0 cm 范围灵活调整。

(2)线:以第一、二跖骨中间的连线即第一跖背动脉的体表投影为皮瓣的轴线。

(3)面:皮瓣内侧以踇长伸肌外缘为界,外侧至第 3 跖骨腓侧缘,近侧至第 1、2 跖跗关节平面,皮瓣宽度一般不宜超过 5 cm。

2.皮瓣切取

不驱血,上止血带后,沿设计线先作皮瓣内侧及趾蹼蒂部全长切开,结扎趾背静脉、大隐静脉等与皮瓣无关的浅静脉,保留蒂部的皮下浅静脉及跖背中央静脉,沿踇长伸肌表面及骨间肌肌膜层将皮瓣掀起,将足背中央皮神经包含于皮瓣内,对其间出现的浅深静脉交通支,尤其是跖背中央静脉在趾蹼间的交通支也一并保留,随后在趾蹼间隙,显露浅出的动脉穿支进而将第一背侧骨间肌切开,由远向近逆行显露第一跖背动脉。根据第一跖背动脉的分型及所切取皮瓣的面积,决定下一步手术步骤。如果该血管为 Gilbert 分型Ⅰ型或浅Ⅱ型时,手术较为简单,只要沿第一跖背动脉由远向近解剖分离至合适长度,注意保持该动脉与皮瓣的联系,将该血管包含于皮瓣内,再分离蒂部至所需长度后,顺利将皮瓣经明道转移至受区。如果该血管为 Gilbert 分型深Ⅱ型时,如果切取皮瓣较小,只要将趾蹼间第一跖背动脉所发出的皮支或穿支保留于皮瓣内,一般即可完全满足皮瓣的血液循环,手术解剖过程中注意该穿支与足背中央皮瓣神经的解剖联系,将皮瓣完全掀起后,蒂部仅保留皮神经,第一跖背动脉的穿支,及足背浅静脉,再将蒂部分离至合适长度后顺利将皮瓣转移至受区;如果皮瓣切取面积较大,则应切开骨间肌,全程显露第一跖背动脉,将近端跖跗关节面由第一跖背动脉所发出的皮支或穿支包含于皮瓣内。如果第一跖背动脉为 Gilbert 分型Ⅲ型时,因在骨间肌表面发出细小跖背动脉代偿,同时该血管与足背中央皮神经伴行,在趾蹼间,第一跖底动脉也发出跖背动脉返支并与近侧发出的细小跖背动脉互相吻合,进入皮下成为足背中央皮神经在远端的穿支营养血管,因此,在此种情况下,就衍变成带足背中央皮神经营养血管的逆行岛状皮瓣,切取过程与第一种血管解剖类型的手术方式相同。

(四)手术注意事项

(1)术前检查时,应根据伤情判断趾蹼间血管有无损伤。

(2)术前应做仔细的多普勒听诊,了解第一跖背动脉的深浅,以便根据血管分型,决定术中采取相应的手术步骤。

(3)皮瓣切取时,宜将骨间肌肌膜包含于皮瓣内,分离皮瓣静脉时,尤需保留深浅静脉交通支,以深部静脉为蒂,有助于皮瓣的静脉回流。

(4)穿支解剖时,应看到有较明确的穿支并将其与皮神经一并包含于皮瓣,以确保皮瓣的血供。

(5)蒂部解剖时,不宜保留过多的皮下脂肪组织,如果保留过多皮下脂肪组织,则逆行转移时容易造成折叠压迫,反而影响皮瓣的静脉回流。

(6)如果必须切开骨间肌时,则在切开骨间肌时在跖跗关节侧保留部分骨间肌形成一肌瓣,在第一跖背动脉分离后,将切断骨间肌作修复,避免形成无效腔。

(7)皮瓣逆行转移时,应作明道切开,皮瓣转移后如果蒂部不能直接缝合,则取全厚皮片植皮,不用加压打包。

三、足背逆行岛状皮瓣

足背皮瓣首先由 O'Brien(1973)描述。McCraw、Furlow(1975)首先报道应用足背皮瓣游离移植,修复创伤性软组织缺损9例,获得成功。之后,Daniel、Ohmori 等(1976)也分别报道了足背皮瓣的游离移植,其中特别提到利用腓浅神经的吻接来更好地恢复局部感觉功能。该供区皮肤质量高,皮瓣薄,耐磨,有感觉功能,血管口径粗,蒂长,皮瓣血供丰富,成活质量高;但供区创面的处理要求亦高,如覆盖不良会影响穿鞋和足的功能,应谨慎选用。

(一)应用解剖

1.动脉解剖

足背动脉是胫前动脉的延续,从踝关节前方经伸肌支持带深面到达足背,贴附于距骨头、舟骨、中间楔骨及其韧带的背面前行,内侧有𧿹长伸肌腱,外侧为趾长伸肌腱和趾短伸肌腱,表面为足背深筋膜所覆盖。其远侧经内侧楔骨与第二跖骨间,进入第一跖骨间隙,表面有𧿹短伸肌腱越过,在第一跖骨间隙近端,分为足底深支和第一跖背动脉。足背动脉及其分支都发出一些细支穿出深筋膜,分布于足背皮肤及皮下组织,这是足背皮瓣的主要血供来源。此外,来自足底内侧动脉和足底外侧动脉的分支也分布到足背皮下。依据动脉来源和其分布区域,足背动脉分布到足背皮下组织的动脉分支基本上可以分为下列3组。①中央组：直接从足背动脉或第一跖背动脉发出。发自足背动脉的皮支，在深筋膜下向内侧或外侧行走一段距离后，即穿出筋膜到达皮下组织，共4~7支。近侧分支常大于远侧，其分布范围亦较广，并分出细支到足背内侧皮神经上。②中央旁组：近侧部分的分支由足背动脉本干及其跗内侧动脉和跗外侧动脉分出，它们先向内侧经踇长伸肌腱下行，或向外侧经趾长伸肌腱和趾短伸肌下行，最后穿出深筋膜到达皮下。这些分支分布于内侧者有2~4支，外侧者有5~7支。远侧部分的分支来自第二至第四跖背动脉。除第一跖背动脉通常是足背动脉的延续外，第二、三、四跖背动脉的起点变异较大，它们可分别从弓状动脉、跗外侧动脉或足底动脉发出。因此，该区域皮肤和皮下组织的血供来源变异也较多。③边缘组：是来自足底内侧动脉或足底外侧动脉的分支，出足底经踇外展肌或小趾展肌和小趾短屈肌的深面，绕过跖骨或跗骨的侧缘转向背侧，分布于足背内侧缘或外侧缘附近的皮肤及皮下组织。

McCraw和Furlow指出，足背皮瓣的主要血供来自足底深支到伸肌支持带之间足背动脉的一些分支。如果皮瓣在这段与血管蒂分离，皮瓣就会失去血供而不能成活。这些分支主要由跗内侧动脉和跗外侧动脉发出。其中，跗内侧动脉的分支较小，直接终于皮肤。跗外侧动脉的分支较大，它们走向皮下后，还进入趾短伸肌的下方，因此足背皮肤的内侧血运较外侧丰富。由此可见，足背动脉皮瓣的血供主要来自中央组和中央旁组。边缘组的分布区域一般已超过足背皮瓣的范围。中央组的动脉分支只被深筋膜所覆盖，手术中如能紧贴跗骨骨膜背面分离皮瓣，此组动脉分支就可以被完整地保留在皮瓣内。这是足背皮瓣动脉血供的主要来源。中央旁组的各个分支除跗外侧动脉的部分分支直接穿入皮下组织处，起始段都在肌腱或肌肉深面，最后才穿出深筋膜到达皮下。

2.静脉解剖

(1)足背浅静脉：大致可分为浅、深两层。浅层形成一个接近真皮的静脉网。这些静脉的口径一般都很细小。它们起始于足背的内、外侧缘及组织背面，逐步汇集成一些较细的静脉干，越过足背静脉弓向内上方行走，最后成为几支较粗的足背浅静脉，在小腿中部注入大隐静脉。大、小隐静脉和足背静脉弓位置较深，可视作为足背浅静脉的深层。在所有足背静脉中，以大隐静脉的口径为最大。在吴晋宝等的研究中，于内踝下端水平测量，其外径平均有3.05 mm，最大口径为4.3 mm，最小为1.7 mm。大隐静脉是足背静脉弓内侧端的延续，常经内侧楔骨和舟骨背侧，循内踝的前缘上行。它是足背静脉回流的主干，口径大、位置恒定，应作为足背皮瓣游离移植时静脉吻合的首选。但这条静脉常因多次穿刺或输液而造成静脉炎，导致静脉回流不畅或阻塞，故术前应予以详细检查。小隐静脉沿足背外侧缘上行，位置较深。一般在外踝后方接受跟外侧支静脉后，口径才显著增大，沿外踝后缘上行。小隐静脉在外踝后方测量时，其外径平均为2.2 mm，最粗者达3.6 mm，最细者为1.2 mm。小隐静脉在足背部变异较大，其分布区域可为延长的跟外侧支及来自内侧的小隐静脉属支所替代。小隐静脉比较粗，其直接参与足背静脉弓组成的占32%。足背静脉弓在过去的解剖教材上都记载为：它的内侧端的延续为大隐静脉，外侧端的延续为小隐静脉。但也有解剖资料显示，多数足背静脉的主干不是流向在足背外侧缘行走的小隐静脉，而是流向于踝内侧、越外踝前缘或表面上行的小隐静脉属支。为了和小隐静脉的主干相区别，称之为小隐静脉足背支。它的外径平均为1.32 mm，最粗达2.3 mm，最细者仅为0.9 mm。由此可见，足背静脉弓的外侧端多数不是直接走向外踝的下端，而是经外踝前缘或越过外踝，然后才注入小隐静脉。此点可供足背皮瓣移植时寻找静脉作参考。

(2)足背深静脉:有两条,是足背动脉的伴行静脉,主要接收足背深部静脉的属支,表面被深筋膜所覆盖。足背深静脉的远侧端较细,在接受跗外侧静脉和内、外踝静脉后,口径显著增粗。两条静脉互有交通吻合支,缠绕于足背动脉四周,和动脉关系密切。在伸肌支持带远端测量,足背内侧深静脉的外径平均为 1.39 mm,最粗者有 2.4 mm,最细者只有 0.6 mm。足背外侧深静脉的外径平均为 1.35 mm,最粗者为 2.6 mm,最细者为 1.6 mm。这些静脉对足背皮肤或足趾的回流作用不大。在大、小隐静脉阻塞不能应用时,可作为接受静脉吻合之用,但回流一般较差。

3.神经解剖

足背皮肤组织的感觉神经主要来自于腓浅神经的分支,它们从外侧方向内侧下行,在浅筋膜内行走,分布于足背的大部分区域,直到踇趾近侧部位的背面。另有腓深神经伴随足背动脉下行,向前分布于第一趾蹼间的皮肤组织及第一、第二跖趾关节。一般皮瓣移植后,其皮肤感觉均可望在 3~6 个月后逐渐恢复。但如能同时吻接 1 条感觉神经,则感觉的恢复将更加迅速而完善。

4.逆行转移时的动脉供血及静脉回流

在作足背皮瓣逆行转移时,皮瓣的供血,主要依赖中央组,即足背动脉及第一跖背动脉在走行过程所发出的皮支供养,依据我们临床经验,这些皮支在以下三个区域出现率较高:在皮瓣近侧足背动脉在穿入踇短伸肌之前发出数条直接皮支。第二处为足背动脉移行为第一跖背动脉的交界处,在足背动脉下潜至骨间肌深面衍化成第一跖背动脉之前,发出多支细小皮支。第三处为第一跖背动脉在走行过程中发出的皮支,根据其解剖又可分为三种类型,在第一跖背动脉为 Gilbert Ⅰ型或浅Ⅱ型时,第一跖背动脉在走行过程发出较细小的皮支营养;第一跖背动脉为 Gilbert 分型深Ⅱ型时,第一跖背动脉除在前述的足背动脉→第一跖背动脉延续部发出皮支外,主要在趾蹼间发出皮支;第一跖背动脉为 GilbertⅢ型,在第一背侧骨间肌浅表发出细小皮支代偿。作逆行足背岛状皮瓣所依赖的血管蒂有两支,一支以第一跖背动脉为蒂,另一支可以足背动脉足底深支或跖底动脉为蒂。逆行足背皮瓣的静脉回流以深组静脉回流为主,解剖时,除保护好足背动脉及第一跖背动脉的伴行静脉外,还需保护好足背浅静脉及浅-深静脉交通支,我们临床体会,浅深静脉交通支主要存在于两处,一处在 1、2 跖骨间隙近侧即足背动脉→第一跖背动脉的移行处,可见有较恒定浅深静脉交通支,另一处在趾蹼间,可见 2~3 支浅深静脉交通支,一般以深组静脉及浅深交通支可完全满足皮瓣的静脉回流。

(二)手术适应证

(1)游离足背皮瓣的适应证与一般皮瓣移植的适应证大致相同,尤其适合修复手部较严重的皮肤缺损,特别是虎口、手掌等需要感觉恢复的部位。足背皮瓣还可以连同腓浅神经合并移植,手术中同时做神经吻合术,修复合并有神经缺损的受区。

(2)游离移植时还可以带趾长伸肌腱作移植修复合并伸肌腱缺损的手背创面,但供区破坏较多现已很少采用。

(3)游离移植时可以与踝上皮瓣共同以胫前动脉为蒂制作成较大面积的联合皮瓣修复手部复杂创面,但适应证应严格选择。

(4)足背逆行岛状皮瓣适合修复足远端或前足底软组织缺损。

(5)足背动脉顺行岛状皮瓣适合修复同侧踝部皮肤软组织缺损的修复。

(6)虽然作足背动脉顺行岛状皮瓣也可修复小腿软组织缺损,但必须非常严格掌握适应证。

(三)手术方法

1.皮瓣设计

(1)旋转点:足背逆行岛状皮瓣根据选用的血管蒂旋转点有两处:一处在趾蹼间,以第一跖背动脉为蒂,以趾蹼边缘至1、2跖骨头间连线的中点,作为皮瓣最远端的旋转点。如果以跖底动脉为蒂,则旋转点一般可设计在1、2跖骨近端至中段的范围内。

(2)线:以足背动脉及第一跖背动脉的走行为皮瓣的轴线。

(3)面:足背逆行岛状皮瓣的切取范围与足背皮瓣基本等同,但因为是作逆行岛状转移,则应更多考虑增加或延长皮瓣的旋转半径,以有利于皮瓣转移为原则,故皮瓣的切取范围下应尽可能向足背近侧及踝前设计,同时皮瓣内应包含尽可能多的足背动脉皮支,故应将皮支较为集中的区域如踝前足区域、足背动脉与第一跖背动脉延伸区域包含在设计范围内,皮瓣的近蒂端即皮瓣的远侧,一般不宜超过1、2跖骨的中点,以便保留相对充足的血管蒂的长度。

2.皮瓣切取

不驱血、上止血带后,先沿皮瓣蒂部及皮瓣内侧全长切开后,充分显露大隐静脉及进入皮瓣的属支并注意保护足背浅深静脉的交通支,对大隐静脉主干予以结扎,保留进入皮瓣的皮下浅静脉、足背浅静脉及第一跖背静脉在趾蹼间及跖跗关节平面与第一跖背动脉伴行静脉的交通支,并将深筋膜浅面及期间走行的足背中央皮神经保留于皮瓣内。随后显露分离足背动脉及第一跖背动脉,锐性切断𝜇短伸肌后,自𝜇长伸肌腱膜表面将皮瓣向中央掀起,可用丝线将皮肤与腱膜缝合数针防止牵拉,注意足背动脉与皮瓣间的联系,保护其间发出的皮支。至1、2跖骨间隙时,可切开骨间肌,充分暴露足背动脉与第一跖背动脉联系,根据第一跖背动脉的分型决定下一步手术操作步骤。如果第一跖背动脉为Ⅰ型或浅Ⅱ型,只要结扎足背动脉足底深支,分离第一跖背动静脉至合适长度即可。如果第一跖背为深Ⅱ型,应切断部分骨间,暴露第一跖背动静脉的走行,结扎足背动脉足底深支后再游离第一跖背动静脉至合适长度。如果第一跖背动脉为Ⅲ型,则除保留其浅表面的代偿皮支外,应将骨间肌切开,显露并分离沿足背动脉的足底深支并向远端游离至合适长度。皮瓣内侧及血管蒂部充分显露游离后,再切开皮瓣外侧及其他缘,结扎近端无关浅静脉,将皮瓣及血管蒂完全游离,用血管夹阻断足背动脉近端,松止血带后见皮瓣血供良好后,结扎近端的足背动静脉,顺利将皮瓣经明道转移至受区,供区肌肉及肌膜腱周组织妥善缝合,取耐磨全厚皮肤植皮。

(四)手术注意事项

(1)术前应仔细作多普勒听诊,了解足背动脉的走行及第一跖背动脉的分型,如果足背动脉纤细或腓移严重,则必须放弃手术。

(2)分离浅静脉时,除保留进入皮瓣的大隐静脉属支及浅静脉外,主干静脉不宜保留过多,因过多的主干静脉因其存在瓣膜易导致静脉血倒灌,引起皮瓣静脉回流受限。

(3)皮瓣的静脉回流主要依赖于深部伴行静脉,故手术时应防止伴行静脉损伤,同时应妥善保护浅深静脉间的交通支,以增加皮瓣的静脉回流。

(4)本皮瓣属于主干带小分支皮瓣,分离时应注意保护皮瓣与动脉间的筋膜及皮支,尽可能多地采用锐性分离防止损伤。

(5)皮瓣有明确的血管蒂,有可靠的动脉供血及静脉回流,因此它又不同于皮神经营养血管皮瓣,在蒂部只要保留动脉、静脉及神经即可,没有必要保留蒂部的筋膜。

(6)手术时,应暂时将足背动静脉近端保留,待皮瓣及血管蒂完全游离,松止血带见皮瓣血供良好后方可结扎。

(7)皮瓣切取时,应妥善保护腱周组织及肌肉组织,切忌形成无效腔及腱性组织裸露,切取后腱周组织及肌肉组织均应作仔细修复,供区取耐磨全厚皮肤植皮。

(郑小军)

第五节　足底软组织缺损的显微修复

一、外踝后穿支蒂小腿下外侧逆行岛状皮瓣

以外踝后穿支为蒂的小腿下外侧部皮瓣的供血血管为腓动脉终末支与胫后动脉汇合在外踝后所发出的穿支,皮瓣切取范围在小腿下外侧部,与腓肠神经营养血管皮瓣在供血范围上有所重叠,但旋转点偏低,适合修复足跟外侧及跟腱止点区域的软组织缺损。

(一)应用解剖

1.动脉解剖

腓动脉在下行过程中,至外踝上5 cm处,发出终末穿支穿出下胫腓骨间隙前缘,并分为升支和降支,以该升支为供血血管所设计的皮瓣称为外踝上皮瓣,以降支为蒂可切取足外侧皮瓣。而腓动脉的终末支,在外踝后侧与胫后动脉分支互相吻合后,在跟腱与腓骨长肌间隙发出穿支,并同样分为升支与降支,降支即是跟外侧动脉,升支穿入深筋膜后,营养小腿外侧下部皮肤的血运,并参与营养腓肠神经,该升支口径为0.6～1.0 mm,长度为2.5～4.0 cm。

2.静脉解剖

皮瓣的静脉有浅深两组,深组静脉为同名动脉的伴行静脉,浅组静脉有小隐静脉及皮下浅静脉、浅深两组之间互相交通。皮瓣逆行转移时,以深组静脉回流为主,需将小隐静脉结扎。

3.神经解剖

皮瓣神经支配为腓肠神经。

(二)手术适应证

(1)逆行岛状皮瓣可修复足跟外侧及跟腱区域较少面积软组织。

(2)穿支口径较细,位置较深,手术时宜小心解剖、防止损伤。

(3)皮瓣面积不宜切取过大。

(4)与经典腓肠营养血管皮瓣在皮瓣切取范围有重叠,可互为补充。如果修复较大面积软组织缺损,则应选经典的腓肠神经营养血管皮瓣。

(三)手术方法

1.皮瓣设计

(1)点:以外踝后缘至跟腱连线的中点为皮瓣的旋转点。

(2)线:以旋转点至腓骨小头的连线为皮瓣的轴线。

(3)面:皮瓣设计于小腿下外侧部,皮瓣前界可至腓骨前缘,后界可至小腿后正中线,皮瓣上界不超过小腿中段。

2. 皮瓣切取

不驱血、上止血带后，沿设计线先作皮瓣后界及蒂部全长切口，自深筋膜层将皮瓣向前掀起，对其间走行的大隐静脉可留于原位，腓肠神经也可仅做部分切取，至外踝后跟腱、腓骨短肌间隙，显露深面穿出的穿支后，切开皮瓣其他缘，蒂部保留不到 2 cm 宽的筋膜，皮瓣完全游离后，松止血带，见皮瓣血运充分后，将蒂部皮肤与筋膜作分离，形成"螺旋桨"皮瓣，在皮瓣逆行转位后，将蒂部皮肤翻转覆盖蒂部，皮瓣神经与受区做吻接，取瓣供区直接缝合或取全厚皮片植皮。

（四）注意事项

（1）因该皮瓣所选用的穿支较细，且位置较深，手术时易误伤，宜小心解剖分离。

（2）皮瓣切取面积不宜过大。

（3）如果术中未见明确穿支，则应将旋转点上移，改制成经典的腓肠神经营养血管皮瓣。

二、胫后动脉内踝上皮支逆行岛状皮瓣

胫后动脉内踝上皮瓣设计于内踝上方小腿内侧下部，皮瓣相对薄，有感觉神经可供吻接，既可作带蒂逆行转位，也可用作游离移植，但切取面积有限，部位相对暴露是其不足。

（一）应用解剖

1. 动脉解剖

胫后动脉下半部位置表浅，位于跟腱与趾长屈肌之间。胫后动脉在内踝上方 2～4 cm 处和 6～7 cm 平跟腱腱腹交界区域，发出两条较大的皮动脉，并与其他皮动脉相吻合，可供养膝下 10 cm 以下小腿内侧皮肤。以腱腹接合部皮支为蒂可制作成另一个穿支蒂岛状皮瓣。本皮瓣逆行转位时一般选用下方的皮支，即内踝上皮支，该皮支起始口径 0.4～0.6 mm，有时较粗，达 1 mm 左右，有时该皮支紧贴内踝后行走，并进入骨膜层，再发皮支及其筋膜皮支成为隐神经的营养血管，此时可改制成隐神经营养血管皮瓣。

2. 静脉解剖

皮瓣的静脉回流有浅深两组，浅组有皮下静脉、大隐静脉属支及大隐静脉主干。但大隐静脉在皮瓣逆行转移时，足部血流的倒流，反而影响皮瓣的回流，故手术时必须结扎或保留于原位。深组为胫后动脉内踝上皮支的伴行静脉，注入源动脉的伴行静脉，浅深两组之间互相交通。

3. 神经解剖

皮瓣神经支配为隐神经及胫神经的小腿内侧分支，隐神经与大隐静脉呈伴行关系，因胫神经的小腿内侧分支较细，故术中一般采用吻接隐神经来恢复皮瓣的感觉。

（二）手术适应证

（1）以胫后动脉内踝上皮支为蒂的小腿内侧下段皮瓣逆行转位适合修复跟腱及足跟内侧软组织缺损。

（2）以内踝上皮支或带节段性胫后动静脉为蒂作游离移植可修复需要重建感觉的任何部位缺损。

（3）如胫后动脉内踝上皮支衍化成骨膜皮支成为隐神经的营养血管时，可将其改制成隐神经营养血管为蒂的神经营养血管皮瓣。

（三）手术方法

1. 皮瓣设计

（1）点：以跟腱内缘至内踝后缘连线中点上 2～4 cm 处为皮瓣的旋转点。

（2）线：以旋转点至股骨内髁的连线为皮瓣的轴线。

(3)面:皮瓣上界绝对不超过膝以下 10 cm 之上,通常以至内踝、股骨内髁中下 1/3 交界,也即小腿下段较为安全,皮瓣前缘至胫骨内缘,皮瓣后界可至小腿后方正中线。

2.皮瓣切取

皮瓣切取较为简单,沿设计线先作皮瓣后侧及蒂部全长切口,沿深筋膜层深面将皮瓣掀起,在跟腱与趾长屈肌之间,寻找胫后动静脉及内踝上皮支,根据皮支的浅出位置,相应调整皮瓣的切取范围,皮瓣完全掀起后,蒂部保留 2 cm 筋膜,带狭长皮蒂,逆行转位后,将蒂部皮肤与筋膜分离,形成"螺旋桨"皮瓣翻转覆盖蒂部创面,取瓣供区不超过 5 cm 者一般可直接缝合。如果皮支口径较粗,口径在 0.6 mm 以上时,可仅保留穿支而将蒂部的筋膜全部切断,形成单一的远端穿支蒂岛状皮瓣。如果内踝上皮支为紧贴骨膜成为骨皮支时,可相应将皮瓣前侧的隐神经包含于皮瓣内形成隐神经营养血管小腿内侧逆行岛状皮瓣。

(四)手术注意事项

(1)有时胫后动脉缺如,西方报道占 9%,我国占 9.5%,故术前应仔细作多普勒听诊,了解胫后动脉是否存在。

(2)内踝上皮支的浅出部位不太恒定,在内踝上 2~4 cm 范围,故设计时应充分考虑皮瓣的旋转半径,应大于旋转点至创面的长度。

(3)有时内踝上皮支紧贴内踝前缘穿出成骨膜支,此时可切取小部分骨膜,改制成隐神经营养血管的神经营养血管皮瓣,但骨膜切取后,应将周围筋膜组织认真修复,防止胫骨外露。

(4)蒂部保留的筋膜不宜过宽,一般不超过 2 cm,否则易引起蒂部扭转、折叠、无效腔残留等并发症。如果穿支口径较粗,可将蒂部筋膜完全切断,形成单纯穿支蒂岛状皮瓣。

(5)切开皮瓣前缘时,应注意保护胫骨骨膜,否则易造成植皮不愈。

三、足底内侧顺行岛状皮瓣

足底内侧皮肤及其皮下组织具有皮肤厚、组织致密、移动性小、感觉好、血运丰富等优点。以足底内侧血管束为蒂的足底内侧皮瓣,是由 Morrison 等于 1983 年首先报道。该皮瓣位于跖骨头与跟骨之间足弓部的非负重区,皮肤的质地在解剖结构上与负重区的足跟部皮肤结构相似,有良好的血运和感觉,是修复足跟创面的理想供区;作吻合血管的足底内侧皮瓣游离移植是修复手掌部皮肤组织缺损的理想选择。

(一)应用解剖

1.动脉解剖

胫后动脉从内踝与跟骨结节之间走行,穿踇展肌起点的深面,分为足底内侧动脉和足底外侧动脉,以足底外侧动脉口径较粗,对前足的血供更重要。足底内侧动脉起始处外径为 2.3 mm,起始后即分出足底内侧动脉浅支,该浅支沿足内侧缘的浅筋膜深面前行,分布于足底内侧及足内侧皮肤和肌肉的浅面,并与内踝前动脉、跗内侧动脉以及足背动脉的足底深支等互相吻合。足底内侧动脉的深支起始后先于踇展肌深面走行一段,随后走在踇展肌与趾短屈肌之间,并与胫神经的分支、踇趾跖侧趾总神经相伴行,发出皮支进入皮肤。此外足底内侧动脉在踇展肌两侧还发出一些肌肉缘支及筋膜皮支,经跖腱膜内侧浅出,分布于足底内侧缘和跖腱膜表面的筋膜皮肤,并与足底深支(来自足背动脉)、足底动脉弓(主要来自足底外侧动脉)的分支等互相吻合。足底内侧动脉深支的终末支在踇展肌与第一跖骨头近侧与第一跖底动脉(起自足底动脉弓的分支)交通。

2.静脉解剖

足底内侧动脉及其主要分支均有同名静脉伴行,多为2条,汇入胫后静脉。

3.神经解剖

足底内侧皮瓣的感觉神经为足底内侧神经发出的皮神经,与第1跖底总神经呈并干关系,手术时如果需要较长神经时需作神经束间分离,与同名血管的伴行关系恒定。神经多数位于血管的内侧,少数位于血管的外侧或深面。此外,还有隐神经终末支参与皮瓣的神经支配。

(二)手术适应证

(1)以近端为蒂的足底内侧皮瓣顺行转移可修复足跟部皮肤软组织缺损。此时很容易通过对足底内侧神经的神经束间无损伤分离,带上感觉神经束,形成有感觉皮瓣。

(2)亦可再向近侧解剖,形成以胫后动脉为蒂修复跟腱区、踝部或小腿下段的缺损。但修复小腿下段软组织缺损,应严格掌握适应证。

(3)吻合血管的足底内侧皮瓣游离移植多用于修复手掌虎口等重要区域的手部皮肤软组织缺损。

(4)以胫后动脉浅支和深支联合为蒂设计足内侧、足底内侧联合皮瓣既可扩大足底内侧皮瓣的切取面积,也可分别为蒂设计成分叶皮瓣用以游离移植修复手部多指软组织缺损。

(三)手术方法

1.皮瓣设计

(1)点:以内踝尖至足跟内缘连线的前中1/3交界,可作为血管的旋转点。如果需要修复较远位的软组织缺损,可将旋转点上移。

(2)线:以旋转点至1、2跖骨中间连线为皮瓣的轴线。

(3)面:为足内侧及足底内侧非负重区范围,皮瓣内界可至内踝尖至趾内缘的连线,近侧外界及远侧均不超过负重区。

2.皮瓣切取

不驱血、上止血带,沿设计线先作蒂部及皮瓣的内侧全长切开,充分暴露跖底内侧浅支及该浅支与其他分支的联系,保护好丰富的吻合支及进入皮瓣的皮支。再切开皮瓣的外侧缘,切断跖腱膜,自跖腱膜层深面将皮瓣掀起,于跗展肌、跗短屈肌间隙充分显露,跖底内侧动脉深支及进入皮瓣的皮支,还有皮瓣的支配神经。如果皮瓣切取面积较大,则必须同时保护好跖底内侧动脉的浅支及发出的皮支,以及跖底内侧动脉深支及发出的皮支。此时,可将跗展肌近止点处切断,充分显露跖底内侧动脉主干、浅支及深支之间的联系,并将皮瓣的支配神经由远向近作束间分离,将支配1、2趾的第一跖底总神经保留于原位。结扎跖底动脉深支及浅支在远端终末支及其他吻合支,保护并游离跖底动脉浅支、深支及伴行静脉至跖底内侧动静脉主干,形成以跖底内侧动静脉及皮瓣支配神经为蒂带感觉的足底内侧岛状皮瓣,顺利转移至受区,供区所切断的跗展肌作修复,取瓣供区取耐磨的全厚皮肤植皮。

(四)手术注意事项

(1)皮瓣切取面积不宜过大,避免对足负重区皮肤的破坏。

(2)术中切取跖腱膜时,应尽可能少作切取,以免影响足弓稳定性。

(3)术中分离皮瓣支配神经时,应作束间分离,避免第一跖底总神经损伤。

(4)跗展肌切断后,必须认真修复,避免骨及神经肌腱外露、无效腔残留,取瓣供区必须选用相对耐磨区域的全厚皮肤植皮。

(郑小军)

第六节 踝关节周围软组织缺损的显微修复

一、前踝上逆行岛状皮瓣

张高孟于2001年在解剖学研究的基础上,首次提出前踝上皮瓣的概念,并且明确提出该皮瓣是以胫前动脉的踝上皮支供血,不同于早先的踝前皮瓣的概念。郑和平、张发惠介绍了胫骨下端骨膜瓣的应用解剖。许亚军在上述文献的基础上临床应用前踝上游离皮瓣及前踝上逆行岛状皮瓣近50例,根据50例临床应用体会,认为该皮瓣的皮支血管根据其穿出间隙,可分为三种解剖类型,临床上可设计多种类型的组织瓣,既可带蒂转移,也可用作游离移植。

(一)应用解剖

1.动脉解剖

胫前动脉在小腿下段走行于胫前肌踇长伸肌之间,距内外踝连线上6.0～9.0 cm处发出一支相对细小的肌骨皮支,起始口径0.3～0.8 mm,长度0.4～1.5 cm。随后胫前动脉穿过踇长伸肌进入踇长伸肌、趾长伸肌间隙,进入上伸肌支持带衍化为足背动脉之前,较恒定地发出一支粗大分支,皮支起始口径达0.9～1.3 mm,长度1.0～3.0 cm,该皮支为骨皮支,一支营养骨膜,一支浅出皮下成为皮支,称为前踝上皮支。根据该皮支的浅出间隙,分为胫骨前肌内侧型、胫骨前肌踇长伸肌间隙型及踇长伸肌、趾长伸肌间隙型,三型所占比例约4:5:1,以胫骨前肌、踇长伸肌间隙型多见。

2.静脉解剖

皮瓣的静脉回流有浅深两组,深组为前踝上皮支的伴行静脉,汇入胫前动脉伴行静脉,此外,还有皮下浅静脉,在逆行转移时参与皮瓣的回流。

3.神经解剖

皮瓣内侧由隐神经支配,外侧由腓浅神经支配。

(二)手术适应证

(1)不损伤胫前动脉主干而单纯以胫前动脉踝上皮支为蒂形成岛状皮瓣,可以覆盖足背近侧、内外踝部等邻近皮肤软组织缺损。

(2)如果以胫前动脉或足背动脉为蒂作岛状皮瓣逆行转移,可以覆盖足背部任何部位皮肤软组织缺损,包括足背、足底、趾背、趾底、踝部或跟部皮肤缺损。

(3)前踝上皮瓣游离移植适合修复手部皮肤软组织缺损。此时如果以胫前血管踝上皮支为蒂游离移植,吻合的血管口径在1 mm左右,为增加血管吻合口径,可以携带与踝上支相连的1～2 cm胫前动脉,并将此段血管嵌入受区动脉,而胫前静脉则可依据实际需要,切取足够长度,与受区静脉吻合。胫前动脉的两个断端游离至合适长度后可以直接吻合,不破坏胫前动脉血供。

(4)在特殊情况下可以将足背皮瓣、踇甲瓣、游离第二足趾与前踝上皮瓣(多叶嵌合皮瓣)同时移植,而以胫前血管为共同的血管蒂修复手部严重撕脱性损伤,这样因减少了血管的吻合口,从而减轻了皮瓣移植的手术风险。

(5)以胫前动静脉为蒂,还可以设计带胫骨瓣的复合组织瓣,既可以作带蒂转移,也可以用作游离移植。

(三)手术方法

1.皮瓣设计

(1)旋转点:内外踝连线中内 1/3 交界为皮瓣的旋转点,再向上延伸 2～4 cm,是胫前动脉踝上皮支进入皮瓣的入皮点。

(2)线:皮瓣的旋转点至股骨内髁后缘的连线,为设计皮瓣的轴心线。可以此线为中心向两侧设计皮瓣。

(3)面:皮瓣的切取范围,上界可达胫骨上中 1/3 交界处,下界至内踝上缘,外侧界可达胫骨前缘外侧 3～5 cm,内侧不超过内踝后缘与股骨内髁后缘之间的连线。皮瓣的解剖面:小腿深筋膜深面,胫骨骨膜的表面。皮瓣的最大切取面积为 16 cm×10 cm。

2.皮瓣切取

不驱血、上止血带后,沿设计线先切开皮瓣的内侧,牵开或结扎大隐静脉,对伴行的隐神经可包含于皮瓣内,将皮瓣掀起至胫前肌内缘时,直视下显示由胫前肌深面发出的皮支后,将胫前肌牵开沿皮支向源动脉锐性解剖至起始部,切开皮瓣其他缘后将皮瓣、皮支及隐神经经胫前肌深面牵至胫前肌蹞长伸肌间隙,根据修复的部位,决定是否游离胫前动静脉远近端。如果需要修复较远距离的足部创面,再切开上下伸肌支持带,游离胫前动静脉→足背动静脉至合适长度,用血管夹阻断胫前动脉近端,松止血带见皮瓣血液循环良好后,结扎胫前动脉近端。皮瓣转移后供区妥善修复,全厚皮肤植皮。如果前踝上皮支为胫前肌、蹞长伸肌间隙或蹞长伸肌,趾长伸间隙两种类型,则手术操作更为简洁,减少了将皮支及皮瓣经肌腱深面转移至另一肌间隙这一环节。只要充分解剖至皮支与主干血管的联系,再根据需要决定是否切断胫前动静脉。

(四)手术注意事项

(1)因前踝上皮支起始部位及浅出间隙并不恒定,术前应用多普勒作较准确定位,标记前踝上皮支的起始及走行。

(2)皮瓣切取时主张先作内侧切开显露胫前肌内侧的前踝上皮支,如果胫前内侧的皮支估计难以满足皮瓣血液循环时,再作皮瓣外侧切开,依趾长伸肌、蹞长伸肌间隙、蹞长伸肌、胫前肌隙逐渐向内侧分离,对其间走行的穿支,均需暂时保留。如果判断该两处间隙发出的穿支均较细,以一处间隙的穿支,估计仍难以满足皮瓣血液循环时可将蹞长伸肌切断,以两处间隙的穿支供血,增加皮瓣的血供。

(3)皮瓣前踝上皮支为胫前肌内侧型、也即张高孟经典解剖时,因内侧皮瓣下为胫骨外露区域,皮下筋膜少而骨膜相对丰富,分离时必须锐性分离,在胫前肌深面该皮支时,因前踝上皮支紧贴胫骨外侧缘骨膜,必要可切取稍许骨膜,一方面可防止损伤,另外因有胫前肌、长伸覆盖,切取后不会造成骨外露。

(4)若前踝上皮支为胫前肌、蹞长伸肌间隙型时,此时前踝上皮支的长度往往较短,且多数情况下穿上伸肌支持带浅出,为防止皮支损伤,必要时可切取部分上伸肌支持蒂,以增加皮瓣的血供。

(5)因前踝上皮支较短,如果不牺牲主干,仅以皮支为蒂一般仅能就近转移修复踝关节周围缺损,适应证有限。如果以胫前动静脉主干为蒂作带蒂逆行岛状皮瓣转移可修复足部任何部位缺损。

(6)带以胫骨下端骨瓣的复合组织瓣可用以重建足部负重区复合组织缺损,但切取骨瓣时,骨量不宜切取过多,切取后应取人工骨充填。

(7)如果作游离移植,以与足背皮瓣作串联修复手部较大范围缺损为最佳适应证。

(8)因供瓣区域多为腱性组织,皮瓣切取后易形成骨外露,故切取后应认真修复,选择时应严格掌握适应证。

二、腓动脉骨皮穿支蒂小腿外侧逆行岛状皮瓣

本皮瓣所选用的穿支为腓动脉在小腿中下段由滋养动脉所发出的穿支,该穿支并非传统意义的小腿外侧皮瓣的穿支,传统意义小腿外侧皮瓣的穿支为肌皮穿支,本皮瓣所利用的穿支为骨皮穿支,利用该穿支为蒂,可避免腓动脉肌皮穿支的变异。本皮瓣的穿支与腓肠神经营养血管皮瓣的穿支又不相同,但与腓肠神经营养血管皮瓣在供血范围上互相重叠,适合修复外踝部软组织缺损,在经典的腓肠神经营养血管皮瓣在外踝上的穿支损伤的情况下尤其适用。

(一) 应用解剖

1. 动脉解剖

腓动脉起点外径为(3.7 ± 0.1)mm$(2.0\sim5.3$ mm$)$,沿途发出数支肌皮动脉、滋养动脉、弓形动脉,供应腓骨、邻近肌肉和小腿外侧皮肤。小腿外侧第一支皮动脉常由腘动脉发出,也可起自胫前、胫后动脉,以该皮支为蒂可设计成带腓骨小头的小腿上外侧部复合组织瓣。小腿外侧皮动脉有$4\sim8$支。其中$4\sim6$支者共计80%,平均为5.6支。以第二、第三、第四支皮动脉的管径最粗大。其体表投影:以腓骨头为标志,它们分别在腓骨头下方9、15、20 cm处穿出小腿后肌间隔,换言之,在腓骨头下缘$9\sim20$ cm处,可找到这3支皮动脉。以这三支皮动脉即穿支为蒂可分别设计成三块游离穿支皮瓣。

根据皮支或穿支的起始,可分3种类型。Ⅰ型:腓动脉直接皮支型,由腓动脉起始处直接发出皮支,经过小腿外侧肌间隔而直接进入小腿外侧皮肤,不穿过任何肌肉。有时该皮支起始位置偏高,有时可直接起自腘动脉,支配小腿外侧上部皮肤的血运。Ⅱ型:肌皮穿支型。由腓动脉的弓形动脉发出,根据穿入的肌肉不同,可分为比目鱼、踇长屈肌及腓骨长屈肌三个亚型,支配小腿外侧中部皮肤的血运。Ⅲ型:骨皮穿支型。为本皮瓣所采用的穿支类型,腓动脉在发出弓形动脉及肌皮穿支后,在小腿中下1/3界,发出滋养动脉营养腓骨骨膜时由该滋养动脉直接发出穿支穿出肌间隙成为皮支营养小腿外侧中下部皮肤的血运,因该血管除营养骨膜外,还发出直接皮支不进入肌肉而直接进入皮肤,故称为骨皮动脉,为本皮瓣的供血血管,该穿支口径为$0.5\sim0.8$ mm,长度$2\sim3.5$ cm,穿出间隙有两型,一为通常的腓骨长肌、腓肠肌间隙,少数情况下自腓骨长肌、趾长伸肌间隙穿出。腓动脉于外踝顶点之上约8 cm处形成两条主要终支:一为外踝后动脉,自外踝上方的后内侧向外侧走行;一为穿动脉,也即终末穿支,向前穿过骨间膜至外踝上方的前内侧,并分为升支和降支,以升支为蒂所切取的皮瓣即为外踝上皮瓣。腓动脉主干在踝关节平面与胫后动脉均有较粗的交通支相吻合。这就为小腿外侧部皮瓣采用游离移植,或顺行,或逆行转移提供了解剖学依据。

2. 静脉解剖

小腿外侧皮瓣的回流静脉可分深、浅两组。

(1)深静脉为2支伴行的腓静脉,其终末端的外径为(4.0 ± 0.1)mm$(2.0\sim7.0$ mm$)$。腓静脉收集第二至第八支皮静脉。皮静脉大多数有2支,少数是1支,其外径为(1.6 ± 0.1)mm$(0.3\sim3.3$ mm$)$。通过仔细解剖,发现2条腓静脉之间,有十分细小的横行静脉沟通,其管径都在

0.1 mm以下,约数十条。另外还有4～6支粗大的横行支,其管径为1.5 mm(0.7～2.7 mm),因此腓静脉略呈梯形。每条静脉内有4～8对瓣膜。

(2)浅静脉为小隐静脉,注入点外径为3.3 mm(1.1～5.3 mm)。小隐静脉在小腿中下1/3常有穿通支与深静脉沟通。每条肢体平均出现穿通支1.5支。小隐静脉与大隐静脉之间有2～3支交通支,平均出现1.7支。交通支在小隐静脉端的外径为(2.5±0.4)mm,大隐静脉端的外径为(3.2±0.3)mm。小腿外侧部皮瓣的静脉回流,为上述皮支或肌皮支的伴行静脉。

3.神经解剖

皮瓣的支配神经为腓肠外侧皮神经。它起于腓总神经,出现率为100%。该神经通过腓骨头后方(5.0±1.1)mm处(2.2～6.0 mm)向下行,分布于小腿后外侧皮肤,平腓骨头处。该神经的横径为(3.4±0.2)mm,长为(32.0±0.9)mm。

(二)手术适应证

(1)以腓动脉骨皮穿支为蒂切取的小腿外侧逆行岛状皮瓣适合修复小腿下外侧及外踝部软组织。

(2)对外踝周围损伤至经典的腓肠神经的营养血管穿支已破坏,不适合采用腓肠营养血管逆行岛状皮瓣者,采用本皮瓣逆行转移修复尤其适合。

(3)采用该穿支与腓肠神经的营养血管均发自腓动脉的特点,可将该穿支及腓肠神经营养血管共同解剖到腓动静脉,以腓动静脉主干为蒂可扩大皮瓣的切取面积及形成双套血供的小腿外侧逆行岛状皮瓣,修复足踝部大面积软组织缺损。

(三)手术方法

1.皮瓣设计

(1)点:以腓骨小头至外踝连线中下1/3交界,腓骨后缘,为皮瓣的旋转轴点。

(2)线:以腓骨小头至外踝的连线为皮瓣的轴线。

(3)面:皮瓣前界可至腓骨前缘,后界可至小腿后正中线,上界可至腓骨的颈部,具体依穿支的浅出部位灵活调整。

2.皮瓣切取

不驱血、上止血带后,先沿皮瓣后侧及蒂部全长切开,自深筋层将皮瓣向前掀起,至腓肠肌、腓骨长肌间隙时,注意显露其间走行的穿支,对皮瓣上方的肌皮穿支,均暂时保留,再小心分离蒂部的穿支,如果蒂部的穿支粗大,估计可完全满足血液循环时,再用血管夹将上方肌皮穿支阻断,切开皮瓣其他缘,将皮瓣完全游离后,松止血带,见皮瓣远蒂端渗血活跃后,可将其上方的其他肌皮穿支结扎,仅以蒂部的穿支为蒂、随后顺利将皮瓣转移受区。如果蒂部穿支相对纤细,而皮瓣切取的面积较少,此时可在蒂部保留1.5～2.0 cm宽筋膜以增加皮瓣的血供;如果皮瓣切取面积较大,而蒂部穿支又相对细小时,可将皮瓣中上端的肌皮穿支分离至合适长度,在皮瓣转移后将该血管与受区相应血管作吻接形成"外增压"皮瓣。皮瓣转移后供区宽度不超过5 cm者可直接缝合。

(四)手术注意事项

(1)术前需作准确多普勒听诊,了解穿支的浅出部位。

(2)皮瓣的旋转半径,应至少大于旋转点至创面长度1 cm,通常情况下以该骨皮穿支为蒂不牺牲腓动脉主干所切取的皮瓣,远蒂端最远可修复至足背足跟延伸平面。

(3)皮瓣依赖的穿支为骨皮穿支,有时紧贴腓骨,必要时可剥离部分骨膜以防止穿支损伤。

(4)该穿支有时有血管变异,穿出的肌间隙有两种情况,一种是通常的腓肠肌、腓骨长肌间隙,还有一种发自腓长肌、趾长伸肌间隙,手术时应当注意。

(5)皮瓣切取时对皮瓣上方的肌皮穿支均应暂时保留,待皮瓣完全掀起,用血管夹阻断该血管后,见皮瓣远蒂端血运充分时方可结扎。如果皮瓣切取面积较大,而蒂部穿支相对细小,估计难以满足皮瓣血液循环时,可将该皮支游离至合适长度,皮瓣逆行转位,与受区合适血管作吻接,形成"外增压"皮瓣。

(6)如果皮瓣切取面积较大,所依赖穿支相对细小,或旋转半径不足、而受区又无可供吻接的动脉等因素时,则应将该穿支及上方的肌皮穿支解剖至腓动静脉,形成传统的以腓动静脉主干为蒂的小腿外侧逆行岛状皮瓣。

三、胫后动脉小腿下1/3穿支蒂逆行岛状皮瓣

本皮瓣设计于小腿内侧中上部,以胫后动脉在小腿1/3平跟腱腱腹结合部所发出穿支为蒂,不同于通常的胫后动脉内踝上皮支皮瓣,本皮瓣尤其适合修复内踝部软组织缺损,而胫后动脉内踝上皮支损伤者。

(一)应用解剖

1.动脉解剖

胫后动脉内侧皮动脉在小腿中、下部出现支数为2～7支,其中2～4支为最多,占(75±6.9)%;在小腿中1/3的占(54.8±4.1)%;在小腿下1/3的占(45.2±4.1)%。发出部位以小腿中1/3的中下部以及下1/3的中上部出现支数最多。皮动脉的外径为0.5～2 mm。因胫后动脉的位置在上部较深,在下部较浅,故皮动脉的长度由上向下逐渐变短,上部皮动脉蒂长为25～50 mm,下部蒂长为2～11 mm。小腿上中部尚有来自股部的皮动脉,主要为膝降动脉的隐支。胫后动脉的皮支与隐动脉皮支组成丰富的血管吻合网,有利于扩大皮瓣切取面积。在小腿下1/3踝关节附近,胫后动脉分支与胫前动脉分支、腓动脉分支构成血管吻合网。

本皮瓣所采用的穿支为胫后动脉在小腿中下1/3交界平跟腱腱腹接合部所发出的穿支,为胫后动脉自下而上所发出的第二支相对粗大的穿支,与经典的内踝上皮支皮瓣所依赖的皮支不相同,但两者之间可互相补充,互相代偿。第一穿支即胫后动脉内踝上皮支,以该皮支为蒂所切取的皮瓣即为经典的内踝上皮支皮瓣。本穿支多自跟腱腱腹平移处发出,穿支来源有三种类型,Ⅰ型为比目鱼肌穿支型,胫后动静脉发出分支营养比目鱼全肌,再发出肌皮穿支,营养皮肤,该型穿支起始口径较大,达1.2～1.8 mm,穿支长度2～3 cm。Ⅱ型为趾长屈肌穿支型,胫后动静脉发出分支,穿入趾长屈肌后,发出肌皮穿支,此种类型,穿支口径中等,起始位为0.8～1.2 mm,长度为3～4 cm。Ⅲ型为骨皮穿支型,胫后动脉直接发出滋养动脉营养胫骨内侧后再发出皮支至皮下,并营养隐神经,此型穿支口径较细,为0.5～1.0 mm。

2.静脉解剖

皮瓣的静脉回流有浅深两组,以深组静脉回流为主,伴行静脉多为1～2支,其外径粗于皮动脉。皮静脉向深部流至胫后静脉,其浅部属支在浅筋膜内与大隐静脉间有许多交通支。

3.神经解剖

皮瓣支配感觉神经为隐神经,也有部分胫神经分支支配。

(二)手术适应证

(1)本皮瓣适合修复内踝部创面,尤其适合胫后动脉内踝上皮支破坏者。

(2)如果穿支相对细小,为骨皮穿支型时,可将其改制成隐神经营养血管皮瓣逆行转位修复。

(3)带节段性胫后动静脉所切取的皮瓣可用以游离移植,但适应证有限。

(三)手术方法

1.皮瓣设计

(1)点:以内踝至股骨内髁连线的中下 1/3 交界,为皮瓣的旋转点。

(2)线:以内踝至股骨内髁的连线为皮瓣的轴线。

(3)面:皮瓣设计于小腿内侧中上段,皮瓣前界至胫骨内缘,后侧至小腿后中线,皮瓣上界可至膝下 10 cm 左右。皮瓣逆行转位后,一般最远可修复至足内侧足跟延伸面。

2.皮瓣切取

不驱血、上止血带后,沿设计线作皮瓣后侧及蒂部全长切开至深筋膜,沿比目鱼肌腓肠肌内侧头表面将皮瓣掀起,并将腓肠肌牵开后,显露胫后动静脉及小腿下 1/3 跟腱腱腹移行处的穿支,并由浅入深解剖穿支至胫后动静脉起始部。根据穿支的起始部位再相应调整皮瓣的切取范围,如该穿支为骨皮瓣穿支时可将其改制成隐神经营养血管皮瓣。分离皮瓣时对其他粗大穿支,均应先作保留,待皮瓣完全掀起,用血管夹阻断其他穿支,松止血带后,见皮瓣血供充分后方可结扎,皮瓣转移至受区后,取瓣供区宽度不超过 5 cm 者,一般可直接缝合。

(四)手术注意事项

(1)术前需作准确多普勒听诊,了解穿支的浅出部位。

(2)皮瓣的旋转半径,应至少大于旋转点至创面长度 1 cm,以该穿支为蒂不牺牲胫后动脉主干所切取的皮瓣,最远可修复至足背足跟延伸平面。

(3)皮瓣依赖的穿支有三个亚型,选择时应注意,如果为骨皮穿支型时,可将其改制隐神经营养血管皮瓣。

(4)对皮瓣上方的肌皮穿支均应暂时保留,待皮瓣完全掀起,用血管夹阻断该血管后,见皮瓣远蒂端血运充分时方可结扎。如果皮瓣切取面积较大,而蒂部穿支相对细小,估计难以满足皮瓣血液循环时,可将该皮支游离至合适长度,皮瓣逆行转位后,与受区合适血管作吻接,形成"外增压"皮瓣。

(郑小军)

头颅骨篇

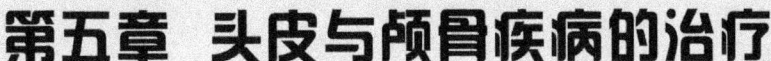

第五章 头皮与颅骨疾病的治疗

第一节 头皮损伤

头皮损伤是头部遭受暴力作用而造成的损伤,由于遭受暴力的大小、方向、速度不同,可产生不同的头皮损伤,临床常见的有以下类型。

一、头皮挫伤

(一)临床表现

头部受伤着力点出现局部头皮肿胀,软组织内点状出血,可形成小的头皮血肿,触诊局部头皮硬韧,有压痛。

(二)诊断要点

根据临床表现即可作出诊断。

(三)治疗方案及原则

一般无须特别治疗,多在1～2周自然消肿,出血吸收而治愈。合并头皮血肿较大待血肿液化时,可穿刺抽血而后加压包扎。

二、头皮裂伤

(一)概述

是由于锐器或钝器致伤物所造成的头皮组织断裂,伤口深浅不一,形态也不同。

(二)临床表现

伤口疼痛,体表有不同程度的出血,皮肤裂开,创缘整齐,周围无组织挫伤者为单纯裂伤,创缘有头皮挫伤者为复杂裂伤,多为钝器、撞伤或金属类凶器击打所致。

(三)诊断要点

根据临床表现即可作出诊断。

(四)治疗方案及原则

单纯裂伤者予以清创缝合,复杂裂伤清创时需去除污物、切除失去血供的挫伤组织缘,必要时需要按头皮缺损处理,行皮下松解术或转移皮瓣整形术。

三、头皮血肿

(一)概述

头皮血肿是一种闭合性头皮损伤,常与头皮挫伤并存,也可以是深部颅骨骨折的一种间接征象,可分为皮下血肿、帽状腱膜下血肿和骨膜下血肿。

(二)临床表现

1.皮下血肿

血肿位于暴力作用点,血肿范围局限于头皮挫伤中心,较硬,波动感不明显。

2.帽状腱膜下血肿

血肿范围较大,不受颅缝限制,可蔓延至整个头皮,较软,波动感明显。

3.骨膜下血肿

血肿边缘不超过骨缝,张力较大,有波动感。

(三)诊断要点

根据临床表现即可作出诊断;对中心触之有凹陷者,可拍X线片除外凹陷骨折。

(四)治疗方案及原则

1.头皮下血肿

数天后自行吸收,无须特殊处理,早期冷敷可减轻疼痛,减少出血,24~48小时改热敷可促进吸收。

2.帽状腱膜下血肿

早期冷敷,24~48小时热敷,加压包扎促进吸收,1周后仍未吸收者可穿刺抽吸后加压包扎。

3.骨膜下血肿

较小者可自行吸收,但忌加压包扎,以防积血自颅缝进入颅内形成硬膜外血肿。

四、头皮撕脱伤

(一)概述

常系女工因长辫被搅入机器造成,损伤较重,患者常大量出血,伴有休克,头皮常从帽状腱膜下或骨膜下撕脱。

(二)临床表现

头皮成片自帽状腱膜下撕脱,或连同额肌、颞肌或骨膜一并撕脱,可全层撕脱,或保留部分骨膜等,出血多,易发生休克,当保留部分基底部分血液供应时为不完全撕脱,无血液供应时为完全撕脱。

(三)诊断要点

根据临床表现即可诊断。

(四)治疗方案及原则

止血、抗休克,清创后首选可保留容貌头发的方法修整,包括显微外科技术缝合血管、转移皮瓣和皮肤扩张技术等,次选覆盖创面防感染,包括一期植皮和晚期植皮。摒弃未保留血供的原位缝合。

(曹启斌)

第二节 颅骨损伤

颅骨损伤主要是指颅骨骨折。颅骨骨折是指暴力作用所致颅骨结构改变。颅骨骨折的重要性常常不在于骨折本身,而在于颅骨骨折同时并发的脑膜、脑组织、颅骨血管以及脑神经等的损伤,特别是颅骨骨折线跨越硬脑膜中动脉或大静脉窦所引起的颅内血肿,或引起的脑脊液漏或并发感染等。颅骨骨折按骨折部位分为颅盖骨折与颅底骨折;按骨折形态分为线性骨折和凹陷性骨折;按骨折与外界是否相通,分为开放性骨折和闭合性骨折。

一、颅盖骨折

颅盖部的线性骨折发生率最高,约占颅盖骨折的 2/3 以上,主要发生在致伤物运行速度慢,与头颅接触面积较大,致伤力的方向呈斜行和切线方向,而不与颅骨平面垂直的情况。

(一)临床表现与诊断要点

(1)患者多有明确的头部外伤史,骨折局部头皮有挫伤或血肿。

(2)颅骨 X 线摄片和 CT 扫描:骨折线呈线状或星形放射状,骨折线走行多与外力的方向一致。

(3)骨缝分离也属于线性骨折。

(二)治疗

(1)单纯线性骨折无须特殊处理。

(2)骨折线通过硬脑膜血管沟、静脉窦时应警惕发生硬脑膜外血肿。

(3)骨折线通过鼻窦和岩骨时应警惕发生脑脊液漏。

二、颅底骨折

颅底骨折约占颅骨骨折 1/3,多为颅盖骨折延伸到颅底。颅底与硬脑膜粘连紧密,骨折时易使硬脑膜撕裂,颅底与鼻窦相邻,骨折后极易使蛛网膜下腔与外界相通,形成开放性骨折。颅底骨折根据发生部位可分为颅前窝骨折、颅中窝骨折和颅后窝骨折,颅底骨折的临床表现见表 5-1。

表 5-1 颅底骨折的临床表现

骨折部位	迟发黏膜瘀斑	脑神经损伤	脑脊液漏	合并脑损伤
颅前窝骨折	眼睑、球结膜下	Ⅰ、Ⅱ	鼻漏、眼漏	额极、额底
颅中窝骨折	颞肌下	Ⅱ、Ⅲ、Ⅳ、Ⅴ、Ⅵ、Ⅶ、Ⅷ	鼻漏、耳漏	颞极、颞底、垂体、下丘脑
颅后窝骨折	耳后、乳突、枕下、咽后壁	Ⅸ、Ⅹ、Ⅺ、Ⅻ	乳突、胸锁乳突肌皮下	小脑、脑干、延髓

(一)临床表现与诊断要点

(1)头部外伤病史。

(2)典型临床表现,如瘀斑、脑脊液漏、脑神经损伤等;对脑脊液漏有疑问时,可收集流出液做葡萄糖定量检测来确定。

(3)头颅 X 线片和 CT 检查,X 线片可显示颅内积气,但仅 30%～50% 能显示骨折线;CT 骨窗检查可显示颅前窝或视神经管骨折,表现为视神经管狭窄;MRI可见视神经挫伤伴水肿,视交叉和视神经受压。

(二)治疗

(1)颅底骨折本身无特殊处理。

(2)合并脑脊液漏时预防颅内感染,不可堵塞或冲洗鼻道、耳道等脑脊液漏的通道;不做腰椎穿刺,取头高位卧床休息,避免用力咳嗽、打喷嚏,应用抗生素预防颅内感染。

(3)绝大多数漏口在伤后1~2周内自行愈合,如超过1个月仍未愈者,可考虑行手术修补脑膜封闭瘘口;若CT薄层冠状扫描或MRI薄层扫描见脑组织疝入骨折线或鼻旁窦内时,也可早期行手术修补。

(4)由于骨片压迫或水肿、出血使视神经管通道狭窄,压迫视神经,出现继发性视神经损伤者,部分视力丧失且逐渐加重时,应争取在12小时内行神经管减压。

(曹启斌)

第六章 口腔颌面部疾病的治疗

第一节 全面部骨折

全面部骨折主要指面中 1/3 与面下 1/3 骨骼同时发生的骨折。多由于严重的交通事故、高空坠落和严重的暴力损伤造成。由于面骨维持着面部轮廓,一旦发生多骨骨折,面形则遭到严重破坏,且经常累及颅底和颅脑、胸腹脏器和四肢。

一、临床表现

(一)多伴有全身重要脏器伤

首诊时患者常有明显的颅脑损伤症状,如昏迷、颅内血肿以及脑脊液漏等;腹腔脏器如肝脾损伤导致的腹腔出血、休克等;颈椎、四肢和骨盆的骨折。

(二)面部严重扭曲变形

由于骨性支架破坏,面部出现塌陷、拉长和不对称等畸形;可有眼球内陷、运动障碍、眦距不等、鼻背塌陷等改变,严重时常有软组织的移开或撕裂伤。

(三)咬合关系紊乱

全面部骨折最明显的改变是咬合错乱,患者常呈开𬌗、反𬌗、跨𬌗等状态,伴有张口受限等症状。

(四)功能障碍

患者常伴有复视甚至失明,眶下区、唇部的感觉障碍等。

二、诊断

全面部骨折在首诊时必须早期对伤情作出正确判断,应首先处理胸、腹、脑、四肢伤以及威胁生命的紧急情况,优先处理颅脑伤和重要脏器伤。昏迷的伤员要注意保持呼吸道通畅,严禁做颌间结扎固定,严密观察瞳孔、血压、脉搏和呼吸等生命体征的变化。及时处理出血,纠正休克,解除呼吸道梗阻。

全面部骨折的诊断通过详细的检查与辅助检查不难作出,但由于涉及诸多骨骼骨折,普通平片和 CT 常常容易漏诊,因此常选用更先进的三维 CT 重建,其优点是提供的信息更详细,骨折部位、数量、移位方向一目了然,结合平片可全面了解骨折的全貌。

三、治疗

此类骨折的专科手术应在伤员全身情况稳定、无手术禁忌证后进行。

(一)手术时机

应争取尽早行骨折复位固定,手术可在伤后 2~3 周进行。可一次手术或分期手术。如伤员伤情稳定,经过充分准备,可与神经外科、骨科联合手术,处理相关骨折。需要指出的是,由于伤情涉及多个专业,所以处理这类伤员时,既要分轻重缓急,又要相互协作,避免延误治疗,给后期手术带来困难。

(二)手术原则

恢复伤员正常的咬合关系;尽量恢复面部的高度、宽度、突度、弧度和对称性;恢复骨的连续性和面部诸骨的连接,重建骨缺损。

(三)骨折复位的顺序

全面部骨折后,常使骨折的复位失去了参照基础,因此复位的顺序和步骤显得非常重要,术前要有成熟的考虑,多采用自下而上或自上而下、由外向内复位的原则,具体要考虑上、下颌骨骨折段的数量、移位的程度、牙存在与否等因素决定。对于有牙颌伤员,复位首先考虑的问题是咬合关系的恢复,先做容易复位、容易恢复牙弓形态的部位,找到参照基础后,再以其他部位的咬合对已复位的咬合关系。

如上颌骨无矢状骨折,牙列完整,而下颌骨骨折错位严重,牙丢失多,可先复位上颌骨,然后用下颌对上颌,恢复正确的咬合关系,最后复位颧骨颧弓和鼻眶骨折。下颌骨因为骨质较厚,强度大,发生粉碎性骨折的概率较上颌骨少,容易达到较精确的复位与固定,形态恢复较容易,所以也可以先行下颌骨复位后再行上颌骨复位,当上、下颌骨的咬合关系重建后,以颌间固定维持咬合关系,接下来复位颧骨颧弓骨折,恢复面中部的高度、宽度及侧面突度的对称性,最后复位鼻-眶-筛骨折、眶底骨折和内眦韧带(图 6-1)。程序性复位固定在全面部骨折是很好的方法。但对无牙颌伤员则不适用,此时,可根据情况利用原来的义齿参照进行复位,或尽量进行比较接近关系的骨折复位。

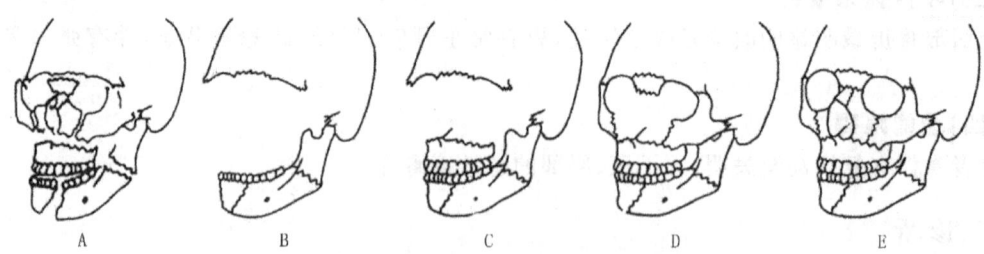

图 6-1 自下而上的全面部骨折复位
A.全面部骨折;B.复位下颌骨骨折;C.复位上颌骨骨折,复位咬合关系;D.复位颧骨颧弓骨折;E.复位鼻-眶-筛骨折

(四)手术入路

严重的全面部骨折的手术切口应综合设计,如面部有软组织开放创口,可利用创口做骨折的复位内固定。闭合性骨折时,一般上面部和中面部骨折采用全冠状切口,可加用睑缘下切口,下

颌骨根据骨折部位选择口外局部切口或口内切口。这样几乎可暴露全面部骨折线,进行复位与固定。全面部骨折常需要植骨,冠状切口可就近切取半层颅骨作为植骨材料,用以修复眶底、上颌骨缺损,可免除另开手术区的缺点。

(杨居成)

第二节 上颌骨骨折

颜面部以口角、眼角连线分为三等份,其中面中1/3为口角连线以上、眼角连线以下的颜面部。而面中部骨折所指的部位,范围略有扩展,常包括眼角水平面稍上方的眶内壁、筛骨和眶外壁等整个眶部。

面中部骨骼的解剖结构和形态复杂。骨块多扁平不规则,骨块间相互交错、嵌接,且与口腔、鼻腔、眼眶、上颌窦、筛窦等多个窦腔相邻接。面中部骨折多为直接暴力所致,常累及多个骨块和多个解剖部位。骨折线多不规则,且多伴有邻近窦腔骨壁破坏,给骨块的复位和固定造成了很大的困难,骨折后常常有不同程度的错位愈合,是颌面部骨折治疗中的一大难点。

传统的治疗方法多采用较为保守的方法,进行颅颌牵引复位和颌间牵引复位、固定。比较注重咬合关系的恢复,忽视了面骨的解剖形态的复位,未能恢复面中部骨骼结构的完整性和较精确的位置,常常给患者遗留一些形态和功能方面的后遗症,如面部不对称畸形、复视等,常需进行二期手术,给患者造成了很大的痛苦。

近年来,随着对颌面部解剖结构和功能的重新认识,骨折移位造成的面部畸形问题受到了更多的重视。随着骨折治疗中新的手术术式、新材料的开发应用,特别是冠状切口的应用,可以较好地显露眶周、筛窦、颧弓、颧骨骨折块,再辅以上颌前庭沟切口,基本上能暴露面中部的所有结构,为面中部多发性骨折的复位、固定提供了良好的手术视野,为直视下进行骨折块的精细拼对创造了良好的条件,使解剖复位成为可能。金属微型夹板坚固内固定技术的应用,使复位后骨块的稳定性明显优于非坚固内固定,很少发生骨折块的再移位,保证了面部各骨块在正确的解剖位置上的愈合,大大减少了伤后的颌面部畸形和复视等后遗症。

随着内固定材料的研制开发和内固定装置的制作工艺水平的提高,以及内固定系统的不断改进和完善,坚固内固定在颌面部骨折治疗中应用越来越广泛,使传统的骨折治疗方法发生了根本的转变。切开复位,微型夹板坚固内固定,使面骨的框架得以精确重建,在恢复面部外表上有传统方法无可比拟的优越性。

一、面中部骨骼的解剖生理特点

面中部骨骼由上颌骨、颧骨、鼻骨、筛骨、泪骨、蝶骨、颞骨、腭骨、犁骨等诸骨构成。形态及边界均不规则,相互嵌合,大量的骨缝成为抵抗外力的薄弱环节,为面中部骨折的好发部位。

面中部的骨性支架主要由上颌骨、颧骨和鼻骨组成。上颌骨居中,左右各一,是构成面中1/3骨架的核心;颧骨、颧弓是面部较为突出的部位,在形成和维持面部外形轮廓上起着重要作用;鼻骨塌陷也会引起容貌的明显改变。上颌骨眶突与颧骨眶突以眶下管为界,大约各占眶底的1/2,颧骨眶突除构成眶底外1/2,还构成眶外侧壁下1/2。如果上颌骨和颧骨骨折后移位,可能造成眶内眼球的移位而出现不同程度的复视。

面中部骨骼在结构上相当薄弱。在上颌骨内还含有上颌窦，骨块大都菲薄，最薄部位可透光，约 1 mm，见于上颌窦壁和眶底以及眶内外侧壁，是面中部骨骼的薄弱部位和骨折好发部位。

面中部骨骼在结构上的稳定性主要依赖骨皮质的局部增厚，构成拱形支柱式结构，或称为"支撑柱"(supporting pillars and buttresses)，包括垂直向和水平向支柱。垂直向支撑柱由鼻额柱、颧颌柱（起自眶外缘，向下止于颧上颌隆突、颧牙槽嵴）、翼颌柱构成，在面中部的前内部、侧部和后内部，将面中部与颅底相连，以维持纵向结构的稳定。水平向支柱则由眶上缘、眶下缘、颧弓组成。这些呈弓形的支柱结构可以抵抗一定的外力而避免骨折。这些支柱以及面中部诸多的窦腔和骨缝在面中部遭受轻度暴力时，可使外力得以分散消失，对外力有一定的缓冲作用，对面部以及相邻的颅脑等重要结构起到保护作用。但当遭遇较大暴力时，各骨缝和窦腔成为薄弱区，常造成面中部多发性骨折。支撑柱骨折后，上颌骨、颧骨失去了支撑，可能出现垂直向和前后向的移位，导致面部轮廓改变、面形对称性改变、面中部增宽等。面中部骨折的治疗关键是对这些支柱结构的恢复和重建，尽可能进行准确的解剖复位。由于大部分面中部骨骼菲薄，面中部骨折复位后微型夹板的内固定必须固定在这些支柱部位，方能有足够的固位力，保证和维持骨块的稳定性。

二、面中部骨折的特点

(一)常见多发性骨折

面中部骨骼众多，各骨块之间相互交错，嵌接点多，如位于面中部中心位置的上颌骨，有一体四突，其中额突、颧突、腭突，分别与额骨、颧骨、鼻骨、梨骨、筛骨、泪骨、蝶骨和腭骨相连。颧骨也有四个突起，其上颌突、眶突、额突、颞突分别与上颌骨、蝶骨大翼、额骨和颞骨颧突相接。当面中部受到较大暴力时，暴力沿这些突起传递到邻近骨骼，引起相连诸骨同时骨折。

(二)常伴颅脑损伤

面中部骨骼与颅骨及颅脑紧邻，外力易传导到相邻的颅底，引起颅底骨折，脑膜破裂，出现脑脊液鼻漏和脑脊液耳漏，甚至更严重的脑组织损伤。严重的颅脑损伤可引起伤者意识障碍，呼吸中枢和心血管中枢损伤后可出现呼吸、循环功能障碍，生命体征不平稳。不能耐受伤后治疗中必需的麻醉和手术操作，是面中部骨折后迟迟不能复位和固定的最主要原因。

近年来，随着颅脑外科的迅速发展，颌面外科医师对颅脑伤知识的进一步了解，麻醉技术和监护手段的不断更新，伴发颅内损伤的面中部骨折伤员，伤后早期行骨折复位固定的禁忌逐渐开放。有的学者认为：如果颅内压维持在 3.3 kPa(25 mmHg)以内，颅脑伤员仍能耐受较长时间的麻醉并不增加并发症。合并较严重颅脑伤的患者，面中部骨折的治疗常可以和开颅探查同时进行，这样既可以赢得治疗时机又可避免患者再次手术的痛苦和风险。

(三)对骨折线及骨块移位程度的评判较困难

由于面中部骨骼结构复杂，形态不规则，腔窦多，且有颅底、颈椎等重叠，X 线各结构重叠多，使传统的 X 线摄片对面中部骨折的诊断，特别是在骨折线走行方向、骨折片的移位情况的诊断上，受到了很大的限制。要明确诊断还必须结合临床检查和具备相当的临床经验。近年来，三维 CT 的出现为骨折诊断提供了有效的手段。三维 CT 是将所摄平面经计算机处理，可将任意部位形成三维立体图像。避免了各骨骼结构之间的重叠，也能清晰显示各结构、骨折片之间的空间位置关系。三维 CT 不但对骨折类型的判定，而且对骨三维结构的改变，以及骨缺损部位和量的评估均极有帮助。在有三维CT的医院,面中部骨折的诊断应首选三维CT。清晰的立体图像不但能使诊断准确性大大提高,而且,它对制订手术方案及疗效评价均极有帮助,是传统的颌面部骨折诊断的一个飞跃。

(四)血运丰富,骨折愈合较快

面中部诸骨血供丰富,组织愈合快。一般情况下3周左右即形成纤维愈合。如不及早复位,很快会发生错位愈合,容易延误最佳治疗时机。因此,对于面中部骨折,在全身状况许可的情况下,应尽早地予以精确的复位和固定。对全身状况不稳定,伴有颅脑损伤或其他严重合并伤的患者,应尽可能抓紧时间,创造条件,使全身状况早日改善,尽可能在伤后1~2周使伤员过渡到稳定期,能耐受麻醉和手术操作,在纤维愈合前进行骨折的复位和固定。

三、上颌骨骨折的类型

法国学者Le Fort根据上颌骨骨骼结构与邻近骨的联合,及其对生物力学的反应,认为上颌骨存在的几条薄弱线是上颌骨遭受外力后容易骨折的部位。根据这几条常见的骨折线,将骨折分为Ⅰ、Ⅱ、Ⅲ型骨折,是目前上颌骨骨折最常采用的分类法。

(一)Le Fort Ⅰ型骨折

又称上颌骨低位骨折或水平骨折。骨折沿上颌骨下薄弱线,在梨状孔平面,水平向后,沿上颌牙槽突与上颌窦交界处,在牙根的上方,延伸至上颌翼突,造成牙槽突、腭骨、上颌结节以下的整块骨折。骨折块仅借助口腔、鼻腔及上颌窦的黏骨膜与周围骨相连,摇动上颌牙,整个牙弓及骨折块随之移动。

(二)Le Fort Ⅱ型骨折

又称上颌骨中位骨折或椎形骨折。骨折沿上颌骨中薄弱线,从鼻额缝横过鼻梁、泪管、眶底至颧颌缝,沿颧颌缝斜向下外,达颧牙槽嵴,再沿上颌骨侧壁折向后,到达翼腭窝。

(三)Le Fort Ⅲ型骨折

又称上颌骨高位骨折。骨折沿上薄弱线,从鼻额缝,水平向后,沿眶内侧壁、额骨与筛骨之间的骨缝,眶外壁的颧额缝,向内后沿眶下裂达翼腭窝顶部、翼突根部,造成面中1/3与颅底完全分离(又称颅面分离)。分离的骨块包括内上方的鼻骨,外上方的颧骨与上颌骨连成一整体,仅靠软组织悬吊与颅底相连,面中部骨骼有很大的活动度。

上述骨折线和骨折类型是上颌骨遭受外力后较常见的几种典型骨折。它们可以是单侧上颌骨骨折,也可能是双侧同时骨折,两侧的骨折线可能不完全对称,在走行上略有差别,甚至可能是两侧分别为不同类型的骨折,或同时伴有几种类型的骨折。

总之,上颌骨的骨折类型比较复杂,不同大小、方向的暴力,作用于不同的部位,都会出现不同类型的骨折。事实上,除了上述的三种典型骨折外,上颌骨骨折常与相邻骨骼同时受累,形成面中部甚至面下1/3在内的多发性复合骨折,粉碎性骨折也很常见。有人建议对这种常见的复合性骨折进行分类和命名。在Le Fort分型的基础上,根据伴随的其他骨折进行亚型的命名。即使如此,仍然不能概括所有的骨折类型。应根据实际的伤情具体分析。

四、上颌骨骨折的临床表现特点

上颌骨骨折除了有一般损伤的特点外,还可能因骨折段移位出现咬合紊乱、面中部塌陷、面中部变长。周围骨骼和软组织损伤,出现口、鼻腔出血,脑脊液漏、眶周淤血、复视、嗅觉障碍、眶下神经麻木等。

(一)骨折段移位、面中部凹陷畸形和长面畸形

上颌骨上附丽的肌肉少,骨折后骨段的移位受附丽肌牵拉的作用较弱,主要受创伤时暴力的大小、方向以及骨折线走向重力的影响。

由于上颌骨骨折时遭受的暴力多来自面前方和侧向,向后、向内击打所致,上颌骨骨折沿作用力的方向向后、内移位,造成面中部凹陷畸形;同时,骨折段在自身重力的作用下下垂,使面中1/3变长,造成长面畸形;附着于上颌骨后方,翼内、外板的翼内肌、翼外肌的牵拉也使上颌骨折段向下、向后移位,加重了面部畸形和咬合紊乱。如上颌骨仅为裂纹骨折,则不发生移位。由于上颌骨附丽肌肉大多力量薄弱,在骨折早期容易手法复位,应抓紧时机进行复位和固定。

(二)咬合关系错乱

上颌牙随上颌骨折段的向下、向后移位,而导致患侧后牙早接触,前牙开𬌗。如果上颌骨受前方外力打击而向后移位,则会出现前牙反𬌗。

(三)眶周淤血

上颌骨 Le Fort Ⅱ、Ⅲ型骨折常伴眶壁骨折。眶部组织疏松,血供丰富,外伤后组织内易出血,淤积于眶周区域而呈靛青色或紫红色,好似眼镜框,故形象称此体征为"眼镜征",是上颌骨中、高位骨折后较早出现的、也较常见的体征,并可伴随一系列症状,如眼睑及结膜下出血,眼球突起或内陷、复视等。眶周眼镜征提示眶壁可能有骨折,在进行诊断和治疗时应引起注意,切勿漏诊,耽误治疗时机。

(四)脑脊液鼻漏、耳漏

上颌骨严重骨折时,常波及相邻的颅底,引起颅底骨折和硬脑膜破裂,脑脊液外漏。当颅前凹骨折,骨折线经过筛窦、额窦,可伴硬脑膜撕裂,出现脑脊液鼻漏。表现为鼻腔内持续有清淡的血水流出;当颅中凹骨折合并耳岩部损伤时,脑脊液常经外耳道流出。如检查中发现外耳道湿润,应警惕脑脊液耳漏。

(五)眶下神经麻木

眶下神经麻木见于 Le Fort Ⅱ型骨折。骨折线经过眶下管,骨折片压迫经过眶内管的神经干,也见于上颌窦前壁骨折,骨折片压迫眶下神经,出现眶下区皮肤感觉消失。骨折片复位后,感觉多能自行恢复。

五、上颌骨骨折的诊断

上颌骨骨折后的检查与诊断方法与其他颌面部骨折有许多相同之处。首先,应问明受伤史,特别是暴力作用部位和方向。其次,应做详细的临床检查,包括口腔内的咬合关系,骨折段动度、移位情况以及眼、鼻、耳的相关情况,作出初步诊断。再结合X线、CT片进行骨折线走行、骨折段移位的判断,一般可以明确诊断。但因面中部骨骼众多,上颌骨骨折时多伴其他骨骼损伤,故对多发性复合性骨折,漏诊某一部位的骨折也较常见,应加以注意。

六、上颌骨骨折的治疗

上颌骨骨折的治疗与其他颌面部骨折的治疗原则基本相同。应行早期的复位固定,越早越好。但上颌骨骨折大都伴有不同程度的颅脑损伤,伤情较重。在伤后早期,生命体征尚未稳定时,要有全局观念,局部处理应服从全局的稳定。在优先保证生命体征稳定的前提下,在伤员能

耐受麻醉和手术时,尽早处理上颌骨骨折。

(一)维持生命体征的平稳

对任何一处的局部创伤的早期处理,均要有全局观念。首先检查和处理全身重要器官的损伤,保障伤员的生命安全。

单纯的颌面部损伤,不会引起伤员的死亡。但只注重颌面部损伤的处理,忽略了全身性合并伤的抢救,特别是颅脑、胸、腹部、脊柱、大血管等器官的损伤,继发呼吸、循环衰竭而死亡的教训时有发生,应引以为戒。上颌骨严重骨折,大多伴发颅脑损伤,对颅脑损伤伤情的判断和及时处理应作为上颌骨骨折治疗的常规和重要内容之一。

意识障碍是颅脑损伤程度最重要的指标。一般的颌面部损伤中,大多数昏迷时间短暂,仅为轻型颅脑损伤;昏迷超过1小时者,多为中、重型颅脑损伤。

单纯性上颌骨折引起呼吸困难者较少见,程度也轻;但如果是双侧上颌骨 Le Fort Ⅲ型骨折造成颅面分离,上颌骨向下后移位,软腭随之下移,压迫舌根会厌,则可能出现较明显的上呼吸道梗阻;如有上、下颌骨联合骨折,则呼吸道梗阻更易出现,应在整个抢救过程中警惕窒息的发生,随时保持呼吸道通畅。

单纯的颌面部骨折,引起创伤性休克少见。但如果失血较多,有效血容量不足,可引起失血性休克。脑干受伤,心血管中枢功能不稳定也可能出现血液循环衰竭。

在上述几项指标均处于稳定状态后,方可进行局部处理。

(二)复位

复位是上颌骨骨折治疗中的重要内容,也是决定疗效好坏的关键之一。

1.复位的时机

在全身状况良好,生命体征基本稳定,伤员能耐受麻醉和手术的前提下,越早越好。伴软组织开裂的开放性骨折,可在清创缝合术中同时行骨折块的复位和内固定,可减少手术创伤。

2.复位的标准

形态和功能并重。既要恢复上颌牙与下颌牙之间的正常咬合关系,又要尽量做到解剖复位。在垂直向、前后向和水平向三维空间上恢复面中1/3的正常构架,恢复和重建面部外形。

3.复位的方法

复位的方法可分为手法复位、牵引复位和切开复位三大类。传统的方法是牵引复位,而切开复位以其准确的复位、良好的固定,应用越来越广。方法的选用依骨折的具体情况而定。优选的方法应达到简单、有效、稳定、安全、创伤最小。每种方法都各有其优缺点和适应证。

(1)手法复位:用手的力量使骨折段回复到正常位置。由于上颌骨附丽的肌肉力量薄弱,单纯的上颌骨骨折多数用手即可复位。尤其在骨折初期,骨折尚未发生纤维愈合时。手法复位方法简便、快捷,对软、硬组织损伤小,在局麻下甚至不用麻醉即可完成。缺点是手法复位力量有限,骨折时间较久,已有纤维连接者,常不易手法复位。对多发性骨折、粉碎性骨折,则不易使多数骨块同时复位,手法复位效果差。

(2)牵引复位:多用于手法不能完全复位者,或复位时机延误骨折已呈部分纤维愈合,不能手法复位者。面中部骨骼血供丰富,骨愈合快,在两周左右已纤维愈合,可利用橡皮筋强大而持续的牵引力使骨折段复位。根据牵引时的支撑位置可分以下几类。①颅颌牵引:先在头部制作石膏帽,并将牵引支撑杆固定在石膏帽上,金属支撑杆在面部前方的位置依牵引方向而定。在骨折的上颌牙上行单颌牙弓夹板固定,用弹性橡皮筋将上牙弓夹板与支撑杆连接,将移向内、后的上颌骨复位。②颌间牵引：在上、下颌牙列上固定带挂钩的牙弓夹板，将橡皮圈分别套在上、下颌弓杠的挂钩上。橡皮圈的方向依复位方向而定，使上颌骨复位到正常的咬合位置上。该法适用于部分或单侧上颌骨骨折。移位后的上下牙呈反𬌗者，由于上颌牙与下牙之间有一定的超𬌗关系，颌间牵引需与颅颌牵引配合，方能使上颌牙复位到正常超𬌗位置；颅颌牵引使上颌骨大致复位后，精确的复位调整也需要配合颌间牵引，使上颌牙精确复位到正常的咬合关系位，二者常配合使用。

(3) 切开复位：手法复位和牵引复位比较适用于上颌骨单纯性骨折。对一分为二的上颌骨下份骨折段，可以用手或弓杠夹板复位。但上颌骨骨折，有相当多的是多骨折线的多发性骨折，或粉碎性骨折。累及面中 1/3 的多个骨骼，如颧骨、颧弓、眶周及鼻骨、筛骨，这些受累骨骼远离口腔，错位后不能通过移动上颌牙齿来移动错位的骨折段。必须切开软组织，暴露骨骼，使骨折段直接显露，并在直视下对骨折片一块一块地拼对，并立即进行微夹板固定，使之达到精确的解剖学复位，重塑面部原有外形，使面中 1/3 的骨折做到形态和功能的完全恢复。开放复位、微型夹板内固定技术的广泛应用，使面中部多发性骨折和粉碎性骨折的治疗效果得到了长足的进步，使面中部多发性复合骨折的治疗取得了突破性进展。切开复位、微型夹板内固定治疗，是面中部复合骨折和粉碎性骨折的首选治疗方案。

(三) 固定

1. 非开放复位后的固定

(1) 单颌牙弓夹板固定与颌间固定：手法复位和牵引复位后，均需进行骨折段固定。常用的固定方法为上颌牙单颌牙弓夹板固定或上、下颌之间的颌间固定。

单颌牙弓夹板固定仅适用无明显移位或手法易复位的单侧上颌骨或牙槽突骨折。在复位后，将骨折块上的牙与上颌其他部位牙用牙弓夹板连接成一整体，以限制骨块活动。

颌间固定指在上、下颌牙弓上分别放置牙弓夹板，在上颌骨折处断开夹板，利用下颌骨作支持点，对位牵拉，达到上颌骨的复位固定。

以上两种固定均需借助上、下颌骨上的牙作固位体，必须有较整齐而且牢固的牙列方能获得稳定的固位。如果患者为儿童，且处于乳牙期或乳恒牙交替期，乳牙牙冠短而圆，不易放置牙弓弓杠，换牙期的乳牙松动，不能获得稳定的固位；老年人牙列部分缺失者，余留牙数目少，弓杠放置不牢，牵拉力由少数牙承担，容易导致余牙牙周受损而松动；上颌外伤多系直接暴力，常伴牙齿损伤，牙折断、松动，甚至脱落，部分牙列缺失也较多见。牙周病患者多数牙松动，也不能承受颌间牵引。牙弓夹板固定，需要牙齿具有较好的条件。

颌间牵引固定还有一个最大的缺点就是伤者不能张口，不能进半流质或普食；不能进行正常的语言交流。在长达 4 周以上的固定期间，社会交际和日常生活均将受到很大的影响。另外，牙弓夹板固定后，口腔清洁困难，食物容易堆积在弓杠周围的间隙内，大多数患者常出现不同程度的牙龈炎症。

(2) 颅颌固定：利用头颅部固定上颌骨。先在头部制作石膏帽，并在制作石膏帽时预置牵引、固位用的金属支架。在上颌骨复位后，再用直径 0.5 mm 左右的不锈钢丝连接支架与上颌牙弓夹板进行固定。钢丝的方向要能对抗上颌骨折段移位的倾向。有时，钢丝需穿过面颊部进行固定。

石膏帽的制作：用一弹性线套套于头部面上 1/3 处，并在额部及枕部骨隆突处加垫薄棉垫，将石膏绷带（成品或临时制作，在普通纱布绷带上均匀撒布薄层石膏后，松松卷起即可）置于水中。浸透后即水平缠绕头部。下缘平眉弓、耳根部及枕骨粗隆稍下方(如果在枕部骨突下方太多,则倒凹大,石膏帽凝固后很难从头部取下),上缘露出头顶。绷带缠绕5层左右,预置金属支架。支架的位置可根据牵引方向而定。支架基部应制作固位形,如矩形等,并有一定的曲度,使之与头部外形一致。继续缠绕石膏绷带,并在支架基部局部加厚加固,以防牵引时支架松动。在石膏凝固之前,将弹性线套的上、下部分翻转至石膏帽上,再缠绕一层石膏绷带,以固定线套,迅速修整上、下缘,使之圆润平滑。过低的下缘应适当调整,以免压迫眼球及耳郭。缠绕绷带时,注意不要过松或过紧,石膏帽的直径在凝固过程中有一定程度收缩,太紧常致难以忍受的头痛,太松则固位差,将石膏绷带以自然状态展开、缠绕即可。石膏帽制作完毕后让其留在头部,凝固成形后方可取下,否则容易变形。24小时后再加力牵引,固定。

(3)金属丝组织内悬吊固定:用0.5 mm直径的不锈钢丝将活动的上颌骨折段固定在上方的骨骼上。骨骼部位必须有足够的强度,通常选择面中部骨质增厚的支撑柱作为钻孔、拴结的部位。如梨状孔边缘、眶下缘、眶外缘、额骨、颧突等部位。需在接近梨状孔的口腔前庭沟尖牙凹处或睑缘下皮肤皱褶处或眶外缘皮肤做一1.5～2.0 cm的小切口,暴露骨面并钻孔。不锈钢丝穿入骨孔后,再穿过面颊深部组织,最后与上颌牙弓夹板拴结,使下方的骨折段固定在上方骨骼上。该法仅适用于单一骨折线的上颌骨骨折,且能通过手法复位完全复位者。该固定方式固位力和稳定性有限。

(4)克氏针骨内固定:克氏针骨内固定适用于上颌骨骨折后无明显移位或易于复位者。将克氏针经皮肤钻入正常骨骼和已复位的骨折段,使二者通过克氏骨针串联成一个整体。有时,为防止骨折段的旋转或移位,可插入两根钢针。钢针插入经过的部位,必须有厚实的骨质,以保证固定的稳固性。钻入骨针时,要很熟悉骨骼的结构和解剖位置,以保证插入位置的准确性。特别是面中部骨骼大都薄而不规则,准确插入有相当的难度。克氏针法现已少用。

2.开放复位后的内固定

手术进路:冠状切口加眼睑下切口或上颌前庭沟切口,骨膜下隧道贯通法。如果是面中1/3上份的骨折复位固定,如眶内、外缘、颧弓骨折,可单纯采用冠状切口;如果是面中部中、下份的骨折,如上颌骨Le Fort Ⅱ、Ⅲ型骨折合并颧骨鼻骨骨折,可辅以眼睑下切口或口内前庭沟切口,将各切口分离达骨膜下,再由骨膜下将各切口贯通,从而获得广泛的暴露。如果是面中部开放性创口,可直接经创口进路,如果暴露不足,可辅助睑下切口或口内上颌前庭沟切口,而单纯的口内上颌前庭沟切口,即可完成上颌骨Le Fort Ⅰ型骨折、半侧牙槽突骨折、上颌正中分离骨折和部分Le Fort Ⅱ型骨折的复位和固定。总之,手术进路的确定应以暴露好、创伤小、操作方便、术后瘢痕隐蔽、不影响美观为原则。

固定部位:微型夹板应根据骨折的范围及外形选择与之相适应的夹板。螺钉常选用5～9 mm长度的短钉,应固定在面骨增厚的部位,而且要进行多点固定,以达到三维固定,方能获得良好的稳定性。微型夹板常置于面部支撑柱部位,如眶内、外、下缘、颧牙槽嵴、颧弓以及鼻底前嵴下,梨状孔两侧。

(盛卫国)

第三节 下颌骨骨折

下颌骨位于面下1/3,位置突出,易于受伤,是颌面部损伤最常见的骨损伤。下颌骨各部位骨折发生的概率因各家学者的统计资料不同,有些差别。虽然各家的资料显示的比例不尽相同,但有一点是共同的,下颌骨骨折常为多发性骨折,特别是下颌颏部和下颌体部受到暴力打击时,常伴发对侧或双侧髁突颈骨折。该处骨折多由外力经下颌骨传导后间接损伤,伤处隐蔽,容易漏诊。

一、下颌骨骨折的特点

(1)下颌骨呈马蹄形,由于弯曲的水平部(下颌体部)和两侧的垂直部(升支部)两骨段之间的角度大,当下颌骨体部外侧受到打击,容易造成下颌体与下颌角同时骨折。

(2)马蹄形的下颌骨,也使其受力后容易产生过度的屈曲而折断。

(3)下颌髁突颈是下颌骨最薄弱的部位。髁状突位于颅底关节窝内,再加上髁突颈以上包裹于关节囊内,使髁突相对固定。当下颌骨颏部正中受到向后上方的外力打击,升支向后上方移位,而髁突因颅底阻挡位置相对恒定,造成髁突与升支之间的非同步移位而致髁颈折断。当下颌颏孔区或升支部遭受侧向暴力后,升支将沿侧向力方向水平移位而髁突受关节窝阻挡,不能随之移动而折断。

(4)下颌骨是颌面部唯一能活动的骨骼,当遭受外力后,容易沿外力方向移位,而髁突受关节窝限制移位小,一个较小的打击力也容易间接造成一侧甚至双侧髁突颈的骨折。髁突颈骨折是下颌骨骨折最常见的部位之一。

(5)髁突颈骨折多因间接暴力所致。有时,下颌骨遭受直接暴力打击的部位并未造成骨折,却因力的传导造成髁突骨折。

(6)下颌骨骨折时直接损伤与间接损伤并存,呈多发性骨折,容易漏诊。

(7)下颌骨正常位置的维持依赖于升颌肌群和降颌肌群的肌力平衡,而这种平衡又依赖于下颌骨的完整性。一个完整的下颌骨,就像一根杠杆,升、降肌群作用于杠杆的不同部位而达到一个动态的平衡,使下颌骨能行使正常的开、闭口及侧方运动等功能。一旦杠杆折断,力的平衡破坏,骨折片移位将不可避免。升颌肌群包括咬肌、翼内肌、颞肌,附着于下颌升支,收缩时使下颌骨上移。降颌肌群主要是颏舌骨肌、下颌舌骨肌、二腹肌前腹,附着于下颌体部,收缩时下降下颌。

(8)下颌骨体上的牙,在骨折后绝大多数均随骨折段移位而致程度不同的咬合紊乱,大多数错殆将严重影响伤者的咀嚼效率。部分伤者因后牙早接触,前牙开殆而不能闭口,因此语言、吞咽均受影响。

二、下颌骨骨折的临床表现

下颌骨骨折除有一般外伤骨折所具有的软组织肿胀,创口疼痛、出血,骨折段移位和功能障碍外,由于其解剖生理的特点,临床表现也有其特殊性。

(一)咬合错乱

咬合错乱是颌骨骨折最常见、最明显的症状,是判断有无骨折及骨折移位的重要依据,也是颌骨骨折治疗的主要内容之一。

咬合错乱是下颌骨骨折后,下颌体错位的结果。各部位骨折段的移位不同,随之引起的咬合错乱也不同。

(二)骨折段移位

下颌骨处于一种悬空状态,颌骨的位置受颌骨肌群的牵拉,处于一种动态平衡。骨折后,下颌骨的完整性遭受破坏,肌力平衡打破,必然导致下颌骨骨折段的移位。

如上所述,下颌骨骨折段的移位受以下几个因素的影响:①最主要是受肌肉收缩牵拉移位。骨折部位不同,附着的肌肉不同,移位的方向也不同。②骨折线的倾斜方向有时可阻挡骨段移位。③骨折段上牙的存在尤其是对颌牙有咬合者,可减少殆向移位。总之,各部位骨段移位有其规律性、相似性,同时又受其他诸因素的影响而有所不同。应结合临床检查和特殊检查,具体问题具体分析。

1.正中颏部骨折

颏部指之间的下颌骨体。此区有两个薄弱点:①正中联合是两侧下颌骨体在正中线上的结合部。②尖牙区因尖牙根长,致使该区骨质相对薄弱,容易在上述两个部位呈线性骨折。颏部是下颌骨的最前部,也是最突出部,极易受到撞击发生粉碎性骨折。

颏部骨折常见:①单发的正中联合部线性骨折,由于骨折线两侧的肌肉牵引力对等,方向相反,常无明显移位。②颏部双线骨折,正中骨折段受颏舌肌的牵引向后下移位,舌随之后缩,但正中骨折段多呈梯形,舌侧窄,唇侧宽,后退受到一定限制。③颏部粉碎性骨折,舌后坠明显。加之粉碎性骨折创伤大,可能存在的口底血肿会加重舌及口底组织后缩,而且,两侧骨折段受下颌舌骨肌牵拉向中线移位,牙弓变窄,口底组织挤向后方,故此型骨折极易引起上呼吸道梗阻,呼吸困难,甚至窒息。

2.颏孔区骨折

颏孔多位于根尖下方,一般把之间的下颌骨体称为颏孔区。颏孔区骨折的移位情况,可代表尖牙区、前磨牙区和磨牙区下颌体骨折的移位情况。该部位骨折移位,除受肌肉牵拉外,还与骨折线的倾斜度有关。下颌体部骨折线,多数是由下颌下缘斜向上、前,由舌侧骨皮质斜向前外。

短骨折段由升颌肌群的牵拉向上移位,并受附着于内斜线后份的下颌舌骨肌牵拉向内移位,并在升颌肌群等诸肌的合力下,发生轻度内旋;长骨折段则主要受降颌肌群的牵拉向下、后移位,健侧下颌舌骨肌还牵拉骨折段略偏向患侧,造成患侧后牙早接触。前牙开殆。水平向也有错殆、有明显的咬合错乱。但如果骨折线从舌侧斜向前外侧,则水平向移位不明显;骨折线由上后斜向下前,则垂直向移位不明显。双侧下颌体骨折,移位情况同双侧颏部骨折,多有明显舌后坠和呼吸困难。

3.下颌角部骨折

单纯的下颌角部骨折,骨折线多由角部斜向前上,如果骨折线在咬肌和翼内肌附着区内,则多不发生移位;当骨折线在咬肌前缘,则有明显移位。短骨折段受升颌肌群牵拉向上前,长骨折段被降颌肌群拉向下后,向前的升支与下颌体部分重叠,压迫下牙槽神经血管束,伤者多有下唇麻木的症状。

4.髁突骨折

髁突骨折以髁突颈部骨折多见。折断的髁突被翼外肌拉向前内,位于颞下区较深的部位;下颌升支受升颌肌群的牵拉向上,出现典型的咬合紊乱;单侧髁突颈骨折时,患侧后牙早接触,前牙及健侧后牙开𬌗;双侧髁突颈骨折时,则为双侧后牙早接触,前牙开𬌗。由于髁颈骨折常伴下颌骨体部的骨折,移位情况则视具体伤情而定。

5.多发性骨折

下颌骨多发性骨折比较多见。骨折片的移位和咬合关系的改变,因骨折段的多少、部位不同而有较大的差别。对其移位判断,一般情况下是有肌肉附丽的骨折段随肌肉牵引方向移位;无肌肉附丽的骨折段,则沿暴力方向移位。当然,还要考虑骨折线方向,骨折段上牙的情况。真实的移位情况靠临床检查和三维 CT 等特殊检查综合分析。

6.喙突骨折

喙突骨折后,一般不发生移位,但因颞肌肌腱挫伤,可导致颞肌痉挛,出现张口受限。如果喙突折断,因颞肌牵拉向上移位至颞凹,移位至颞肌筋膜间隙内,骨折片在数周后可由纤维结缔组织包裹,不会妨碍功能,可不处理。如果骨折片大,且明显侧方移位,可影响张口功能。经口内下颌升支前缘切开,取出骨折片,或将骨折片复位,骨内固定。

(三)下颌骨活动异常

下颌运动是整体运动,骨折后,则出现分段活动,即所谓的假关节活动。断端两侧的下颌骨、牙弓动度不一致,发生相对运动。

(四)张口受限

多因下颌运动时骨折断端摩擦而剧痛,咀嚼肌运动失调和反射性痉挛、颞颌关节创伤等,使下颌活动受限,不能张口,影响语言、进食和吞咽。

(五)呼吸困难

见于下颌体粉碎性骨折和双侧下颌体骨折,舌体、口底后坠出现呼吸困难。

(六)下唇麻木

下颌骨内有下牙槽神经,骨折断端的移位、摩擦或重叠,均可能压迫、损伤神经,出现患侧下唇麻木。

四、咬合错乱及治疗

上、下颌牙在三维空间上的位置关系是口颌系统在长期的咀嚼过程中形成和不断完善的结果。上、下颌骨固有的位置关系是正确的咬合关系的解剖学基础。下颌骨升颌肌群和降颌肌群在下颌骨静止状态和运动过程中受神经-肌肉系统的调节、协调作用,并在长期的功能活动中,将协调的肌张力记忆下来,使下颌骨处于正常的颌位,则是正确咬合关系的生物学基础。如果颌骨骨折出现移位,附着于颌骨上的牙齿必将随之移位,上、下颌牙的尖、窝对应关系将会出现颊舌水平向、前后向和垂直向的相对位移,出现早接触、开𬌗、反𬌗、锁𬌗和其他尖、窝位置关系紊乱,以及𬌗干扰和创伤𬌗,将严重影响咀嚼等一系列功能,创伤𬌗还会进行性加重牙周创伤,所以必须在骨折后采取措施,恢复正常咬合。

咬合错乱是口腔颌面部骨折和牙脱位后最常见的症状,也是损伤治疗的主要内容,同时,也是伤后疗效的重要指标。口腔颌骨损伤后,如果出现单个牙的𬌗紊乱,多为牙脱位致单纯性的牙位改变;如果是相邻多个牙的𬌗紊乱,摇动一个牙,相邻牙同步运动,则可能是牙槽突骨折;如果一侧牙或全口牙咬合错乱,牙弓连续性中断,说明颌骨骨折并有错位。可以说,多数牙的咬合紊乱一定是颌骨骨折后错位的结果。

不同部位的骨折,因错位方向和程度不同,可出现不同的咬合紊乱。

不同程度的咬合紊乱,应采取不同的方法来纠正。损伤后立即出现的𬌗紊乱,多因牙、骨段的错位所致,牙、骨段的准确复位可以起到立竿见影的效果。颌间牵引复位和颌间固定可以保证伤后恢复良好的咬合关系。如果因为治疗上的偏差或治疗时机的延误,造成颌骨的错位愈合,轻度错位形成的轻度错𬌗,可通过调𬌗纠正错𬌗;如果再严重一点,则必须通过正畸方法,才能纠正错𬌗;如果下颌磨牙颊尖与上颌磨牙舌尖呈尖尖相对,甚至无咬合,则必须重新切断骨折处或行正颌外科手术,重建上、下颌骨的正常位置关系,方能重建正常的咬合关系。有时需根据具体伤情,综合采用上述多种方法,方能获得完善的咬合。

调𬌗是矫正轻度咬合紊乱的主要手段,简便、易行,不增加患者的痛苦,易被患者接受。

(朱　华)

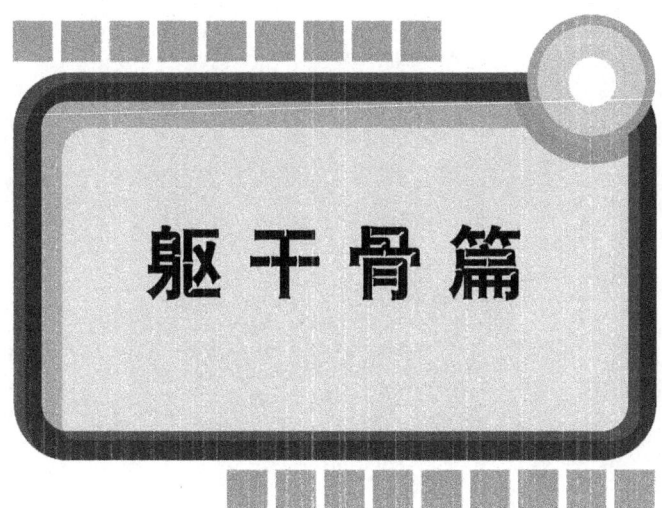

第七章 胸骨与肋骨疾病的治疗

第一节 肋软骨疾病

肋软骨疾病主要讲述 Tietze 综合征。

一、概述

Tietze 综合征是以前胸壁软骨及关节部位非化脓性肿胀疼痛为特征的良性病变,于 1921 年由 Tietze 首先描述。多见于 40 岁以下的青年人。

二、病因病理

病因尚未明确,由于本病多见于搬运重物的青壮年劳动者,推测本病可能与上肢用力操作造成的前胸壁软骨及关节的慢性损伤有关;有的患者在发病前有上呼吸道感染病史,所以病毒感染也可能是致病因素之一。种族、地理环境对发病无明显影响。

病理检查多无异常发现,偶见肋软骨肿胀、变性,并伴有软骨膜轻度炎症表现。

三、临床表现

主要临床症状是前胸壁疼痛,在此之前常有上呼吸道感染病史伴有剧烈咳嗽。发生部位多见于胸骨旁第 2、3 肋软骨,而前胸壁其他关节部位很少受累,超过 70% 的病例仅为单侧单根肋软骨病变,多发者主要涉及邻近关节软骨。疼痛程度变化较大,可为钝痛或锐痛,多位于病变所在肋软骨及相应关节附近,个别患者可放射至前胸壁,患者上肢用力外展上举、咳嗽、深呼吸、俯卧位可诱发或加重疼痛。病变肋软骨局部肿胀伴有压痛,边界不清,与皮肤无粘连,皮肤颜色多无变化,没有发热等全身感染表现。

本病属自限性疾病,病程长短不一,疼痛时轻时重,反复发作,从几周到数月不等。受累的肋软骨随疼痛减轻肿胀可逐渐消退,但也有疼痛虽已消退,而肋软骨持续肿大者。

常规化验检查正常,X 线检查多无异常,偶见肋软骨钙化,但不是本病的特征,可用于排除胸壁结核、肋骨骨髓炎、肋软骨恶性肿瘤等。放射性核素扫描也没有特异性。超声显像可见肋软骨不同程度增粗,表面回声减弱,弧线状强回声带消失,边缘部界限显示不清等表现,可能对诊断有帮助。

四、诊断标准

有相应肋软骨的疼痛肿大,并排除其他肋软骨疾病后可以确诊。鉴别诊断包括风湿性关节炎、化脓性关节炎、肿瘤及复发性多软骨炎等,个别病例容易误诊为冠状动脉硬化性心脏病、食管炎、支气管炎等,需注意鉴别。

五、鉴别诊断

非化脓性肋软骨炎是前胸壁软骨及关节部位的非特异性炎症,主要表现为胸部疼痛,与Tietze综合征相似,但不伴有肋软骨的肿大,两者之间的关系还不明确,主要是临床表现的区别,详见表7-1。

表7-1 Tietze综合征与非化脓性肋软骨炎鉴别

鉴别点	Tietze综合征	非化脓性肋软骨炎
发病情况	少见	常见
年龄分布	40岁以下青年人	多超过40岁
病变范围	单侧单根肋软骨病多发病变占70%	多发病变占90%
好发部位	第2,3肋软骨	第2~5肋软骨
病变局部肿大	有	无

六、治疗方法

本病有自限性,治疗主要针对疼痛症状,可以局部理疗、口服非甾体类抗炎药、激素或利多卡因局部封闭等,如无缓解可行肋间神经阻滞,中医中药对于缓解症状也有一定效果。同时应注意劳动保护,减少复发。

(潘朝晖)

第二节 胸肋锁骨肥大

一、概述

胸肋锁骨肥大(sternocostoclavicular hyperos tosis,SCCH)是一种原因不明的骨慢性炎症性疾病,主要累及前胸壁,表现为骨局部代谢障碍,可合并有其它部位的骨关节及皮肤病变。本病还有其他的名称,如关节骨炎合并手足脓疱疮、痤疮相关性脊椎关节病、获得性骨肥大综合征等。发生在儿童及青年人的被称为慢性复发性多发性骨髓炎(chronic recurrent multifocal osteomyelitis,CRMO),有人将SCCH和3种皮肤病(即严重痤疮,化脓性汗腺炎,头皮蜂窝织炎)共同称为SAPHO综合征(synovitis acne pustulosis hyperostosis osteitis syndrome),即滑膜炎、痤疮、脓疱疹、骨肥厚、骨炎综合征。SCCH是一种相对少见的疾病,在1968年由Kato等人首先报道。本病以日本及西欧报道较多,国内仅为个案报道。

二、病因病理

本病患者类风湿因子阴性,除前胸壁病变外,多累及骶髂关节和韧带附着点,HLA-B27 的阳性率约为 30%,故多数学者认为是自身免疫性疾病,属于血清阴性脊椎关节病。另有人怀疑扁桃体炎是致病因素之一,循环免疫复合物、环境因素、前列腺素可能也起了一定作用,但确切病因还不清楚。

病理检查示病变区无菌性骨炎和关节炎。表现为反应性增生性骨小梁,伴骨髓纤维化和新骨形成。可伴有轻度肉芽组织增生和炎细胞浸润等慢性炎症改变,无特征性。

三、临床表现

本病在青少年平均发病年龄 9~14 岁,成人始发年龄多在 40~60 岁,男多于女。本病病程为慢性,间断性发作和缓解,可迁延多年。主要表现为对称性前上胸壁隆起伴压痛,有时可出现邻近血管、神经压迫症状,如压迫锁骨下静脉导致闭塞可出现上肢充血水肿,压迫神经可致上肢疼痛。还常同时累及骶髂关节(多为单侧)、脊椎(胸椎多见)、四肢及周围关节(下肢长骨干骺端,如股骨远端和胫骨近端)、下颌骨和耻骨,致受累关节处肿痛,并有活动受限。约 2/3 的患者伴有皮肤病变,包括脓疱疮和重度痤疮,特征性病变为手足脓疱疮,表现为双手足掌面白色皮疹,突出皮面,米粒大小,局部有脱皮,7~10 天结痂脱落,还可伴有脓疱性牛皮癣、聚合性痤疮等。有些患者的皮肤病变与骨病变同时出现,但有些患者的皮肤病变早于骨病变或晚于骨病变 2~3 年,甚至两者相差 10 年。骨关节病变可累及中轴骨和外周骨。成人最常累及锁骨内段、胸骨上段、第一肋软骨,部分患者可累及双侧肩胛骨及第二肋骨,其次是脊柱、骨盆、长骨。儿童最易累及下肢长骨干骺端。

(一)实验室检查

实验室检查无特征性表现,血沉、白细胞计数、C 反应蛋白、碱性磷酸酶、免疫球蛋白可正常或轻、中度升高。抗核抗体、类风湿因子多为阴性,血钙、磷在正常范围。约 30% 患者 HLA-B27 为阳性。骨密度检查可呈现骨质疏松改变。血和皮肤病变处细菌培养多数为阴性。

(二)X 线检查

前上胸壁的 X 线表现最有特征性。早期可正常或肋锁、胸肋韧带有轻微骨化,软组织肿胀。随病情进展,特征性改变为:双侧锁骨中内段、胸骨上段、双侧第一前肋及肋软骨均明显增粗,密度增高,骨小梁结构消失,边缘毛糙,皮质髓腔界限消失;双侧胸锁关节、胸骨与第一前肋、锁骨与第一前肋各关节间隙变窄,甚至发生骨性融合;胸锁区上部肋软骨明显骨化。随病情进展,病变范围逐渐扩大,可合并有病理性骨折。如累及脊柱、骨盆、长骨,则表现为受累骨增粗、硬化,髓腔变窄,有些出现骨质破坏,肌腱韧带附着处新骨形成,受累关节侵蚀破坏,间隙变窄甚至消失。

在 X 线正常时 CT 检查就可能发现典型的硬化骨小梁,并可发现早期的胸肋锁骨肥厚和软组织增厚,还可提示潜在的血管神经压迫。

(三)MRI 检查

MRI 检查在脊柱受累的患者可发现局限性或弥漫性骨髓长 T_1、长 T_2 异常信号,椎旁软组织肿胀,椎间盘短 T_2 异常信号,提示椎体骨炎和椎间盘炎。

(四)放射性核素检查

放射性核素检查(^{99}Tc 骨闪烁照相术)最敏感,显示胸肋锁骨区"牛头状"核素异常聚集。

四、诊断与鉴别诊断

(一)诊断

对典型病例诊断不难。对不典型病例应注意检查皮肤病变,必要时核素扫描,有助于发现无明显症状的病灶,特别是发现胸肋锁骨区的病灶。

(二)鉴别诊断

本病需要和多种疾病鉴别,鉴别诊断包括慢性低毒力感染、弥漫性特发性骨质增生症(DISH)、其他血清阴性脊椎关节病、类风湿关节炎、锁骨致密性骨炎、锁骨硬化性骨髓炎等。

1. 与慢性低毒力感染相鉴别

慢性低毒力感染一般无对称性分布的特点,不伴有特征性皮肤病变,必要时需进行活检和细菌培养进行鉴别。

2. 与弥漫性特发性骨质增生症(DISH)相鉴别

由于长期慢性炎症和反应性骨质增生可形成骨桥,故本病的脊柱病变在临床上与 DISH 相似,但 DISH 不常累及前胸壁,不累及关节,无皮肤病变。

3. 与其他血清阴性脊椎关节病相鉴别

其他血清阴性脊椎关节病与本病相似,特别是银屑病关节炎和强直性脊柱炎。但其他血清阴性脊椎关节病较少累及前上胸壁,无明显的胸肋锁骨增粗硬化,没有脓疱疮或痤疮等特征性皮肤病。

4. 与类风湿关节炎相鉴别

外周关节破坏时应与类风湿关节炎鉴别。本病类风湿因子阴性,手足小关节受累相对较少,有特征性皮肤病,与类风湿关节炎不同。

5. 与锁骨致密性骨炎相鉴别

锁骨致密性骨炎的临床表现可与本病相似,但病理改变和 X 线表现则有区别,锁骨致密性骨炎多见于育龄晚期妇女,其病理改变属无菌性坏死并与外伤有关,X 线表现为锁骨致密硬化,有时可见小碎骨片,在修复过程中可出现骨破坏,晚期尚有骨体均匀性增大,但锁骨外形正常,胸锁关节不变窄,胸骨不受累。

6. 与锁骨硬化型骨髓炎相鉴别

锁骨硬化型骨髓炎多为单侧发病,可有发热、白细胞升高、病变区骨硬化、髓腔消失等表现,但相邻肋骨、胸骨正常。

五、治疗方法

对于胸锁关节区域的疼痛治疗主要依赖于非甾体类抗炎药物、皮质类固醇和起缓解作用的抗风湿病药物,如甲氨蝶呤、柳氮磺吡啶等,对疼痛有一定缓解作用。有报道应用二碳磷酸盐化合物,如氨羟二磷酸二钠和伊班磷酸盐,治疗局部骨吸收及骨炎取得了较好的疗效,用法为首次 ibandronate 4 mg 静脉滴入,随后每 3 个月 2 mg,共 1 年,同时口服钙 1 000 μg/d,维生素 D 1 000 U/d,共 3 年,疼痛在半个月到 3 个月开始缓解,同时可缩小骨质化肿物的范围。对于病情顽固的重症患者可外科手术切除骨化的病变。

(潘朝晖)

第三节 先天性胸壁畸形

先天性胸壁畸形发生率报道并不一致,国外统计占新生儿的0.2%~2.3%,常见的为漏斗胸和鸡胸,其中以漏斗胸最多,所引起的心肺并发症也最常见。

一、概述

漏斗胸,又称胸骨凹陷,是一种先天性胸壁畸形,主要以剑突为中心的胸骨和肋软骨向后凹陷,使胸腔容积减少,不同程度地造成患儿心肺功能下降和心理障碍。其发生率国外报道多达出生活婴的1/400~1/300,男性多见,男女比例为4:1,且90%以上在1岁前就可确诊。绝大多数患儿随年龄增长凹陷逐渐加深,它不仅使小儿失去了正常胸廓的形态美,而且还因挤压心肺造成心肺功能障碍,对较大儿童的心理发育也产生一定影响。漏斗胸的手术治疗占先天性胸壁畸形手术的95%。

二、病因病理

有关此畸形的病因学理论包括呼吸道梗阻、膈肌的功能性异常、胸肋骨发育异常及生长不均衡、佝偻病等。本病往往在婴幼儿时期症状即已明显且常有家族史,故认为可能与遗传因素有关。

最近有研究表明漏斗胸患儿的肋软骨胶原分布、排列与组成异常造成了肋软骨生物力学性能下降,可能与漏斗胸的形成有关。

三、临床表现

漏斗胸婴儿或幼儿可以无症状。主要症状包括气短、乏力、心悸、胸痛,多在运动后出现,也可以在休息时出现,还可以伴有进食减少,身体发育迟缓,频繁的呼吸道感染和逐渐加重的心理障碍。查体可以发现典型的前胸凹陷,呈"漏斗状"。部分患儿还伴有双肩前倾、后背弓状、腹部膨隆,称为"漏斗胸体征"。

患儿还常伴有脊柱侧凸(21.5%)、二尖瓣脱垂(18%~65%)、先天性心脏病(0.17%),以及男性乳腺发育或女性乳腺发育不良等。

国内根据前胸凹陷的范围、畸形状态,将漏斗胸分为四大临床类型。①普通型:也称常见型。胸骨下陷范围在1/3长度以上,平仰卧位时,陷窝内可盛水40~80 mL,深度为3~4 cm,"漏斗胸体征"均有不同程度的表现,临床最多见,约占80%;②广泛型:漏斗面积大而浅,多呈舟状或浅盆状,其凹陷自胸骨柄开始,直至剑突。这类患儿多数合并扁平胸,"漏斗胸体征"也较明显,临床发病约占10%;③局限型:主要是胸骨下1/3区域凹陷,漏斗小、深,胸廓、体形改变不大,对心肺功能影响较小,临床仅占10%以下;④不规则型:也叫混合型。系指以漏斗胸为主,同时合并胸壁某部位的凸起,有时和鸡胸并存,临床极少见,约占5%。以上四大类型均可伴有胸骨不同程度的旋转、双侧胸壁不对称、高低不一、肋缘外翻以及凹陷深浅的不同。

绝大多数患儿动脉血气分析的氧分压在9.3~10.7 kPa(70~80 mmHg)之间,二氧化碳分压在 4.3～4.7 kPa(32～35 mmHg)之间。重症者肺功能均受影响,常出现肺部感染。

心电图异常主要表现为右心超负荷(61.9%),还可以出现不完全右束支传导阻滞(24.6%),复极化紊乱(14.2%),电轴偏移(13.3%),心动过速(7.1%),心动过缓(2.8%),左心超负荷(1.2%)。X线表现有心脏受压移位时常合并心电图异常(73.7%)。

超声心动图测量心脏各径线常无明显异常,但心脏收缩功能有下降,表现为短轴缩短率(FS),射血分数(EF),心排血量(CO)下降,可伴有三尖瓣、二尖瓣、主动脉瓣、肺动脉瓣的轻度返流,轻度房间隔缺损,右心室肥大等。

胸部正位片可见心脏向左侧移位并伴有顺时针方向扭转,左侧位片可见胸壁凹陷伴有心脏向脊柱方向受压移位,以上表现可以在术后得到纠正。胸部CT能直观反映胸壁畸形的严重度和心肺受压的情况,Haller指数为胸壁最大横径与同平面前后径的比值,正常值为2.21～2.91,大于3.25建议手术矫正畸形。

四、诊断标准

有典型症状体征的患儿不难诊断,必要时应该通过X线及CT进行分级,同时检查其他伴发畸形。

五、治疗方法

(一)手术适应证

对于漏斗胸患者,手术能够矫正胸壁畸形,治疗心肺并发症和相关的心理障碍。手术适应证包括:①体检有明显的胸壁畸形;②有明显症状,包括心理障碍;③X线表现有心脏受压扭转;④心电图,肺功能有异常。手术多在3～7岁施行。

(二)手术的目的

手术的主要目的是矫正胸部畸形,解除畸形胸壁对内脏的压迫,治疗并发症。术前应对胸壁畸形的严重度,心肺功能,周围软组织及关节的情况进行评估,选择合理的手术方式,减少并发症的发生。现常用的手术方式有胸骨抬举及其改良术式(Ravitch手术),经典胸骨抬举术包括肋软骨切除、胸骨截骨、肋软骨膜覆盖缝合等几个关键步骤。术后主要是对医源性连枷胸的处理,包括镇痛和呼吸支持。并发症包括伤口血肿、裂开、感染、血胸、气胸、肺炎、肺不张等。

(三)常见手术类型

1.胸腔镜胸骨抬举术

胸腔镜胸骨抬举术(NUSS手术)是近些年开展的微创术式,通过胸腔镜置入金属支架恢复胸壁正常形态。术后主要防止金属支架移位、脱出、断裂、继发感染及损伤周围脏器。金属支架应于2年后取出,部分患者手术失败可改行经典胸骨抬举术。与经典胸骨抬举术比较有手术时间短、出血少、恢复快、美观等优点,但需手术取内固定物,国内统计并发症的发生率为6%,所以应根据具体情况选择术式。

2.其他手术类型

如胸骨翻转术(包括带血管蒂、带腹直肌翻转),因手术创伤大、出血多、胸壁欠稳定、并发症较多(术中乳内血管损伤、胸膜破损、肺炎、肺不张等),矫形效果不理想,故国内已很少采用。

(潘朝晖)

第八章 脊柱疾病的治疗

第一节 先天性脊柱裂

一、定义

脊柱裂是棘突及椎板的先天性缺损,如脊柱裂只是累及骨骼,称为隐性脊柱裂,如同时伴有脊膜或脊髓膨出,则称为显性(囊性)脊柱裂,以前者居多。畸形可局限于一个椎体,也可以同时累及几个椎体,严重者数节腰骶椎椎板开裂。

二、诊断依据

(一)病史

1.无明显神经症状期

脊髓受牵拉较轻,患者下肢无感觉运动障碍,有的仅表现为腰痛,显性脊柱裂仅表现为腰骶部的包块。

2.神经损害期

随着生长发育,局部粘连,脊髓生长慢于脊柱,则脊髓受到牵拉,或者成人突然受到弯腰暴力,导致神经突然受牵拉,则出现下肢不同程度的感觉运动障碍及大小便功能障碍。

(二)症状和体征

显性脊柱裂的患儿于出生后即见在脊椎后纵轴线上有囊性包块突起,呈圆形或椭圆形,大小不等,有的有细颈或蒂,有的基底部较大无颈。包块常随年龄增大,表面皮肤或正常,或菲薄易破,有的菲薄呈半透明膜状,如囊内为脑脊液,用手电筒照之透光,如囊内有脊髓、神经组织等,用手电照之不透光或可见到囊内组织阴影。患儿啼哭时则包块张力高,安静时背部包块软且张力不高,于包块根部能触摸到骨缺损的边缘,说明囊肿与椎管内沟通。X线照片显示椎管扩大,棘突及椎板缺损。如患儿安静状态时,包块张力高,前囟隆起,则可能同时伴发脑积水征。

脊髓脊膜膨出均有不同程度神经系统症状和体征,仔细检查可发现患儿下肢无力或足畸形,用针刺患儿下肢或足,无反应或反应微弱,患儿稍大些即可发现大小便失禁,重者双下肢呈完全弛缓性瘫痪。

脊髓外露生后即可看到,局部无包块,有脑脊液漏出,常并有严重神经功能障碍,不能存活。

隐性脊柱裂在背部虽没有包块,但病区皮肤上常有片状多毛区或细软毫毛,或有片状血管痣等。有的病区皮肤颜色甚浓,或棕色,或黑色,或红色,有时在脊椎轴上可见潜毛孔,有的实为一窦道口,压之有黏液或豆渣样分泌物挤出来,椎管内多存在着皮样或上皮样肿瘤。隐性脊柱裂可引起腰痛、遗尿、下肢无力或下肢神经痛,但是大多数无任何症状。

(三)辅助检查

1.X线检查

一般可有以下五种表现。

(1)单侧型:椎板一侧与棘突融合,另一侧由于椎板发育不良而未与棘突融合,形成正中旁的纵形(或斜形)裂隙。

(2)浮棘型:椎骨两侧椎板均发育不全、互不融合,其间形成一条较宽之缝隙;因棘突呈游离漂浮状态,故称之为"浮棘"。两侧椎板与之有纤维膜样组织相连。

(3)吻棘型:下一椎节(多为第1骶椎)双侧椎板发育不良,棘突亦缺如;而上一椎节的棘突较长,以致当腰部后伸时,上节棘突嵌至下椎节后方裂隙中,在临床上称"吻棘"又称"嵌棘"。

(4)完全脊柱裂型:双侧椎板发育不全伴有棘突缺如,形成一长裂隙。

(5)混合型除椎裂外:尚有其他畸形,其中以椎弓不连及移型椎等多见。

2.MRI检查

(1)单纯的脊膜膨出型:以腰部和腰骶部多见,脊膜通过缺损椎板向外膨出达皮下,形成背部正中囊样肿块,其内容物除少数神经组织外,主要为脑脊液充盈。

(2)脊髓脊、膜膨出型:膨出物除脊膜外,脊髓本身亦突至囊内,见于胸腰段以上。

(3)伴有脂肪组织的脊膜(或脊膜脊髓)膨出型:即在前两型的基础上,囊内伴有数量不等的脂肪组织,较少见。

(4)脊膜脊髓囊肿膨出型:即脊髓中央管伴有积水的脊膜脊髓膨出。

(5)脊髓外翻型:即脊髓中央管完全裂开、呈外翻状暴露于体表,伴有大量脑脊液外溢,表面可形成肉芽面。此为最严重的类型,因多伴有下肢或全身其他畸形,病死率甚高。

(6)前型:指脊膜向前膨出达体腔者,临床上甚为罕见。

三、临床分类

(一)隐性脊柱裂

隐性脊柱裂最常见于腰骶部,常累及第5腰椎和第1骶椎。病变区域皮肤大多正常,少数显示色素沉着、毛细血管扩张、皮肤凹陷、局部多毛现象。在婴幼儿多不出现明显症状;在逐渐成长过程中,如果发现排尿有异于同龄正常小儿,或到学龄时夜间依然经常遗尿,则应考虑到可能为脊髓受到终丝牵拉紧张所致。成年人的隐性脊柱裂,多数病例无症状,仅在X线平片检查时偶然发现。少数病例有遗尿,腰腿痛病史。但是由于脊柱裂部位椎管内可能存在着各种病理改变,如瘢痕、粘连或合并脂肪瘤等,致使脊髓和神经根受压或牵扯,伴有神经系统症状,多表现为不同程度的腰痛、肌萎缩。马蹄足畸形及大小便功能障碍等。

(二)显性(囊性)脊柱裂

显性(囊性)脊柱裂多发生于脊柱背面中线部位,少数病变偏于一侧。根据膨出物与神经、脊髓组织的病理关系可分为:脊膜膨出、脊髓脊膜膨出和脊髓膨出。

四、治疗

(一)非手术治疗

(1)隐性脊柱裂一般病例无须治疗,但应进行医学知识普及教育,以消除患者的紧张情绪及不良心理状态。

(2)隐性脊柱裂症状轻微者,应强调腰背肌(或腹肌)锻炼,以增强腰部的内在平衡。

(二)手术治疗

(1)显性脊柱裂:几乎均须手术治疗,如囊壁极薄或已破,须紧急或提前手术,其他病例以生后1~3个月内手术较好,以防止囊壁破裂,病变加重。如果囊壁厚,为减少手术死亡率,患儿也可年长后(1岁半后)手术。手术目的是切除膨出囊壁,松解脊髓和神经根粘连,将膨出神经组织回纳入椎管,修补软组织缺损,避免神经组织遭到持续性牵扯而加重症状。对脊膜开口不能直接缝合时,则应翻转背侧筋膜进行修补。包扎力求严密,并在术后及拆除缝线后2~3天内采用俯卧或侧卧位,以防大小便浸湿,污染切口。对于长期排尿失常或夜间遗尿或持续神经系统症状加重的隐性脊柱裂,仔细检查后,应予以相应的手术治疗。手术的目的是切除压迫神经根的纤维和脂肪组织。在游离神经根时力求手术细致,或在显微镜下手术,可以避免神经损伤。对于出生时双下肢已完全瘫痪及大小便失禁,或尚伴有明显脑积水的脊髓脊膜膨出,手术后通常难以恢复正常。甚至加重症状或发生其他并发症。脊髓膨出的预后很差,目前尚无理想的手术疗法。患儿多于生后不久即死于感染等并发症。

(2)吻棘症伴有明显腰部后伸痛者,可行手术将棘突尖部截除之。

(3)症状严重并已影响正常工作生活者,应先做进一步检查,确定有无合并腰椎管或根管狭窄症、腰椎间盘脱(突)出症及椎弓断裂等。对有伴发以上者,应以治疗后者为主,包括手术疗法。

(4)浮棘症者不应轻易施术,单纯的浮棘切除术早期疗效多欠满意,主要由于浮棘下方达深部的纤维组织多与硬膜囊粘连,此常是引起症状的原因。而企图切除此粘连组织多较困难,应慎重。一般在切除浮棘之同时,将黄韧带切开,并翻向两侧。

(三)药物治疗

1.中药治疗

术后早期应用愈瘫1号,中期应用愈瘫2号。

2.西药治疗

术后应用脱水剂和能通过血-脑脊液屏障的抗生素(磺胺类和三代头孢),有明显神经症状的应用神经营养剂与激素等药物。

(四)康复治疗

一般负重骨性结构破坏不大,术后3周下地活动。针刺、电疗辅助肌肉功能恢复。

五、疗效评定标准

(1)优:栓系解除,脊髓脊膜膨出修复,下肢感觉运动、大小便功能正常。

(2)良:栓系解除,脊髓脊膜膨出修复,下肢感觉运动、大小便功能基本正常。

(3)可:栓系解除,脊髓脊膜膨出修复,下肢感觉运动基本正常、大小便功能明显受限。

(4)差:栓系解除,脊髓脊膜膨出修复,下肢感觉运动、大小便功能明显受限。 **(曹启斌)**

第二节 上颈椎损伤

上颈椎损伤包括颈枕部、寰枢椎部位的损伤。尽管大多数致死性的脊柱损伤都发生在颈枕部,但由于该区域椎管容积大,脊髓所占容积相对较小,所以有幸能送到医院的患者如果有神经损伤也是轻度的。正由于神经损伤较轻,所以容易被漏诊。因此,对有头面部损伤及颈部软组织损伤的患者要注意排除上颈椎损伤。另外,上颈椎损伤常伴有相应脊柱的骨折。

一、枕骨髁损伤

枕骨髁骨折临床较少见,而且常常被遗漏。这种骨折可以是单独的,也可合并寰枕、寰齿关节或其他颈椎损伤。

(一)损伤机制

常由于高速减速伤所致,儿童极少见,多见于18~80岁。可以合并或不合并旋转、前后或侧方撕脱力。

(二)临床诊断

症状较轻者可以没有神经损伤,常常诉上颈部有明显的不适并有活动受限,可以直接损伤到第Ⅵ(展神经)、Ⅸ(舌咽神经)、Ⅻ(舌下神经)对脑神经或累及脑干腹侧。还可表现为椎基底动脉供血不足的症状,如:眩晕、恶心、呕吐和耳鸣等。症状严重者可以表现为完全性四肢瘫并有呼吸障碍。

(三)影像学诊断

由于面部解剖结构的遮挡,X线平片常常难以发现。如果患者伤后出现上述症状则应该怀疑枕骨髁损伤。穿过颌窦的寰枕关节前后位X线片可观察到该病变区域,寰枕部高分辨CT扫描,特别是三维CT重建,可清晰显示枕骨髁骨折形态及移位的程度,翼状韧带损伤可作为枕骨髁骨折可靠的影像学依据。MRI不仅能反映韧带的损伤,还有助于脑干、脊髓及椎动脉损伤的诊断。

(四)损伤分类

根据Anderson分类法可将枕骨髁损伤分为3型(图8-1)。Ⅰ型:枕骨髁粉碎性骨折,但没有或仅有轻微移位,常由轴向暴力所致;Ⅱ型:枕骨髁骨折波及枕骨大孔,很少发生韧带撕裂,系颅颈部直接暴力所致;Ⅲ型:是通过翼状韧带的枕骨髁撕脱骨折,由撕拉、侧屈、旋转暴力所致,该损害高度不稳定。

Tuli等又在此基础上将其分为两种类型。Ⅰ型为无移位骨折,属稳定性骨折。ⅡA型为移位骨折,当X线片无不稳征象时为稳定性骨折,如X线片显示有不稳征象时为不稳定性骨折,属ⅡB型。另外,贾连顺等又根据骨折特点将其分为两种类型。Ⅰ型为附着于枕髁部的翼状韧带牵拉导致的撕脱骨折。Ⅱ型承受纵轴暴力所致的压缩骨折(图8-2)。

(五)治疗原则

Anderson Ⅰ型及Ⅱ型枕骨髁骨折属稳定性骨折,用颈围外固定2~3个月,3个月时拍摄颈椎过伸、过屈侧位X线片,以排除韧带损伤所致的慢性不稳。Ⅲ型为高度不稳定性损伤,须尽早应用外固定,Halo-vest架或硬质颈围领,并密切随访,以防止损伤后寰枕脱位。枕骨髁骨折很少需要手术治疗者,除非存在脑干压迫症状或显著失稳。泊子博加等1992年报道了该类损伤患者34例,均有脑干和椎动脉受压症状,因而做了枕骨大孔减压和寰椎后弓切除以减轻脑干受压症状。

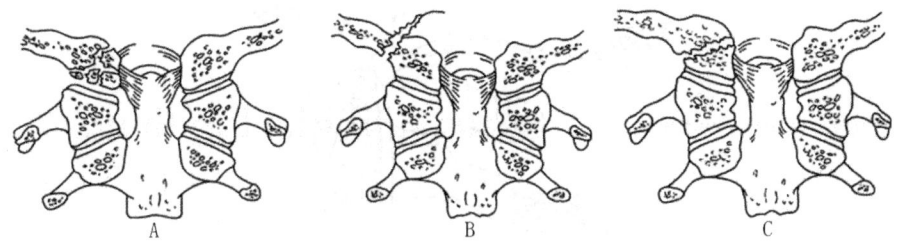

图 8-1 枕骨髁损伤的 Anderson 分类

A.枕骨粉碎性骨折;B.枕骨线形骨折延伸到髁部;C.枕骨翼状韧带撕脱骨折

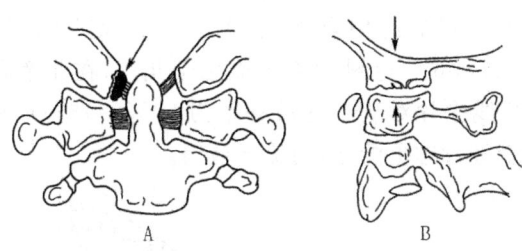

图 8-2 枕骨髁损伤的贾连顺分类

A.枕骨撕脱骨折;B.枕骨压缩骨折

二、寰枕部损伤

近年来,寰枕关节脱位或半脱位的临床文献报道增多,大多为儿童。多数患者在随访时,仍遗留明显的神经症状。据报道,幸存患者的1/3经历过漏诊。这一部位的骨性及韧带稳定结构包括寰枕关节囊和枕骨髁下关节面和寰椎侧块上关节面形成的关节。对称的翼状韧带附着在齿突和颅底枕骨大孔前缘,将枕部稳定在上颈椎,这一韧带为侧屈和轴向旋转时的稳定成分。

（一）损伤机制

寰枕部损伤机制为过伸损伤和轴向损伤,另有学者报道旋转暴力或伴有侧屈为损伤的主要原因。

（二）临床诊断

寰枕部损伤患者的神经症状与枕骨髁损伤类似,少数伴有高位瘫及呼吸衰竭。这一损伤幸存者,有第Ⅹ对脑神经(迷走神经)、脑干、上颈髓及颈1~3神经的损伤。颈椎过伸轴向牵张和过度旋转可导致单侧椎基底动脉系统损伤,可产生 Wallenberg 综合征,表现为第Ⅴ、Ⅸ、Ⅹ、Ⅺ同侧脑神经运动障碍,对侧痛、温觉障碍及同侧 Horner 征。可有枕骨下区疼痛、瘀斑、昏迷或有脑干受压症状。

（三）影像学检查

颈椎 X 线片检查可见颈2椎体水平椎前软组织肿胀(>7 mm)。正常侧位 X 线片上,齿突尖应和枕骨大孔前缘一致。两者距离用 Wholey 法测量,成人为 9~10 mm,儿童为 4~6 mm (图 8-3),如果成人>15 mm 或儿童>12 mm 认为不正常。同时在屈伸位时相差应为<1 mm。枕骨大孔后下缘与齿突后上缘连线为 Wackenhoim 基线。

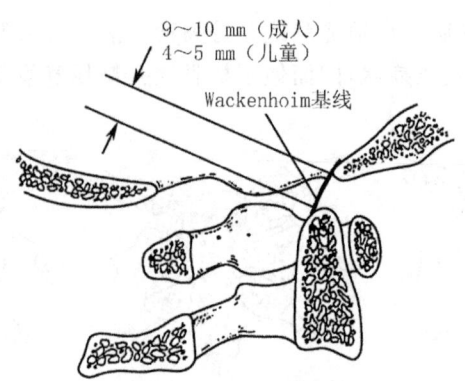

图 8-3　枕骨与上颈椎矢状面测量关系示意图

Powers 比率包括 4 个点即 B、C、O、A。BC 为颅底枕骨大孔前缘与寰椎后弓前缘中点之距，OA 为枕骨大孔后缘与寰椎前弓后缘中点之距（图 8-4）。BC/OA 为 0.77，上限为 1，如比率>1 提示有寰枕向前半脱位或脱位。这种比率不能用于儿童，在儿童向后半脱位或轴向牵张时可造成错误的阴性结果。X 线平片对寰枕的敏感率为 50%～75%。高分辨率 CT 断层或三维 CT 重建，尤其在矢状面上骨性标志更清楚，测量更精确。

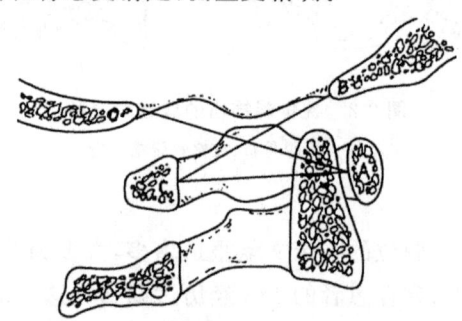

图 8-4　枕骨与寰椎的 Powers 比率示意图

（四）上颈椎失稳的诊断标准

（1）寰枕失稳：①单侧寰枕关节轴向旋转 78°；②在寰枕屈曲、过伸时寰枕移位（枕骨基底与齿突顶点的距离）>1 mm。

（2）寰枢椎失稳：①C_1、C_2 寰齿侧间距（无论在左侧或右侧）>7 mm；②单侧 C_1、C_2 轴向旋转>45°；③C_1、C_2 移位（寰齿前间隙）>4 mm（图 8-5）；④C_2 椎体后缘和 C_1 后弓间距<13 mm。

（五）损伤分类

Traynelis 等将寰枕关节损伤分为 3 型：Ⅰ型，影像学检查证实有轴向牵张；Ⅱ型，有向前半脱位或脱位；Ⅲ型，向后半脱位或脱位。

（六）治疗

寰枕部损伤很不稳定，应当立即外固定较可靠。如果有必要复位以恢复正常排列或中枢神经减压，应用 1～1.5 kg 重量牵引，不应超过 2 kg。在牵引期间进行仔细 X 线片检查，进行一系列神经系统检查，尤其是颈部周围肌肉痉挛消退以后，寰枕部将进一步不稳定。寰枕部损伤不能依靠外固定达到永久稳定，应该行颈枕融合术来达到长期稳定的目的。

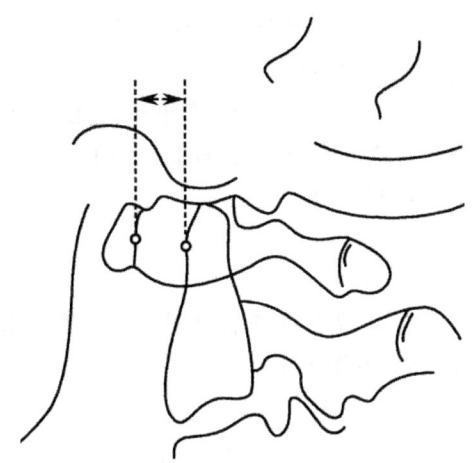

图 8-5 寰齿前间隙(AO),增大表示横韧带损伤

三、寰椎骨折

寰椎骨折由 Jefferson 等于 1920 年首次报道,亦称为 Jefferson 骨折。在颈椎损伤中,寰椎骨折占 3%~13%,而在寰椎损伤中有 5% 合并齿突损伤,C_1 和 C_2 在屈曲时主要稳定结构是横韧带。横韧带在寰椎骨折时可能断裂,这一韧带附着在寰椎侧块内结节及齿突之后,系十字韧带的一部分。横韧带向上延伸至枕骨大孔前缘,向下延伸到齿突后下方,分别称之为上十字韧带和下十字韧带。韧带的作用除了将齿突稳定在 C_1 前部外,还使齿突作为 $C_{1,2}$ 旋转的一个稳定的枢轴点。横韧带附近还有局部韧带,这些韧带起始于 C_1 侧块,向前连接到横韧带,其协助寰椎屈、伸和侧偏时能稳定在齿突之上。

(一)损伤机制

寰椎骨折多发生于车祸,其次为坠落伤和其他损伤。主要应力为轴向压缩力通过枕骨髁到寰椎两侧块,继之,也有过伸、侧向或旋转力参与。轴向压力使寰椎失去张力而在其狭窄的部位骨折。可使关节突爆裂开来。如果过伸作为源应力,那么,后弓挤压在枕骨和 C_2 后柱导致后弓骨折,常发生在较狭窄的椎动脉沟处。

(二)临床诊断

很少有神经损伤。当合并齿突骨折后移时,神经损伤发生率高。寰椎侧块的侧方移位可压迫舌咽神经(Ⅸ)、迷走神经(Ⅹ)和舌下神经(Ⅻ),也可损伤展神经(Ⅵ)和副神经(Ⅺ)。有可能损伤的外周神经有枕下神经、枕大神经。颈 1 侧块移位压迫而产生症状。大多数患者诉有枕下区不适,查体表现为上颈椎周围肌肉痉挛,颈部活动受限。

(三)影像学检查

正常情况下,上颈椎前、后位,开口位 X 线片表现为两侧块与齿突间的距离相等,两侧外缘与枢椎关节突外缘在一条直线上;侧位 X 线片表现为寰椎前结节后缘与齿突前缘即寰齿间距成人为 3 mm,这是恒定的 X 线标志。若上述参数发生变化,尤其是寰椎侧块向外滑动,则为骨折的诊断依据。同时需要注意,因颈椎过伸时枕骨撞击寰椎后弓导致椎动脉沟处单纯骨折,该骨折仅能从侧位 X 线片显示。在侧位 X 线片上测得寰齿间距>3 mm,常提示合并横韧带撕脱伤。

寰椎骨折 X 线片特点:①寰椎两侧块移位,可同时向外侧分离移位,亦可不对称的移位。移位范围 2~4 mm。②判断侧块移位应参照枢椎的棘突是否在正中,如果棘突在中央而侧块移位,表示不是因旋转而导致的侧块与齿突距离的差异。③断层摄片可了解更加详细的结构改变,如果寰椎侧块内侧有一小游离骨块,由横韧带撕脱所致。④咽后壁软组织肿胀阴影可在清晰的X线片上看到,表示该部有骨折出血的征象。

最敏感的方法是寰椎的CT断层扫描及三维CT重建,它能显示骨折块的分离状况,对确定稳定程度很有帮助。寰椎侧块内缘撕脱骨折是横韧带撕裂的征象。表明骨折不稳定。MRI对脊髓损伤的判断有意义,并能清楚地显示横韧带。

(四)损伤分类

1.Levene 分类

Levene 将寰椎损伤分为3类:Ⅰ型为双侧后弓骨折;Ⅱ型为相邻前后弓骨折,侧块浮动;Ⅲ型,寰椎骨折成3~4块的爆裂骨折(图8-6)。

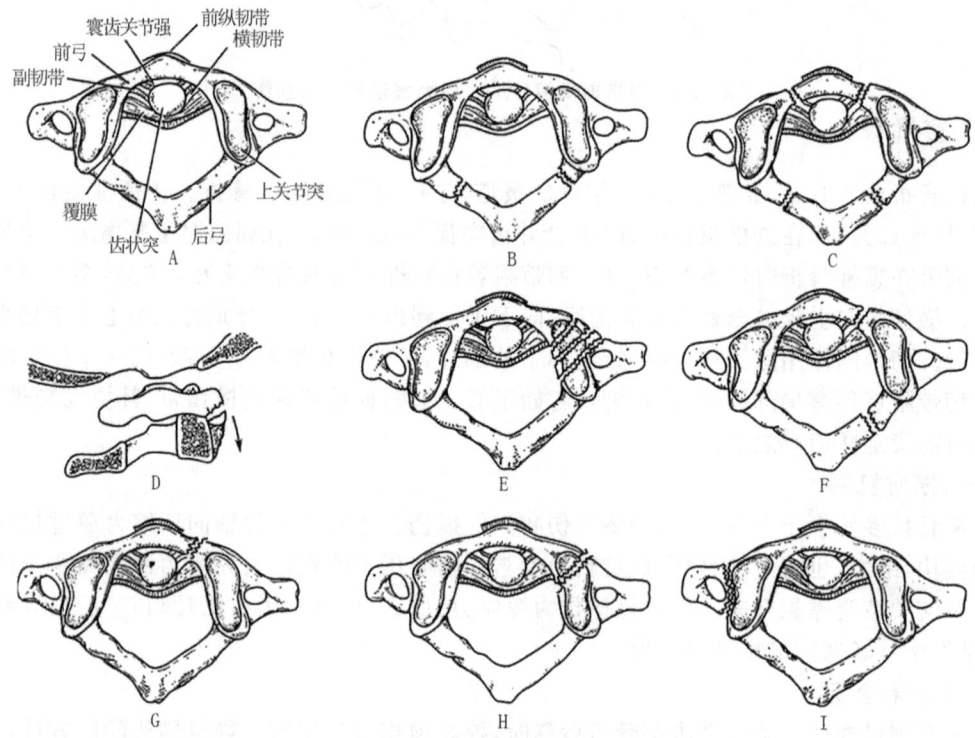

图8-6 寰椎椎体和韧带的解剖及各种损伤类型示意图

A.寰椎椎体和韧带的解剖示意图;B.双侧后弓骨折;C.前、后弓四部骨折;D.颈1前下弓的过伸撕裂骨折;E.侧块粉碎骨折;F.单侧前后弓骨折;G.单侧前弓骨折;H.单侧块骨折;I.横突骨折

2.Segal 等改良分类

Segal 等改良 Gehweiler 的5部分寰椎分类法。Ⅰ型,前弓骨折;Ⅱ型,后弓骨折;Ⅲ型,侧块骨折;Ⅳ型,4个部分爆裂骨折;Ⅴ型,横突骨折。

3.Landell 分类

Landell 将寰椎骨折分为3种类型。Ⅰ型,孤立的前弓或后弓骨折;Ⅱ型,前后弓双骨折,包括典型的 Jefferson 爆裂骨折;Ⅲ型,侧块骨折,骨折线可累及前弓或后弓,但不同时累及。

(五)治疗

非手术治疗主要有过伸位颅骨牵引、Halovest 支架固定等方法。牵引时间为3周,牵引重量3~5 kg,复位后继续固定12~20周。对伴有横韧带松弛或断裂的骨折颈围领固定6~12周,直至骨折愈合。如有必要复位,用轴向颅骨牵引,重量 4.5~13 kg,以改善骨序列。牵引维持5~8周,直至骨折块有一定的强度,然后可换用外固定架或维持牵引到临床愈合。然后,摄X线侧位、过伸、过屈位片,以确定是否遗留慢性不稳定及是否需要手术稳定。

不伴有骨膜撕脱骨折的横韧带损伤是一种具有潜在危险的损伤。多数医师认为,需要立即手术稳定,因为其具有潜在的寰枢椎失稳导致瘫痪的危险。许多学者认为,伴有横韧带、副韧带和关节环的骨膜撕脱骨折的病例,给予适当外固定至骨折愈合即可。

在伴有横韧带中段损伤(不伴撕脱骨折)或影像学证实有不稳定存在时,应予外科手术稳定。手术分为寰枢椎融合和颈枕融合两大类。

四、寰枢椎旋转脱位

寰枢关节稳定的主要韧带是横韧带,它预防了 C_1 在 C_2 上病理性前移位,并使 C_1 在齿突周围枢轴。其次,稳定 C_1、C_2 旋转的副韧带,还包括翼状韧带和关节囊。C_2 的上、下关节突处在不同的垂直面上,上关节面向前倾斜没有下关节面垂直。C_1、C_2 关节面的水平倾向有利于这个单面的旋转运动,C_1、C_2 关节脱位始发时常处在 63°~65°旋转位,在这种情况下,上颈椎管比正常狭窄 7 mm。假如,由于横韧带损伤 C_1 向前半脱位 5 mm,那么,单关节突脱位可能在 40°的旋转位上,导致椎管比正常狭窄12 mm,进一步可因椎管容积下降而出现脊髓受压损伤。椎动脉在正常旋转中很少损伤,因为其位于侧块中,但病理性或极度旋转可损伤或受到压迫而导致脑干或大脑基底部缺血。

(一)损伤机制

寰枢椎脱位的发生机制有多种学说,其中感染和创伤学说为多数学者们所接受。

炎症过程,例如上呼吸道感染、扁桃体炎、乳突炎、类风湿关节炎以及累及咽后间隙的强直性脊柱炎等,均可导致 $C_{1,2}$ 关节滑膜囊渗出和周围韧带结构无能。结果,导致寰枢关节旋转及寰齿半脱位。作用于 C_1、C_2 的异常旋转力,可来自侵犯胸锁乳突肌的肿瘤或眼或前庭功能异常所致的异常体位。不伴齿突骨折的寰枢椎后脱位可由于创伤过程中的过伸造成,尤其致寰椎横韧带、翼状韧带撕裂,形成寰枢椎半脱位。

在长期半脱位后可发生寰枢关节旋转固定,其病因可能系长期牵拉、关节囊韧带组织无力、组织瘢痕挛缩等阻止了关节的复位。也可见于长期胸锁乳突肌挛缩、关节创伤性脱位、周围韧带组织的脱位。

(二)临床诊断

病理性寰枢椎半脱位患者,常可提供有发病病史的过程。例如,有创伤的病史,近期上呼吸道感染史,主要呈"鹅颈畸形",四肢肌力轻度减退,步态不稳,巴宾斯基征阳性。若单侧向前方移位时,头部向健侧倾斜,伴有颈痛、僵直、活动受限及枕大神经痛。重者可有根性疼痛,若椎动脉受压可表现为眩晕、呕吐和视物模糊。急性发病者无颈肌或胸锁乳突肌痉挛,借此可与儿童斜颈畸形鉴别。神经症状可出现在寰枢椎失稳时,寰齿间距为 7.5 mm 或更大。在出现疼痛症状之前可表现为虚弱,尤其在不伴病理性旋转的情况下,在体检时可触及寰椎结节在咽后壁的不对称性突起。

长期旋转畸形后,可发展为扁平颅底或斜颈畸形。经长期随访发现,这种畸形经过适当治疗也可自发纠正。

(三)影像学检查

急性创伤期,在 X 线平片很难看清寰枢关节旋转畸形,因为患者的合作问题、体位问题以及软组织在骨性标志上的重叠均可使精细的骨性异常变得不清楚。这些问题均可导致延误诊断。尽管枕骨和寰椎之间在生理状态下不发生旋转运动,但在病理状态下常一起旋转。寰枢椎旋转 >50°时,C_2 棘突偏离中线,伴随着下颌和 C_2 棘突和头的偏斜均在中线的同一侧。

病理代偿的寰枢椎旋转,在前后位片上,枢椎棘突相对寰椎弓而旋转。在冠状面上看,如头向右偏斜,寰椎左侧块因向上并靠近齿突而使左寰枢间隙增大(图 8-7)。相反,右侧寰枢关节重叠,寰齿侧间距增大。

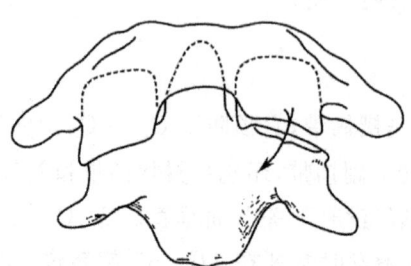

图 8-7 冠状位 C_1、C_2 脱位示意图

前后位和侧位 CT 断层片和轴位 CT 断层能更清楚诊断,不但可见到旋转,也可见到半脱位。寰枢椎的重要生理运动之一就是旋转,因而动力片包括张口位 X 线平片,寰枢平面的 CT 断层检查时,在头向一个方向旋转 15°~20°拍一次,向相反方向旋转再拍一次,以确定是否存在固定畸形。动态力学 X 线检查也有助于诊断,但不常规应用。

(四)损伤分类

旋转半脱位常以其病因学命名,为创伤性寰枢椎旋转脱位。Fielding 将长期存在固定畸形的患者根据其程度分为 4 种类型(图 8-8)。

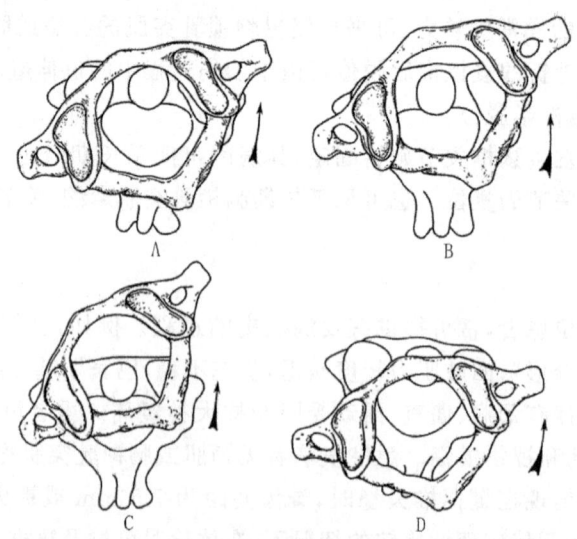

图 8-8 寰枢椎旋转性半脱位的 Fielling 分类示意图
A.一侧寰椎侧块向前旋转,另一侧向后旋转;B.寰齿前间距为 3~5 mm,寰枢椎运动超出正常范围;C.寰椎双侧关节面均向前移位,两侧块移位程度不同,寰齿前间距>5 mm;D.两侧脱位不对称

Ⅰ型：最常见，横韧带完整。大多发生于儿童在生理旋转范围内发生固定畸形，没有软组织损伤的证据，一侧寰椎侧块向前旋转，另一侧向后旋转，寰齿前间距（AO）<3 mm。

Ⅱ型：横韧带破坏。以一侧寰枢关节为旋转轴心，另一侧寰枢侧块向前旋转移位，寰齿前间距为3～5 mm，寰枢椎运动超出正常范围。

Ⅲ型：为Ⅱ型的加重状态，寰椎双侧关节面均向前移位，两侧块移位程度不同，寰齿前间距>5 mm。

Ⅳ型：常见于严重类风湿或创伤较重的患者。一侧寰椎侧块向后旋转移位，通常伴有齿突骨折，两侧脱位不对称。

(五)治疗

寰枢椎旋转半脱位的治疗有赖于其病因，是否有神经损伤、患者的年龄及症状持续时间。幸运的是大多数患者通过卧床、颈围领等治疗而治愈。如在出现症状后1周内明确诊断，即给枕颌带牵引，重量1.5～2.5 kg，并用适当的止痛剂、镇静剂。症状超过1周，未超过1个月，或经上述治疗无效，则应给予颅骨牵引，重量由年龄和体重决定。轴向牵引有助于纠正屈曲、过伸畸形；但是，对旋转畸形作用甚微。应该注意，寰枕代偿性旋转畸形，不适当的牵引可使畸形加重。儿童，通常需牵引到3 kg。成人牵引到7～8 kg。重量最大儿童可牵引到7 kg，成人可牵引到10～15 kg。一旦颈枕排列近中线，即已复位，再维持1～2周直至旋转畸形纠正。如症状持续时间短，通常在牵引24小时内即可复位，复位时患者常可听到"砰"的一声，症状立即缓解。之后，可用颈部外固定至关节囊愈合。外固定时间因复位前症状持续长短而定，一般来说，外固定应达6周，经动力学拍片证实关节的稳定性。

一些医师在全麻下复位或在咽后壁局麻下，通过张口直接顶触寰椎前弓而复位。这些复位方法虽然迅速有效，但有神经损伤的危险。

假如，半脱位合并病理性固定，寰齿间距成人>3 mm，儿童>5 mm。说明横韧带断裂，失去稳定性，需要外科手术稳定。

对于寰椎后脱位而齿突尚完整的患者，Moskorich等推荐3步复位法，较为安全有效。第1步，轴向轻重量牵引，微屈曲使得齿突进入寰椎管内；第2步，轻度牵引，并轻度后伸使齿突前面与寰椎前弓后缘接触；第3步，维持轻量牵引2 kg，然后，后路寰枢椎融合手术治疗。

假如与畸形有关的症状持续超过1个月，闭合复位和外固定成功的可能性不大，因而，许多医师予复位和后路寰枢椎融合术。一般来说，如果病史超过3个月，有失稳证据，或闭合复位失败，或复位后又复发，应行后路融合术。如融合部位不做内固定，则应继续牵引1～2个月，预防早期畸形复发。Clark等推荐骨牵引后如有病理性寰枕旋转，则应行枕骨～颈2融合术；Fielding等认为应该行寰枢椎融合。

五、齿突骨折

齿突骨折占颈椎骨折的5%～15%。男性为女性的3倍，平均年龄45岁。由于骨折骨不连发生率高，因而，许多学者研究其不愈合的危险因素。最初认为，齿突血供为血管网的末梢，因而，骨折后其近端缺血。尸体解剖和血管内注药研究均驳斥了这一假设，显示出齿突由骨内外血管网供血。Schiff等通过注射研究证明，在齿突两侧及前后均有血管上行支存在，其为颈3椎体水平椎动脉的分支，这些血管穿入齿突内并且在尖部弓形吻合。另外，供齿突及其附着韧带的动脉分支也来自颈内动脉咽后壁上升血管及数支枕动脉。

(一)损伤机制

齿突骨折时前移位比后移位多一倍。但老年患者则相反,后移位更常见。中年人齿突骨折暴力为切应力所致,多见于车祸;老年人齿突骨折暴力小,往往从站立位摔倒而发生骨折,因为骨质疏松而易于骨折。横韧带是使齿突前移的屈曲应力点,寰椎前弓则是齿突后移位的应力点。骨折部位与受伤时上颈椎作用力及当时寰椎所处的位置有关。

(二)临床诊断

齿突骨折的症状无特异性,表现为广泛的枕下区不适、颈部紧张、颈椎周围肌肉痉挛,运动范围显著受限。由于上颈椎椎管宽大,因而,神经损伤概率很小,为15%~25%。神经损伤可轻至枕大神经刺激,重到四肢瘫及脑干功能不全。老年患者一旦有神经症状则更为严重。在多发骨折死亡患者中,因齿突骨折脱位死亡者占1.8%~3.3%。

(三)影像学检查

常规X线片包括侧位(图8-9)及开口位X线片,临床上常因患者有神经症状或其他并发症,导致X线片检查无法施行。当齿突骨折开口位X线片不能很好显示时,颈椎断层位片对诊断有价值。齿突横行骨折如行CT横扫可能造成漏诊,然而,三维CT重建可提高该类疾病的诊断率(图8-10)。MRI是检查软组织的最佳手段,用以检查韧带和脊髓是否损伤,而对横韧带的完整性评估影响着治疗的选择,还可以用于诊断和随访陈旧性齿突骨折。

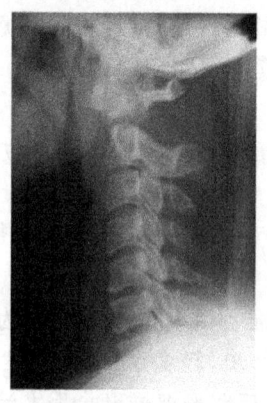

图8-9 颈椎X线侧位片示齿突骨折

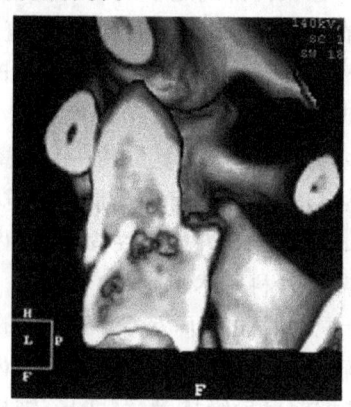

图8-10 三维CT示齿突骨折

(四)损伤分类

历史上曾经对齿突骨折有过不同的分型。

1.Schatzker分类法

Schatzker等依据骨折线位于副韧带的上方或下方,将齿突骨折分为高位齿突骨折和低位齿突骨折。

2.Aderson-D'Alonzo分类法

Aderson-D'Alonzo分类法共分为3型:Ⅰ型是一种齿突尖部的斜行撕裂骨折,由翼状韧带或齿突顶部韧带牵拉所致,较少见,多伴有寰枕及寰枢连接部位的损伤;Ⅱ型最常见,骨折发生于齿突基底部或腰部,Ⅱ型如果骨折处前后骨皮质粉碎,称为Ⅱa型;Ⅲ型为延伸到L_2椎体内的骨折,骨折线可通过颈2上关节面(图8-11)。另外,Eysel-p等根据临床治疗需要,按骨折线为水平、前上向后下、后上向前下的走向,将Ⅱ型骨折分为a、b、c三个亚型,其中c型不宜行前路螺钉固定术(图8-12)。

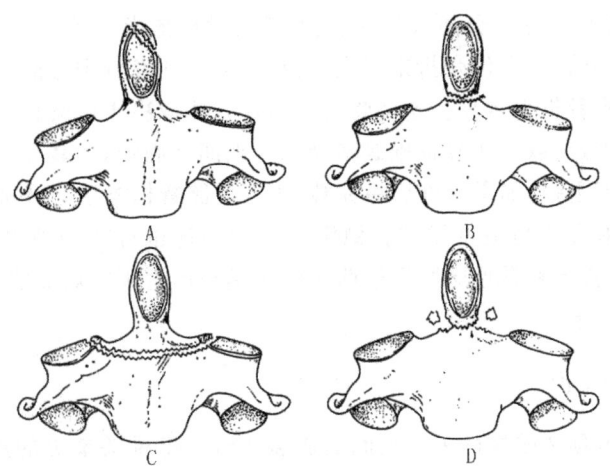

图 8-11 齿突骨折的 Aderson-D'Alonzo 分类
A.齿突尖部骨折;B.齿突腰部或基底部骨折;C.骨折线延伸到椎体内;D.前后皮质骨粉碎的骨折

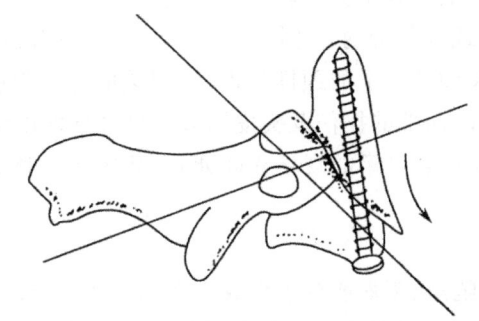

图 8-12 Eysel-p ⅡC 型骨折,不宜行前路螺钉固定术

(五)治疗

齿突骨折一旦确诊,应即给予处理,以防进一步脱位及损伤神经。应行颅骨牵引,重量应轻,2~5 kg。应予神经学和放射学观察,尤其是Ⅱ型骨折是显著寰椎分离或不稳定的标志。在急性骨折期,非手术和手术选择时要考虑患者年龄、骨折的类型、神经损伤情况、脱位方向和成角程度、是否延误治疗及复位后的稳定性。

Ⅰ型骨折:损伤在齿突后部时,应仔细分析有无寰枕失稳。如无寰枕失稳,则用颈部外固定3个月,直至动力学拍片证实骨折稳定。

Ⅱ型骨折:对齿突基底部骨折治疗方法的选择观点不一致。许多学者主张立即外科稳定;相反,另一些学者主张先闭合复位外固定直至骨折愈合,或表现出延期愈合或不愈合,这型骨折不愈合发生率可高达88%,平均33%。Ekong 等报道这类骨折年龄>55 岁、脱位>4 mm 的患者41%不愈合。Dunn 报道128 例均用 Halo-vest 架复位患者,他认为有高度危险的患者组,应早期后路融合,包括:骨折后脱位>3 mm;患者年龄>65 岁;延误诊治>7 天或不稳定骨折闭合复位后排列差者。

Ⅲ型骨折:一般愈合率高。因为,有更多的松质骨重叠,而且分离牵张的可能性很小。首先牵引4~6 周。然后,外固定4~5 个月至愈合,愈合率为78%~86%。然而,脱位>5 mm 者不愈合率达40%。

年龄<7岁的齿突骨折称骺分离,即齿突基底部与枢椎体尚未骨化的软骨板的损伤,对此类骨折应给予颈围等保护治疗,即使骨折未完全复位,在以后的发育中也能获得重塑。

齿突骨折合并寰椎骨折很常见。这类骨折的治疗方法取决于齿突骨折的类型。许多学者推荐早期前路齿突螺钉固定,以防止寰枢椎旋转受限及长期外固定,尤其在外固定3个月后骨折仍然未愈合者。Meyer等主张,如果寰椎后弓完整,则行后路寰枢椎融合及椎板下钢丝固定。

学者们认为骨折愈合才是最终目的。稳定型的骨不连也有在轻微损伤后发生脱位的危险性,由假关节运动产生肿胀和骨痂肥厚压迫前方硬膜囊和产生颈椎病症状。因而,主张对所有骨不连者均应外科手术稳定。

六、创伤性枢椎骨折

创伤性枢椎骨折由颈2椎体的关节突间的崩裂所致。枢椎关节突的形态与下颈椎不同,其上关节突向前倾斜而与下关节突不在一个矢状面上。通常枢椎骨折部位发生在上、下关节突之间的部位,不经过椎弓根,这种骨折通常称为 Hangman 骨折,即绞刑骨折。所幸的是,这个部位的骨折使骨折块分离,同一平面椎管扩大,因而,很少损伤脊髓。

创伤性枢椎骨折占急性颈椎骨折的12%~18%。14%~33%的骨折常合并颈椎其他部位的损伤,如,寰椎后弓、齿突及颈2以下的颈椎骨折,除相关的脊柱损伤外,常合并机体其他部位的损伤,包括胸腔、头颅、气管、面部的损伤及头皮撕裂。尽管枢椎创伤性骨折的幸存者很少有神经损害,25%~40%的该损伤患者在事故现场立即死亡,死因多为所并发的脊髓和相关肌肉、骨骼及内脏损伤。

(一)损伤机制

创伤性枢椎骨折通常由坠落、车祸或跳水事故产生的加速或减速损伤所致。Wood-Jones 于1912—1913年描述了因悬吊产生的致命性枢椎骨折的病因学及生物力学机制,他们分析了悬吊期间过伸牵引产生的特定位置。所幸的是,正如上面所提到的,这种损伤系加速或减速力所致,没有牵张力,因而,没有明显脊髓牵拉也不发生横切。

尸体和临床研究已明确,过伸是产生骨折的主要作用力。颈部过伸伴有颅颈部轴向压力使后部椎间关节压缩,伴有集中于枢椎关节突间的撕脱力。因而,关节突间部位常发生侧方骨折,但不对称,可能与颈椎旋转力有关。

(二)临床诊断

枢椎骨折的症状与体征和其他上颈椎损伤类似,没有特异性。沿枕大神经分布区不适,常提示头枕区可能也有损伤。

(三)影像学检查

普通X线片包括颈椎侧位X线片和过伸、过屈侧位X线片,但应注意,如果怀疑不稳定,后者检查应慎重。如果有 C_3 椎体前上缘的压缩骨折,在动力位片上呈现不稳,毫无疑问是Ⅱ型骨折。大部分Ⅰ型骨折,动力位片上可出现骨折线旁少许移位。CT特别是三维CT重建可更清楚地观察到骨折线的走向,以及骨折线累及椎板的情况。MRI检查可了解 $C_{2,3}$ 椎间盘的损伤以及前后纵韧带的完整性,另外,还可以观察到椎动脉的情况。

(四)损伤分类

1.Levine-Edwards 分类

目前,大多数学者采用 Levine-Edwards 改良的 Effendi 分类系统(图8-13)。这一分类系统描述损伤到枢椎的部位和周围软组织的结果，不但包含了损伤机制，而且描述了中间结构的解剖，并指出治疗方法。该类骨折通常分为3型。

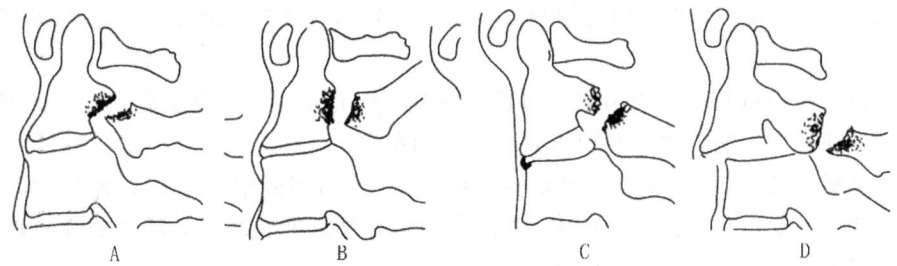

图 8-13　创伤性枢椎骨折的分类
A.Ⅰ型骨折；B.Ⅱ型骨折；C.ⅡA型骨折；D.Ⅲ型骨折

Ⅰ型：骨折线通过上、下关节突之间，脱位＜3 mm。在过伸、过屈侧位 X 线片上，没有成角畸形移位的加重。这种骨折系过伸及轴向暴力作用于骨性成分所致，不伴相邻软组织的损伤。

Ⅱ型：脱位＞3 mm。而且，在侧位 X 线片上有成角畸形（图 8-14）。可伴有 C_3 椎体前上缘或 C_2 椎体后下缘的撕脱骨折（由后纵韧带牵拉所致），这种损伤机制与Ⅲ型类似。由于屈曲牵张力，致使后纵韧带和 $C_{2,3}$ 椎间盘由后向前的暴力使 C_3 椎体前纵韧带骨膜下分离。结果，骨折处成角并有 C_3 椎体前上缘的压缩性损伤。

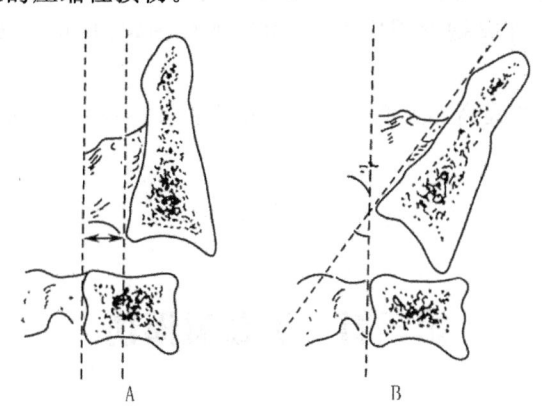

图 8-14　创伤性枢椎骨折的测量
A.移位的测量；B.成角的测量

ⅡA 型：骨折移位轻或无移位，但成角畸形很显著，可能导致屈曲牵张力使 C_2、C_3 后纵韧带断裂所致。Ⅱ型和ⅡA 型骨折的病理解剖不清楚，但在侧位 X 线片上有两种不同的形态。

Ⅲ型：单纯屈曲暴力所致，使单侧或双侧 $C_{2,3}$ 关节突骨折或骨折脱位。继之，在 C_2 上下关节突之间骨折或后柱骨折，后柱骨折常见为椎板骨折。

2.变异类型

文献中描述 Hangman 骨折有许多变异，重要的是认识每一类型骨折的特征以推断正确的病理解剖和安全有效的治疗。

枢椎侧块骨折：枢椎侧块骨折由轴向压缩和侧屈暴力所致。这种骨折属于稳定性损伤，很少导致神经症状，但长期随访有很多遗留伴有症状的关节变化。

枢椎椎体骨折：压缩力或牵张力均可导致枢椎椎体骨折，典型的骨折在 X 线侧位片上属于椎体前下部的骨折。这种骨折也可由过伸暴力所致,常称为滴泪骨折,由前纵韧带撕脱 C_2 椎体前下缘所致。有时,在侧位 X 线片上可见到椎前软组织肿胀影。

C_2 椎板骨折:C_2 椎板骨折可由过伸或压缩暴力所致,常合并有其他部位的骨折或枕颈部损伤。

(五)治疗

大多数枢椎损伤可经非手术治愈。而且大多数不伴有脊髓受压及损伤。Levine-Edward 骨折分类的用处在于明确病理解剖及协助处理方案的制定。

Ⅰ型属于稳定性损伤,坚强的颈胸支具固定 2～3 个月,但应拍动力 X 线侧位片以确定有无韧带损伤所致的不稳定存在。在随访中,约 30% 的患者遗留进展的伴有症状的椎间盘退变。这种损伤 $C_{2,3}$ 椎间盘者几乎不能自行愈合。

Ⅱ型骨折可有显著移位及成角。颌枕带牵引或外固定架固定 4～6 周。背伸牵引重 4～5 kg,如移位>4.5 mm,或成角>15°,则可增加到 9 kg。可以在相当于 $C_{4,5}$ 的后部垫一小枕,以协助恢复颈部前凸和骨折的复位,即使牵 4～6 周仍有最初脱位的 60% 和成角的 40% 患者不能完全复位。在临床上,如随访有慢性不稳定存在,或合并骨不连时,应行前路颈 2、3 融合术。如骨折已愈合,只是椎间失稳,则可行后路 $C_{1～3}$ 或前路 $C_{2,3}$ 融合术。其中ⅡA型骨折由于其独特的病理解剖改变不能用牵引,以防过牵可能。用背伸转手法复位,坚强颈胸支具或 Hallo-vest 固定 3 个月。

Ⅲ型骨折伴有单侧或双侧关节跳跃脱位,很难闭合复位,通常经开放复位内固定。如骨折线位于上下关节突之间,$C_{2,3}$ 棘突钢丝固定即可,术后加外固定,也可在复位后用 C_2 椎弓根钉固定,再加前路 $C_{2,3}$ 融合。

目前随着内固定技术的提高和人们对治疗时间的要求,手术治疗该类疾病的指征有所改变,这样可缩短治疗疗程。

(曹启斌)

第三节 下颈椎损伤

随着近年来在研究患者处理、早期复苏及康复方面的进展,脊柱脊髓损伤患者的预后大大改善了。

一、下颈椎损伤的分类诊断

准确的诊断对确定骨折类型、判定预后、确定恰当的治疗方法是很有意义的。

(一)下颈椎损伤后失稳

Nicoll 于 1949 年首先提出脊柱骨折后失稳这一基本概念。他分析了 152 例胸腰椎骨折的矿工,稳定性骨折包括椎体前侧缘的骨折和腰 4 以上的骨折,这些骨折的共同特点是具有完整的棘间韧带。稳定性骨折的患者不发生进行性加重的骨性畸形和神经损伤,并可以回归矿区工作;而不稳定性骨折损伤累及后部骨-韧带结构,畸形进行性加重或残疾加重,这类骨折包括伴有后部结构挫伤的骨折、半脱位、所有骨折脱位和 L_4 或 L_5 的后部结构损伤。

Holdsworth 于 1970 年进一步证实了尼孔尔(Nicoll)的观点,并提出了两柱理论,即依后纵韧带为界把脊柱分为前柱和后柱两部分。稳定性骨折为单纯的脊柱骨折,不稳定性骨折为两柱均损伤,他强调了对后柱骨-韧带结构进行仔细体格检查和 X 线片检查的重要性。目前,MRI 检查技术则可精确地确定下位颈椎后部韧带结构的损伤。

White 和 Punjabi 通过对尸体试验,提出用测量计分法来确定临床不稳定。他们对不稳定的定义是:"在生理负荷下脊柱功能的丧失,正常的脊柱功能指既没有脊髓和神经根的损伤和刺激,又没有畸形或疼痛的加重。"在尸体标本上,由前向后及由后向前逐渐切除韧带,每切一韧带即给一次负荷同时测量畸形,他们发现当所有后部韧带和一个前部韧带或所有前部韧带和一个后部韧带切除后,均可引起显著的移位。畸形定义为前后移位 3.5 mm 或以上,成角 11°以上。为了帮助临床不稳定的诊断,White 建议用评分法来确定下颈椎的稳定性,如总分超过 5 分,说明有临床失稳,这一评定法最初用于急性创伤。对不稳定者不一定都采取外科手术治疗,但至少应给外固定。尽管这一方法没有被统一采纳,但其可为临床不稳定的诊断提供客观的依据。

(二) Allen-Furguson 颈椎损伤的力学分类法

Allen-Furguson 等根据不同的 X 线片进行了分类。每一型又根据其损伤严重程度分为数个亚型。这一分类对临床对比性研究非常好,但很麻烦,加之在临床上很多患者骨折发生机制很难确定,因而,临床应用很有限。Denis 等发展了 Holdsworth 的两柱理论,将脊柱分为前、中、后三柱。其中中柱包括椎体后壁、后纵韧带和椎间盘的后 1/3。从理论上讲,中柱很重要,因为它是神经损伤的最常见部位,Mcafee 等强调了中柱的重要性并根据中柱受力方向将胸腰椎骨折分为 6 个类型。但三柱理论只适用于胸腰椎骨折的分类,对颈椎损伤应用价值很小。

(三) AO 分类系统

AO 组织根据受力向量将颈椎损伤分为 A、B、C 3 型。A 型为压缩性损伤;B 型为牵张损伤;C 型为由旋转和撕脱所致的多平面失稳。根据不同严重程度,每型又分为逐渐加重的数个亚型。这一分类系统与稳定性密切相关,而且,神经损伤发生率由 A 到 C 型渐进展。然而,目前尚未普遍用于颈椎损伤。

(四) 泊尔曼(Bohlman)颈椎损伤分型法

鉴于目前尚缺乏统一的颈椎损伤分类系统,我们主张采用 Bohlman 分类法,按骨折机制分类的基础上再根据骨折形态学分为不同类型,该分类通常被用于诊断命名。为了颈椎损伤准确分类,必须仔细检查棘突间的触痛、肿胀及裂隙,并进行仔细的神经系统检查。X 线平片可评定前后柱损伤、骨折和半脱位。后部韧带的损伤常常是微小的,应细致观察 X 线片上棘突间隙的增宽,大多数患者应做 CT 或 MRI 检查,在分辨椎间盘突出和韧带损伤方面 MRI 更有用。

1.屈曲损伤

韧带损伤:头部迅速加速或减速在颈椎后部骨-韧带结构所产生的过屈和牵张力可导致这些韧带结构的损伤,韧带损伤的延伸可由后到前部贯通。在临床上,软组织损伤程度不同,最初很难区分是不重要的损伤还是严重损伤,轻微扭伤可产生疼痛但几乎没有远期影响。主要韧带的断裂可产生严重失稳,需要积极治疗以减少晚期疼痛和神经损伤的危险性。

韧带损伤主要表现为疼痛。常不在损伤当时出现,几天后炎症出现后才注意到,由于损伤初期 X 线片常常是阴性的,因而常发生延误诊断。在急性期没有放射学改变时要反复局部触诊。颈椎与胸腰椎不同,很难在棘突间触及裂隙感。

X 线平片可以只表现为轻微异常。局部后凸畸形表现为在单一椎间盘水平相邻终板成角或表现为棘突间距加大,由于患者伤后采取仰卧位,颈部过伸减少了畸形,使得偶尔不出现 X 线平片异常。棘突间距的增宽在 X 线前后位片上常常更为明显。屈曲-过伸侧位 X 线片可用于评定损伤和稳定性程度,但可引起脱位和脊髓损伤,因而在急性损伤应避免这一检查。在后部损伤看不清时,尤其在颈胸交界处,CT 矢状面断层重建是有用的。椎间关节轴向分离,棘突间距加宽,或椎间关节脱位提示有后部结构的损伤。MRI 检查对鉴别后部韧带损伤很有用处,异常表现包括棘突间或椎间关节高密度影与后纵韧带高密度垂线影不连续。White 分类标准用于鉴别损伤程度,其分数<5 分,为轻度扭伤,如>5 分应按主要韧带断裂处理。

单侧关节突脱位:单关节脱位是由过屈加旋转暴力所致(图 8-15)。虽然许多学者认为这是一种稳定性损伤,但是生物力学发现在单关节突脱位的同时有明显的韧带损伤。尸体解剖发现单关节突脱位与棘上和棘间韧带损伤有关,因此这些损伤有潜在的不稳定性。单侧关节突脱位可分为 3 型:单纯单侧关节突脱位;单侧关节突骨折脱位;单侧侧块骨折分离。

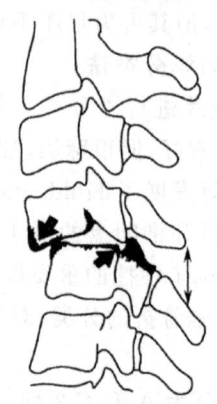

图 8-15 小关节脱位交锁示意图

X 线片特征是椎体前部 25% 半脱位。在侧位 X 线片上有时可见后成角或棘突间距加大,单侧关节突的骨折则往往需要 CT 扫描才能看到。侧块分离骨折由于同侧的椎弓根和椎板骨折所致,结果产生了游离侧块。在侧位 X 线片上和对侧及相邻节段相比,侧块异常旋转。MRI 检查证明单侧关节突脱位合并椎间盘突出的发生率为 10%~20%。

临床上,单侧关节突脱位合并脊髓损伤的情况很少见,尽管合并发育性椎管狭窄者合并脊髓损伤更多些,通常同侧同节段的脊神经根病变的发生率占该类患者的 50%。单纯单侧关节突脱位是稳定的,很难复位,复位后应向上倾斜关节突以防再脱位。

双侧关节突脱位:双侧关节突脱位因过屈暴力,通常也有轻微旋转暴力参与,更为严重的病例所有韧带结构牵张,导致除了神经血管以外的整个节段完全分离。双侧关节突脱位极不稳定,相应的后部结构损伤包括后纵韧带和椎间盘,常常只有前纵韧带是完整的,这有利于牵引复位恢复序列。如果软组织损伤很广泛,相应节段椎间盘突出发生率为 30%~50%。大多数病例脊髓由于过度牵张和在尾侧椎体与近侧椎板之间的挤压而损伤,也有少数病例由于同时椎板骨折分离或椎管发育宽大而脊髓免受损伤。

从放射检查看,至少 50% 存在椎体脱位,也常伴有局部后成角或棘突间距增宽(图 8-16),脱位的椎间隙异常狭窄说明相应椎间盘可能有突出。多数患者伴有后部结构包括双侧椎板、棘突和关节突的骨折。血管造影发现双侧关节突脱位病例的 50%~60% 伴有双侧椎动脉闭塞,但其临床意义尚未知晓,至少患者很少出现椎基底动脉缺血症状。当椎体脱位>50% 或有牵张力存在时,神经损伤平面常比骨性损伤平面高或有神经损伤平面上升的危险。

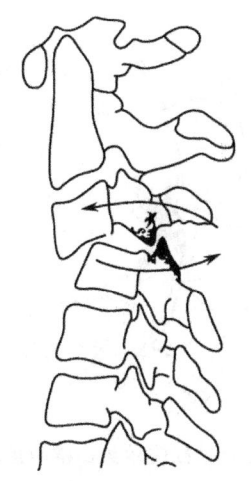

图 8-16 双侧关节突脱位示意图

2.轴向压缩损伤

轴向压缩导致椎体骨折,合并屈曲暴力较小时,则产生边缘压缩骨折,轴向暴力较大时,产生爆裂骨折。在放射学上,发生爆裂骨折时骨折椎体粉碎,与胸腰椎骨折的形态改变类似。这类损伤的稳定性取决于相应后部成分损伤情况。

3.轴向压缩屈曲损伤

轴向压缩屈曲损伤即滴泪骨折,系曲轴向负载暴力加屈曲暴力引起的椎体骨折。剪力通过椎间盘、椎体、后移位向椎管,后部骨-韧带结构的牵张损伤使大多数患者合并棘突间分离和棘突及椎板骨折,这类损伤很不稳定而且常合并相应脊髓损伤。后纵韧带没有断裂者有利于牵引使骨折复位。

滴泪骨折应与过伸所致的椎体前下角撕脱骨折相鉴别,后者通常为良性骨折。粗略看容易把这种撕脱滴泪骨折与压缩滴泪骨折相混淆,结果,按后者进行不适当的治疗,因为多数撕脱滴泪骨折是稳定性的。

4.过伸损伤

过伸损伤常由于头部碰到障碍物或者老年患者坠落伤而产生。这种损伤在 X 线平片常被漏诊而导致晚期疼痛和失稳。从稳定角度看轻度骨折包括前纵韧带断裂,不伴关节突或椎体半脱位的分离骨折是稳定的,例如,棘突椎板和侧块骨折。Jonsson 等用冷冻技术连续检查了22例车祸死亡者,这些病例均有颅骨骨折。其中 20 例直接创伤面部或额部骨骼放射线检查阴性,但有许多隐匿性损伤。发现椎体前部血肿 4 例,椎体周围血肿 4 例,黄韧带断裂 8 例,椎间关节损伤 69 例,颈长肌断裂 2 例,钩突周围血肿 77 例,椎间盘突出 69 例,软骨终板撕裂 2 例,隐匿性骨折 2 例。他们的结论是对创伤患者一般常规摄 X 线片检查,在很大程度上低估了肌肉骨骼的损伤,尤其是过伸损伤。

在具有发育性颈椎管狭窄或颈脊柱炎的患者,过伸损伤导致颈椎的短缩可使椎间盘后部和黄韧带折叠(图 8-17),因而脊髓被挤压导致脊髓中央损伤,即中央损伤综合征。脊髓内主要传导束的排列为板层状,颈部的传导束靠中央,而腰骶部的传导束靠侧边,因而过伸损伤产生的脊髓中央损伤使临床上出现了下肢功能残留、而上肢损伤更为严重的特征。从预后看,中央损伤综合征患者,通常可恢复行走功能,但双手功能恢复很困难。

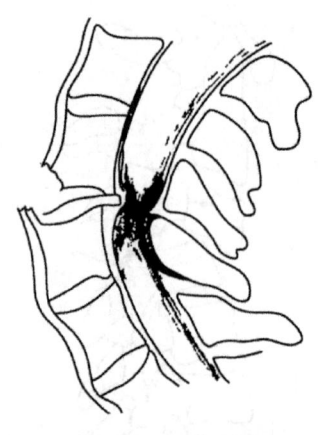

图 8-17 椎管狭窄并过伸性损伤致突出椎间盘和折叠的黄韧带损伤

在放射学上，颈椎管的大小可以采用 Pavlo 方法来测量，这一测量方法是通过测得椎管中矢状径和椎体前后径的比值来确定，如果该比值＜0.8 可能有椎管狭窄，常称为狭小椎管，＜0.6 则属于椎管狭窄，CT 或 MRI 检查更为准确。在脊髓损伤平面，椎间盘或椎体常常轻度后移，通常认为这种后移突出在伤前就存在。然而，有许多患者是过伸损伤产生的移位，移位虽然很小，但使椎管更加狭窄，致使脊髓持续受压。这种现象在急性过伸损伤患者是过伸损伤产生的移位，行 MRI 检查可得到证实。颅骨牵引对这些半脱位的复位及移位的椎体复位都是有效的。

二、下颈椎损伤的治疗原则

(一) 历史

古代文明认识到脊髓损伤的预后很差，建议不予治疗，因为患者难免要死。Hipocratee 等首先描述了胸腰椎骨折闭合复位方法，他的方法是让患者俯卧位，用臂及腿扣带扣紧进行牵引；一旦脊柱长度恢复即外科医师给予手法或杠杆复位。他痛斥了那些他称之为庸医的人们在城市中心公共场所采用把患者绑在梯子上，然后倒吊起来的复位方法。

公元 2 世纪有人建议切除椎弓进行脊髓减压。Paul 等在公元 7 世纪首次真正做了一例椎板切除减压手术；Ambrose 等给一脊柱损伤患者做了椎板切除减压，但未成功；Hadra 等首次应用内固定，他采用开放手术将银丝袢固定在棘突上；Harvey 等首先推荐通过切除椎板而进行脊髓减压，这一方法一直沿用至今。Davies 和 Bohler 明确认识到骨折复位比切除椎板能获得更好的脊髓减压。Rogers 等于 1942 年报道了一简单安全的棘突间钢丝固定及融合方法，使得融合率显著提高。之后，这一技术进行了不断改进，尽管棘突间钢丝固定技术后被其他固定方法所替代，但其后路植骨融合技术至今仍是一标准的手术方法。

Smith 和 Robinson 发明了前路脊髓减压技术；Bailey 等采用前入路处理骨折患者，前路及后路钛钢板新技术的应用使创伤获得了更坚强的内固定。

(二) 发展趋势

对外科治疗作用的争议一直持续到近年。Guttmann 等认为外科治疗对神经功能恢复作用很小，有时甚至使损伤平面上升。他们分析的病例均行椎板减压手术，但目前椎板减压已基本放弃，适应证很少，除非椎板骨折压迫脊髓。近年来，对伴脊髓受压的脊髓损伤，采用手术直接切除压迫和减压并行节段内固定。因而，另一种观点认为外科治疗对神经功能的恢复有促进作用。

至今,在颈椎损伤处理与方法的选择上外科观点有很大差异。John 报道了 31 位脊柱外科专家对 5 位提供了临床摘要和影像表现的脊髓损伤患者提出的处理方法。结果,处理观点存在很大的差异。颈椎损伤的治疗方法选择应该参考如下几个方面。

1. 骨折类型和稳定性

这是最重要的参考因素,一旦进行适当分类就可根据骨折类型及其稳定性进行治疗。

2. 脊髓和神经根是否受压

如有压迫持续存在,至少在 12 个月内手术减压都会增加神经功能的恢复。

3. 骨性损伤还是韧带损伤

一般来讲,如果原始损伤是骨性的,经过非手术治疗常可愈合,而韧带损伤则愈合的可能性很小,需要外科治疗。

4. 其他参考因素

患者的年龄、损伤相应的骨密度及手术后外固定治疗的有限性。

切记,对于颈椎损伤而无神经损伤的患者,最终保持神经功能的完整是最好的治疗结果。下颈椎损伤的治疗方法包括采用非手术治疗复位如颈围或 Halo-Vest 架固定等,或前路或后路减压融合加内固定。

颈椎骨折脱位的治疗目的是保护神经结构、复位固定骨折脱位以及提供远期稳定而无疼痛的脊柱。大多数患者应早期稳定脊柱,如果有必要则先行牵引复位,进行了体检和放射学检查之后,即可计划治疗方案。应该注意,有些病例损伤早期不好确定其稳定性,一定时期后才能确定并进行治疗,这样,可预防不必要的过度治疗。

(三)外固定矫形支具治疗

1. 颈围领

颈围领不能严格限制颈部的运动,但舒适,对节段受力的稳定作用较小,适用于稳定性损伤尤其是老年患者。只要硬围领选择和应用适当,可治疗许多类型的损伤。包括 Philadephia 围领和 Miami 围领,适用于稳定型骨折术后固定。后者还有内垫,透气吸汗,易于调节。

2. 颈胸固定支架

例如 Minerva 支架、Yale 支架或 Guillford 支架等。其通过适当的金属杆,上部通过颈枕垫支撑头面部,下方通过前后两个垫,贴于胸背部,并用经胸和肩两对皮带固定,有的支架可更换内垫。因而,患者带着支架也可以洗澡。这些支架舒适并有足够的固定作用,因而可用于治疗多种类型骨折患者。

3. Halo-Vest 支架

Halo-Vest 支架是可提供最大程度颈部稳定的外固定装置。对上颈椎损伤除 II 型齿突骨折外均可获得理想的固定效果。但该固定不适用于下颈椎不稳定性损伤。Whitehill 等报道了 5 例双关节突脱位的患者在 Halo-Vest 固定过程中复发脱位。Glaser 等也有类似报道,所有患者的 10% 和有关节突半脱位的 37% 的患者脱位复发,其并发症发生率高达 75%,尽管有些并发症不严重,这些并发症多与颅骨有关,包括颅骨钉松动、感染而失去固定作用,穿透颅骨及大脑脓肿。Anderson 等通过让颈椎不稳定损伤患者在 Halo-Vest 外固定后卧位和直立位的体位下分别拍侧位 X 线片,发现在体位变化后骨折节段平均移位 17 mm,成角 7°。加之,由于 Halo-Vest 架限制了日常活动,有时很难被患者接受。

生物力学和机械力学研究,比较了各种外固定矫正器的稳定效果。Hiladephia 等发现对于整个颈椎范围内的活动来讲,软颈围领几乎没有复位作用,Hiladephia 颈围领可限制颈椎屈-伸运动的 71%,旋转运动的 54%;颈胸支架限制屈-伸运动的 88%,旋转运动的 82%;Halo-Vest 支架限制屈-伸运动的 96%,旋转运动的 99%。但对节段间的局部运动,所有支具都没有那么好的限制作用,因为颈椎有"蛇样运动作用"即一个节段的屈曲运动可被另一节段的伸直而代偿。

三、不同类型骨折的治疗

(一)轻度骨折

轻度骨折包括不伴有半脱位及椎体压缩骨折的棘突骨折、椎板骨折、侧块骨折及单纯前纵韧带的撕脱骨折。对可疑病例可通过 White 标准评定,这些轻度损伤的治疗包括使用硬质颈围领或颈胸支架固定6~8周,在佩戴支具后,出院前一定要戴支具直立行侧位 X 线片以确定损伤已稳定。然后每两周摄片一次。如果出现疼痛加重或神经症状,表明可能有骨折部位的移位,应随时准备修正最初稳定性损伤的诊断,并及时改变治疗。固定一定时期后,复查颈椎过伸、过屈侧位 X 线片,以观察是否愈合。

(二)过屈损伤

1.韧带损伤

韧带损伤可分为轻度损伤和严重损伤。轻度损伤指 White 评分标准在 5 分以下,没有椎体半脱位或椎间盘破裂,这类损伤可经前面所述外固定而治愈。严重过屈韧带损伤为不稳定性损伤,愈合的可能性很小,而且闭合复位后脱位常复发,因此,治疗应选择后路 Bohlman 三联钢丝固定融合术,如果棘突或椎板骨折则用侧块钢板或前路钢板固定。如果对严重损伤的诊断不能肯定,我们主张先用保守治疗,定时随访。

2.单侧椎间关节脱位

目前单侧椎间关节脱位的治疗上有争议,治疗原则如下。

如果患者为单纯脱位和复位过程困难,用 Halo-vest 支架固定 8~12 周或卧床 4~6 周,再佩戴颈胸支具 6~8 周。随访期间,注意监测颈椎序列,如果出现再脱位,则行颈椎后路融合手术。

如果合并关节突骨折或复位过程很容易,说明颈椎失去了对旋转的控制,很不稳定,应早期行后路单节段融合及侧块钢板固定术。

如果术前 CT 或 MRI 检查存在椎间盘突出或关节突骨折移位,使神经根管狭窄,则应该行前路椎间盘切除、椎间植骨融合术,也可根据患者的情况行神经根管扩大术。

如果闭合复位失败,则行开放复位,融合固定术,术后用硬质颈围领固定 6~8 周。

3.双侧椎间关节脱位

双侧椎间关节脱位又称颈椎跳跃性脱位。这种损伤很不稳定,最好的治疗方案为闭合复位和外科手术固定。如果企图用 Halo-vest 治疗则脱位复发率超过 50%。

双侧椎间关节脱位,处理上的分歧在于所伴随椎间盘突出的复位时机和方法。Eismont 等研究证明,这类损伤合并椎间盘突出的发生率为 10%~42%。理论上讲,在复位过程中突出的椎间盘仍有可能在近颅侧椎体后方,因而复位可使神经损伤进一步加重。他报道了 6 例合并椎间盘突出者,其中 3 例复位后神经功能加重,这 3 例是闭合复位无效后在手术过程中复位的。他认为,这一严重并发症的危险性是异常椎间隙狭窄,不能复位或复位困难,使复位过程中神经功能障碍加重。

Masry 主张复位应该限于损伤后 48 小时之内,超过 48 小时,神经损伤已稳定,而且有加重神经症状的风险。根据这一原则,他的高位截瘫患者中,Frankel 神经功能 B 级者,70% 的患者恢复了行走功能;Frankel C 级者,95% 的患者恢复了行走功能。

有学者曾对颈椎脱位复位后继发或加重了脊髓损伤的 30 例患者进行了报道,分析其损伤后神经功能恶化的主要因素有:①手法复位不当,其中 2 例在手术复位后立即瘫痪,另 2 例分别在复位后 1 小时和 7 小时发生瘫痪。因而,认为掌握适当的复位重量、方向及旋转角度很重要。②牵引过重、时间过长及方向不正确,均可因脊髓过度牵拉或脊髓水肿而损伤。③复位中,椎间盘突出、已突出的椎间盘及硬膜前血肿进一步压迫脊髓造成机械性损伤。因而,如果患者无神经损伤或不全损伤,在复位前应行 MRI 检查,如果存在椎间盘突出,在复位前应先行椎间盘切除手术,切除椎间盘后,再配合颅骨牵引下复位,并行椎间融合。如果复位困难则不可勉强,可行椎体次全切除及融合固定。如果患者为完全瘫痪或严重的不完全瘫痪,则最好在 48 小时之内尽快闭合性复位,以迅速直接或间接地使神经组织减压。复位后再进一步检查,复查 MRI,如果有继发椎间盘突出压迫存在,则应行前路椎间盘切除、植骨融合内固定术;如没有椎间盘压迫,则亦可行后路融合内固定术。

(三)轴向压缩损伤

轴向压缩损伤的特点为椎体粉碎及骨块向椎管内移位,包括压缩骨折和爆裂骨折。

1.压缩骨折

压缩骨折如果不合并其他骨性损伤或脊髓损伤时,枕颌带牵引 4~6 周,佩戴颈围领 6~8 周。如合并其他病理变化,则应根据具体情况,制定治疗方案。

2.爆裂骨折

爆裂骨折,又称粉碎性骨折。稳定型常不伴后柱的损伤,通常发生于 C_6 或 C_7 水平,骨折很容易通过牵引而复位,可用颈椎固定支具外固定。如伴有脊髓损伤则应行颈椎前路椎体切除减压、自体髂骨块植骨及钢板固定术。

(四)轴向压缩屈曲损伤

如果轴向负载暴力再加上屈曲暴力,则使后柱韧带结构损伤。滴泪骨折不稳定,可通过牵引复位,最好而且确切的治疗是前路椎体部分切除、自体髂骨块植骨及钢板固定。如果合并椎间关节脱位,则需要前后路固定术相结合。

(五)过伸性损伤

从传统观点看,伴有脊髓中央损伤综合征的过伸性损伤,常被认为与退变或发育性椎管狭窄有关,且不造成不稳定。然而,仔细观察 X 线片,可见这类患者颈椎中段常有 2~3 mm 的后移位,对于一个已狭窄的椎管,很小的后移位也可产生明显的脊髓受压。近年来,MRI 资料证明,急性纤维环破裂和椎间盘信号的存在提示半脱位是急性发生的,而不是因脊柱炎所致。伴有脊髓损伤的过伸性损伤急性期应给予牵引治疗,牵引的目的是稳定脊柱,间接使半脱位复位;拉长脊柱,将突出的椎间盘和折叠入椎管的黄韧带拉出椎管而使脊髓减压。

对所伴有脊髓损伤综合征的治疗是有争议的。许多患者经 3~5 周牵引和相继颈围固定而成功治愈。如果神经功能无恢复,则复查 MRI,如有脊髓压迫存在,应行减压手术。是前路手术还是后路手术取决于损伤累及的节段数、压迫部位和整体颈椎排列情况,大多数病例有 1~3 个椎间盘病变,可采用前路减压融合术。如果患者伴有 3 个节段以上病变,如伴有颈椎椎管狭窄或颈椎病,则行后路椎管扩大成形或椎板减压手术。如果有条件,应该选用颈椎管扩大成形术,而不是椎板减压术。近年来,对创伤患者常辅以后路融合加侧块钢板固定术。偶尔对脊髓前后部均有受压的病例分两步分别前、后入路减压。创伤性后脱位是一种罕见的过伸性损伤,椎体后移50%或以上,很难复位,最好行前路椎体切除减压,融合固定术。

四、下颈椎脱位的复位技术

下颈椎脱位有两种情况:一种是单侧关节突脱位;另一种是双侧关节突脱位。单侧关节突脱位患者因其椎管管径减少轻微,因而并发脊髓损伤者较少见;而且脱位加重的危险性较小,以至于有些学者认为没有必要复位和外科稳定性的处理。然而,双侧关节突脱位则应该尽早复位,这种脱位危及颈椎的序列,常伴有严重脊髓损伤。

颅骨牵引是治疗颈椎脱位的常规措施。一般可将复位方法分为3类:①在非麻醉下轴向牵引逐渐增加牵引重量;②在牵引的基础上根据不同脱位类型进行特定的手法复位;③手术开放复位,多采用后入路,也有少数采用前入路。

一旦复位成功,应早期行椎间融合尤其是双侧关节脱位者,因为椎间盘和韧带损伤所致的慢性不稳有继发再脱位的危险,Bohlman等报道继发脱位发生率为30%。

复位方法的选择尚存在争议。郝定均等通过对400例颈椎损伤患者复位的体会认为,对颈椎脱位的病例采用分步骤复位技术较为妥当,一种失败后再用下一种。

首先,患者在镇静药物下,局部麻醉,颅骨牵引复位。

颅骨牵引钳主要有两种:一种是Grutckfield牵引弓及其改进装置,目前在我国仍广泛应用,该牵引弓的缺点是钳孔可发生骨质吸收,继而可松动脱落;另一种是Gardner-Wells钳,在欧美广泛使用,优点是不需要手术切开钻孔,可立即应用,而且不易脱落。

牵引重量差异很大,Breig等证明用5 kg的重量,对一个三柱断裂的脊髓来讲,就可能被拉长10 mm,可引起神经损伤的加重。Cotler等证明,过度屈伸都对脊髓很危险,在此状态下,脊髓受到椎体后部的压迫。

患者用地西泮(安定)药物后肌肉相对松弛下来,牵引重量不宜过大。可用下列公式确定最大牵引重量:$P=4$ kg(头颅重量)$+2$ kg(每远离颅骨一个椎体)。例如,C_7~T_1脱位的复位牵引重量应为:$P=4+2\times7=4+14=18$ kg。

从4 kg开始,每次增加2~3 kg,每10~20分钟增加1次牵引重量,每30分钟拍颈椎侧位X线片一次,头下加垫使颈椎微呈屈曲位10°~20°,一旦上下关节突呈尖对状态,就可以将颈部放直。在此期间应监护神经功能,以及心率、血压等体征。这样复位一般不超过两小时。

如果牵引复位不成功,则第二步在局麻下行手法牵引复位。复位在X线机下监视进行,对双侧关节突脱位用侧位透视,单侧关节突脱位用斜位透视(图8-18)。手法复位争取一次成功,最好不超过两次,以免刺激或压迫脊髓使神经症状加重。

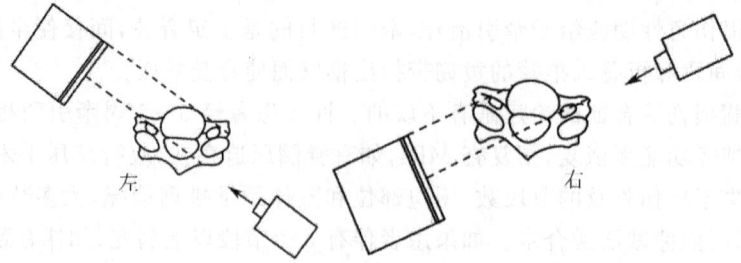

图8-18 应用斜行投照关节突角的影像学表现示意图

单侧关节突脱位复位比较复杂,开始时将头偏离脱位侧,当透视下见脱位的上下关节突尖对尖时,将头倾斜向脱位侧,然后将颈部放置呈中立位(图8-19),在这一过程中,影像监视很重要。

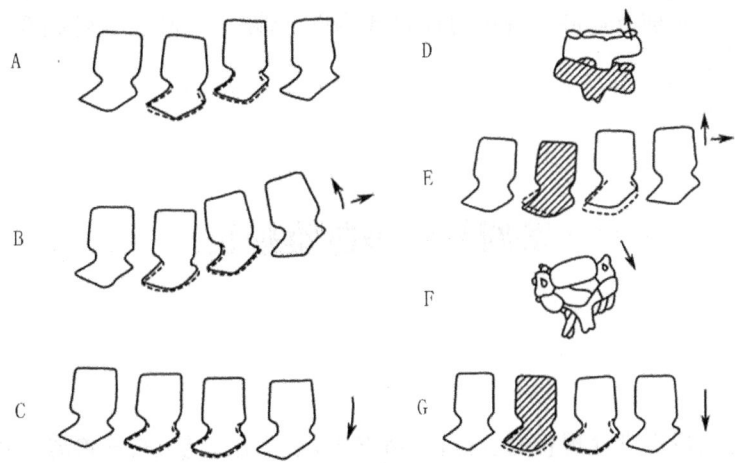

图 8-19　双侧(A~C)或右侧(D~G)关节突脱位的手法复位示意图
A.双侧脱位;B.屈曲牵张;C.背伸;D.右侧关节突脱位;E.屈曲牵张;F.左侧旋转;G.背伸

双侧关节突脱位在透视下颈椎微屈,手法牵引至上下关节突尖对尖时,将颈部变直呈中立位即可复位。

一旦颅骨牵引取出,操作就得特别小心,避免颈部活动,尤其在气管插管时要避免颈部过伸,最好用纤维管经鼻插入。

第三步,就是当手法复位失败时,继续维持颅骨牵引的同时,准备手术复位。近年来一些学者采用前入路手术复位,其理由是:①前路一次复位融合固定,没有必要让患者更多地经受痛苦;②前路椎间盘切除后,使手术复位更简单有效;③复位后,随即融合固定,立即获得了可靠的机械稳定性。

手术时患者呈仰卧位维持牵引,手术床调为头高足低位以对抗牵引,并用C形臂X线机侧位监测,前入路,先行相应节段椎间盘切除,然后手术复位。对双侧脱位,台下配合者在牵引状态下将颈部呈微屈状态,术者将撑开钳置入椎间隙尽量深的部位,其尖端达椎体矢状径的后1/3部撑开,在透视下见上下关节突尖对尖状态时,令台下配合者将头放为全水平位,同时,术者压迫近头侧椎体并松开撑开钳,使其复位。对单侧关节突脱位者,则撑开脱位侧并向对侧倾斜头部使关节突尖对尖时,使头部变为中立位即可复位(图8-20)。然后用自体髂骨椎间植骨并用钢板固定。

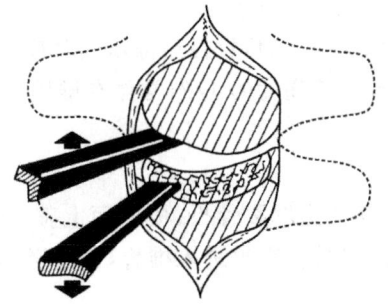

图 8-20　单侧关节突脱位手术复位示意图

对于伤后两周以上的患者,由于损伤处瘢痕、前脱位椎体后血肿机化等原因,使闭合复位面临两个问题：一是复位非常困难；二是复位后可因前移位椎体后的机化血肿被推入椎管压迫脊髓而使其功能恶化。因此，最好做 MRI 检查，以确定椎管内情况及是否手术复位，如无 MRI 检查条件，或 MRI 提示硬膜前方血肿或脱出的椎间盘，则行前路手术减压植骨融合及钢板内固定手术治疗。

（曹启斌）

第四节 胸腰椎损伤

一、概述

胸腰椎骨折与脱位占脊柱损伤的首位，伤情严重，治疗比较复杂，严重者常造成残废。胸椎遭受损伤的机会相对较少，胸廓的支撑、固定作用，将胸椎联合成一个整体，较小的暴力，由于胸廓的吸收作用而衰减，不至于引起明显损伤，因此临床所见的胸椎骨折，多由严重的直接暴力所致。巨大的暴力，往往同时造成胸廓损伤，治疗比较复杂，应首先处理直接威胁患者生命的合并伤，病情稳定后，再着手胸椎骨折的治疗；胸椎椎管较小，其内容纳脊髓，骨折块突入椎管或发生骨折脱位，脊髓缓冲空间有限，容易损伤，加之胸段脊髓血供不丰富，伤后神经功能的恢复可能性极小。腰椎椎管较胸椎椎管大得多，加之其容纳的主要为马尾神经，因而腰以下的腰椎骨折，发生完全性截瘫者少见，多保留下肢部分神经功能，早期减压复位，有望取得明显的手术效果。胸腰椎损伤最常发生在胸椎和腰椎交界处，因此临床上把 $T_{11} \sim L_2$ 称为脊椎的胸腰段。胸腰段具有较大的活动度，又是胸椎后凸和腰椎前凸的转折点，在脊柱屈曲时以胸腰段为弯曲的顶点，因此最易由传导暴力造成脊椎骨折。胸段骨折合并截瘫通常是脊髓圆锥与马尾神经混合伤，伤后主要神经症状表现为以双下肢瘫痪、括约肌功能障碍为主。

二、胸椎骨折

（一）发生机制

造成胸椎骨折的主要暴力包括间接暴力和直接暴力，常见于坠落伤、车祸和重物打击伤后。根据暴力的类型、方式和体位，损伤各不相同，常见的暴力类型有以下数种。

1. 屈曲暴力

屈曲暴力致伤，脊柱的前部承受压应力，脊柱后部承受张应力。主要造成椎体的前缘压缩骨折，当暴力很大时椎体前缘压缩超过其高度的 1/2，常伴有椎体后上缘骨折块突入椎管。椎体后缘高度往往无明显改变。

2. 压缩暴力

在轴向压缩载荷的作用下椎体产生爆裂骨折，横断面上整个椎体的各径线均增大。骨折块向椎体左右和前后碎裂，椎体后部碎骨块突出进入椎管，造成脊髓神经不同程度的损伤。

3. 屈曲分离暴力

常见于车祸中，又名安全带损伤。高速行驶的汽车发生车祸时，由于安全带的作用，下肢和躯干下部保持不动，上半身高速前移，造成以安全带附近脊椎为支点，脊柱后部结构承受过大的张力而撕裂,受累的结构以后柱和中柱为主。

4.屈曲扭转暴力

屈曲和扭转两种暴力同时作用于脊柱,损伤严重,椎体旋转、前中柱骨折,单侧或双侧小关节突交锁。

5.水平暴力

水平剪力往往较大,造成上下位椎体前后脱位,对脊髓和马尾神经的损伤严重,预后差。

6.伸展分离暴力

在胸腰椎比较少见,此种主要造成脊柱前部张力性破坏,黄韧带皱褶突入椎管,压迫脊髓。

(二)分类

根据 Dennis 的脊柱三柱理论,脊柱的稳定性依赖于中柱的形态,而不是后方的韧带复合结构。三柱理论的基本概念是:前纵韧带、椎体及椎间盘的前半为前柱;后纵韧带,椎体和椎间盘的后半构成中柱,而后柱则包括椎弓、黄韧带、关节突、关节囊和棘间、棘上韧带。椎体单纯性楔形压缩骨折,不破坏中柱,仅前柱受累为稳定性骨折。爆裂性骨折,前、中柱均受累,则为不稳定骨折,屈曲牵张性的损伤引起的安全带骨折,中柱和后柱均破坏,亦为不稳定损伤,而骨折脱位,由于前、中、后三柱均破坏,自然属于不稳定损伤。

1.根据暴力类型分类

(1)爆裂骨折:以纵向垂直压缩暴力为主,根据暴力垂直程度分下列几个类型:非完全纵向垂直暴力;椎体上下方终板破裂;椎体上方终板破裂;椎体下方终板破裂;合并旋转移位;椎体一侧严重压缩粉碎骨折。

非完全纵向垂直暴力:A 型,一般上、下终板均破裂。B 型,略前屈终板损伤,多见。C 型,略前屈终板损伤,少见。D 型,伴旋转损伤。E 型,略带侧弯伴一侧压缩。

爆裂骨折特点:两椎弓根间距增宽;椎板纵裂;CT 示突入椎管的骨块往往比较大,多数病例之椎体后上骨块突入椎管,椎管受压较重。严重爆裂骨折,脊柱三柱损伤,椎管狭窄严重,截瘫发生率高。

(2)压缩骨折:根据压缩暴力的作用方向,可分屈曲压缩性骨折和侧向压缩骨折,前者椎体前柱压缩,中柱无变化或轻度压缩,椎弓根间距正常,棘突无分离,属稳定性骨折,可用非手术方法治疗;后者造成椎体一侧压缩骨折,多伴有明显脊柱侧弯,临床比较少见。

(3)分离骨折:常见的主要有 Chance 骨折,椎体楔形变,椎后韧带复合结构破坏,棘突间距离增宽,关节突骨折或半脱位,而椎弓根间距正常。不论损伤是经骨-骨、骨-软组织,还是软组织,此种损伤均为三柱破坏,属不稳定骨折,需手术内固定。受压往往较轻,不伴脱位的病例,截瘫发生率较低;过伸分离骨折比较少见,由过伸暴力作用引起,严重者因后方黄韧带皱褶突入椎管压迫脊髓造成不全性截瘫。

(4)水平移位型骨折:引起本类骨折的暴力有水平暴力与旋转暴力。暴力主要集中于椎间盘,故多数为经椎间盘损伤,椎体之间的联结破坏,极易发生脱位,截瘫发生率高。根据暴力的特点,本类骨折又可分为两种类型。

剪力型:由水平暴力引起。水平移位型骨折脱位发生率高,多经椎间隙发生,椎体无压缩骨折,有时可伴有椎体前上缘小分离骨折,棘突间距不增宽,后凸畸形较轻,如伴有旋转脱位,往往有旋转移位、横突、肋骨和关节突骨折,脱位纠正后,损伤椎间隙变窄,截瘫恢复差。

旋转型:椎间隙变窄,可合并肋骨、横突骨折,并伴有脊椎骨折和关节突骨折,有时在脱位部位下一椎体的上缘发生薄片骨折,此骨折片随上一椎体移位;多数骨折伴有一侧关节突交锁。

2.根据脊柱骨折稳定程度分类

(1)稳定性脊柱骨折:骨折比较单纯,多不伴有中柱和后部韧带复合结构的损伤,骨折发生后,无论是现场急救搬运或是伤员自身活动,脊柱均无移位倾向,见于单纯屈曲压缩骨折。椎体的前部压缩,而中柱高度不变,后柱完整,此种骨折多不伴有脊髓或马尾神经的损伤。

(2)不稳定性骨折:脊柱遭受严重暴力后,发生骨折或骨折脱位,并伴有韧带复合结构的严重损伤。由于参与脊柱稳定的结构大多破坏,因而在伤员的搬运或脊柱活动时,骨折损伤部位不稳定,若同时伴有后纵韧带和纤维环后半损伤,则更加不稳。根据 Dennis 三柱理论,单纯前柱损伤为稳定骨折,如单纯椎体压缩骨折;中柱在脊柱稳定方面发挥重要作用,前柱合并中柱损伤,如椎体爆裂骨折,为不稳定性骨折;前中后三柱同时受累的 Chance 骨折、伴后柱损伤的爆裂骨折、骨折脱位,均为极度不稳定性骨折。

(三)病理变化

1.成角畸形

胸腰椎骨折大部分病例为屈曲损伤,椎体的前部压缩骨折,脊柱的中后柱高度不变,前柱缩短,形成脊柱后凸畸形,前柱压缩的程度越严重,后凸畸形越明显。当椎体前部压缩超过 1/2,后柱的韧带复合结构受到牵张力。较轻者深筋膜、棘上、棘间韧带纤维牵拉变长,韧带变薄,肉眼观察,韧带的连续性尚存在前柱继续压缩,后柱复合结构承受的牵张力超过生理负荷,纤维发生部分断裂,严重者韧带撕裂,裂隙内充满积血,黄韧带和小关节囊撕裂,小关节可发生骨折或关节突交锁;骨折和软组织损伤的出血,渗透到肌组织内形成血肿,血肿机化后产生瘢痕,萎缩和粘连,影响肌纤维的功能,妨碍脊柱的正常活动功能并引起腰背疼痛。在椎体的前部,前纵韧带皱褶,在前纵韧带和椎体之间形成血肿,血肿压迫和刺激自主神经,使胃肠蠕动减弱,致患者伤后腹胀和便秘。

2.椎体后缘骨折块对脊髓神经的压迫

垂直压缩暴力造成椎体爆裂骨折,骨折的椎体厚度变小而周径增加,骨折的碎块向四周裂开并发生移位。X 线片显示椎体左右径与前后径显著增宽,向前移位的骨块,由于前纵韧带的拉拢,除产生血肿刺激神经引起患者胃肠功能紊乱外,无大的危害性,而在椎体的后缘,暴力瞬间,后纵韧带处于牵张状态,破裂的椎体后上部骨块向椎管内移位仅受后纵韧带的张力阻拦,易突破后纵韧带移入椎管内,碎骨块所携带的功能,足以将脊髓摧毁,造成脊髓圆锥和马尾神经的损害。

3.椎间盘对脊髓的压迫

屈曲压缩和爆裂骨折占椎骨折的绝大部分,而此种损伤都伴有椎体的屈曲压缩性改变,前柱的高度丧失均大于中柱,椎间隙呈前窄后宽形态,间隙内压力增高,髓核向张力较低的后方突出,当屈曲压缩的力量大于后纵韧带和纤维环的抗张强度,后纵韧带和纤维环相继破裂,椎间盘进入椎管内,使属于脊髓的有限空间被椎间盘所占据,加重脊髓的损伤。

4.来自脊髓后方压迫

Chance 骨折或爆裂骨折,脊柱的破坏相当严重,黄韧带断端随同骨折的椎板,由后向前压迫脊髓的后部,未发生断裂的黄韧带,张于两椎板之间,有如绷紧的弓弦,挤压硬膜囊。在过伸性损伤中,黄韧带形成皱缩,凸向椎管,同样构成脊髓后部压迫。

5.骨折脱位椎管容积丧失

水平移位性损伤产生的骨折脱,对脊髓的损伤最为严重。在此种损伤中,暴力一般都比较大,脊柱的三柱均遭到严重破坏,脊柱稳定功能完全丧失。上位椎体向一个方向移位1 mm,相应下位椎体向相反的方向移动1 mm。脊髓的上、下部分别受到来自相反方向的压迫,脊髓内部的压力急剧增加,血供迅速破坏,伤后脊髓功能恢复的可能性极小。

6.脊柱成角、脱位导致脊柱损伤

慢性不稳定脊柱骨折脱位或成角,破坏了脊柱正常的负重力线,长期非生理情况下的负荷,导致成角畸形缓慢加重,引起慢性不稳定,对于那些骨折早期无神经压迫症状的患者,后期由于脊柱不稳定产生的异常活动造成迟发性脊髓损伤,此外脊柱成角本身可造成椎管狭窄,脊髓的血供发生障碍。

(四)临床表现

有明确的外伤史,重者常合并脑外伤或其他内脏损伤,神志清醒者主诉伤区疼痛,肢体麻木,活动无力或损伤平面以下感觉消失。检查见伤区皮下淤血、脊柱后凸畸形。严重骨折脱位者,脱位局部有明显的空虚感,局部触痛,常可触及棘突有漂浮感觉。由于损伤的部位及损伤程度不一,故神经功能可以是双下肢活动正常,亦可表现双下肢完全性瘫痪。神经功能检查,临床常用 Frankel 分级法。括约肌功能障碍,如表现为排便无力、尿潴留、便秘或大小便完全失禁。男性患者阴茎不能有意识勃起,被动刺激会阴或阴茎表现为不自主勃起,如脊髓颈胸段损伤而圆锥功能仍存在者;如为脊髓圆锥部的骨折脱位,脊髓低级性中枢遭到摧毁,勃起功能完全丧失。

(五)诊断要点

根据外伤史及外伤后的症状、体征可初步确定为胸腰椎骨折或脱位,并可依感觉、运动功能丧失而初步确定损伤节段,便于进一步选择影像学检查部位。X线平片是胸腰椎骨折的最基本的影像学检查手段,应常规应用。通常拍正侧位片,根据病情需要可加照斜位或其他位置。单纯压缩骨折正位片可见椎体高度变扁,左右横径增宽,侧位片可见椎体楔形变,脊柱后凸畸形,椎体后上缘骨折块向后上移位,处于椎间水平。爆裂骨折侧位片显示椎体后上缘有大块骨块后移,致伤椎椎体后上部弧形突向椎管内小关节正常解剖关系破坏。骨折脱位者侧位片显示两椎体相对位置发生明显变化,以上位脊椎向前方或前方偏一侧移位摄常见。CT 扫描比普通 X 线检查能提供更多的有关病变组织的信息,因而优越性极大,有条件者应该常规应用。CT 片可以显示骨折的类型和损伤的范围,用于单纯椎体压缩骨折,可以显示椎体后缘有无撕脱骨块,骨块是否对硬膜囊形成压迫,有助于决定治疗方法。爆裂骨折 CT 扫描可以观察爆裂的椎体占据椎管的程度,有助于决定采用何种手术方法减压,并为术中准确解除压迫提供依据。MRI 能够较清楚地显示椎管内部软组织的病损情况,在观察脊髓损伤的程度(水肿、压迫、血肿、萎缩)和范围方面较 CT 优越,对脊柱后柱结构的损伤亦有良好显示,有助于判断脊柱稳定性。

(六)治疗原则

根据脊柱的稳定程度可以采用非手术治疗或手术治疗。非手术治疗主要用于稳定性脊柱骨折,目的在于通过缓慢的逐步复位恢复伤椎的解剖关系,通过脊柱肌肉的功能训练,为脊柱提供外源性稳定,从而避免患者晚期常见的损伤后背痛。手术治疗脊柱损伤的目的在于:解除脊髓神经压迫,纠正畸形并恢复脊柱的稳定性。手术早期稳定性由内固定材料提供,坚强的内固定可以保证患者早下地活动,防止长期卧床导致的各种并发症,加速创伤愈合,恢复机体的生理功能。脊柱稳定性的远期重建,依赖正规的植骨融合。

(七)治疗选择

1.非手术治疗

(1)适应证:用于稳定性脊柱骨折,如椎体前部压缩<50%,且不伴神经症状的屈曲压缩骨折,脊柱附件单纯骨折。

(2)方法:伤后仰卧硬板床,腰背后伸,在伤椎的后侧背部垫软垫。根据椎体压缩和脊柱后凸成角的程度及患者耐受程度,逐步增加枕头的厚度,于12周内恢复椎体前部高度。X线片证实后凸畸形已纠正,继续卧床3周,然后床上行腰背肌锻炼。床上腰背肌锻炼为目前临床上较常用的功能疗法,腰背肌锻炼的目的是恢复肌力,为后期脊柱稳定性重建提供动力基础、预防后期腰背痛与骨质疏松症的出现,过早下地负重的做法不宜提倡,因为有畸形复发可能,尤其是老年骨质疏松的患者,临床上出现慢性不稳定者,大多源于此。

(3)优点:治疗方法简单,无须长时间住院,治疗费用较低。

(4)缺点:卧床时间长,老年患者易出现肺部并发症和褥疮,部分病例遗留晚期腰背痛和骨质疏松症,适应证较局限等。

2.手术治疗

(1)手术治疗的目标和适应证:①手术治疗的目标:为损伤脊髓恢复功能创造条件(减压和避免再损伤);尽快恢复脊柱的稳定性,使患者能尽早起床活动,减少卧床并发症;植骨融合后提供长期稳定性,预防顽固性腰背痛的发生。②适应证:适用于多数不稳定性骨折与伴脊髓有明显压迫的骨折、陈旧性骨折椎管狭窄、后凸或侧凸畸形者,近年来,随着微创脊柱外科技术的发展,适应证已进一步扩大,包括单纯压缩骨折、骨质疏松症所致压缩骨折等。

(2)具体手术方法。

对有神经症状者应行脊髓神经减压术:脊柱骨折脊髓压迫的因素主要来自硬膜的前方,包括脊柱脱位,伤椎椎体后上缘压迫脊髓前方;压缩骨折,椎体后上角突入椎管压迫脊髓;爆裂骨折,骨折块向后移位压迫脊髓;单纯椎间盘突出压迫脊髓;脊柱呈锐弧后凸或侧凸畸形>20°,椎管受到压迫性和张力性两种损伤,故应采用硬膜前方减压,经一侧椎弓根的侧前方减压或经两侧椎弓根的环形减压或侧前方入路下直接减压。

内固定:以短节段为主。Lcuque棒或Harrington器械固定,由于节段过长,有一定的缺点,目前应用较少。减压完成后,应使患者维持于脊柱过伸位,在此基础上行内固定,可望使椎体达到良好的复位要求。目前应用的内固定器械包括后路与前路两大类,后路多采用短节段椎弓根螺钉系列,前路多采用短节段椎体螺钉钢板系列或椎体螺钉棒系列。

植骨融合:内固定只能提供早期稳定,后期的永久性稳定需依赖于植骨融合,因而植骨是处理胸腰椎骨折的一个常规手段,必须保证正规、确实的植骨操作。植骨数量要足够,由于植骨是在非生理情况下的骨性融合,因而骨量少,骨痂生成少,有限的骨痂难以承受生理活动所施加的载荷。植骨的质量要保证,异体骨应避免单独应用于脊柱融合,有不少失败的报道,有的后果相当严重,但在前路大量植骨时,自体骨量不够,可混合少量异体骨或骨传导活性载体。大块髂骨植骨质量可靠,并可起到支撑和承载作用,而火柴棒样植骨增加了生骨面积,能较早发生骨性融合,两者可联合应用。究竟是采用前路椎体间融合还是采用后路椎板、横突间融合应根据具体情况决定,决定因素取决于骨折类型、脊髓损伤程度、骨折时间、脊髓受压的主要来源以及患者的一般状况等。通常后路张力侧能同时做到固定与减压,但在脊柱稳定性方面远不如前路椎体间植骨。

三、单纯椎体压缩骨折

单纯椎体压缩骨折为稳定性骨折，临床比较常见，一般不伴有神经损伤，个别患者有一过性肢体麻木乏力，多能在短时间自行恢复，非手术方法治疗能取得良好的效果。

(一)发生机制

多为遭受较轻微的屈曲暴力作用，老年者骨质疏松多由摔倒臀部着地引起，临床病理改变主要体现为脊柱前柱压缩呈楔形改变，不伴有中柱的损伤，后柱棘间韧带部分损伤，少有韧带断裂及关节突骨折与交锁者；因中柱结构完整，椎管形态无改变，脊髓除少数因冲击作用直接损伤外，一般无明显骨性压迫损伤。如椎体压缩不超过50%，脊柱稳定性无破坏。

(二)临床表现

伤后腰背部疼痛，脊柱活动受限。伤区触痛和叩痛（+），少数患者可见轻度脊柱后凸畸形，早期双下肢主动抬腿肌力减弱，这是由于髂腰肌、腰大肌痉挛，伤区疼痛等间接原因所致，不应与神经损伤相混淆。

(三)诊断要点

(1)明确外伤史及伤后腰背部疼痛、伤区触痛及叩击痛。

(2)X线检查：正位片显示伤椎椎体变扁，侧位片示椎体方形外观消失，代之以伤椎前低后高呈楔形变。测量伤椎前缘的高度，一般不低于后缘高度的50%，个别患者在伤椎后上缘可见小的撕脱骨块，骨块稍向上后移位，脊柱中柱、后柱完整性多无破坏。

(3)CT扫描：可见椎体前上部骨折，椎体后部多数正常，椎管各径线无变化。

(4)MRI示骨折区附近硬膜前方有局限性高密度改变，为伤区水肿、充血所致，脊髓本身无异常；后凸严重时可显示椎后软组织区水肿甚至韧带断裂。

(5)青少年患者，就与Scheuermann病相鉴别，后者又称青年性驼背、脊椎骨骺炎或脊椎骨软骨炎，其特点为胸椎长节段、均匀的后凸，相邻多个椎体楔形变。老年患者，尤其是老年妇女，应与骨质疏松胸腰椎楔形变相鉴别，后者无外伤史，骨质疏松明显，亦为多个椎体改变；MRI检查椎体或椎后软组织的信号改变可鉴别。

(四)治疗选择

1.非手术治疗

(1)适应证：单纯椎体压缩骨折。

(2)方法：伤后立即卧硬板床，腰下垫枕，使伤区脊柱前凸以达复位之目的。腰背部垫枕厚度应逐步增加，应以患者能够耐受为度，不可操之过急，尤其是高龄患者，复位过于急促，可导致严重的消化道症状。垫枕开始时，厚度5~8 cm，适应数天后，再增加高度，1周后达15~20 cm。

(3)优点：方法简单，有一定效果。

(4)缺点：不可能达到解剖复位，卧床时间相对较长。

2.手术治疗

少数骨折后腰背部疼痛严重，长时间不能缓解或老年患者不能耐受伤后疼痛和长期卧床者，可采用手术治疗行椎体成形或后凸成形术。

(1)优点：缓解疼痛快，卧床时间短。

(2)缺点：手术有风险，费用开支大。

(五)康复指导

患者伤后1~2周疼痛症状基本消失,此时即应积极行腰背肌功能锻炼。具体做法是:开始时采用俯卧位抬高上半躯体和双下肢(燕子背飞)的方法;腰部力量有所恢复后采用双肩(力量较强者头顶)顶住垫在床头板的枕头上,双手扶床,膝关节屈曲,双足着床,挺腹,将躯干中部上举,以获脊柱过伸,使压缩的椎体前部在前纵韧带、椎间盘组织的牵拉下复位,每天3次,每次5~10下,开始次数和高度要求不过于勉强,循序渐进,并定期摄片,观察骨折复位情况。一般1周后,多能获得满意的复位结果。练习间歇期间应坚持腰背部垫枕,维持脊柱过伸位。3个月后,可下地练习行走。过早下地活动的做法极易造成患者畸形加重并导致远期顽固性腰背疼痛。

(六)预后

单纯胸腰椎椎体压缩骨折无脊髓、神经损伤,且属稳定性骨折,预后较好;但少数患者,特别是老年性骨质疏松症患者,可能遗留后凸畸形及晚期顽固性腰背痛。

(七)研究进展

多年来,胸腰椎椎体单纯压缩骨折的治疗一直主张非手术治疗、卧床为主,但随着人们生活水平的提高,生活质量的要求亦随之提高;近年来,压缩骨折后顽固性腰背痛的报道较多,过去较容易忽略的问题摆上了脊柱外科医师的工作日程,传统手术治疗因其较大创伤难以取得理想的疗效/代价比,微创脊柱外科技术的发展使单纯压缩骨折后期腰背痛的解决成为可能,经皮椎体成形强化、经皮椎体后凸成形等技术较好地解决了晚期后凸畸形和顽固性腰背痛的问题,使早期能够下床活动、防止肺部并发症的出现成为现实。

四、椎体爆裂骨折

椎体爆裂骨折是一类较严重的胸腰椎骨折,因骨折块占据椎管容积,腰以上节段损伤时,通常易出现完全性或不完全性截瘫,腰以下则多数无神经症状,部分出现不同程度的马尾和神经根损伤。

(一)发生机制

多为垂直压缩暴力致伤,病理改变表现为除前柱骨折外,中柱亦遭受破坏,椎体碎裂,向前后、左右移位,向后方椎管内移位的骨块造成脊髓或神经的损害。

(二)临床表现

损伤部位疼痛剧烈,就诊超过24小时者伤区明显肿胀。体查见棘突周围皮下大面积淤血、肿胀,棘突后凸畸形,伤区触痛剧烈。损伤平面以下感觉、运动和括约肌功能不同程度发生障碍。

(三)诊断要点

有严重外伤史及伤后腰背部疼痛、肿胀伴有损伤平面以下感觉、运动和括约肌功能障碍者应考虑胸腰椎爆裂骨折的可能。

1.正位X线片

正位X线片显示伤椎椎体高度降低,椎体横径增宽,椎板骨折,弓根间距增宽,椎体正常的解剖征象破坏。侧位片见椎体高度降低,以前方压缩尤为明显,伤椎上方之椎体向前下滑脱,椎间隙变窄,伤椎椎体后方向椎管突入,尤以后上方最剧,并常见有骨折块进入椎管内。可能有棘突骨折或关节突骨折,少数患者关节突骨折累及椎弓根。

2.CT片

CT片可清晰显示椎体爆裂,骨折块向四周散开,椎体的后缘骨折块向后移位,进入椎管。

骨块向后移位严重的一侧,患者神经损伤症状亦重于对侧,如骨块完全占据椎管空间,脊髓神经多为完全性损伤;CT扫描时应考虑手术治疗的需要,扫描范围应包括上位和下位椎体、椎弓根,以确定是否适合后路短节段内固定物的置入。

3. MRI图像

MRI图像显示脊髓正常结构破坏,损伤区上下明显水肿,对判断预后有指导性意义。

(四)治疗选择

根据胸腰椎爆裂骨折的病理机制:脊柱的前、中柱均受累,稳定性破坏;中柱的骨折碎块对脊髓造成直接损伤而导致完全性或不完全性截瘫。治疗目的应是重建脊柱稳定性,去除脊髓压迫,防止进一步及迟发性损伤,为脊髓损伤的康复和患者早期功能锻炼创造条件。治疗方法首选手术治疗,不能因完全性截瘫无恢复可能而放弃手术。

手术方法可以根据患者的情况、医院的条件和术者的经验,分别采用后路经椎弓根减压、椎弓根螺钉系统短节段固定和前路减压内固定。不论取何种方法均应同时植骨行脊柱融合,以获远期稳定。

1. 后路经椎弓根减压、椎弓根螺钉系统内固定

常规后正中显露,显露伤椎横突,于上关节突、椎板、横突连接处行横突截骨。咬除椎弓后侧骨皮质,以椎弓根探子探清椎弓根走向,辨清外侧皮质后咬除,仅保留椎弓根内侧及下方皮质,术中尽量保留上关节突,经扩大椎弓根入口进入椎体,以各种角度刮匙行环形刮除椎体碎骨块及上下间隙椎间盘,自椎体后侧采用特殊的冲击器将椎管内碎骨块挤入椎体,减压完成,行椎弓根螺钉固定,并取松质骨泥行椎间隙植骨,融合的范围应包括上、下正常椎的椎板、小关节和横突。

(1)缺点:受减压通道的限制,减压操作较复杂,尤其是上下两个椎间盘的减压更难完成;植骨面的准备也不如前路充分,因此椎体间植骨的效果不如前路直接减压。

(2)优点:手术创伤小,时间短,尤适用于多处严重创伤的病例,能同样达到前方直接减压的目的。

2. 前路减压植骨、内固定术

(1)适应证:胸腰椎骨折或骨折脱位不全瘫痪,影像学检查(CT、MRI、造影)证实硬膜前方有压迫存在,就骨折类型来说,最适用于爆裂骨折。陈旧性胸腰椎骨折,后路减压术后,仍残留明显的神经功能障碍且有压迫存在者。胸腰段骨折全瘫者可酌情采用。

(2)禁忌证:①连续2个椎体骨折。②心肺情况差或伴有严重合并不能耐受手术打击者。③陈旧性骨折脱位成角畸形严重者;胸椎骨折完全性截瘫且Mm证实脊髓横贯伤损伤者。④手术区大血管有严重损伤者。

(3)手术要点。①全麻:患者侧卧位,手术区对准手术台腰桥,两侧垫枕,通常从左侧进入。②手术步骤:经胸膜后途径切除第10或11肋,自膈肌止点1 cm处,弧形切开膈肌和内侧的弓状韧带,到达伤椎椎体,结扎上下椎体之节段血管,推开腰大肌,可见白色隆起的椎间盘,压之有柔韧感,与之相对应的椎体则稍向下凹陷,触之坚硬。仔细辨认病椎、椎弓根和椎间隙,勿损伤走行于椎间隙的神经根和根动静脉。在椎体后缘椎弓根和椎间隙前部,纵行切开骨膜,骨膜下电刀切剥,将椎体骨膜以及其前部的椎前组织一并向前方推开。在椎体切骨之前宜先切除病椎上、下位的椎间盘,用锐刀顺纤维环的上下缘切开手术侧显露的椎间盘,以尖头咬骨钳切除手术侧纤维环及髓核组织,显露病椎的上下壁。以小骨刀切除大部分病椎,超薄枪钳将椎弓根及病椎后侧皮质、碎骨块一一咬除,减压完成后,用锐利骨刀切除病椎上、下及其相对应椎间盘的终板软骨,以

利植骨融合。放下腰桥,必要时人工牵引以保证无侧凸畸形,用撑开器撑开椎体的前部以纠正后凸畸形,撑开器着力点位于椎体前半,不可使撑开器发生弹跳,避免误伤周围重要解剖结构。后凸畸形纠正满意后,在撑开情况下确定植骨块的长度及钢板(棒)长度,以不影响上下位椎间关节的活动为准,取自体三面皮质骼骨块植骨,松开撑开器,拧入椎体钉,安放动力加压钢板或棒,如 Kanaeda 器械。冲洗伤口后常规鼓肺检查有无胸膜破裂,再次检查植骨块位置,并在植骨块前方和侧方补充植入松质骨碎块、壁胸膜,牵回腰大肌。放置负压引流,伤口缝合如切开膈肌,应将膈肌原位缝合。术毕严格观察患者呼吸和口唇颜色,并连续监测血氧饱和度。必要时,患者未出手术室前即行胸腔闭式引流术,以防不测。术后卧床时间根据脊柱损伤程度而定,一般 2～3 个月,并定期拍 X 线片,观察植骨融合情况。

(4)优点:直视下前路椎管减压,操作相对容易;前路内固定更符合植骨的生物力学要求,融合率较高。

(5)缺点:手术创伤较大,伴多处严重创伤者,特别是严重胸腔脏器损伤患者难以耐受手术。

(五)康复指导

胸腰椎椎体爆裂骨折多伴有完全性或不完全性截瘫,康复治疗不应局限于手术恢复后,早期的主动功能锻炼及水疗、高压氧治疗、药物治疗及针灸均占据重要地位。鼓励咳嗽排痰,勤翻身防褥疮。

(六)预后

无论前路手术还是后路手术,减压、植骨融合的效果都是可以肯定的,脊柱的稳定性不难重建;预后与原发脊髓损伤的程度及继发病理改变的程度密切相关。通常不完全性脊髓损伤的恢复较好,完全性脊髓损伤较难恢复,圆锥部位的损伤引起的大小便失禁较难恢复。

(七)研究进展

胸腰椎爆裂骨折的诊断不难,治疗方法较统一,大多数学者一致认为首选手术治疗,但在术式的选择上争议较多。后路椎弓根螺钉系统的出现解决了脊柱三柱稳定性重建的问题,术后短期稳定性由坚强内固定提供,虽然通过后路椎弓根途径行椎体减压已不再是问题,但后路内固定的植骨融合效果不确切。吕国华等认为前路内固定更能满足椎间融合的生物力学要求,传统的侧前方减压植骨内固定创伤较大,采用胸腔镜或腹腔镜下辅助或不辅助小切口技术行侧前方减压、植骨、内固定取得良好疗效,且创伤较小。谭军等认为使用后路椎弓根螺钉系统仅仅能撑开爆裂骨折椎体的周围皮质骨,椎体中央塌陷的松质骨不可能复位,残留的骨缺损将由纤维组织替代,在生物力学性能上无法满足要求,他们主张在后路椎弓根螺钉撑开复位的基础上,后路病椎经椎弓根减压,运用自固化磷酸三钙骨水泥行伤椎加强。迟永龙等则采用后路微创技术行经皮椎弓根螺钉系统内固定,利用后路撑开技术使椎体高度在韧带张力作用下恢复,病椎以磷酸钙骨水泥加强;或采用经椎弓根椎体环形减压、椎体加强以重建脊柱稳定性。

总之,胸腰椎爆裂骨折的治疗进展相当快,从脊柱三柱理论的创立、椎弓根螺钉系统的发明到微创技术的具体应用,国内外学者做出了不懈的努力,使得手术过程逐渐向微创、快速化发展,术后疗效更理想。

五、胸腰椎骨折脱位

(一)发生机制

胸腰椎骨折脱位见于严重平移暴力致伤,多合并脊髓完全性损伤,脊柱严重不稳,术后脊髓功能恢复较差。

(二)临床表现

损伤部位疼痛剧烈,就诊超过24小时者伤区明显肿胀。体查见棘突周围皮下大面积淤血、肿胀,棘突排列有阶梯感,伤区触痛剧烈。损伤平面以下感觉、运动和括约肌功能不同程度发生障碍,部分患者合并椎前或腹膜后血肿,刺激胸膜或腹膜,引起呼吸困难或腹胀腹痛等症状。

(三)诊断要点

根据患者的临床症状、体征及影像学检查可确诊。X线检查正侧位片可发现脱位椎体向左右或前后移位,正常脊柱序列严重破坏,伴有小关节、椎板或棘突骨折,有时可见椎体向前严重脱位而后部附件留在原位,伤椎的椎弓部可见很宽的裂隙。脱位超过Ⅱ度者,损伤平面的韧带复合结构均遭完全性破坏。MRI可见脊髓连续性中断,部分脊髓或马尾神经嵌于椎板间隙间加权显示的高信号狭窄区为脊髓损伤水肿、出血所致。

(四)治疗选择

1.非手术治疗

脊柱稳定性完全破坏,非手术治疗很难重建稳定,不利于康复及损伤并发症的预防。伤后卧硬板床,腰下垫软枕复位或在伤后4～8小时行手法复位以利术中在正常的解剖序列下操作,前后移位虽可通过手术器械复位,左右移位术中复位较难,应在术前解决。

2.手术治疗

手术应尽早施行,如拖延时间过长,损伤区血肿机化、粘连形成,复位有一定困难,如反复应用暴力,有误伤血管的可能性。通常采用椎弓根螺钉系统复位内固定术:手术采用全麻,先取大块髂骨条,留作植骨。常规显露并行椎板减压,显露椎板过程中需防损伤暴露于椎板后方的散乱马尾神经,如发现硬膜有破裂应当缝合,不能缝合者,用蒂的骶棘肌瓣覆盖,术中清除椎管内的血肿和骨折块及卷入的韧带组织,切开硬膜,探查脊髓。准确置入椎弓根螺钉,不可完全依靠RF或AF器械固定,必须依靠体位、重力和手术组医师手法协助才能完全复位。复位时,将手术床头端升高30°～40°,助手根据脱位的方向,用狮牙钳夹持脱位平面上、下椎节棘突,施加外力,协助术者纠正脱位、恢复脊柱的正常排列。将切取的大块髂骨条修整,分别植于两侧椎板关节和横突间。

(1)优点:能及时加强脊柱的稳定性,解除对脊髓的压迫,有利于神经的恢复。

(2)缺点:手术有风险,技术要求较高,费用开支较大。

(五)康复指导

术后早期活动,2小时翻身1次,防止并发症,1周后半坐位,鼓励咳嗽排痰,同时加强四肢功能锻炼,尽早使用轮椅。

(六)预后

胸腰椎骨折脱位多伴有严重脊髓损伤,MRI显示脊髓完全横断的病例,即使经过早期手术减压、固定,神经症状基本无恢复,手术内固定后,患者生活质量得到保证,早期可借助轮椅或功能康复器参加一般活动;长期卧床患者,因多种并发症的影响预后不佳。脊髓圆锥部位的损伤,最难恢复的是括约肌功能,马尾神经损伤多引起下肢的不完全性感觉、运动障碍。

(七)研究进展

胸腰椎骨折脱位是一种较严重的损伤,治疗的难度高,单纯后路短节段椎弓根螺钉系统复位内固定往往难以达到重建脊柱稳定性的目的,传统的方法是借助手法或体位复位使用椎弓根螺钉短节段固定，早期重建脊柱稳定性不成问题，但后期矫正度丢失、迟发性脊髓损伤的不良后果屡有报道。丘勇等使用后路钉钩系统联合复位内固定，取得较好的早期和远期疗效，解决了短节段固定脊柱骨折脱位力学强度不足的问题。与胸腰椎单纯骨折不同的是本类型损伤脊柱三柱均严重损伤，无论内固定的强度多高，远期疲劳无法避免，因此，植骨融合显得尤为重要，远期骨性融合是骨折节段稳定的根本保障。融合的方法包括后外侧横突、关节突、椎板间融合，融合的材料以自体颗粒状或火柴棒式松质骨最好，也可采用大块 H 形单面皮质骨材料。

（曹启斌）

第五节 颈椎管狭窄症

一、概念

颈椎管狭窄症是指颈椎管存在先天性或发育性骨性狭窄的基础上，颈椎间盘退行性改变引起颈椎间盘膨出或突出，相邻椎体后缘和小关节突骨赘形成，后方黄韧带肥厚内陷等，使位于颈椎管内的颈脊髓和神经根产生压迫和刺激从而引起临床症状者称为颈椎管狭窄症。

颈椎管狭窄症和过去一般的颈椎病概念的不同就在于存在骨性狭窄因素，也相对地强调了这一因素。过去的研究提示了骨性狭窄的存在对于手术方式的选择有重要的参考意义。例如，如果存在颈椎管的较为广泛的骨性狭窄，当一个间隙的椎间盘突出时，即使临床表现只是来源于此间隙的压迫，也应该首先考虑行后路的广泛的椎管扩大成形术，再考虑一期或二期行前路减压、植骨融合内固定术。但是这并不是说骨性狭窄是脊髓压迫的主要原因，相反，实际上单纯因为骨性结构狭窄而出现临床症状的病例比较少见。反而，由于退行性改变出现间盘的膨出，骨赘形成，黄韧带松弛和异常椎间活动大多是出现症状的主要原因，骨性狭窄只是次要的原因。但这次要的因素却往往是潜在的危险因素，是颈椎管狭窄症发病的基础。通常有颈椎管骨性狭窄的患者，颈椎退变后更容易出现临床症状，而且往往出现严重的症状。白种人的椎管一般比黄种人要粗，因此出现脊髓性压迫的比例小；亚洲的黄种人就比较容易出现脊髓压迫。有学者将正常人和轻、中、重三种颈髓压迫症的人群进行比较后发现：症状越重者颈椎管的直径越小，正常人的椎管最宽。

将"颈椎管狭窄症"从"颈椎病"的诊断中分离出来，目的在于强调它的先天因素，潜在危险和手术方式的选择等方面的特殊性，从而引起临床医师的足够注意。

二、分类

颈椎管狭窄和腰椎管狭窄在解剖学基础和发病特征上是不同的，但在神经组织受压这一点上是相同的，只不过前者是脊髓受压，后者是马尾和神经根受压而已。以腰椎管狭窄为参照，现在提出了颈椎管狭窄症的分类方法。

（一）先天性颈椎管狭窄

1.特发性狭窄

很少有退行性改变，也不伴有椎间盘突出和后纵韧带骨化，但是可以有明显的脊髓压迫的症状。Wolf 等 1956 年首先报道颈椎管前后径的大小和脊髓压迫症有相关性。1964 年 Hinck 报道了由于先天性颈椎管狭窄导致脊髓压迫的病例,确立了本症的概念。

正常人第 5 颈椎的椎管前后径平均 16.7 mm(管球距离胶片 1.5 m,胶片上测量)。椎管的前后径随着年龄的增长而增大,但是 3 岁以后的变化很小。一般胶片的测量值 14 mm 以下被认为是颈椎管狭窄,脊髓型颈椎病的 10% 伴有这样的骨性椎管狭窄。

2.软骨发育不良

软骨发育不良常常合并骨性椎管狭窄。一般腰椎部发病比较多见,很少部分的病例出现在颈椎。单纯 X 线可见 $C_{2\sim7}$,的椎管前后径<13 mm,呈现骨性椎管狭窄,MRI 可见椎间盘的变性,CT 可见椎管面积狭小,椎间关节肥厚。

(二)获得性颈部椎管狭窄

1.退行性变

(1)中央区狭窄:不伴有先天性骨性狭窄,由于骨质增生造成骨性椎管狭窄的脊髓性颈椎病。

(2)外侧区椎管狭窄:不伴有先天性骨性狭窄,由于骨质增生造成骨性椎管狭窄的神经根性颈椎病。

2.混合性

骨性狭窄合并颈椎间盘突出症或后纵韧带骨化症。

3.医源性

广泛手术减压后形成瘢痕压迫,比较少见。

三、影像学诊断

(一)X 线诊断

骨性椎管狭窄是本病存在的基础,这包含两个概念,一个是椎体中部的椎管前后径狭窄,是由于发育性的因素造成的。另一个是椎管以椎体边缘为主的骨增生部位的椎管狭窄,通过观察颈椎 X 线的侧位片可以判断这样的情况。

1.颈椎移行部和上位颈椎

这一部位的狭窄常常和先天性畸形、类风湿关节炎有关。寰枕融合、软骨发育不良经常可以造成颈椎管狭窄和不稳定而引起脊髓压迫症状。类风湿关节炎可以引起寰枢椎或枢椎下的半脱位导致上位颈椎管的狭窄。

2.下位颈椎

下位颈椎主要应该注意是否存在骨性椎管狭窄。一般 $C_{4\sim6}$ 是椎管最狭窄的部位。通常认为椎管直径在 14 mm 以上为正常,12~14 mm 为相对狭窄,12 mm 以下为绝对狭窄。但是 X 线片的测量只是对骨性椎管大小的判断,黄韧带肥厚以及颈椎不稳等因素也必须考虑。动态 X 线片和 MRI 可以对这些因素进行分析。

除了椎管前后径外,有学者认为棘突前缘和椎间关节后缘之间的距离<1 mm 也提示颈椎管狭窄。Lintner 等则认为椎管前后径和椎体前后径的比值(canal-body ratio,CBR)<0.9 提示椎管狭窄。

椎管狭窄可以分为发育性椎管狭窄,先天性椎管狭窄,动态性椎管狭窄。先天性椎管狭窄主要表现为椎弓根短小,代表性的疾病有:Down 综合征、Morquio 病、软骨发育不全等。

动态性椎管狭窄(dynamic spinal canal stenosis;DSCS)是指椎管在中立位以外的某一个位

置时发生狭窄,主要表现在后伸位的时候,X线片显示在颈椎最大后伸位时,上位椎体的后下缘和下位椎板的前上缘之间的距离<12 mm可以诊断为动态性颈椎管狭窄。造成脊髓压迫的机制是颈椎后伸时局部出现钳夹现象。一般多发生在椎管相对较窄的颈3～6之间。发生部位也可以出现脊髓损伤的异常电位。

(二)MRI诊断

MRI可以反映出脊髓本身的受压状况,以及受压部位局部的髓内信号的改变。因此MRI可以用来判断脊髓压迫的程度,脊髓受压后的形态和髓内信号改变。

1.压迫因素

椎管前后径<12 mm者为椎管狭窄。MRI上可以看到T像上脊髓前后的蛛网膜下腔变薄或者消失,椎管正中部分前后径减小,相对于脊髓椎管的容积变小。横断像上可以看到脊髓扁平化,脊髓在椎管内的相对体积增大。由于MRI的空间分辨能力比较低,骨性狭窄的程度定量分析不如X线片和CT准确。

2.脊髓信号的变化

脊髓受压部位可以出现T_2像上高信号的改变,但这一般与临床治疗效果没有直接的关系。如果患病时间比较短,脊髓轻度受压,高信号可能表示脊髓的一过性水肿,预后较好。如果压迫时间较长且压迫程度较重,高信号可能反映了脊髓的软化、溶解等不可逆性的病理改变。特别是如果同时T_1真像上出现低信号区,则表示局部坏死,空洞的形成,是预后不良的标志。望月等的研究认为如果T_2像上的高信号区域位于脊髓中央和前方,并且局限于一个椎间水平,预后一般较好,如果高信号区域位于脊髓的广泛区域,则预后不良。

3.Gd-DTPA加强影像

Gd-DTPA的增强影像可观察到脊髓血管床丰富的部位和血-脑屏障出现功能障碍的部位。此外,脊髓内出现脱髓鞘改变和纤维化等的部位也可能会被钆造影后影像增强。椎管狭窄的脊髓压迫部位出现造影增强可能表示预后不良。

(三)CTM检查

CTM是在脊髓造影的基础上进行CT检查。脊髓造影后1小时,在颈椎的间盘和椎体上下缘以及在椎体的中部进行CT扫描。CTM可以清晰地判断脊髓受压后的形态变化,比单纯的CT检查更为有用。CTM还可以看出脊神经根的走行和受压情况。CTM上脊髓受压后的形态变化通常表现为:正常脊髓呈现椭圆形,轻度压迫表现为扁圆或凹圆形,中度压迫为蝴蝶形,严重压迫使脊髓呈三角形。临床上可以用脊髓扁平率来判断脊髓受压的程度。脊髓扁平率是脊髓前后径和左右宽度的比值。扁平率45%以下容易出现脊髓压迫症状,30%以下表示预后不良。

四、临床表现

(一)脊髓压迫症

一般首先出现脊髓中央灰质受压的临床表现,随着压迫的加重逐渐出现周围白质受压的症状。灰质受压表现为髓节性功能障碍,可以出现上肢某些部位的麻木,感觉减退,肌力下降,腱反射降低或消失,有时需要和神经根损伤相区别。一旦白质受累就会出现受损部位以下的腱反射亢进,出现病理反射,严重的会出现痉挛步态,下肢的肌力下降和感觉障碍。

虽然不排除有多节段脊髓受压的可能,但临床上大多数病例是由于一个部位的压迫所致。因此这一部位的定位诊断在临床上尤为重要。颈椎间隙和颈髓的位置有一定的对应关系。$C_{3/4}$

为 C_5 髓节，$C_{4/5}$ 为 C_6 髓节，$C_{5/6}$ 为 C_7 髓节，$C_{6/7}$ 为 C_8 髓节。每个体节有固定的支配区域。

C_5 髓节：感觉支配区在肩部，肌肉主要为三角肌。反射为非典型的三角肌反射。如果白质同时受累，会出现全指尖的麻木，$C_{5\sim8}$ 区域的感觉障碍，三角肌以下的肌肉萎缩，肱二头肌以下腱反射亢进，Hoffmann 反射阳性，手指灵巧运动障碍。

C_6 髓节：感觉支配区在前臂的外侧和拇指，肌肉主要为肱二头肌，反射也以肱二头肌腱为主。如果白质同时受累，会再现 1~3 指的麻木，$C_{6\sim8}$ 区域的感觉障碍，肱二头肌以下的肌肉萎缩，肱三头肌以下腱反射亢进，Hoffmann 反射阳性，手指灵巧运动障碍。

C_7 髓节：感觉支配区在中指，肌肉主要为肱三头肌，反射也以肱三头肌腱为主。如果白质同时受累，会出现 3~5 指的麻木，$C_{7\sim8}$ 区域的感觉障碍，肱三头肌以下的肌肉萎缩，Hoffmann 反射阳性，手指灵巧运动障碍。

C_8 髓节：感觉支配区在小指和前臂的内侧，肌肉主要为骨间肌，没有相应的腱反射区。如果白质同时受累，不会出现手指的麻木，会有 C_8 区域的感觉障碍，骨间肌萎缩，Hoffmann 反射阴性，可能会有手指灵巧运动障碍。

(二)颈神经根压迫症

颈部神经根受压，首先表现为沿着神经根分布区域的疼痛，经常相当严重，如同放电样的感受，神经根受压很少会两侧上肢同时出现。为了减缓疼痛，患者常常将上肢高举，或将手放在脑后，这样可以缓解神经根的压力，减轻疼痛。神经根障碍的特点还可以表现为颈后伸，或侧后伸时诱发沿着受累神经根区域的串痛，临床表现为 Spurling 征阳性。神经根障碍不同于单纯髓节障碍的表现，髓节多为双侧，神经根基本是单侧的。神经根障碍的部位：$C_{3/4}$ 椎间为 C_4 神经根，$C_{4/5}$ 椎间为 C_5 神经根，$C_{5/6}$ 椎间为 C_6 神经根，$C_{6/7}$ 椎间为 C_7 神经根。

熟练掌握脊髓和神经根压迫的特点，对于医师迅速掌握病情非常重要。在此基础上再结合影像学的结果，就会对患者的病情有一个比较准确的把握，以利于进一步制定正确的治疗方法。切记，不要一上来就根据影像学的结果做出诊断和治疗。

五、电生理检查

(一)肌电图(EMG)

颈椎管狭窄症的脊髓灰质和神经根障碍可以在 EMG 上发现异常，常常表现为静息状态时出现纤颤电位，阳性锐波。灰质障碍可能出现前角细胞损伤的巨人阳性波。主动收缩时也会出现异常。但是白质障碍很难判断。周围神经传导速度也会在脊髓受压较长时间的病例出现延迟。如果测量 H 波或 F 波会出现 H 波较易诱发，F 波迟延的现象。

(二)体感诱发电位(SSEP)

由于 SSEP 主要反映周围神经的感觉支和脊髓后索的部分，在这些部位出现障碍时可以看到 SSEP 的异常。

(三)节性脊髓诱发电位(SEPs)

这是通过手指的刺激在脊髓不同部位记录的电位，虽然可能反映出脊髓内后角神经细胞的电位变化，但是定位诊断同样困难。

(四)脊髓刺激诱发电位(SCEP)

这是一种很实用性的，易于判断的诱发电位。它是将导管白金电极通过硬膜外导针插入脊髓硬膜外腔，在硬膜外刺激和记录的电位。一般颈椎从颈$_7$ 和胸$_1$ 棘突间隙，胸椎从胸$_{12}$ 腰$_1$ 棘突间隙刺入。SCEP 主要用于脊髓白质障碍的定位诊断,它可以清晰的记录一大一小两个阴性电位为主的波形(一般称为 N_1,N_2),非常稳定,重复性好,容易量化。能够反映出椎间隙和椎体中间部位的脊髓功能变化,比 MRI 更快更早期地发现脊髓损伤的部位。

(五)运动诱发电位(MEP)

在清醒状态下可以进行磁刺激 MEP,麻醉下可以进行电刺激 MEP 的测定。主要弥补以上方法无法直接观测运动神经状况的不足。磁刺激 MEP 可以发现脊髓灰质和神经根的运动系统的障碍,在鉴别诊断时很有帮助。

六、颈椎管狭窄症的治疗

由于颈椎管狭窄症常常表现为脊髓的压迫症状,非手术治疗时间不宜过长,以免延误最佳手术时间。脊髓压迫的最好治疗方法就是迅速解除压迫。手术方法主要包括前路减压、植骨融合内固定术和后路的椎管扩大成形术。单节段的椎管狭窄比较少见,多是由于椎管本身的骨性狭窄,在此基础上由于椎间盘退变引起骨性增生和/或间盘突出使得椎管进一步狭窄。明显单节段或双节段椎间盘突出引起的神经受压可以考虑前路减压融合手术,也可考虑行人工椎间盘置换手术。

(一)前路减压固定手术

麻醉采用全麻,仰卧位,头略后伸,取颈前横切口,由胸锁乳突肌内缘、颈动静脉鞘与食管气管之间的间隙入路达椎体前缘。用标记针刺入病变间盘,拍 X 线片确认病变节段后,切除间盘和终板软骨。以 Caspar 牵开针打入上下健康椎体并向上、下牵开。用微型磨钻和刮匙切除椎体前方 1/4 及后方骨和后纵韧带骨化灶等,彻底解除对脊髓的压迫。用磨钻修整间隙上下椎体面成平行,并有新鲜出血。测量间隙大小后,切割 ProOsteon200 成相同大小和形状的植骨块,植入间隙内,松开椎体牵引。若两间隙减压,则以相同方法处理另一间隙。再以颈椎前路钢板螺钉固定。患者术后 24~48 小时拔除引流,2~3 天后戴费城颈托下地活动。术后 2 个月内颈托固定颈部。

(二)棘突纵割式颈部椎管扩大人工骨桥成形术

全麻后用面托或 Mayfild 颅骨固定器固定头部。暴露后将从 C_2 棘突止点切下的半棘肌用丝线标记。咬骨钳剪去 $C_{6\sim7}$ 较高棘突顶端并修整平齐。通过特制硬膜外导管把特制线锯导入 C_7 椎板下硬膜外,并从 C_3 椎板上缘导出。在保持颈前凸条件下,小心将棘突从正中锯开。对于有后凸患者实行分段切割,对有椎管内严重狭窄或粘连、线锯难以导入的节段,使用纤细钻石磨钻从正中割开棘突。沿小关节内侧在两侧椎板上用磨钻各做一纵沟槽,深至椎板深层皮质。用组织剪和刮匙分开棘突,开门扩大椎管并去除两侧压迫粘连的组织。见硬膜囊后移搏动明显后,切割 Pro Osteon CHA 成梯形状,桥接于各割开的棘突间,用 10 号丝线绑缚固定牢固。使颈稍后伸后,将两侧半脊肌交叉缝合于 C_2 棘突,逐层关闭切口。术后 3 天内卧床,用沙袋两侧固定头颈部。3 天后拔除引流,患者戴费城颈托下地活动。术后 2~3 周颈托固定。

(曹启斌)

第六节 胸椎管狭窄症

椎管狭窄是导致脊髓、马尾神经和神经根压迫性损害的常见原因之一。发生在腰椎最多,其次为颈椎,胸椎少见。退变性胸椎管狭窄症是近年来才被逐渐认识的一种疾病,主要累及椎间关节-椎间盘水平,该处关节囊、黄韧带、后纵韧带骨化及椎体增生,椎间盘膨隆,造成椎管狭窄和脊髓压迫症状,这些变化与脊椎退行性变是相一致的。有关胸椎管狭窄症的报道较少,欧美文献仅仅有极少数病例报道,日本发病率较高,国内近年来也有不少病例报道。该病相对较为少见,临床较易漏诊和延误诊断。

黄韧带骨化(OLF)现象最早是于1912年提出的。1920年Polgar首例报道黄韧带骨化的侧位X线表现,以后人们对此进行了大量深入的研究工作。目前黄韧带骨化症已被认为是导致胸椎管狭窄、脊髓损伤的重要临床疾病之一。

一、流行病学

黄韧带骨化多见于亚洲人,尤其是日本人,发病率为5%～25%;黑种人、高加索人也有少量报道,但在白种人中极罕见。该病为老年性疾病,50～70岁发病率高,并有随年龄增长发病率增高的趋势;男性发病较多,男女比例为(2～3):1。

二、发病机制

到目前为止胸椎管狭窄症的确切病因尚不完全明确,几十年来围绕其发病机制不断探索,现认为可能与以下几种因素有关。

(一)慢性退行性变

临床统计研究表明,黄韧带骨化老年人多发,且以下胸段居多,同时常伴其他病理变化如后纵韧带骨化、小关节肥大、椎体增生等,这些特点与脊柱其他部位慢性退变是相一致的;同时发现,部分脊柱退行性变病例中胸椎黄韧带骨化、后纵韧带骨化发生率高。病理学研究也发现,黄韧带退变过程中弹力纤维减少、大量胶原纤维增生,在此基础上逐渐发生软骨样改变、钙化,直至骨化。但是,该观点很难解释为何颈椎黄韧带骨化极为少见。

(二)积累性劳损

另外一些学者认为,由于下胸段活动度较大,黄韧带在附着点处受到较大的反复应力而致慢性积累性损伤。反复的损伤、修复,最终导致黄韧带骨化。临床病理学研究结果显示,黄韧带骨化往往始于黄韧带的头侧,尾侧附着部,长期受力致弹力纤维断裂、胶原纤维增生,甚至在受力明显的部位发生黏液样变性;病变黄韧带显示反复替代及软骨化生过程,继而通过软骨内成骨导致黄韧带骨化。

(三)代谢异常

目前研究较多的是氟与黄韧带骨化间的关系,其可能的作用机制为:氟可激活腺苷酸环化酶,从而使细胞内cAMP含量升高,引起细胞质内钙离子浓度显著升高,最终导致软骨细胞钙化、骨化。低磷血症也被认为与黄韧带骨化有关,但机制尚不明确。

(四) 其他

炎症、家族性因素等也被认为是本病的发病机制之一,因为临床观察到不少家族聚集现象,但迄今仍缺乏充分证据。

三、病理

根据术前 X 线片、CT、MRI 检查、手术所见及术后病理检查,胸椎管狭窄的病理改变是多种多样的,有先天性的,如椎管发育不良、椎弓根短缩;遗传性的骨代谢异常如 Paget 病;维生素 D 抵抗性骨病;也有后天性的,如肾病性的骨代谢异常,氟骨症。临床上最多见的是反复的应力损伤因素,局部的退行性改变所致胸椎管狭窄是基本病理改变,包括黄韧带肥厚(HLF)、黄韧带骨化、关节突肥大、椎板增厚、椎间盘突出、后纵韧带骨化、硬行膜增厚等等类型。

从影像学上,退行性胸椎管狭窄的主要病理改变为:黄韧带肥厚,部分出现钙化或骨化。可厚达 1~1.5 cm,有的出现双椎板样改变,甚至与上下椎板融成一体;椎板增厚硬化。厚达 1.5~2 cm;关节突增生肥大,增生骨赘向椎管内突入;椎体后缘骨赘向椎管突入。椎间盘突小和 OPLL 多并存;椎管矢状径和横径减小,椎管变形,硬膜外脂肪消失,硬膜外粘连紧带、硬膜增厚。脊髓受损、硬膜囊变形或呈节段性环形凹陷,搏动减弱或消失。这些改变与颈、腰椎管狭窄退行性变相似,故退行性胸椎管狭窄应当是脊柱退行性变的一个组成部分,由于胸椎管在正常情况具有相对较窄的解剖学特点。即使其退生程度与颈、腰椎相同,亦可能最先造成胸段椎管脊髓及神经根的压迫性损害,而且由于缺乏有效缓冲空间,与颈、腰段相比,压迫与缩窄程度往往较严重,无缓解期、常呈缓慢的进行性发展,因长期缺血生性造成永久性瘫痪。此外,胸椎相对较为固定,韧带及关节囊的病理性骨化倾向较易形成,与颈、腰段相比,除形成更严重的狭窄外,其范围住往较为广泛,常累及 4~6 个脊椎,氟骨症则受累范围更加广泛。

四、临床表现

胸椎管狭窄疾病临床主要表现为脊髓不全压迫造成的胸段脊髓缺血、感觉和运动传导障碍等一系列综合征,大部分患者起病呈隐袭性,少数可有诱因,如腰背部扭伤,受凉、过度劳累,手术麻醉等,症状表现多样:①胸椎压痛,伴或不伴放射痛,后伸受限伴疼痛。②下肢感觉异常,如下肢麻木、无力、脚踩棉花感;下肢肌力减弱,肌张力增高,出现肌紧张、折刀样痉挛,僵硬,无力,行走困难,且进行性加重。③间歇跛行史,行走数十米至数百米或久立后症状加重,平卧时症状减轻。④胸腹部束带紧迫感。⑤大小便功能障碍。⑥痉挛步态,有些患者甚至不能站立。

体格检合方面以胸段脊椎受压表现为主,脊柱相应节段压痛,少数有后凸畸形,胸椎不同平面以下存在不同程度的感觉、运动障碍,出观感觉减退平面,双下肢痉挛步态,大小便异常等不全瘫痪。神经反射亢进,病理反射阳性,腹壁和提睾反射减弱或消失,膝、踝反射活跃或亢进,髋、踝阵挛,Babinski 征阳性;神经根刺激症状,如胸背部束带感、疼痛;脊髓、马尾循环障碍,出现神经源性间歇性跛行,括约肌功能障碍,二便困难;晚期脊髓完全性压迫,出现截瘫,二便失禁等。

五、影像学检查

影像学检查是胸脊髓压迫症定位、定性诊断的最主要手段,仅依靠感觉平面、反射或棘突叩击痛等临床检查,往往并不确实。

(一) X 线检查

X 线检查是必须的,可排除脊柱肿瘤和骨性病变,疑有胸椎管狭窄症的患者应常规行 X 线检查。一般多表现为胸椎不同部位不同程度的退变征象,正位片病变部位椎间隙变窄,有不同程度的椎体缘唇样骨质增生,椎间隙内多模糊不清,椎板轮廓难以分辨;在侧位 X 线可见胸椎退行性改变,如关节突肥大,椎体骨赘形成,甚至呈竹节样改变,椎间隙可有轻度变窄,椎间孔投影中可见骨化影,可呈钩形或鸟嘴状高密度影。连续几十节段黄韧带骨化时椎管后壁呈锯齿状引起节段性狭窄,这一点从 $T_1 \sim L_2$ 所有平面均可发生,特别是 $T_{9\sim12}$ 节段。氟骨症病例可见胸椎骨密度明显增高,韧带广泛骨化,结合流行病学及生化可诊断。

(二) CT 检查

对脊柱脊髓疾病的诊断具有定性和定位作用,可清晰显示椎管狭窄的程度、病变的具体部位及骨化形态,更清楚地揭示出椎管、硬膜囊、蛛网膜下腔和脊髓的相互关系,显示病变更为明确。CT 扫描主要表现为起于椎管后外侧壁即椎板下缘或关节突前内侧的单侧或双侧板状或结节状骨化块,突入椎管内,形态表现为棘状、结节状、板块状、隆突状骨化。双侧型的骨化块可相互部分融合并与椎板和后关节囊融合,椎管狭窄程度上比单侧重。但大的单侧骨化块亦可封闭半侧椎管,造成严重椎管狭窄。后纵韧带骨化和关节突肥大可进一步加剧椎管狭窄,严重时,椎管呈二叶草或窄菱形。脊髓横断面上,压迫重的地方脊髓变细,密度增加。图像横扫可显示增生肥大的关节突,由于椎板增厚和黄韧带骨化造成椎管狭窄时,不是每个扫描层面都与椎管垂直,CT 片上显示的椎管狭窄常较实际更严重。

(三) MRI 检查

在无 MRI 截瘫之前,常规做脊髓造影,以观察脊髓受压节段,主要表现在正位片上见束腰状、"V"形或"U"形改变。在侧位片 L 梗阻端表现为"V"形边缘及从椎管的后下方向前上方斜坡样、擦边样而过的改变。造影检查可清晰显示韧带的骨化影,并可见椎管变形、变小、硬膜囊受压,呈搓衣板样、毛刷样或蜡笔样。亦可显示椎间关节、肋结节关节、前纵韧带、后纵韧带的退变、增生、融合、骨化等。椎间关节增生肥大内突,椎板增厚、黄韧带肥厚,OPLL 出现。双层骨样板改变,不完全梗阻,矢状径和横径减小,硬膜外脂肪消失,脊髓受压变形,充盈缺损为多节段性,呈"串珠"状,多见于椎间盘椎间关节平面脂肪消失,脊髓受压变形,充盈缺损为多节段性,呈"串珠"状,多见于间盘-椎间关节平面椎管变形。完全性梗阻时,梗阻端平直或呈斜坡状。

胸椎间盘退行性变和骨赘形成时,可见椎间隙变窄,椎间盘成分减少,信号减弱,有的出现后方椎间盘成分消失,局部信号变弱。受累节段的椎体前、后缘均见低信号的突出物,以后缘为主,后缘突出呈弧形,其信号与皮质骨相似,有的可见"包壳"样改变,即突出物表面信号明显减弱,而中央部传信号增强。黄韧带骨化,黄韧带信号明显减低,矢状面上造成脊髓的节段性压迫,形态似"锯齿样"。比较重的韧带钙化在某些矢状面可占据大部椎管。后纵韧带骨化,可见受累节段的椎体后方正常低密度影增厚,超过正常胸椎后缘"黑线"影,椎管在此部位更显狭窄。胸髓受压和受损时,受累节段的致狭窄因素对胸髓压迫,使胸髓局部弯曲,变扁或呈凹陷向侧移位,多节段狭窄者,脊髓多节段扭曲变细。受压节段的脊髓信号以增强为主,T_2 像较 T_1 像更有利于观察脊髓压迫。

六、诊断

正确的诊断首先依靠详细的病史及全面的神经系统检查。本病相对较少,基层医院常延误诊治,强调早期诊断尤为重要。依据症状和体征,特别是神经学检查和X线、CT、MRI及电生理检查,可以做出诊断并可与胸椎间盘突出症相鉴别。在临床上,胸椎黄韧带骨化多表现为胸椎管狭窄而引起的一系列脊髓、神经根压迫的症状和体征,病程长短不一。其初始症状一般为双下肢麻木、僵硬、无力以及感觉异常,常伴有胸部束带感、胸部扩张受限及背部僵硬,间歇性跛行也是临床常见症状。病变在中、上胸段可有明显的上运动神经元瘫痪的体征,但在下胸段常表现为上、下神经元同时瘫痪的体征,少数患者甚至表现为膝以上痉挛性瘫痪、膝以下软瘫。感觉障碍可为横断性或神经根性。双上肢检查正常可排除颈段病变。

(一)病史和发病年龄

胸椎管狭窄症的病史一般均较长,系慢性发病。多为中年以上发病,发病率男多于女。

(二)症状与体征

多数患者早期表现为进行性双下肢麻木、无力、僵硬不灵活,间歇跛行、胸腹部束带感。X线平片检查多误认为"骨质增生",常行非手术治疗直至病情严重。检查早期X线片,除一般退行性变外,多已有明显的黄韧带肥厚,骨化,后纵韧带骨化等。

影像学检查对诊断胸椎黄韧带骨化有重要作用。高质量胸部平片和侧位断层片,CT或磁共振检查对早期诊断是很必要的。应注意识别黄韧带和后纵韧带骨化,这是椎管狭窄的主要因素。X线平片有利于鉴别后纵韧带骨化及脊柱炎症、肿瘤等;侧位片可见椎板间隙处形成向椎管内占位的三角形骨化影,但受肩带的重叠及肝脏阴影的影响,常使对上、下胸段的判断受到一定程度的限制,而且对病变早期及板状型骨化的诊断较为困难。椎管造影只能提示梗阻的程度,对病因学诊断无价值,且具有创伤性,目前已很少采用。

(三)鉴别诊断

腰椎间盘突出症患者发病年龄较轻,大多在20~40岁,病史较短,很多患者可以明确发病日期,有人在明确的轻微损伤后发病;由于椎间盘突出多偏向一侧,故脊髓受压症状多在一侧肢体,或两侧轻重不一,脊髓受压程度也较胸椎管狭窄者为轻,几乎无全瘫者;影像学检查特别是MRI检查可提供重要诊断依据,腰椎间盘突出多累及单个椎间隙,个别有两间隙椎间盘突出者,在MRI上显示清楚,无脊髓后方受压的病变,可与胸椎管狭窄症相鉴别。

此外,该病须与黄韧带钙化症相鉴别,多数学者认为,黄韧带钙化症与黄韧带骨化过程中的钙化是两个截然不同的病理过程。黄韧带钙化症仅见于颈段,女性多见,大体观多呈圆形或椭圆形;光镜下可见钙盐沉着于纤维中,钙化灶周围有较多的多核巨细胞、组织细胞及淋巴细胞浸润,表现为肉芽肿样异物反应;与以骨小梁、骨髓结构为特征的骨化完全不同。

七、治疗

通常认为,非手术治疗胸椎管狭窄均无效,手术治疗是目前唯一有效的方法,病情进行性加重,一经确诊应立即手术治疗。

造成胸椎管狭窄症的后方因素主要为肥厚的黄韧带、椎板以及肥大的关节突;而前方因素主要为胸椎间盘突出和后纵韧带骨化(OPLL),但单独的OPLL压迫脊髓而无后方病理改变者少见。因此,胸椎管狭窄手术治疗,主要为后路椎板切除减压手术。对于退行性改变为主的,包括黄韧带骨化(OLF)、关节突增生(HAP)、后纵韧带骨化(OPLL)、椎板增厚等类型为主要病理解剖改变的胸椎管狭窄疾病,手术行后路全椎板切除减压是比较简单、直观、彻底的方法,手术的疗效也较满意。对合并有胸椎间盘突出压迫脊髓者宜采用后路减压,再辅以侧前方减压、椎间盘髓核摘除术。

八、术后脊柱稳定性和功能恢复

整块半关节突椎板切除术后，经 2~8 年的随访，未发现胸椎不稳的情况。原因是外半关节突关节仍存在，还有肋椎关节保护，故胸椎的稳定性可以胜任日常生活。一般情况下不需要行内固定。至于术后效果则与术前脊髓本身的情况和手术减压程度有关，术前未完全截瘫、MRI 脊髓信号正常者，手术减压充分，常可获得优良效果。术前截瘫严重，脊髓本身有软化灶者，仅中等恢复，但较术前进步明显；个别未按整块半关节突椎板切除术操作者，脊髓损伤加重。因此，椎板整块切除，可减少或防止脊髓损伤加重的发生。

氟骨症性胸椎管狭窄症是地方性慢性中毒性疾病，动物试验表明氟在异位骨化的化学诱导中起重要作用，氟可激活细胞腺苷酸环化酶，从而使细胞内 cAMP 含量升高，导致细胞质钙浓度升高、软骨细胞变性、钙化。表现为骨质密度增高，椎板及小关节突增生、肥厚。椎板内韧带（特别是黄韧带）肥厚、骨化，从而导致椎管狭窄，造成脊髓受压的症状，临床表现为椎管狭窄症状。

对于胸椎黄韧带骨化引起的椎管狭窄和脊髓损害，至今仍无有效的非手术治疗，一旦诊断已明确，即应尽早手术治疗。黄韧带骨化主要侵犯脊椎的后部结构，胸椎椎板切除减压是比较合理的方法。但是其手术效果往往不如腰椎和颈椎好，这是因为其病理因素较颈腰段复杂，手术操作也困难。

术后效果与术前病程长短、脊髓压迫与脊髓损伤程度、病变累及节段、狭窄程度、是否并发后纵韧带骨化以及手术方法等诸多因素有关。狭窄或瘫痪较重而时间较长者，除了致压物使脊髓直接受压而造成损伤外，还由于局部血循环障碍、缺血缺氧时间较长，可以导致脊髓组织发生不可逆性的继发性损伤。术前 MRI 上胸髓受压和受损程度越轻，症状进行性加重时间越短，术前生活仍可自理者，术后效果往往越好。而多节段受累，脊髓已有软化、囊变、萎缩变性，症状进行性加重时间长，术前生活需他人照顾者，术后往往效果不理想。

（曹启斌）

第七节　腰椎管狭窄症

各种原因导致腰椎椎管、神经根通道、椎间孔的变形或狭窄而引起马尾神经、腰骶神经根受压而产生临床症状的病症，称为腰椎管狭窄症，又称为腰椎管狭窄综合征。多发生于 50 岁以上的中老年人，男性较女性多见。

一、病因病理

腰椎管狭窄症的病因可分为原发性和继发性椎管狭窄两大类。原发性椎管狭窄指因先天性和发育性因素，导致腰椎骨性椎管发育异常，椎管狭窄，表现为腰椎管的横径和矢状径均匀一致性的狭窄，多见于侏儒症、椎弓根短缩等患者。此种类型腰椎管狭窄症临床较少见。继发性腰椎管狭窄主要是由于椎间盘退变，腰椎椎体间失稳，关节突关节松动增生、内聚的腰椎退行性变，腰椎骨质增生，椎板继发性增厚，黄韧带松弛、肥厚、内陷等诸多因素共同导致的腰椎椎管、神经根管和椎间孔等内径缩小,椎管容积减少,病变达到一定程度后,可引起硬膜囊、神经根、马尾受压而产生腰腿痛症状。也可能因为椎管容积减少,致椎管内外血循环障碍,静脉充血,血管丛增生等间接压迫硬膜囊或神经根而产生神经压迫症状。临床上以退行性变致继发性椎管狭窄症患者为多见,原发性椎管狭窄症患者少见。

临床上多采用 Nelson 分类法指导腰椎管狭窄症的诊断和分型。

(一)按解剖部位分类

按解剖部位分为中央型(主椎管)狭窄和侧方型(侧隐窝)狭窄。中央型狭窄以硬膜囊及其中的马尾神经受累为主,而侧方型狭窄则以神经根受累为主。

(二)按病因分类

按病因分为原发型椎管狭窄和继发型椎管狭窄。

1.原发型椎管狭窄

原发型椎管狭窄为先天性因素所致,骨性椎管发育障碍,致椎管容积减少,马尾、神经根受压迫而导致。

2.继发型椎管狭窄

继发型椎管狭窄系由于后天退变或其他原因,导致椎管容积继发性减少,按继发性椎管狭窄的主要发生来源,继发性腰椎管狭窄又可分为四个方面。

(1)退行性脊椎骨质增生,黄韧带肥厚,后纵韧带增生钙化,侧隐窝狭窄,椎间盘病变等。

(2)创伤因素所致脊柱骨折脱位遗留的脊柱畸形。

(3)椎弓峡部裂致椎体滑脱。

(4)脊柱侧弯以及其他脊柱骨病如 Paget's 病、氟骨症等。

二、临床表现

(一)症状

多见于 40 岁以上的中老年,以男性多见。起病缓慢,常有慢性腰痛史,疼痛常反复发作,一般症状较轻。中央型椎管狭窄主要感觉腰骶部疼痛或臀部疼痛,很少有下肢放射痛。患者常诉直腰行走困难,而弯腰骑自行车无障碍,该型患者最典型的表现是神经性间歇性跛行。侧隐窝狭窄与神经根管狭窄的症状大体相同。表现为相应的神经根受刺激或压迫症状。根性神经痛往往比腰椎间盘突出症严重,可从腰臀部向下放射,常为持续性,活动后加重,体位改变对疼痛影响不如中央型明显,间歇性跛行也不典型。

(二)体征

检查时常可发现患者主诉的症状严重且多,而客观体征少,两者往往不相符。神经未受持续性压迫时,多无明显体征。腰椎无畸形,腰部可无压痛,而后伸或侧屈位时,可诱发症状。前屈时症状消失,直腿抬高试验阴性。发生持续性压迫后,可出现受压的马尾神经或相应神经根支配区的感觉、肌力减退,腱反射减弱或消失。直腿抬高试验可为阳性。

(三)影像学与实验室检查

1.X 线检查

在腰椎正侧位 X 线平片上,常表现为腰椎生理弧度的改变,可以是生理前凸的增大或减少。还可显示椎间隙狭窄、关节突增生内聚,椎体边缘骨质增生等退变表现,部分患者表现为腰椎滑脱、不稳或椎间关节半脱位等。在 X 线片上还可测量椎管的大小,一般认为,椎管横径

<20 mm,矢状径<12 mm,可以认为有腰椎管狭窄的存在。因为X线片存在放大倍率的差异,现多在CT片上行椎管各径的测量,更为准确。

2.椎管造影

椎管造影是诊断腰椎管狭窄的有效方法,表现为不同程度的充盈缺损,严重者完全梗阻,完全梗阻者呈幕帘状、笔尖状或弹头状,也有呈毛刷状的充盈缺损。腰椎滑脱引起的椎管狭窄,可在滑脱节段显示台阶状或肘拐状的硬囊形态改变。椎管后侧黄韧带增厚者,表现为锯齿状充盈压迹,有时呈藕节状改变。椎管造影可以显示硬膜囊的整体形态,且可通过体位及投照位的变化,显示出神经根袖的形态和位置变化。但对侧隐窝的显示不理想,也不能显示椎管的断面及神经根形态。

3.CT检查

CT检查可以清楚显示椎管的形态和椎板厚度,并能进行比较精确的椎管大小及椎板厚度测量。CT能显示椎间盘突出的程度、范围和方向,对侧隐窝狭窄、黄韧带肥厚等均可以清楚显示。如结合椎管造影检查,则能提供更多信息。椎板厚度超过8 mm,黄韧带厚度超过5 mm,可认为是增厚。CT片在测量侧隐窝时,侧隐窝前后径应>5 mm,侧隐窝前后径<3 mm,可以认为是侧隐窝狭窄。

4.MRI检查

MRI检查可以对脊柱进行矢状面、冠状面、横断面多个方向角度的检查扫描。在MRI检查中可以显示出硬膜囊压迫的节段、程度的部位,同时可以有效显示黄韧带的肥厚、硬膜外脂肪的消失减少、神经根的压迫与位置等。所以,MRI是检查腰椎管狭窄的有效方法。

三、诊断与鉴别诊断

(一)诊断

1.症状

长期慢性腰臀部疼痛不适,间歇性跛行,腰过伸受限,且逐渐加重。

2.体征

体格检查早期无明显异常,后期可出现坐骨神经受压的体征。

3.影像学检查

腰椎X线片、椎管造影、CT检查、MRI检查可明确诊断及椎管狭窄的程度。

(二)鉴别诊断

1.腰椎间盘突出症

大多见于中青年人,病程相对较短,多以腰痛及下肢放射痛为主要症状,下肢症状单侧者多见,直腿抬高试验阳性。不似腰椎管狭窄症以中老年人为多,主要表现是间歇性跛行,直腿抬高试验多阴性,而腰过伸受限则明显。X线检查腰椎间盘突出症可见到腰椎疼痛性侧弯,但骨质退变多不如腰椎管狭窄症患者明显,且腰椎管各径的测量在正常范围。CT或MRI检查是鉴别两者的重要手段,腰椎间盘突出症主要表现为椎间隙水平间盘的突出与对硬膜囊和神经根的压迫,而黄韧带厚度、侧隐窝前后径、椎板厚度等多在正常范围,关节突增生内聚也不如腰椎管狭窄症者明显。

2.腰椎滑脱症

部分腰椎滑脱症患者也可表现为腰椎管狭窄症的症状。但在间歇性跛行等典型症状出现之前,腰椎滑脱就已存在,一般是到病程中后期,因腰椎滑脱,导致椎管形态发生扭曲变形,或椎间盘变性突出,或继发性腰椎退变,才发生继发性腰椎管狭窄;后期,腰椎滑脱是腰椎管狭窄的原因,而腰椎管狭窄则是表现形式。

3.血管源性腰背痛

动脉疾病或周围血管疾病可引起下肢痛,有时与坐骨神经痛很相似。但血管源性下肢痛不会因活动而疼痛加重,而腰椎管狭窄症患者的下肢痛多在活动后出现。臀上动脉血流不足引起的臀部间歇性疼痛,行走时出现或加重,站立时减轻,但不会因弯腰或下蹲等减轻。小腿后方肌肉的间歇痛可因周围血管疾病引起,并有坐骨神经刺激症状,也有行走加重、站立减轻的特征,但不会因站立而使疼痛症状完全消除,也不会因下蹲、弯腰等动作而全部缓解。

4.腰背肌、筋膜源性腰背痛

腰背肌筋膜炎、棘上韧带损伤、棘间韧带损伤、第三腰椎横突综合征、臀上皮神经卡压综合征、梨状肌综合征等,系腰背部局限性非特异性纤维织炎,常有反射性腰背痛。腰背肌筋膜炎的腰背部疼痛虽然广泛而散在,但以肌、筋膜损伤劳损处为主,所以多表现为肌、筋膜附着点附近的局限性明显疼痛和压痛,多有外伤史,在局限性压痛点附近行痛点封闭可以止痛。此外,腰背肌筋膜炎经过休息或治疗,大多可以逐渐好转或自愈,这种情况在腰椎管狭窄症是很少见的。

5.腰椎不稳引起的腰腿痛

腰椎不稳或腰椎失稳引起的腰背痛或腰腿痛,腰椎不稳的主要原因有椎间盘、椎间关节、椎间韧带的退变,外伤和脊柱手术后的医源性不稳,峡部裂和滑脱。腰椎不稳常见的症状是局限的腰背痛,伴有一侧或双侧臀部、大腿后侧的牵涉痛,严重的患者可伴有坐骨神经的刺激或压迫症状。多数患者主诉易发生腰扭伤,轻微活动或偶然用力不当,即可出现腰痛、活动受限及僵硬感,经过休息,逐步轻微活动腰痛或经过腰椎牵引、推拿按摩后腰痛及活动受限即可解除。这种腰部轻微活动即可能诱发的腰部突发疼痛及活动受限,有些类似膝关节半月板损伤引起的关节交锁症状,是腰椎不稳的重要临床特征。X线检查可见椎间隙不对称性变窄,脊柱序列排列不良,在腰椎过伸过屈侧位上可能观察到明显的椎体前后滑移,还可见到椎弓根的轴向旋转及棘突正常序列的紊乱中断等。

四、治疗

(一)非手术治疗

1.卧床休息

早中期患者或急性反复发作者,卧床休息可以改善局部静脉回流,有利于炎症反应的消退,有利于缓解椎管狭窄的症状,同时因休息可以缓解腰背肌紧张,也有利于消除肌肉源性疼痛不适。一般休息2~3周可以缓解腰腿痛。这也是其他治疗的基础。

2.腰围保护

可以协助缓解肌肉劳累。多在患者下床活动及站立时应用,卧床休息时不用。

3.腰功能锻炼

要注意加强腰背肌、腹部肌肉功能锻炼,以增强脊柱的稳定性。

4.手法推拿按摩

可以通过手法治疗达到舒筋散寒、化瘀止痛、松解粘连、松弛肌肉的作用。一般采用患者俯卧位,行腰痛部按法、揉法、点穴法、擦法等手法,患者平卧主要是行点穴法。同时配合腰部关节活动、牵抖法和双下肢关节活动等手法治疗。因患者大多为中老年人,骨质退变,手法治疗过程中不可使用暴力。

5.抗炎止痛药

在疼痛症状较重时,内服吲哚美辛、布洛芬等消炎镇痛剂有利于病情的好转,但使用这些药物要注意胃肠道及心血管安全性,有可能影响患者的凝血功能。

6.封闭治疗

可应用泼尼松龙 12.5 mg,0.5%~1%普鲁卡因 100~200 mg 混合后行腰部痛点封闭或椎管内封闭治疗,术后配合卧床休息、手法推拿按摩或腰椎牵引,每周 1 次,2~3 次为 1 个疗程,对早中期患者有效。

(二)手术治疗

1.手术指征

对于病程长,疼痛剧烈,影响日常生活;或保守治疗无效,反复发作,间歇期明显缩短;并有神经功能损害尤其是马尾神经压迫出现部分或完全瘫痪的患者;以及腰椎间盘突出合并腰椎管狭窄,腰椎峡部裂或腰椎滑脱合并腰椎管狭窄;腰椎 CT、MRI 或造影检查有明确的椎管狭窄,且狭窄压迫部位与临床症状相符合的患者,均应考虑行手术治疗。

2.手术目的

解除椎管内、神经根管、椎间孔等处的致压物,解除硬膜囊、马尾神经和神经根的压迫症状,同时要尽量保留正常的骨与软组织结构,维持和重建脊柱的稳定性。

3.手术方式

常用的手术方式有椎板成形术、椎板切除减压术,多配合内固定及植骨,以重建脊柱的正常生理序列和稳定性。手术要参照术前检查的神经定位、CT 和 MRI 检查显示的狭窄范围来考虑减压范围。术中减压有效的标志之一是硬膜囊的搏动恢复。

(郑崇明)

第八节 腰椎间盘突出症

腰椎间盘突出症又称腰椎间盘纤维环破裂症,是指腰椎间盘发生退行性变,或外力作用导致椎间盘内外应力失衡,使椎间盘之纤维环破裂,髓核突出于纤维环之外,压迫脊髓(圆锥)、马尾、血管或神经根而产生的腰腿痛综合征。

腰椎间盘突出症的主要临床症状是腰腿痛,即是腰痛并伴有单侧或双侧下肢放射性痛。腰椎间盘突出症好发于 20~40 岁青壮年人,男性多于女性。下腰椎椎间盘突出最多见,占腰椎间盘突出的 90%以上,其中又以 $L_{4\sim5}$ 椎间盘突出最为多见,约占全部腰椎间盘突出症的 60%。

一、病因病理

腰椎间盘连接相邻两个腰椎椎体之间,椎间盘的外周有坚韧而富于弹性的纤维软骨构成的纤维环,中心部位为乳白色凝胶状、含水丰富而富于弹性的髓核组织,其上、下各有一层透明软骨构成的薄层软骨板。纤维环及软骨板的前部因为有前纵韧带的附着而增强,但纤维环的后部及后外侧较为薄弱,且与后纵韧带的附着也较为疏松。使其成为椎间盘结构上的薄弱环节。髓核组织在幼年是呈半液状的胶冻样,随着年龄的增长,髓核的含水量逐渐减少,而其内的纤维细胞、软骨细胞和无定形物质逐渐增加,髓核逐渐变成颗粒状脆弱易碎的退变组织。成人腰椎间盘无血管供应,其营养来源主要依靠椎体血管与组织液渗透,营养供给差,自身修复能力极低。此外,椎间盘形成椎体间的一个类似气垫结构的微动关节,具有吸收椎体间震荡力,缓解脊柱纵向震动以及通过自身形变参与脊柱的旋转、前屈、后伸、侧屈等运动方式。因此,椎间盘压应力大,而且活动多,容易受伤及劳损退变。在腰椎间盘退变的基础上,由于腰椎压应力大,或腰椎在不良姿势下活动,或准备不充分的情况下搬重物,或猝倒臀部着地等,纤维环破裂,髓核在压应力下突出于纤维环之外,压迫神经根等而产生临床症状。因为发病前多有明显的椎间盘退变,很多患者也可能在打喷嚏、咳嗽等轻微外力作用下发病或无明显外力作用下发病。

二、临床分类

腰椎间盘突出症可分如下类型。

(1)腰椎间盘突出:根据突出之椎间盘髓核的位置方向可分为中央型、后外侧型、极外侧型。中央型椎间盘突出从后纵韧带处突出,可能穿破后纵韧带,位于硬膜囊的前方,主要压迫马尾神经,也可压迫单侧或双侧神经根;后外侧型突出之髓核位于后纵韧带外侧椎间孔附近,压迫单侧神经根或马尾神经以及血管;极外侧型髓核从椎间孔或其外侧突出,压迫单侧神经根。

(2)根据突出之髓核与神经根的关节分为肩上型、肩前型、腋下型。此分型将神经根与硬膜囊的关系比作稍外展的上肢与躯干的关系,如突出之髓核位于神经根上方,则为肩上型,位于神经根前方则为肩前型,位于神经根内下方则为腋下型。

(3)根据椎间盘的破损程度病理情况由轻至重可分为纤维环呈环状膨出、纤维环局限性膨出、椎间盘突出型、椎间盘脱出型、游离型椎间盘五种类型。

三、临床表现

(一)症状

1.腰痛和放射性下肢痛

其特点为:持续性腰背部钝痛;疼痛与体位、活动有明显关系,平卧位减轻,站立加剧;疼痛与腹压有关;下肢痛沿神经根分布区放射,故又称根性放射痛。

2.肢体麻木

主要是脊神经根内的本体感觉和触觉纤维受刺激之故,其范围取决于受累神经根。

3.跛行

主要原因是在髓核突出情况下,可出现继发性腰椎椎管狭窄症。

4.肢体发凉

由于椎管内交感神经纤维受刺激,引起血管收缩,尤以足趾明显。

5.肌肉麻痹

由于神经根严重受压致使所支配肌肉出现程度不同的麻痹。

6.马尾神经症状

马尾神经症状可见于中央型髓核突出者,表现为会阴部麻木、刺痛,排便及排尿障碍,阳痿及双下肢坐骨神经受累症状。严重者可出现大、小便失控及双下肢不全性瘫痪等症状。

(二)体征

1.腰部僵硬或畸形

腰部生理前凸减小或消失,甚至表现为反曲,腰前屈活动时诱发或加重腰腿痛症状。部分患者表现为腰椎向一侧侧弯。腰椎侧弯可以弯向患侧,也可弯向健侧,是身体的保护性姿势。一般而言,当突出之椎间盘位于受压神经根内下方时(腋下型),腰椎向患侧弯曲;而突出之椎间盘位于受压神经外上方时(肩上型),腰椎弯向健侧。同时,所有腰椎间盘突出症患者均可表现为腰部肌肉僵硬痉挛,以患侧为重。

2.腰椎活动范围受限

急性期患者因腰部肌肉痉挛紧张,而出现腰椎各方向活动受限,前屈受限尤为明显。慢性期主要表现为腰椎前屈和侧屈活动受限为主,如被动弯腰时腰腿痛加剧。

3.压痛、叩击痛与放射痛

在病变节段腰椎间棘突旁开1~2 cm处常有固定压痛,检查时可能因肌肉痉挛疼痛而多广泛压痛,但在病变节段间隙有一个固定不移且最明显的压痛点。叩击病变部位也会再现疼痛。同时,压痛及叩击痛可以向患肢后侧沿大腿向下达足跟或足底出现放射痛。

4.直腿抬高试验及加强试验阳性

正常人下肢直腿抬高可达70°以上无明显下肢后侧疼痛。腰椎间突出症患者直腿抬高常低于60°。加强试验是在直腿抬高出现下肢后侧放射痛后,稍放低下肢至刚好不出现下肢后侧疼痛,然后背伸患者踝关节,引出下肢后侧疼痛者为阳性。另外,有部分患者,在健肢直腿抬高时可引出患侧下肢后侧放射痛,提示巨大的中央型或腋下型椎间盘突出。

5.股神经牵拉试验阳性

患者俯卧位,出现腹股沟以下及大腿前侧疼痛者为阳性。椎间盘突出。屈膝使足跟靠近臀部,然后使髋关节后伸,此为股神经受压迫的征象,多见于$L_{2\sim3}$椎间盘突出。

6.屈颈试验阳性

患者平卧位,双下肢伸直,使其颈部被动屈曲,下颌向胸骨靠拢,出现下肢后侧疼痛者为阳性。其机制为通过屈颈使硬膜囊向近侧滑动,在病变部位出现神经根紧张。

7.仰卧挺腹试验阳性

患者仰卧位,双手放于腹部或身体两侧,以头枕部和双足跟为着力点,将腹部及骨盆用力向上挺起,出现腰痛或患侧下肢放射痛为阳性。

8.腱反射异常

$L_{2\sim3}$椎间盘突出常出现患侧膝腱反射减弱或消失,L_5和S_1椎间盘突出侧常出现跟腱反射减弱或消失。若腱反射消失,说明病程长或神经根受压严重。

9.皮肤感觉减退

依椎间盘突出的水平,压迫不同的神经根,可能出现不同部位的皮肤感觉减退。一般而言,L_3神经根受压,大腿前侧及膝前内侧皮肤感觉减退;L_4神经根受压,小腿前内侧及足内侧缘皮肤感觉减退;L_5神经根受压,小腿前外侧及足背皮肤感觉减退;骶神经腿受压,小腿后侧、足底及足外侧缘皮肤感觉减退。

10.肌力减退及肌肉萎缩

股神经受累,股四头肌肌力下降或萎缩,为L_3神经根损害;L_4神经根损害,踇长伸肌肌力下降;L_5神经根损害,踝背伸肌力下降;S_1神经根损害,踇长屈肌及小腿三头肌肌力下降或肌肉萎缩。

四、影像学及实验室检查

(一)X线检查

腰椎X线征可显示腰椎生理前凸减小或消失甚至反曲,腰椎侧弯,椎间隙减小等;此外,还可见到关节骨质增生硬化,要注意有无骨质破坏或腰椎滑脱等。

(二)CT检查

CT检查可显示在椎间隙,有高密度影突出椎体边缘范围之外,还可以显示对硬膜囊、神经根的压迫;见到关节突关节增生、内聚等关节退变表现。

(三)MRI检查

MRI检查可从矢状位、横断面及冠状面显示椎间盘呈低信号,并突出于椎体之外,还可显示硬膜外脂肪减少或消失,黄韧带增生增厚等。

(四)腰椎管造影检查

腰椎管造影检查是诊断腰椎间盘突出症的有效方法,可显示硬膜囊受压呈充盈缺损,多节段椎间盘突出显示"洗衣板征"。但因属有创检查,现已渐被MRI取代。

五、诊断与鉴别诊断

(一)诊断要点

1. 症状

腰痛和放射性下肢痛。

2. 体征

有坐骨神经受压的体征。

3. 影像学检查

有明显的腰椎间盘突出,且突出的节段、位置与上述症状体征相符。

(二)鉴别诊断

1. 急性腰扭伤

有明确的腰部受伤史,以腰痛及活动困难为主,部分患者可伴有臀部及大腿后部疼痛。临床检查可见腰部肌肉紧张,多处压痛,腰部活动受限以屈伸及旋转活动受限为主。直腿抬高试验多正常,没有下肢的定位感觉障碍及肌力下降。X线检查可见到生理前凸减小、轻度侧弯等,CT、MRI检查多无明显阳性发现。休息或保守治疗后疼痛缓解。

2. 腰椎管狭窄症

多为中老年患者,病程较长,其临床特点可概括为:间歇性跛行、症状重体征轻、弯腰不痛伸腰痛。X线检查可见到骨质退变增生,椎间关节增生硬化,椎体边缘骨质增生。骨性椎管狭窄多见于发育性椎管狭窄患者,椎管矢状径<11 mm,大多数为退变性狭窄,骨性椎管大小可能正常。CT及MRI检查可见腰椎管狭窄。

3. 梨状肌综合征

因梨状肌的损伤、炎症或挛缩变性,致坐骨神经在梨状肌处受压。主要表现为臀部及腿痛,多单侧发病,查体腰部正常,压痛点局限在臀部"环跳穴"附近,梨状肌紧张试验阳性,直腿抬高试验及加强试验多阴性。

六、治疗

(一)非手术治疗

1.卧床休息

对于所有明确腰椎间盘突出症的患者,均应卧硬板床休息,尤其是初次发病时。

2.腰椎推拿按摩治疗

腰椎推拿按摩治疗常与腰椎牵引配合,可以在非麻醉下施行手法或配合硬膜外麻醉后推拿,主要手法有按摩法、按压法、斜扳法、旋转复位法、摇滚法等。

3.对症处理

可用吲哚美辛、布洛芬等非甾体抗炎药药物内服,以消炎止痛。对于慢性期患者,可行神经根封闭、椎管内注药等治疗。

4.功能锻炼

急性期休息,慢性期或缓解期主要进行腰背伸肌肉锻炼,可用飞燕点水式、五点支撑、三点支撑、四点支撑等锻炼,平时久坐久站可用腰围保护等。

(二)手术治疗

对于经过3~6个月以上系统非手术治疗无效;症状加重影响工作生活,出现麻木、肌肉萎缩,或马尾神经综合征,或巨大的中央型椎间盘突出,应考虑行手术治疗。手术方式可以是椎板开窗减压髓核摘除术、经皮髓核摘除术,或半椎板减压髓核切除术,以及全椎板减压椎间盘切除植骨融合内固定术等。内固定及融合的指征主要有:急性腰椎间盘突出合并长期迁延而显著的背痛;退变性腰椎间盘突出,局限于1~2个节段,合并有显著的背痛;减压术后合并腰椎不稳;椎间盘病变合并神经弓发育缺陷;临床与影像学检查显示显著的节段不稳。

七、健康指导

指导患者正确功能锻炼,防止肌肉萎缩、肌力下降。术后早期,可做深呼吸和上肢的运动,以防并发肺部感染和上肢失用综合征。下肢可做静力舒缩,屈伸移动,直腿抬高练习,以防发生神经根粘连。根据患者情况进行腰背肌的锻炼。术后7天开始可为"飞燕式",1~2周以后为"五点式""三点法"每天3~4次,每次动作重复20~30次。循序渐进持之以恒。指导患者出院后注意腰部保暖,减少腰部扭转承受挤压,拾物品时,要保持腰部的平直,下蹲弯曲膝部,取高处物品时不要踮脚伸腰,以保护腰椎。加强自我调理保持心情愉快,调理饮食,增强机体抵抗力。出院后继续卧硬板床,3个月内多卧床休息。防止身体肥胖减少腰椎负担。

(郑崇明)

第九章 肩部与上臂损伤的治疗

第一节 肩袖损伤

一、功能解剖

肩关节外侧有两层肌肉，外侧层为三角肌，内侧层为冈上肌、冈下肌、肩胛下肌及小圆肌。其肌肉和腱性部分在肱骨头的前、上、后方形成袖套样组织，附着于肱骨大结节和解剖颈的边缘，称为肩袖。

肩袖可使肱骨头与肩胛盂紧密接触，使肩关节在运动或静息状态下均能对抗三角肌的收缩，防止肱骨头被拉向肩峰，以三角肌的拮抗作用保持肩关节的稳定。不仅如此，肩袖还以杠杆的轴心作用协助肩关节进行外展和旋转。其中冈上肌能使上臂外展及轻度外旋，冈下肌和小圆肌在肩下垂时能使上臂外旋，肩胛下肌在肩下垂时能使上臂内旋，所以有人将肩袖又称为"旋转袖"。

冈上肌、肩胛下肌的肌腱伸出在喙肩弓的下方，当肩关节在内收、外展、上举、前屈及后伸等大范围运动时(如吊环、蛙泳、体操等)，冈上肌与肩胛下肌在喙肩弓下被反复夹挤、频繁碰撞而造成损伤。在解剖上，冈上肌、冈下肌腱止点末端 1.5 cm 长度内是无血管的"危险区"，有人认为这是肌腱近侧滋养血管与来自骨膜的微细血管的吻合交接处，此处血供应减弱，是肌腱退行变性和撕裂的好发部位。

二、发病原因

肩袖损伤的发病原因学说较多，主要有以下各点。

(一)撞击学说

肩撞击综合征首先由 Neer(1972)提出，他在解剖 100 例肩关节中发现 11 例的肩盂边缘有骨刺出现和肩峰前突下骨赘增生，这是肩袖与肱骨头多次反复撞击的结果。冈上肌腱从喙肩弓下方穿出向外下方附着于肱骨大结节，肩关节前屈时很容易被肩峰前突所撞击(图 9-1)。

(二)退变学说

肩袖疾病的病因是多方面的，肩袖肌腱维持肱骨头的稳定，其力臂较短，又在肱骨的顶端(即突出部分)，容易发生肌腱退行变。其病理表现往往是细胞变性坏死，钙盐沉积，纤维蛋白玻璃样变性,肌纤维部分断裂,肩袖止点出现潮线复制及不规则。退变后的肌腱在运动中稍加用力即行断裂,一般在40岁以上者易发生。

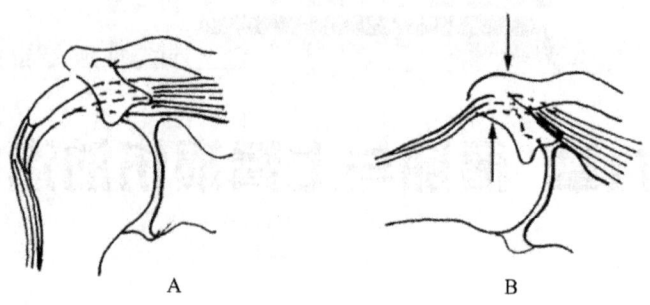

图 9-1 肩袖撞击损伤示意
A.肩自然下垂;B.肩外展撞击

(三)创伤学说

由于创伤导致肌腱损伤已不容置疑。例如肩关节脱位无其他合并伤,复位后肩关节仍不能外展,其根源很可能就是肩袖损伤。肱骨头大结节撕脱骨折大多伴有不同程度的肩袖损伤。运动损伤在肩袖损伤中占有一定的比例。暴力作用于肩袖造成急性损伤的方式较多,主要有以下几种。

(1)肩部被直接撞伤,造成冈上肌腱损伤。

(2)上臂突然过度内收,冈上肌被极度牵拉而撕裂。

(3)上臂接受纵轴牵拉暴力而使肩袖损伤。

(4)暴力从腋下向上冲击,冈上肌受到顶撞对冲而损伤。

三、损伤机制

体操运动员在单杠、吊环、高低杠上运动时进行"转肩""压十字"动作,标枪投掷运动员上臂上举做反弓爆发力时,因反复外展、急剧转肩,肩袖受到摩擦、劳损、牵拉,造成肌腱纤维反复磨损变性,呈慢性炎症样改变,同时可发生肩峰下滑囊炎症改变和退行性改变。这种情况也可见于游泳时的肩部旋转、举重时的抓举、篮球的转手及排球的扣球动作等。追问病史大多有一次损伤史,但也有部分运动员难以清晰回忆何时损伤。

肩袖损伤的病理牵涉到肌腱、关节软骨、滑囊及肩峰。在正常情况下,冈上肌、冈下肌对抗三角肌的收缩力,拉紧肱骨头使其在一定的范围内活动。一旦冈上肌、冈下肌损伤(急性或慢性),三角肌丧失拮抗力量,收缩时肩峰下组织与肩峰撞击,关节盂和肱骨头因机械力量受到破坏,出现关节退行性变。肩袖肌腱损伤后发生玻璃样变性或断裂,断端之间充斥瘢痕并发生牵缩。肩袖损伤时因局部渗血、出血及积液,加上机械性压迫和劳损,最终导致肩峰下滑囊炎。滑囊壁玻璃样变性,滑膜浅层出现纤维素,导致组织增生和粘连。由于反复劳损和机械力的重复叩击,肩峰骨膜增厚,刺激成骨细胞产生骨唇,造成肩关节活动受限或疼痛(图9-2)。

四、症状与诊断

(一)慢性损伤

此型较为多见。肩痛不明显,当上臂外展至某一特定部位时突然疼痛而停止活动。平时能全程参加训练,但成绩进步不快,有肩部不舒适的感觉。

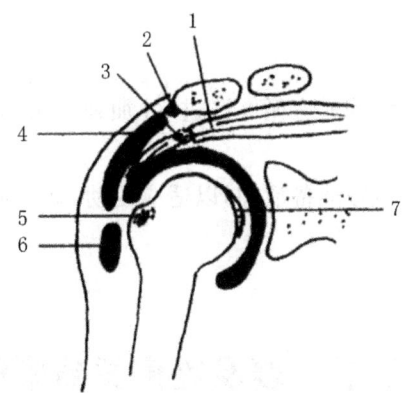

1.肩袖钙化;2.肩峰骨赘;3.肩袖断裂(冈上肌);4.肩峰下滑囊炎;
5.肱骨大结节骨质硬化;6.三角肌下滑囊炎;7.肱骨头软骨退变

图 9-2 肩袖损伤病理变化

(二)亚急性损伤

此型最多见。系反复慢性挫伤积累而形成。检查肩外展试验:伤者伸肘旋后位,做肩部外展运动至 80°～110°时出现肩部疼痛,外展动作突然中止或卡住,这可能是肩袖与喙肩韧带或肩峰摩擦挤压造成。一些病例训练前做好准备活动后外展时无疼痛。多数病例按压肩外侧肱骨大结节部位有压痛,肩关节外展和上臂抗阻内外旋有疼痛。如已迁延时日,未经正规治疗可出现三角肌萎缩现象。

(三)急性损伤

此型少见。大多为一次急性损伤所致。肩部疼痛、活动受限均较显著。检查臂下落试验:将患肩被动外展 90°位去除扶持,患肢不能维持外展,伤臂迅速下落,说明肩袖明显损伤。

五、治疗

(一)非手术治疗

(1)由急性炎症或急性损伤所形成的肩部剧烈疼痛,应暂停训练。可将上臂外展 30°位支架外固定,卧床休息 3 天后可适当活动。

(2)慢性或亚急性损伤,可用1%普鲁卡因溶液 10～20 mL 加入泼尼松龙 1 mL 局部封闭,疗效非常理想。

(3)物理治疗:人工太阳灯,紫外线(4～5 生物剂量)及直流电碘离子透入对肩袖损伤的康复有明显的辅助作用。

(4)适当改变运动训练,慢性挫伤可继续一般训练,对于引起疼痛的外展动作可适当减少或避免,要加强三角肌力量训练。

(二)手术治疗

肩袖肌腱断裂如面积较大,断端分离较多,残端缺血或经非手术治疗 4～6 周后症状未见改善,可选择手术治疗。术中可将断端褥式缝合,如不能对合,取阔筋膜修补缝合。也可在肱骨大结节上钻孔缝合肩袖,术后以外展支架将患肢固定,于外展、前屈及外旋位,6 周后拆除外固定,积极进行功能锻炼活动。

六、预防

（1）在进行大范围转肩运动训练前应循序渐进，并加强肩关节各组肌肉力量训练，如三角肌肌力加强训练等。

（2）每次训练前应严格认真做好准备活动，以适应运动，减少损伤。

（王　辛）

第二节　复发性肩关节脱位

一、病因

复发性脱位的发生主要取决于初次脱位时的损伤程度。初次脱位的创伤程度、发生年龄、是否顺利复位、复位后的固定等因素均与日后的复发相关。一般来讲，初次脱位的创伤越大、年龄越小、复位困难、复位后的固定不足均易导致复发性脱位的发生。肩关节脱位复发的病理方面有以下几种原因。

（1）盂唇从关节盂腔的前缘上剥离，肩盂前方或前下方的盂唇一旦剥离，非手术治疗下愈合困难，易导致盂肱关节前方不稳。

（2）肩关节囊过度松弛，盂肱中韧带松弛或断裂，肩关节囊的前壁松弛及膨胀不易修复。随脱位次数增加，其松弛程度加重。

（3）肩关节前脱位时，肱骨头撞向关节盂缘，可导致肱骨头的后外侧面因撞击导致骨缺损。该部位的凹陷性骨缺损，使肱骨头外旋到达一定角度，加上后伸动作即可促使肱骨头的缺损部位自肩盂的边缘向前滑出，导致再次脱位。

二、分型

肩关节脱位可依据以下几方面来进行分型和决定治疗：不稳的方向、程度和病程以及引起不稳的原发创伤等。

（一）按不稳的方向分型

按方向分为前脱位、后脱位及上、下脱位。约97%的复发性脱位为前脱位，约3%为后脱位，上、下脱位极为罕见。

（二）按程度分型

按程度分为半脱位或全脱位。

（三）按病程分型

按病程分为急性、亚急性、慢性或复发性。如果肱骨头脱位超过6周，称为慢性脱位。

（四）按与脱位有关的创伤分型

按与脱位有关的创伤分为创伤性脱位，即由一次单独的创伤即可造成的脱位；微创伤性脱位（获得性的），即肢体运动时反复的创伤造成了关节囊盂唇复合体的塑性变形。

三、诊断

复发性肩关节脱位,有经常脱位的病史,当上臂外展、外旋和后伸时,即可发生脱位。但肩关节复发性半脱位的患者,症状不典型,有的患者诉说有肩关节滑进与滑出的感觉,有的无任何不适,常被漏诊。检查时应双侧对比,进行双肩关节的全面检查。观察肩部是否有萎缩,有无压痛,压痛部位和程度。检查双肩的主动与被动活动范围,评价三角肌、肩袖与肩胛骨稳定肌肉的肌力。此外,还有一些特殊检查可帮助判断肩关节的稳定性。

(一)肱骨头推移试验

上臂 0°外展位,检查者一手固定肩胛骨,另一只手握住肱骨头施加压力,观察肱骨头在关节盂中前后移位的程度。

(二)陷窝试验

分别在上臂 0°和 45°外展位,牵拉患侧上肢远端,观察肱骨头与肩峰间的陷窝,测量肱骨头与肩峰间距离,并分为三级,<1 cm 为 1+,1~2 cm 为 2+,>2 cm 为 3+,0°外展位时,半脱位更多地提示旋转间隙的松弛;而 45°外展位时,半脱位则提示下盂肱韧带复合体的松弛。

(三)负荷和位移实验

患者仰卧位,在肩胛骨平面,将肢体在各个角度外展、外旋。检查患者的右肩时,检查者的左手握住肱骨近端,右手轻握住肘部。用左手在肱骨近端向前方施压,观测移位程度及脱位点。移位程度被分为0~3级。1级,移位超过对侧正常肢体;2级,肱骨头滑至关节盂缘的上方,但可自行复位;3级,脱位。检查左肩时相反。

(四)前方恐惧试验

将肩关节外展 90°,屈肘 90°,肩部在向前的压力下,轻度外旋上肢。此时患肩关节前侧不稳定的患者一般可产生一种恐惧感。

(五)复位试验

复位试验用于检查击球运动员的不稳定,患者仰卧位,肩关节外展 90°并外旋,检查者在肱骨的后部向前方施压,如果患者出现疼痛或脱位的恐惧感,对肱骨施以向后的压力,使肱骨头复位于关节内,疼痛或恐惧感消失,解除向后的压力,疼痛或恐惧感又出现,提示前不稳定。

(六)其他诊断方式

存在后方不稳定时,要判断患者是否能将肩关节随意脱位。如果患者有掌指关节过伸超过 90°、肘膝关节过伸、双肩关节松弛、拇指能被动触及前臂等表现提示存在韧带普遍松弛。

通过病史及体格检查一般能诊断肩关节不稳,常规 X 线检查可进一步支持诊断。X 线检查包括肩关节的前后位与腋窝侧位平片。如仍不能得出结论,必要时可行 MRI 扫描或 CT 关节造影。

四、治疗

(一)复发性肩关节前脱位的治疗

虽然已有 100 多种手术及更多的改良方法来治疗创伤性复发性肩关节前方不稳定,但却没有一种最好的方法。要获取满意效果需依据不同的病理特点选择手术方法。复发性肩关节前脱位的手术方法可分为下列几类:①修复关节囊前壁,加强肩关节前方稳定性的手术,常用的有 Bankart 手术和 Putti-Platt 手术。②肌肉止点移位,加强肩关节前壁的手术,常用的有 Magnuson 手术。③骨移植术,使用移植骨块修复肩盂的缺损,同时肌肉韧带的"悬吊作用"可有效地防止脱位复发,其中常用的是 Bristow 术和 Latarjet 术。

1.Bankart 手术

盂唇与关节囊在关节盂缘分离或关节囊较薄时,有行 Bankart 手术的指征。该手术的优点是可矫正盂唇缺损并将关节囊重叠加固,主要缺点是手术操作较困难。

(1)患者体位:患者取仰卧位,患肩垫高,头端摇高 20°,整个肩部消毒并铺单。

(2)切口及显露:从喙突部至腋皱襞做一直切口,于胸大肌、三角肌间沟进入,将头静脉及三角肌牵向外侧,显露喙突及附着其上的肱二头肌短头、喙肱肌与胸小肌联合腱,向内侧牵开联合腱。如果显露困难,可行喙突截骨,先自喙突的尖部沿其纵轴钻一骨孔,以利于喙突重新固定。

(3)手术方法:骨刀截断喙突,将喙突尖与附着的联合腱一起向内下方牵开,注意勿损伤肌皮神经。外旋肩关节,显露整个肩胛下肌肌腱,如发现有裂口,在肱骨头上方修补该裂口,如果打算把肩胛下肌肌腱从关节囊上游离下来,则应在切断肩胛下肌肌腱后,切开关节囊前修补该裂口。如果打算水平切开肩胛下肌及其肌腱,则应在切开肩胛下肌前修补该裂口。切开肩胛下肌的方法:①二头肌间沟的外侧约 1 cm 处,锐性垂直分离肩胛下肌腱。②仅切开肩胛下肌肌腱的上 3/4,下 1/4 保留于原位以保护腋神经及其下方的血管。③沿肩胛下肌肌纤维方向分开。外旋肩关节打开关节囊,如关节囊松弛或多余,那么在关节囊修补过程中,应收紧松弛部分。外旋肩关节,垂直切开关节囊,如发现有 Bankart 损伤,则通过盂缘的 3 个骨孔将关节囊重新固定于关节盂缘,打孔前,用刮匙刮净肩胛颈边缘及前关节盂缘。促进关节囊附着并与骨组织愈合。骨孔距关节盂缘 4~5 mm。然后将关节囊的外侧部与关节盂缝合。检查肩关节的活动,外旋应能达到 30°。缝合前关节囊的所有剩余开口,将肩胛下肌肌腱缝回原位,如截断喙突,则要用 1 枚螺纹钉重新固定。

(4)术后处理:吊带固定肩关节,以防止外旋。第 3 天解除吊带,进行肩关节摆动锻炼。3 周后,开始肌肉等长收缩锻炼。3 个月后,进行抗阻力锻炼。6 个月时应恢复肩关节的全部功能。

2.Putti-Platt 手术

该方法的优点是不论肱骨头外上方是否缺损,盂唇是否脱落,均可防止肱骨头再脱位。缺点是术后肩关节外旋受限。

(1)手术方法:大部分与 Bankart 手术相似,主要不同在于重叠缝合关节囊和肩胛下肌肌瓣。用褥式缝合法将关节囊的外侧瓣缝在肩胛骨颈部软组织上,内旋上臂,并下压上臂近端,然后收紧结扎缝线。将关节囊的内侧瓣重叠缝于外侧瓣的浅层,然后将肩胛下肌向外侧移位,缝于肱骨头大结节处的肩袖肌腱上或肱二头肌沟处。缝合后肩胛下肌的张力应以肩关节仅能外旋 35°~45°为宜。这样就形成一个抵御再脱位的结实的屏障。但当前关节囊组织结构较差或如果后肱骨头缺损较大需行手术以限制外旋时,这种重叠手术的作用极小。

(2)术后处理:同 Bankart 手术。

3.Magnuson-Stack 手术

Magnuson-Stack 手术由 Magnuson 与 Stack 设计,该方法将肩胛下肌的止点由小结节移至大结节,由于这种手术的成功率较高,且简单可行,因而目前非常流行。其缺点是不能矫正盂唇及关节囊的缺损,且术后外旋受限。外旋恢复正常的患者会出现复发。

(1)手术方法:手术入路同 Bankart 手术,显露肩胛下肌后,外旋上臂,沿肩胛下肌的上、下缘做一切口,游离肩胛下肌至小结节的附着部。在肱骨小结节处将肩胛下肌凿开,附着一薄骨片,但不要损伤肱二头肌腱沟,将肩胛下肌向内侧掀起,显露肩关节囊。内旋上臂,显露肱骨大结节,在大结节部位选择新的附着点,其标准是能限制肩关节50%的外旋。选定新附着点后,在新的附着点骨皮质上凿楔形骨槽,骨槽外侧壁钻3～4个小孔,将肩胛下肌腱连同附着的骨片用粗丝线缝在骨槽内。将肩胛下肌上、下缘与邻近组织间断缝合,逐层缝合关闭切口。

(2)术后处理:同Bankart手术。

4.Bristow手术

手术指征为关节盂缘骨折、慢性破损或前关节囊肌肉等支持组织结构不良。喙突转位的位置是否正确是手术成败的关键。喙突转位后必须贴近关节盂前缘,而不是超越。手术的关键在于:①喙突转位点在关节盂中线以下,距关节盂内侧缘5 mm以内。②固定螺钉应不穿透关节面,并过关节盂后方皮质骨。③喙突与肩胛骨之间产生骨性融合。

该手术的主要缺点:①术后产生内旋挛缩。②不能矫正盂唇或关节囊的病理状况。③可能损伤肌皮神经。④肩胛下肌相对短缩,降低了内旋力量。⑤破坏了肩关节原有的解剖结构,损伤喙肩弓。

(1)手术方法:取肩关节前切口,于胸大肌、三角肌间沟进入,显露喙突及其上附着的联合腱。切断喙突,将喙突尖及与其附着的腹股沟镰与喙肩韧带移向远端,注意保护肌皮神经。然后,找到肩胛下肌的上下界限,顺其肌纤维方向,约在该肌的中下1/3,由外向内劈开肩胛下肌,显露前关节囊。同法劈开前关节囊。探查关节内的病理变化。如果关节囊及盂唇从关节盂前缘剥离,用缝线将其缝合于新的骨床上。骨膜下剥离,显露肩胛颈前部。转位点位于关节盂中线以下,距关节盂内侧缘5 mm。在这一位置,钻一个直径3.2 mm的骨孔,穿过肩胛颈的后部皮质,测深,在喙突尖钻一个同样直径的孔。去除肩胛颈的所有软组织并使其表面粗糙。间断缝合关节囊,将转位的喙突尖及其附着的肌肉穿过肩胛下肌的水平裂隙固定于肩胛颈,用1枚适当长度的松质骨螺钉将喙突尖固定于肩胛颈。检查肌皮神经不被牵拉,间断缝合肩胛下肌纵裂,逐层缝合切口。

(2)术后处理:肩关节制动1周,然后悬吊制动3～4周,并进行肩关节摆动锻炼。6周后,不负重增加活动范围。3～4个月时进行非接触性运动。6个月后进行接触性运动。定期摄片,以观察转位的喙突或螺纹钉位置的变化。螺钉松动,应及时去除。可能仅有50%～70%的患者产生骨愈合,其余患者可产生牢固的纤维连接。

5.关节镜下latarjet术

最近数年,在成功切开Latarjet手术及关节镜技术和器械改进的基础上,国际上开始尝试将高难度的切开Latarjet手术在关节镜下完成,既保留了切开手术稳定性好的优点,又采用了微创技术。关节镜Latarjet拥有许多优势,包括:在肩胛盂前颈部提供了清楚的视野,可以准确地放置骨块和螺钉;可同时治疗伴随病理损伤;降低了肩关节术后粘连和僵硬的风险等。2010年,Lafosse报道全关节镜下Latarjet手术是一个可行但高难度的技术,需要很长的学习曲线及一定程度的专业知识和技能。Latarjet手术区附近有臂丛神经和腋血管,是一个有潜在危险的手术,需要完全掌握肩胛下肌、喙突和臂丛神经解剖。这一技术的开展使肩关节复发性前脱位的治疗全面微创化。

(二)复发性肩关节后脱位的治疗

1.保守治疗

肩关节后方不稳定的初期应采用非手术治疗。治疗包括以下内容。

(1)教育指导患者避免特殊的、可引起后方半脱位的随意动作。

(2)进行外旋肌与三角肌后部的肌力锻炼,锻炼恢复肩关节正常的活动范围。经过至少4个月恰当的康复治疗后仍不能好转,并且疼痛与不稳定影响日常生活和工作,在排除了习惯性脱位且患者的情绪稳定后,则应手术治疗。

2.手术治疗

多年来已有多种类型的手术用于矫正肩关节后方不稳定,包括后关节囊肌腱紧缩术、关节囊后壁修复术,如反 Bankart 与反 Putti-Platt 手术、肌肉转位术、骨阻挡术及关节盂截骨术。

(1)后关节囊肌腱紧缩术:后关节囊肌腱紧缩术基本上是一种改良的反 Putti-Platt 手术,由 Hawkins 和 Janda 提出。可用于肩关节反复遭受向后的创伤或有一定程度内旋丧失的运动员或体力劳动者。

手术方法:患者取侧卧位,患肢消毒铺单,应使其可被自由搬动。从肩峰后外侧角的内侧 2 cm 处开始做纵向切口,延伸至腋后部。顺肌纤维方向钝性剥离分开下方的三角肌,显露冈下肌与小圆肌。将上肢置于旋转中立位,平行关节线,垂直切开冈下肌肌腱与关节囊,注意保护小圆肌或腋神经。切开关节囊后,缝定位线,将肱骨头半脱位,检查关节,外旋上肢,将关节囊外侧缘缝合于正常的后关节盂盂唇上。如果盂唇已被剥离,在关节盂上钻孔固定关节囊的边缘。将关节囊内侧部与冈下肌向外侧缝合于关节囊外侧缘的表面。上肢应能内旋约20°。缝合三角肌筋膜,常规缝合切口。

术后处理:上肢用支具或肩"人"字石膏制动于外展 20°并外旋 20°位。非创伤性脱位的患者,制动6周。创伤性脱位的患者,制动4周。然后除去支具,开始康复训练,先被动锻炼,后主动锻炼,一般经6个月的积极锻炼,患者才能重新参加体育运动或重体力工作。

(2)关节盂截骨术。①手术方法:患者取侧卧位。切口同后关节囊肌腱紧缩术,显露三角肌肌纤维。在肩峰后角内侧 2.5 cm 处,顺三角肌肌纤维方向向远端将三角肌劈开 10 cm,向内、外侧牵开三角肌,显露下方的冈下肌与小圆肌。然后,将小圆肌向下翻至关节囊水平。切断冈下肌肌腱并将其翻向内外侧,注意勿损伤肩胛上神经。垂直切开关节囊显露关节。于关节盂缘截骨,截骨部位不要超过关节盂面内侧0.6 cm,以免损伤肩胛上神经。骨刀边推进,边撬开截骨部,使后关节盂产生向外侧的塑性变形。截骨不应穿出前方,恰好止于肩胛骨的前侧皮质部,以形成完整的前侧皮质、骨膜软组织链,使移植骨不用内固定即能固定于截骨处。然后从肩峰取约 8 mm×30 mm 的移植骨,用骨刀撬开植骨处,插入移植骨。维持上肢于旋转中立位。将内侧关节囊向外并向上牵拉缝在外侧关节囊的下面。将外侧关节囊向内并加上牵拉缝在内侧关节囊上。然后在上肢旋转中立位修复冈下肌肌腱。②术后处理:术后石膏或支具维持上肢于外展10°~15°并旋转中立位。6~8周拆除石膏,循序渐进开始康复锻炼。

(王 辛)

第三节 肩锁关节脱位

一、病因

肩锁关节脱位通常由暴力自上而下作用于肩峰所致。坠落物直接砸在肩顶部后,锁骨下移,由于第1肋骨阻止了锁骨的进一步下移,如果锁骨未骨折,则肩锁、喙锁韧带断裂,同时可伴有三角肌和斜方肌锁骨附着点的撕裂,肩峰、锁骨和喙突的骨折,肩锁纤维软骨盘的断裂和肩锁关节的关节软骨骨折。锁骨的移位程度取决于肩锁和喙锁韧带、肩锁关节囊及斜方肌和三角肌的损伤程度。

二、分型

Urist 根据关节面解剖形态和排列方向,把肩锁关节分为 3 种形态(图 9-3)。Ⅰ型:冠状面关节间隙的排列方向自外上向内下,即锁骨端关节面斜形覆盖肩峰端关节面;Ⅱ型:关节间隙呈垂直型排列,两个关节面相互平行;Ⅲ型:关节间隙由内上向外下,即肩峰端关节面斜形覆盖锁骨端关节面。Ⅲ型的结构居于稳定型,Ⅰ型属于不稳定型。在水平面上,肩锁关节的轴线方向由前外指向后内。

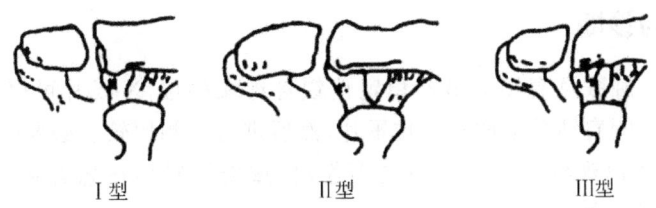

图 9-3　肩锁关节 3 种形态

三、分类

Rockwood 等将肩锁关节脱位分为Ⅰ~Ⅵ型(图 9-4)。

(一)Ⅰ型

Ⅰ型指肩锁关节的挫伤,并无韧带断裂和关节脱位,肩锁关节稳定,疼痛轻微,早期 X 线片阴性,后期可见锁骨远端骨膜的钙化。

(二)Ⅱ型

Ⅱ型由更大的外力引起,肩锁韧带和关节囊破裂,但喙锁韧带完好,肩锁关节不稳定,尤其是在前后平面上不稳定。X 线片上可看到锁骨外侧端高于肩峰,但高出的程度小于锁骨的厚度,肩锁关节出现明显的疼痛和触痛,但必须拍摄应力下的 X 线片来确定关节不稳定的程度。

(三)Ⅲ型

损伤肩锁韧带和喙锁韧带及锁骨远端三角肌附着点的撕裂。锁骨远端高于肩峰至少一个锁骨厚度的高度。

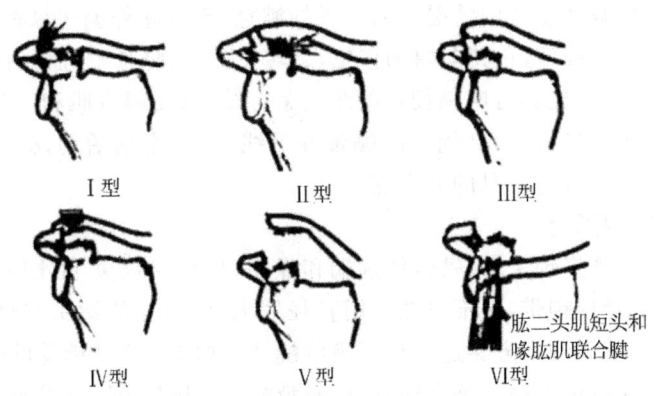

图 9-4　肩锁关节损伤分 6 型

(四) Ⅳ型

损伤的结构与Ⅲ型损伤相同,但锁骨远端向后移位进入或穿过斜方肌。

(五) Ⅴ型

损伤三角肌与斜方肌在锁骨远端上的附着部均从锁骨上分离,肩锁关节的移位程度为100%～300%,同时在锁骨和肩峰之间出现明显的分离。

(六) Ⅵ型

损伤较少见,由过度外展使肩锁韧带和喙锁韧带撕裂所致,锁骨远端移位至喙突下、肱二头肌和喙肱肌联合腱后。

四、临床表现与诊断

查体有局部疼痛、肿胀及肩锁关节不稳定伴锁骨远端移位,X线片可以帮助评价损伤的程度。患者直立位,摄双侧肩锁关节的前后位平片,然后进行两侧比较。必要时可在患者腕部悬挂4.5～6.8 kg的重物,可以观察到肩锁关节的不稳定,重物最好系在患者腕部,避免让患者用手握,以使上肢肌肉能够完全放松。

五、治疗

(一) 非手术治疗

Ⅰ型损伤通常采用吊带制动,配合局部冰敷、止痛药物治疗。Ⅱ型损伤的治疗方法与Ⅰ型相似,如果锁骨远端移位的距离不超过锁骨厚度的1/2,可应用绑扎、夹板或吊带制动2～3周,但必须在6周以后才能恢复举重物或参加体育运动。

(二) 手术治疗

对于Ⅲ、Ⅳ、Ⅴ、Ⅵ型损伤应行手术治疗,手术方法有许多种,可以分为5个主要类型:①肩锁关节复位和固定。②肩锁关节复位、喙锁韧带修复和喙锁关节固定。③前两种类型的联合应用。④锁骨远端切除。⑤肌肉转移。常用的手术方法如下所述。

1.喙锁韧带缝合、肩锁关节克氏针内固定术(改良Phemister法)

通过肩部前内侧的Thompson和Henry入路,显露肩锁关节、锁骨外侧端及喙突。探查肩锁关节,去除关节盘或其他妨碍复位的结构,然后褥式缝合肩锁韧带,暂不要打结,接着逆行穿出克氏针,整复脱位的肩锁关节后顺行穿入,使其进入锁骨2.5～4 cm。通过前后位和侧位(腋部)X线片检查克氏针的位置和复位的情况。如二者均满意,于肩峰外侧边缘将克氏针折弯90°并剪断,保留0.6 cm的钩状末端以防止其向内侧移位,旋转克氏针,将末端埋于肩峰下软组织内,修复肩锁关节囊和韧带,并将预先缝合喙锁韧带的线收紧打结,修复斜方肌和三角肌止点的损伤。术后处理用肩胸悬吊绷带保护,术后2周去除绷带并拆线,开始主动活动,8周后在局麻下拔除克氏针。克氏针的折断和移位是常见的并发症。

2.喙锁关节的缝线固定术

做一个弧形切口显露肩锁关节、锁骨的远端和喙突,显露肩锁关节,彻底清除关节盘或其他碎屑,褥式缝合断裂的喙锁韧带,暂不打结。用直径约为0.7 cm的钻头在喙突上方的锁骨上前后位钻两个孔,在喙突基底的下方穿过1根不吸收缝线,并向上穿过锁骨的两个孔,复位肩锁关节,打紧缝线,这样缝线就可不绕住整个锁骨,以避免缝线割断锁骨。如果仍有前后向不稳定,可按Phemister法用1枚克氏针固定肩锁关节,最后收紧打结喙锁韧带的缝线,修复肩锁关节囊,缝合撕裂的三角肌和斜方肌。术后处理同改良 Phemister 法。

3.喙锁关节螺钉内固定及喙锁韧带缝合术(改良 Bosworth 法)

通过前内侧弧形切口显露肩锁关节和锁骨末端,向远外侧牵开三角肌以暴露喙突尖和喙锁韧带(图 9-5)。同 Phemister 法一样,检查肩锁关节,去除关节盘或其他妨碍复位的结构,缝合喙锁韧带,暂不要打结,用直径为 4.8 mm 的钻头在锁骨上垂直钻一个孔,此孔在锁骨复位后应同喙突基底在同一直线上。复位锁骨,用另外一个直径为 3.6 mm 的钻头通过先前在锁骨上钻好的孔在喙突上再钻一个孔,选择一个合适长度的 Bosworth 螺钉穿过两孔,拧紧螺钉使锁骨上表面与肩峰上表面平齐,收紧打结喙锁韧带缝线,修复撕裂的斜方肌和三角肌止点。术后用悬吊带制动,1 周后去除悬吊,开始轻微的主动功能锻炼,2 周后拆线,术后 6~8 周取出螺钉,10 周内避免超过 90°的外展运动和举重物。

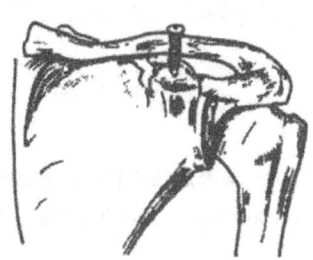

图 9-5 改良 Bosworth 法

4.锁骨远端切除术

通过前方弧形切口显露肩锁关节、锁骨外侧端及喙突,沿锁骨长轴切开关节囊和肩锁上韧带,骨膜下剥离显露锁骨,然后修复关节囊和韧带,用咬骨剪或摆动锯在骨膜下自下外方斜向内上方截除 1 cm 长的锁骨外侧端,挫平上缘残端。褥式缝合损伤的喙锁韧带,暂不打结,交叉穿入 2 枚克氏针,将锁骨外侧端维持在正常位置。术后悬吊制动 1 周,进行轻微的主动环绕运动,2 周后拆线,增加活动量,4 周内避免抬举重物,8 周内避免体育活动。

5.喙肩韧带移位加强肩锁关节术

通过前内侧弧形切口显露肩锁关节、锁骨外侧端及喙突,切断喙肩韧带在喙突前外侧缘的起点,向下推压锁骨外侧段,复位肩锁关节,用克氏针 1~2 枚,贯穿固定肩锁关节,将喙肩韧带向前上翻转,固定缝合于锁骨外侧端前方,修复肩锁韧带和喙锁韧带。术后处理同 Stewart 法。

6.喙肩韧带移位重建喙锁韧带术

同 Neviaser 法显露肩锁关节、锁骨外侧端及喙突,切断喙肩韧带在肩峰前内侧缘的起点(图 9-6)。在锁骨外侧端相当于喙突尖的上方行锁骨切骨术,切骨线由内下向外上倾斜,切除锁骨外侧端约 2 cm。在切骨端近侧 1 cm 处,于锁骨前壁钻两个骨孔,以细钢丝或粗丝线在喙肩韧带的肩峰端做褥式缝合,两线端分别经髓腔,从锁骨的骨孔引出。下压锁骨,恢复正常喙锁间距,抽紧缝线,结扎固定,使喙肩韧带移入锁骨断端的髓腔内。

术后用 Velpeau 绷带固定患肩 4 周,之后改用三角巾悬吊 4 周,术后 8 周去除悬吊,进行康复训练。

7.Dewar 手术

显露肩峰、肩锁关节及锁骨外侧端,自肩峰和锁骨外侧端前方切断三角肌附着点,行骨膜下剥离,显露肩锁关节。切除破碎的肩锁关节囊,软骨盘,显露锁骨外侧端并切除 1.0 cm。切开喙突上方的锁骨前方骨膜,将锁骨前面1.5～2.0 cm的皮质骨制成粗糙面,于骨粗糙面中央由前向后钻孔备用。切开胸肌筋膜,显露喙突及其下方的肱二头肌短头、喙肱肌和胸小肌。在肱二头肌短头、喙肱肌和胸小肌之间作由下而上的逆行分离,至喙突前、中1/3交界处,环形切开骨膜,在喙突角部由前向后钻备用。以骨刀在喙突前、中1/3处截骨,使喙突骨块连同肱二头肌短头腱和喙肱肌一起向下翻转,以1枚适当长度的加压螺钉贯穿固定喙突骨块于锁骨前方原钻孔部位。将三角肌前部重新缝合。

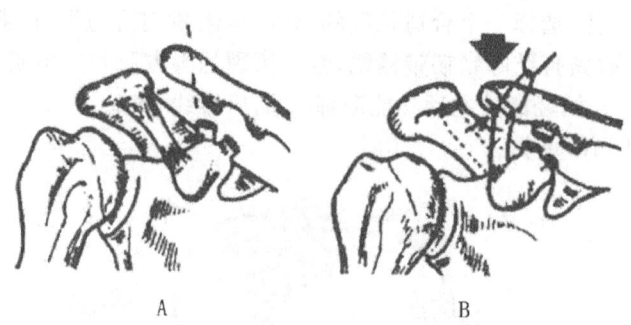

图9-6　Weaver法喙肩韧带移位重建喙锁韧带术
A.切除锁骨外侧端,切断喙肩韧带;B.喙肩韧带移入锁骨断端的髓腔内

术后三角巾悬吊患臂3周,3周后练习上举及外展活动,6～8周后即可负重功能训练。

8.锁骨钩钢板内固定、喙锁韧带缝合术

近年我们采用锁骨钩钢板内固定,喙锁、肩锁韧带缝合治疗肩锁关节脱位(图9-7)取得满意疗效。该方法固定牢靠,并可早期行肩关节功能锻炼,又无克氏针内固定断裂后游走的危险。

9.关节镜下微创治疗肩锁关节脱位

随着关节镜技术的发展,微创理念不断地推广,传统的切开复位手术已经逐渐地被小切口微创手术和关节镜手术所取代,关节镜下手术治疗肩锁关节脱位被越来越多的临床医师和患者所接受,并取得了较好的疗效。

(1)关节镜下螺钉固定肩锁关节:采用这种手术方法的优点是,关节镜下直视喙突下面的结构,有助于选择合适长度的空心钉,并将空心钉置于合适的位置。螺钉固定可以防止锁骨脱位,并防止肩锁关节复位不良。还有助于检查肩关节和肩峰下间隙的损伤。

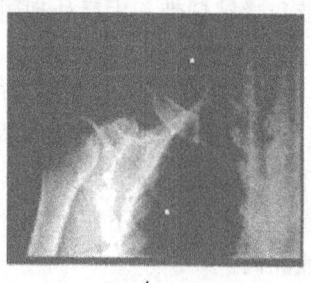 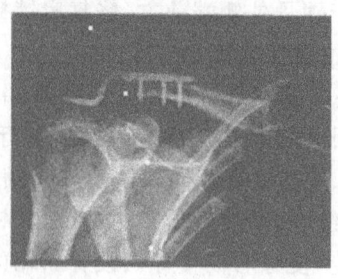

图9-7　肩锁关节脱位锁骨钩钢板内固定、喙锁韧带缝合术
A.术前X线片;B.术后X线片

(2)关节镜下喙肩韧带转位重建喙锁韧带:喙肩韧带可以防止肱骨头向上方移位,以及保持前后向的稳定性。因此,对于巨大肩袖损伤的患者不适合此类手术。使用喙肩韧带转位重建喙

锁韧带不仅使肩锁关节得到重建，而且喙肩韧带为新生的细胞和胶原纤维提供了支撑结构。此外，这种术式还保留了胸肩峰动脉的肩峰支，有利于组织愈合。术中没有破坏肩锁关节周围的稳定结构，患者术后可早期活动患肢。

(3)关节镜下纽扣钢板重建喙锁韧带：采用 ENDOBUTTON(纽扣钢板)重建喙锁韧带，无需再次手术拆除内固定钢板，带袢纽扣钢板生物力学强度大，能够满足生物力学需求，术后对肩关节外展和上举活动影响小，有利于早期功能锻炼，可减少肩锁关节炎和肩关节粘连的发生。

(渠立振)

第四节 肩胛骨骨折

肩胛骨位于两侧胸廓后上方，周围有丰厚的肌肉覆盖，骨折较少见。肩胛骨对上肢的稳定和功能起着重要的作用，骨折后如不能得到正确治疗，可能会对上肢功能造成严重影响。

一、骨折分类

(一)按部位分类

肩胛骨骨折按解剖部位可分为肩胛体骨折、肩胛冈骨折、肩胛颈骨折、肩胛盂骨折、喙突骨折和肩峰骨折等。肩胛体和肩胛冈骨折最为常见，其次为肩胛颈骨折，然后是肩胛盂骨折、肩峰骨折、喙突骨折，不少骨折属于上述各类的联合骨折。另外，还有肌肉和韧带附着点的撕脱骨折、疲劳或应力骨折。

1.肩胛盂关节内骨折

此类骨折可进一步分为6型：①Ⅰ型盂缘骨折。通常合并肩关节脱位。②Ⅱ型骨折。经肩胛盂窝的横形或斜形骨折，可有肩胛盂下方的三角形游离骨块。③Ⅲ型骨折。累及肩胛盂的上1/3，骨折线延伸至肩胛骨的中上部并累及喙突，经常合并肩锁关节脱位或骨折。④Ⅳ型骨折。骨折线延伸至肩胛骨内侧。⑤Ⅴ型骨折。Ⅱ型和Ⅳ型的联合类型。⑥Ⅵ型骨折。肩胛盂的严重粉碎性骨折。

2.喙突骨折

根据骨折线与喙锁韧带的位置关系，可进一步分成两型：①Ⅰ型骨折。位于韧带附着点后方，有不稳定倾向。②Ⅱ型骨折。位于韧带前方，稳定。

(二)按关节内外分类

根据骨折是否累及肩盂关节面，肩胛骨骨折可分为关节内骨折和关节外骨折。关节外骨折根据稳定性，又可进一步分为稳定的关节外骨折和不稳定的关节外骨折两种。

1.关节内骨折

此类骨折为涉及肩胛盂关节面的骨折，常合并肱骨头脱位或半脱位。肩胛盂骨折中只有10%有明显的骨折移位。

2.关节外骨折

(1)稳定的关节外骨折：此类骨折包括肩胛体骨折、肩胛冈骨折和一些肩胛骨骨突部位的骨折。单独的肩胛颈骨折，一般较稳定，也属于稳定的关节外骨折。

(2)不稳定的关节外骨折：此类骨折主要指合并锁骨中段移位骨折的肩胛颈骨折，即"漂浮肩"损伤(图 9-8)，该损伤常由严重暴力引起，此种骨折造成整个肩胛带的不稳定。由于上臂的重力作用，它有向尾侧旋转的趋势。常合并同侧肋骨骨折，也可损伤神经血管束，包括臂丛神经。

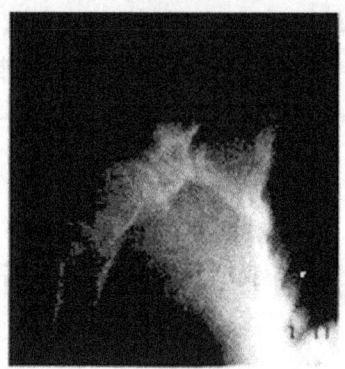

图 9-8 "漂浮肩"损伤

二、临床表现与诊断

肩胛骨骨折根据病史、X 线检查及合并损伤等可明确诊断。

(一)病史

1. 体部骨折

体部骨折常为直接暴力引起，受伤局部常有明显肿胀，皮肤常有擦伤或挫伤，压痛也很明显，由于血肿的刺激可引起肩袖肌肉的痉挛，使肩部运动障碍，表现为假性肩袖损伤的体征。但当血肿吸收后，肌肉痉挛消除，肩部主动外展功能即恢复。喙突骨折或肩胛体骨折深吸气时，由于胸小肌和前锯肌带动骨折部位活动可使疼痛加剧。

2. 肩胛盂和肩胛颈骨折

肩胛盂和肩胛颈骨折多由间接暴力引起，即跌倒时肩部外侧着地，或手掌撑地，暴力经肱骨传导冲击肩胛盂或颈造成骨折。多无明显畸形，易漏诊。但肩部及腋窝部肿胀、压痛，活动肩关节时疼痛加重，骨折严重移位者可有肩部塌陷，肩峰相对隆起呈方肩畸形，犹如肩关节脱位的外形，但伤肢无外展、内收、弹性固定情况。

3. 肩峰骨折

肩峰突出于肩部，多为自上而下的直接暴力打击，或由肱骨突然强烈的杠杆作用引起，多为横断面或短斜面骨折。肩峰远端骨折，骨折块较小，移位不大；肩峰基底部骨折，远侧骨折块受上肢重量的作用及三角肌的牵拉，向前下方移位，影响肩关节的外展活动。

(二)X 线检查

多发损伤患者或怀疑有肩胛骨骨折时，应常规拍摄肩胛骨 X 线片，常用的有肩胛骨正位、侧位、腋窝位和胸位 X 线片。注意肩胛骨在普通胸部正位片上显示不清，因为肩胛骨与胸廓冠状面相互重叠。此外，还可根据需要加拍一些特殊体位平片，如向头侧倾斜 45°的前后位平片可显示喙突骨折。CT 检查能帮助辨认和确定关节内骨折的程度和移位，以及肱骨头的移位程度。因为胸部合并损伤的发生率高，胸片应做为基本检查方法的一部分。

(三)合并损伤

诊断骨折的同时，应注意检查肋骨、脊柱及胸部脏器的损伤。肩胛骨周围有肌肉和胸壁保护,所以只有高能量创伤才会引起骨折。由于肩胛骨骨折多由高能量直接外力引起,因此合并损伤发生率达35%～98%。合并损伤常很严重,甚至危及生命。然而,在初诊时却常常漏诊。最常见的合并损伤是同侧肋骨骨折并发血气胸,其次是锁骨骨折、颅脑闭合性损伤、头面部损伤、臂丛损伤。肩胛骨合并第1肋骨骨折时,因可伤及肺和神经血管,故特别严重。

三、治疗

绝大多数肩胛骨骨折可采用非手术方法治疗,只有少数患者需行手术治疗。由于肩胛骨周围肌肉覆盖多,血液循环丰富,骨折愈合快,骨折不愈合很少见。

(一)肩胛体和肩胛冈骨折

肩胛体和肩胛冈骨折一般采用非手术治疗,可用三角巾或吊带悬吊制动患肢,早期局部辅以冷敷,以减轻出血及肿胀。伤后1周内,争取早日开始肩关节钟摆样功能锻炼,以防止关节粘连。随着骨折愈合,疼痛减轻,应逐步锻炼关节的活动范围和肌肉力量。

(二)肩峰骨折

如肩峰骨折移位不大,或位于肩锁关节以外,用三角巾或吊带悬吊患肢,避免做三角肌的抗阻力功能训练。如骨折块移位明显,或移位到肩峰下间隙,影响肩关节运动功能,则应早期手术切开复位内固定。手术取常规肩部切口,内固定可采用克氏针张力带钢丝,骨块较大时也可选用拉力螺钉内固定。如合并深层肩袖损伤,应同时行相应治疗。

(三)喙突骨折

对不稳定的Ⅰ型骨折应行手术治疗。对单纯喙突骨折可以保守治疗。但如合并有肩锁分离、严重的骨折移位、臂丛受压、肩胛上神经麻痹等情况,则需考虑手术复位,松质骨螺钉固定治疗。

(四)肩胛颈骨折

对无移位或轻度移位的肩胛颈骨折,可采用非手术方法治疗。用三角巾制动患肢2～3周,4周后开始肩关节功能锻炼。

肩胛颈骨折在冠状面和横截面成角超过40°或移位超过1 cm时,需要手术治疗。根据骨折片的大小和骨折的类型,内固定物是在单纯的拉力螺钉和支撑接骨板之间选择。使用后入路,单个螺钉可从后方拧入盂下结节。骨折片很大时,应在后方使用1/3管状接骨板支撑固定,使带有关节面的骨片紧贴肩胛骨近端的外缘。接骨板与直径为3.5 mm的皮质骨拉力螺钉的结合使用,增加了固定的稳定程度。合并同侧锁骨骨折的肩胛颈骨折,即"漂浮肩"损伤,由于肩胛骨很不稳定,移位明显,应采用手术治疗。通常先复位固定锁骨,锁骨骨折复位固定后,肩胛颈骨折常常也可得到大致的复位,如肩胛骨稳定就不需切开内固定肩胛颈骨折。如锁骨复位固定后肩胛颈骨折仍不能有效复位,或仍不稳定,就需进一步手术治疗肩胛颈骨折。

(五)肩胛盂骨折

肩胛盂骨折只占肩胛骨骨折的10%,而其中有明显骨折移位者占肩胛盂骨折的10%。对大多数轻度移位的骨折可用三角巾或吊带保护,早期开始肩关节活动范围的练习。一般制动6周,去除吊带后,继续进行关节活动范围及逐步开始肌肉力量的锻炼。

1. Ⅰ型盂缘骨折

如骨折块面积占肩胛盂面积的25%(前方)或33%(后方),或移位>10 mm将会影响肱骨头的稳定并引起半脱位现象,应考虑手术切开解剖复位和内固定。目的在于重建骨性稳定,以防止慢性肩关节不稳。以松质骨螺钉或以皮质骨螺钉采用骨块间加压固定（图9-9）。如肩盂骨块粉碎，则应切除骨碎片，取髂骨植骨固定于缺损处。小片的撕脱骨折，一般是肱骨头脱位时由关节囊、唇撕脱所致。前脱位时发生在盂前缘，后脱位时见于盂后缘。肱骨头复位后，采用三角巾或吊带保护3~4周。

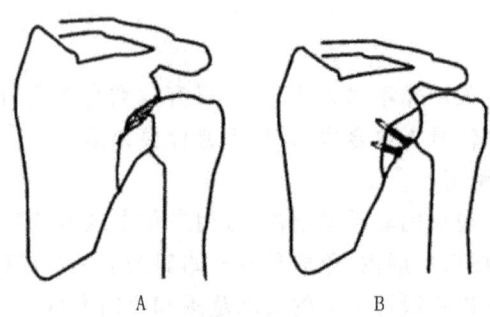

图9-9 盂缘骨折松质骨螺钉内固定
A.盂缘骨折；B.松质骨螺钉内固定

2.Ⅱ型骨折

如果出现台阶移位5 mm时，或骨块向下移位伴有肱骨头向下半脱位，应行手术复位固定。可采用后方入路复位盂下缘骨折块，以拉力螺钉向肩胛颈上方固定。也可采用易调整外形的重建钢板，置于颈的后方或肩胛体的外缘固定。

3.Ⅲ~Ⅴ型骨折

骨折块较大合并肱骨头半脱位，采用肩后方入路，复位盂下缘骨折块，以拉力螺钉向肩胛颈上方固定。也可采用易调整外形的重建钢板，置于肩胛颈的后方或肩胛体的外缘固定（图9-10）；关节面台阶≥5 mm，上方骨块向侧方移位或合并喙突、喙锁韧带、锁骨、肩锁关节、肩峰等所谓肩上部悬吊复合体（SSSC）损伤时，可采用后上方入路复位骨折块，采用拉力螺钉，将上方骨折块固定于肩胛颈下方主骨上。手术目的是防止肩关节的创伤性骨关节炎、慢性肩关节不稳定和骨不愈合。

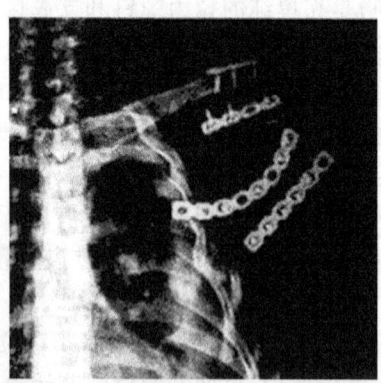

图9-10 肩胛骨骨折合并肩锁关节脱位，切开部位重建钢板、锁骨钩钢板内固定术后

4.Ⅵ型骨折

Ⅵ型骨折较少见，也缺乏大宗病例或对照研究结果指导治疗。由于盂窝严重粉碎，不论骨块移位与否或有无肱骨头半脱位的表现，一般都不行切开复位。可采用三角巾悬吊制动，或用外展

支架制动,也可采用尺骨鹰嘴牵引,早期活动锻炼肩关节。如果肩上方悬吊复合体有严重损伤,可行手术复位、固定,如此可间接改善盂窝关节面的解剖关系。

(六)上肩部悬吊复合体损伤

上肩部悬吊复合体(SSSC)是在锁骨中段和肩胛体的外侧缘间组成的一个骨和软组织环,由肩盂、喙突、喙锁韧带、锁骨远端、肩锁关节和肩峰组成。SSSC 的单处损伤,不会影响其完整性,骨折移位较小,只需保守治疗;两处损伤则会影响其完整性,可能会引起一处或两处明显移位,对骨折愈合不利,影响其功能。对这种骨折,只要有一处或两处存在不能接受的移位,就应行切开复位内固定。即使只固定一处,也有利于其他部位骨折的间接复位和稳定。

(渠立振)

第五节 锁 骨 骨 折

锁骨骨折是临床常见的骨折之一,占全身骨折的 6% 左右,各种年龄均可发生,但青壮年及儿童多见。发病部位以中 1/3 处最多见。

一、病因、病机

(一)间接暴力

间接暴力是引起锁骨骨折最常见的暴力,如跌倒时,手掌、肘部或肩部触地,传导暴力冲击锁骨发生骨折,多为横断形或斜形骨折。骨折内侧因胸锁乳突肌的牵拉作用向后上移位,外侧因上肢的重力作用和胸大肌的牵拉作用向前下方移位(图 9-11)。

(二)直接暴力

暴力从前方或上方作用于锁骨,可发生锁骨的横断或粉碎性骨折,幼儿多为横断或青枝骨折。骨折移位严重时可伤及锁骨下方的臂丛神经,锁骨下动、静脉。

二、临床表现

锁骨全长均位于皮下,骨折后局部有肿胀和压痛,触诊可摸到移位的骨折端,可闻及骨擦音和触到异常活动,患肩下沉,并向前、内倾斜。患者常用健侧手掌托起患肢肘部,以减轻因上肢的重量牵引所引起的疼痛,同时头部向患侧偏斜,使胸锁乳突肌松弛而减轻疼痛。患肢活动功能障碍。幼儿因不能自述疼痛部位,畸形可不明显。但若不愿活动上肢,且于穿衣伸手入袖或上提患肢有啼哭等症状时,应仔细检查是否有锁骨骨折。锁骨骨折刺破皮肤或损伤臂丛神经及锁骨下血管者也较常见,且多为青枝骨折。

三、诊断与鉴别诊断

锁骨骨折的患者通过外伤史,临床的症状、体征及 X 线检查诊断并不困难。锁骨外侧 1/3 骨折需与肩锁关节脱位相鉴别。骨折患者一般疼痛、肿胀更加明显,有骨折的特有症状、骨擦音和异常活动等。X 线片可以明确诊断。

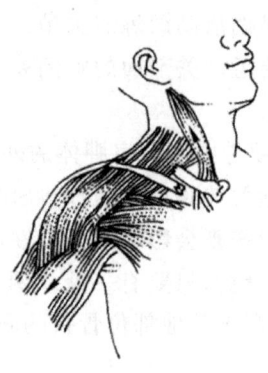

图 9-11 锁骨骨折移位

四、治疗

(一)儿童青枝骨折及成人无明显移位的骨折

儿童青枝骨折及成人无明显移位的骨折用三角巾或颈腕吊带悬吊 2~3 周即可痊愈。

(二)锁骨有移位骨折复位法

骨折端局部血肿内麻醉。患者坐在椅子上,两手叉腰挺胸。首先进行牵引。

(1)一助手立于患者背后,用两手反握两肩前下腋侧,两侧向外后上扳提,同时用一个膝部顶住患者背部胸椎棘突,使骨折远侧端在挺胸的作用及助手两手向后上扳提的作用下,使两骨折端被牵引拉开,两骨折端的轴线在一个直线上,多数可自行复位(图 9-12)。

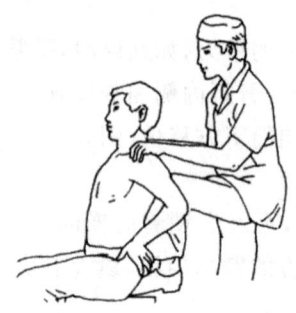

图 9-12 锁骨骨折手法复位

(2)上述的牵引方法,向后上扳提的作用力较大,而向外的牵引力则较弱,常因远侧骨折端向外的牵引力不够,影响手法复位。因此,另一助手一手推顶伤侧胸壁,另一手向外牵拉伤肢上臂,协助第一助手缓缓将远侧骨折牵开,再行手法复位。

(3)手法复位:在助手牵引的情况下,术者立于患者面前,用两拇指及示指摸清并捏住两骨折端向前牵拉,即可使骨折复位,或用两拇指摸清两骨折端,并以一拇指及示指捏住近侧骨折端向前下侧牵拉,同时另一手拇指及示指捏住远侧骨折端向后上方推顶,也可使骨折端复位(图 9-13)。

手法复位后,将向外的牵引力稍放松一些,使对位的两骨折端互相嵌紧,然后进行外固定。

(三)外固定方法

1."8"字形绷带固定

将棉垫或纸压垫放置于两骨折端的两侧,并用胶布固定;两侧腋窝放置棉垫,用绷带行"8"字形缠绕固定,绷带经患侧肩部腋下,绕过肩前上方,横过背部至对侧腋下,再绕过对侧肩前上方,经背部至患侧腋下,包绕8~12层,缠绕绷带时应使绷带的两侧腋部松紧合适,以免引起血管或神经受压(图9-14)。

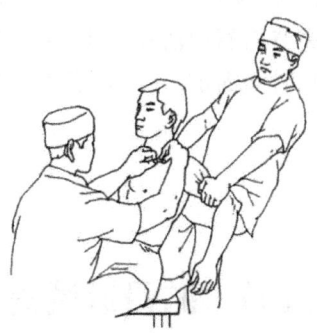

图9-13 锁骨骨折手法复位

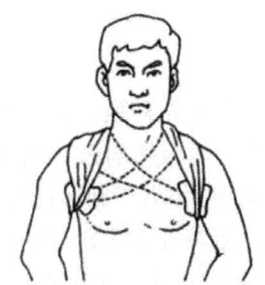

图9-14 锁骨骨折"8"字绷带固定法

2.双圈固定

用绷带缠绕棉花,制作好大小合适的绷带圈两只,于手法复位前套于两侧腋部,待骨折复位后,用棉垫或纸垫将两骨折端上下方垫压合适,并用胶布固定。从患者背侧拉紧此两布圈,在其上下各用一布带扎牢,维持两肩向外、向上后伸,另用一布带将两绷带圈于胸前侧扎牢,以免双圈滑脱(图9-15)。

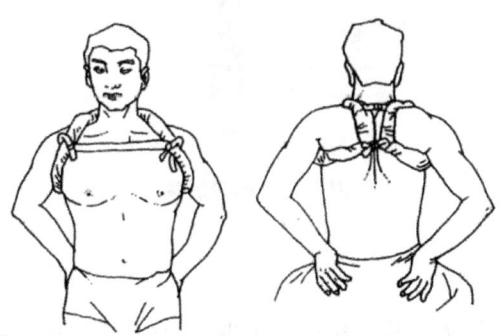

图9-15 锁骨骨折双圈固定法

用以上两种固定方法固定后,如出现手及前臂麻木感或桡动脉搏动摸不清,表示固定过紧,有压迫血管或神经的情况,应立即给予固定适当放松,直至症状完全解除为止。

(四)手术治疗

手法治疗难获满意疗效者或多发性骨折等情况,可行手术治疗。

五、预防与调护

骨折整复固定后,平时应挺胸抬头,睡觉时应平卧位,肩胛骨间稍垫高,保持双肩后仰,以利于骨折复位。固定初期可做腕、肘关节的屈伸活动。中、后期逐渐做肩关节功能练习,尤其是肩关节的外展和内、外旋运动。肩部长时间固定,易出现肩关节功能受限,所以早期功能锻炼十分必要。

(渠立振)

第六节　肱骨近端骨折

一、解剖特点

肱骨近端包括肱骨头、小结节、大结节及外科颈。肱骨头关节面呈半圆形,朝向上、内、后方。肱骨头关节面边缘与大小结节上方连线之间为解剖颈,骨折少见,但骨折后对肱骨头血运破坏明显,极易发生坏死;大、小结节下方的外科颈,相当于圆形的骨干与两结节交接处,此处骨皮质突然变薄,骨折好发于此处。大结节位于肱骨近端外上后方,为冈上肌、冈下肌和小圆肌提供止点,向下移行为大结节嵴,有胸大肌附着。小结节居前,相当于肱骨头的中心,有肩胛下肌附着,向下移行为小结节嵴,有背阔肌及大圆肌附着。结节间沟内有肱二头肌长头腱经过(图9-16,图9-17)。

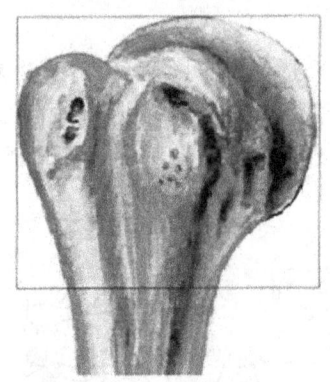

图9-16　肱骨近端

二、损伤机制

肱骨近端骨折多为间接暴力所致。对于老年患者,与骨质疏松有一定关系,轻或中度暴力即可造成骨折。常见于站立位摔伤,即患肢外展时身体向患侧摔倒,患肢远端着地,暴力向上传导,导致肱骨近端骨折。对于年轻患者,其受伤暴力较大,多为直接暴力。

大结节骨折时,在冈上肌、冈下肌和小圆肌的牵拉下向后上方移位;小结节骨折时,在肩胛下肌的牵拉下向内侧移位。外科颈骨折时三角肌牵拉使骨折端短缩移位,胸大肌使远折端向内侧移位。

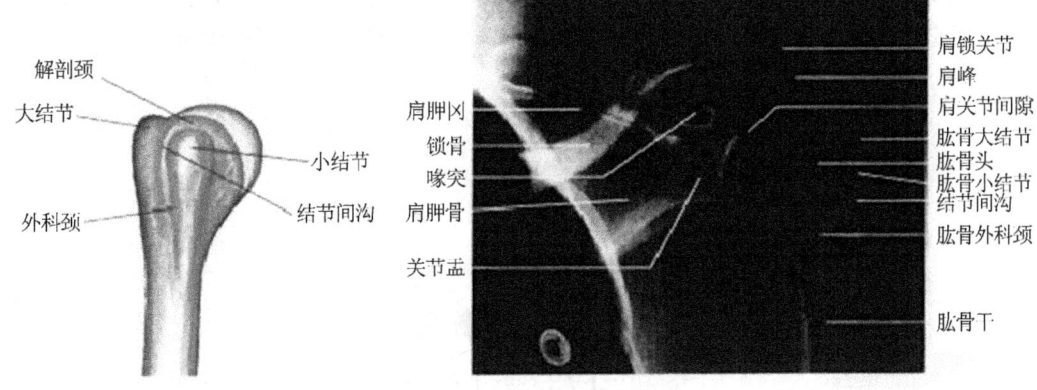

图 9-17　肱骨近端解剖特点

三、骨折分类

(一)骨折分类法的发展

肱骨近端骨折的分类不但能充分区别和体现肱骨近端骨折的特点,并对临床治疗有指导意义。1986 年,Koher 根据骨折线的位置进行了骨折的解剖分类,分为解剖颈、结节部和外科颈,但没有考虑骨折的移位,对临床治疗的意义不大。Watson-Jones 根据受伤机制将肱骨近端骨折分为内收型和外展型,有向前成角的肱骨近端骨折,肩内旋时表现为外展型,而肩外旋时表现为内收型损伤。所以临床诊断有时会引起混乱。1934 年,Codman 描述了肱骨近端的 4 个解剖部分,即以骺线为基础,将肱骨近端分为肱骨头、大结节、小结节和干骺端 4 个部分。1970 年 Neer 发展 Codman 理念,基于肱骨近端的 4 个解剖部分,将骨折分为一、二、三、四部分骨折。4 个解剖部分之间,如骨折块分离超过 1 cm 或两骨折块成角＞45°,均称为移位骨折。如果两部分之间发生移位,即称为两部分骨折;三个部分之间或四个部分之间发生骨折移位,分别称为三部分或四部分骨折(图 9-18)。任何达不到此标准的骨折,即使是粉碎性骨折也被称为一部分骨折。Neer 分类法对临床骨折有指导意义,所以至今广为使用。肱骨近端骨折除 Neer 分类法外,AO 分类法在临床应用也较多。

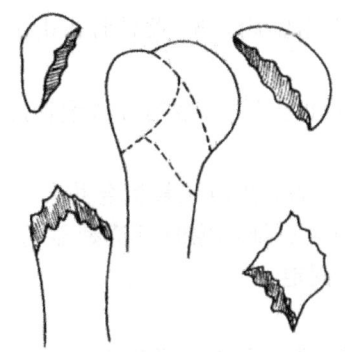

图 9-18　肱骨近端四个解剖结构

(二)Neer 分类法

Neer(1970)在 Codman 的四部分骨块分类基础上提出了 Neer 分类法(图 9-19)。其包括因不同创伤机制引起的骨折的解剖位置、移位程度、不同骨折类型的肱骨血运的影响及因为不同肌肉的牵拉而造成的骨折的移位方向,可对临床治疗方法的选择提供可靠的参考。

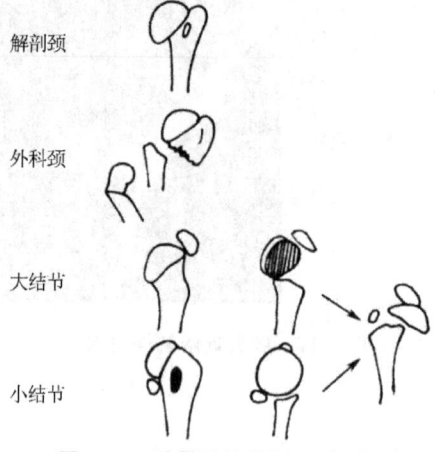

图 9-19　肱骨近端骨折 Neer 分型

Neer 分类法骨折移位的标准:相邻骨折块彼此移位＞1 cm 或成角＞45°。

1.一部分骨折(包括无移位和轻度移位骨折)

轻度移位骨折是指未达到骨折分类标准的骨折,无移位和轻度移位骨折占肱骨近端骨折的85%左右,常见于 60 岁以上老年人。骨折块因有软组织相连,骨折稳定,常采用非手术治疗,前臂三角巾悬吊或石膏托悬吊治疗即可。

2.二部分骨折

二部分骨折指肱骨近端四部分中,某一部分移位,临床常见外科颈骨折和大结节撕脱骨折为二部分骨折。小结节撕脱或单纯解剖颈骨折少见。

(1)大结节骨折:多种暴力可引起大结节骨折,如肩猛烈外展、直接暴力和肩关节脱位等。骨折后,主要由于冈上肌的牵拉可出现大结节向上、向后移位,骨折后往往合并肩袖肌腱或肩袖间隙的纵形撕裂。大结节撕脱骨折可以被认为是特殊类型的肩袖撕裂。

(2)外科颈骨折:发生于肱骨干骺端、大结节与小结节基底部。多见,占肩部骨折的 11%,外科颈骨折由于远端胸大肌和近端肩袖牵拉而向前成角。临床根据移位情况而分为内收型和外展型骨折。

(3)解剖颈骨折:单纯解剖颈骨折临床少见,此种骨折由于肱骨头血运破坏,造成骨折愈合困难、肱骨头坏死率高的特点。

(4)小结节骨折:单纯小结节骨折少见,多数与外科颈骨折同时发生。

3.三部分骨折

3 个主要结构骨折和移位,常见的为外科颈骨折合并大结节骨折并移位,肱骨头可因肩胛下肌的牵引而有内旋移位。CT 扫描及三维成像时可清楚显示。三部分骨折时,肱骨头仍保留较好地血运供给,故主张切开复位内固定。

4.四部分骨折

4 个解剖部位均有骨折和移位,是肱骨近端骨折中最严重的一种,约占肱骨近端骨折的 3%,软组织损伤严重,肱骨头的解剖颈骨折使肱骨头血供系统破坏,肱骨头坏死率高。若行内固定手术,应尽可能保留附着的软组织结构。四部分骨折因内固定手术后并发症多,功能恢复缓慢,对 60 岁以上老年人,人工肱骨头置换是手术适应证。

5.骨折脱位

在严重暴力时,肱骨近端骨折可合并肱骨头的脱位,脱位方向依暴力性质和方向而定,可出现前后上下甚至胸腔内的脱位,临床二部分骨折合并脱位常见,如大结节骨折并脱位。

6.肱骨头劈裂骨折

严重暴力时,除引起肱骨近端骨折、移位和肱骨头脱位外,还可造成肱骨头骨折或肩盂关节面的塌陷。肱骨头关节面塌陷骨折如达到或超过关节面的40%,应考虑人工肱骨头置换;肱骨头劈裂伴肩盂关节面塌陷时,应考虑盂肱关节置换术。

(三)AO分类法

A型骨折是关节外的一处骨折。肱骨头血循环正常,因此不会发生头缺血坏死。B型骨折是更为严重的关节外骨折。骨折发生在两处,波及肱骨上端的3个部分。一部分骨折线可延及到关节内。肱骨头血循环部分受到影响,有一定的肱骨头缺血坏死发生率。B_2型骨折,是干骺端骨折,无嵌插,骨折不稳定,难以复位,常需手术复位内固定。C型骨折是关节内骨折,波及肱骨解剖颈,肱骨头血液供应常受损伤,易造成肱骨头缺血坏死。

AO分类较复杂,临床使用繁琐,但分类法包括了骨折的位置和移位的方向,还注重了骨折块的形态结构,同时各亚型间有相互比较和参照,对临床治疗更有指导意义。而Neer分类法容易操作,但同一类型骨折中缺少进一步的分类。对同一骨折不同的影像照片,不同医师的诊断会有不同的结果。

四、临床表现与诊断

肩部的直接暴力和肱骨的传导暴力均可造成肱骨近端骨折,骨折患者肩部疼痛明显,主、被动活动均受限,肩部肿胀、压痛,活动上肢时有骨擦感。患肢紧贴胸壁,需用健手托住肘部,且怕别人接触伤部。诊断时还需注意有无病理性骨折的存在。肱骨近端骨折可能合并肩关节脱位,此时局部症状很明显,肩部损伤后,由于关节内积血和积液,压力增高,可能会造成盂肱关节半脱位,待消肿后半脱位能自行恢复。单纯肱骨近端骨折合并神经、血管损伤的机会较少,如合并肩关节脱位,在检查时应注意有无合并神经血管损伤。

骨折的确诊和准确分型依赖于影像学检查,而影像学检查的质量直接影响对骨折的判断。虽然投照中骨折患者伤肢摆放位置上不方便,会增加痛苦,但应尽可能帮助患者将伤肢摆放在标准体位上。肱骨近端骨折检查通常采用创伤系列投照方法,包括肩胛骨标准前后位、肩胛骨标准侧位及腋位等体位。通过3种体位投照,可以从不同角度显示骨折移位情况。

肩胛骨平面与胸廓的冠状面之间有一夹角,通常肩胛骨向前倾斜35°~40°,因此盂肱关节面既不在冠状面,也不在矢状面上。通常的肩关节正位片实际是盂肱关节的轻度斜位片,肱骨头与肩盂有一定的重叠,不利于对骨折线的观察,拍摄肩胛骨标准正位片,需把患侧肩胛骨平面贴向胶片盒,对侧肩向前旋转40°,X线球管垂直于胶片(图9-20)。正位片上颈干角平均为143°,是垂直于解剖颈的轴线与平行肱骨干纵轴轴线的交角,此角随肱骨外旋而减少,随内旋而增大,可有30°的变化范围。肩胛骨侧位片也称肩胛骨切线位或Y形位片。所拍得的照片影像类似英文大写字母Y(图9-21)。其垂直一竖是肩胛体的切线位投影,上方两个分叉分别为喙突和肩峰的投影,三者相交处为肩盂所在,影像片上如果肱骨头没有与肩盂重叠,需考虑肩关节脱位的可能性。腋位X线片上能确定盂肱关节的前后脱位,为确定肱骨近端骨折的前后移位及成角畸形提供诊断依据(图9-22,图9-23)。

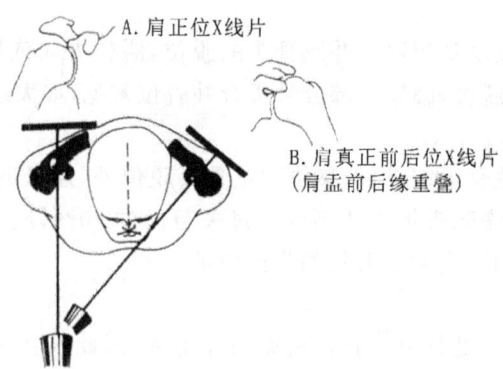

图 9-20　肩真正前后位 X 线片拍摄法及其投影

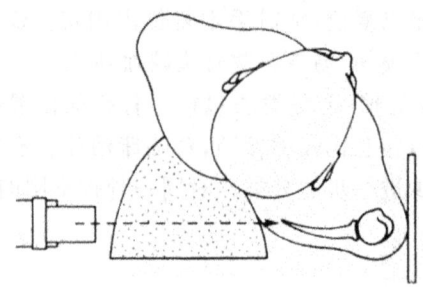

图 9-21　肩真正侧位 X 线片拍摄法

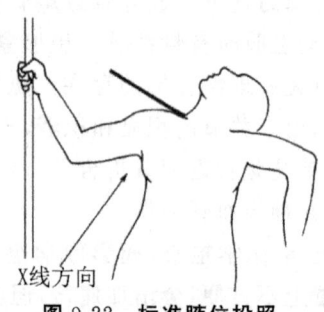

图 9-22　标准腋位投照

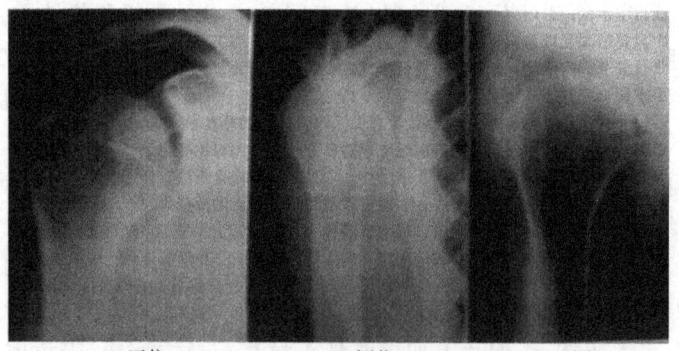

图 9-23　肩关节 X 线投照

对新鲜创伤患者,由于疼痛往往难于获得满意的各种照像,此时 CT 扫描及三维重建具有很大的帮助,通过 CT 扫描可以了解肱骨近端各骨性结构的形态、骨块移位及旋转的大小及游离移位骨块的直径。CT 扫描三维重建更能提供肱骨近端骨折的立体形态,为诊断提供可靠的依据(图 9-24)。MRI 对急性损伤后骨折及软组织损伤程度的判断帮助不大。

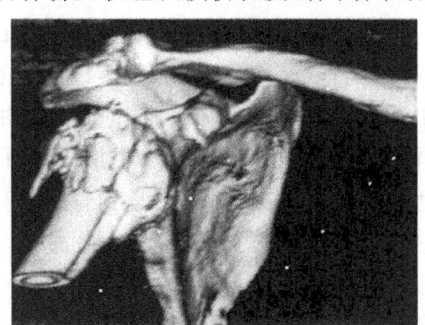

图 9-24　肱骨近端骨折三维重建图

五、治疗

肱骨近端骨折的治疗效果直接影响肩关节的功能,治疗原则是争取骨折早期解剖复位,保留肱骨头血运,合理可靠的骨折固定,早期功能锻炼,减少关节僵硬和肱骨头坏死的发生。肩关节是全身活动最大的关节,关节一定程度的僵硬或畸形愈合,由于代偿的功能,一般不会造成明显的关节功能障碍。治疗骨折方法的选择需综合考虑骨折类型、骨质量条件、患者的年龄、功能要求和自身的医疗条件。肱骨近端骨折中有 80%～85% 为轻度移位骨折,Neer 分型中为一部分骨折,常采取保守治疗;二部分骨折中,部分外科颈骨折可以保守治疗,大结节骨折明显移位者尽可能行手术复位,以免骨折愈合后,引起肩峰下撞击和影响肩袖功能。而三、四部分骨折中只要情况允许,应尽可能行手术治疗。肩关节脱位的患者,无论有无骨折,有学者主张行关节镜内清理,撕脱盂唇缝合修复,以免引起肩关节的再脱位;肱骨头劈裂多需要手术探查或固定或切除。

(一)一部分骨折

肱骨近端虽有骨折线,但骨折块的移位和成角均不明显。骨折的软组织均有保留,肱骨头的血运也保持良好。骨折相对比较稳定,一般不需再闭合复位或切开复位,尽可能采取非手术治疗。通过制动维持骨折稳定,减少局部疼痛和骨折再移位的可能,早期功能锻炼,一般可以取得较为满意的治疗效果。

常用颈腕吊带或三角巾悬吊,可把患肢固定于胸前,肘关节 90°屈曲位,腋窝垫一棉垫,保护皮肤,如上肢未与胸壁固定,患者仰卧休息时避免肘部支撑。固定 3 周左右即可开始做上臂摆动和小角度的上举锻炼,定期照 X 线片观察是否有继发性的移位,4 周后可以练习爬墙,3 个月后可以部分持重。

(二)二部分骨折

1.外科颈骨折

原则上首选闭合复位、克氏针固定或用外固定治疗。闭合复位需在麻醉下进行。全麻效果好,肌间沟麻醉不完全。肌肉松弛有利于操作,复位操作手法应轻柔,复位前认真阅片和分析暴力机制,根据受伤机制及骨折移位方向,按一定的手法程度复位,切忌粗暴盲目地反复复位,这样不但难以成功,反而增加损伤,复位时尽可能以 X 线透视辅助。骨折断端间成角

＞45°时,不论有无嵌插均应矫正,外科颈骨折侧位片上多有向前成角畸形,正位有内收畸形。整复时,先行牵引以松开断端间的嵌插,然后前屈和轻度外展骨干,以矫正成角畸形,整复时牵引力不要过大,避免骨折端间的嵌插完全解脱,以免影响骨折间的稳定。复位后三角巾悬吊固定或石膏托固定。

骨折端间完全移位的骨折,近骨折块因大、小结节完整,旋转肌力平衡,因此肱骨头没有旋转移位。远骨折端因胸大肌的牵拉向前,故有内侧移位,整复时上臂向远侧牵引,当骨折近端达到同一水平时,轻度内收上臂以中和胸大肌牵拉的力量,同时逐渐屈曲上臂,以使骨折复位,正位片呈轻度外展关系。整复时助手需在腋部行反牵引,并以手指固定近骨折块,同时帮助推挤骨折远端配合术者进行复位,复位后适当活动肩关节,可以感觉到骨折的稳定性,如果稳定,可用三角巾悬吊或石膏固定。如果骨折复位后不稳定,可行经皮克氏针固定。克氏针固定一般需3根克氏针。自三角肌点处向肱骨头打入两枚克氏针,再从大结节向内下干骺端打入第3枚克氏针。克氏针需在透视下打入,注意不要损伤内侧的旋肱血管。旋转上臂观察克氏针位置满意,固定牢固,再处理克氏针尾端,可以埋于皮下,也可留在皮外,三角巾悬吊,早期锻炼,6周左右拔除克氏针。

如骨折端有软组织嵌入,影响骨折的复位,二头肌长头腱卡于骨折块之间是常见的原因。此时需采取切开复位内固定治疗。手术操作应减少软组织的剥离,可以依据具体情况选择松质骨螺钉、克氏针、细线缝合固定或以钢板螺钉固定。

总之,外科颈骨折时,不管移位及粉碎程度如何,断端间血运比较丰富,只要复位比较满意,内、外固定适当,骨折基本能按时愈合。

2.大结节骨折

移位＞1 cm的结节骨折,由于肩袖的牵拉,骨块常向上方移位,此时会产生肩峰下撞击和卡压,影响肩关节上举活动,且肩袖肌肉松弛、肌力减弱,往往需切开复位内固定。

肩关节前脱位合并大结节撕脱骨折。一般先行复位肱骨头,然后观察大结节的复位情况,如无明显移位可用三角巾悬吊,如有移位＞1 cm,则手术切开内固定为宜。现有学者主张肱骨头脱位时,应当修复损伤的盂唇和关节囊,以免关节脱位复发。

3.解剖颈骨折

单纯解剖颈骨折少见。由于骨折时肱骨头血运遭到破坏,因此肱骨头易发生缺血性坏死,对于年轻患者,如有肱骨头移位建议早期行切开复位内固定。术中操作应力求减少软组织的剥离,减少进一步损伤肱骨头的血运。尤其是头的边缘如有干骺端骨质相连或软组织连接时,肱骨头有可能由后内侧动脉得到部分供血而免于坏死,内固定方式可用简单的克氏针张力带固定,也可用螺钉或可吸收钉固定。

4.小结节骨折

单独小结节骨折极少见,常合并肩关节后脱位。骨块较小不影响肩关节内旋时,可行悬吊保守治疗。如骨块较大,且有明显移位时,会影响肩关节的内旋,则应切开复位螺丝钉内固定术。

(三) 三部分骨折

三部分骨折中常见类型是外科颈骨折合并大结节骨折,由于损伤严重,骨折块数量较多,手法复位常难以成功,原则上需手术切开复位;三部分同时骨折时由于肱骨头血运常受到破坏,肱骨头坏死有一定的发生率,有报告为3‰~25%。手术治疗的目的是将移位骨折复位,重新建立血供系统,尽量减少软组织剥离,可用钢丝克氏针张力带固定,临床也常用解剖型钢板螺钉内固定,这样可以早期功能锻炼。对有骨质疏松的老年患者,临床使用 AO 的 LCP 系统锁定型钢板取得了较好的效果,对骨缺损患者可以同时植骨,但对骨质疏松非常严重,估计内固定可能失败的患者,可一期行人工肱骨头置换术。

(四)四部分骨折

四部分骨折常发生于老年人或骨质疏松患者。比三部分骨折有更高的肱骨头坏死发生率,有的报道达 13%~34%,目前一般行人工肱骨头置换术(图 9-25)。对有些患者,由于各种原因,不能行人工肱骨头置换术,也可切开复位、克氏针张力带内固定术,基本能保证骨折愈合,但关节功能较差,肩关节评分不高。但这些患者,对无痛的肩关节也很满足。但年轻患者,四部分骨折,一般主张切开复位内固定术。

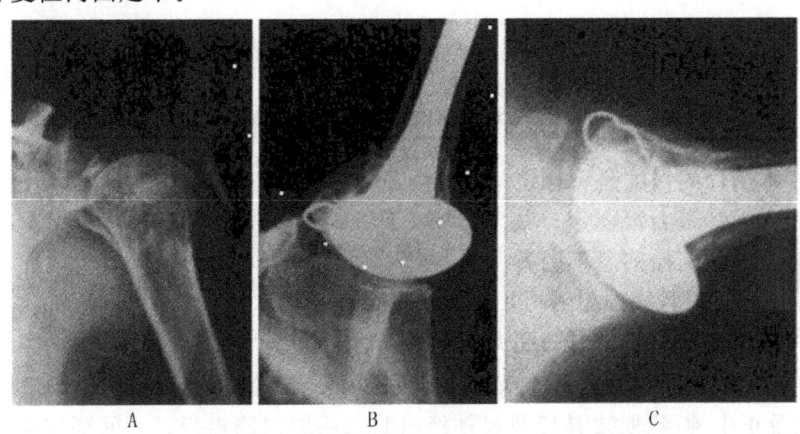

图 9-25　肱骨上端粉碎骨折,人工关节置换

人工肱骨头置换术首先由 Neer 在 1953 年报告,在此之前,肱骨近端的严重粉碎骨折只能采用肱骨头切除术或肩关节融合术治疗。人工关节的应用为肱骨近端骨折的治疗提供了更多的选择,对某些特殊骨折患者有着内固定无法达到的效果。1973 年 Neer 重新设计出新型人工肱骨头(NeetⅡ)型,经过不断地改进,目前人工肱骨头置换术治疗肱骨近端骨折已达到 83% 以上的优良效果。

(五)骨折合并脱位

1.二部分骨折合并脱位

此类以大结节骨折最常见,此时应先急诊复位,复位后大结节骨折往往达到同时复位,如大结节仍有明显移位,则应切开复位内固定。

肱骨头脱位合并解剖颈骨折时,此时肱骨头血管破坏严重,宜考虑行人工肱骨头置换术。肱骨头脱位合并外科颈骨折时,可先试行闭合复位脱位的肱骨头,然后再行外科颈骨折复位。如闭合复位不能成功,则需手术切开复位,同时复位和固定骨折的外科颈。

2.三部分骨折脱位

一般均需切开复位肱骨头及移位的骨折,选择克氏针、钢板螺钉均可,尽可能减少软组织的剥离。

3.四部分骨折脱位

由于肱骨头解剖颈骨折失去血循环,应首先考虑人工肱骨置换术。手术复位肱骨头时,应常规探查关节囊及盂唇,应缝合修补因脱位引起的盂唇撕裂,可用锚钉或直接用丝线缝合,防止肱骨头再次脱位。

(1)肱骨头压缩骨折:肱骨头压缩骨折一般是关节脱位的合并损伤,肱骨头压缩面积<20%的新鲜损伤,可进行保守治疗;后脱位常发生较大面积的骨折,如肱骨头压缩面积达20%~45%时,可造成肩关节不稳定,引起复发性肩关节脱位,需将肩胛下肌及小结节移位于骨缺损处,以螺钉固定;压缩面积多于40%时,需行人工肱骨头置换术。

(2)肱骨头劈裂骨折或粉碎骨折:临床不多见,此种骨折因肱骨头关节面破坏,血运破坏严重,加之关节面内固定困难,所以一般需行人工肱骨头置换术。年轻患者尽可能行切开复位内固定,尽可能保留肱骨头。

（渠立振）

第七节　肱骨干骨折

一、解剖特点

自胸大肌附着处上缘至肱骨髁上为肱骨骨干。近端肱骨干横断面呈圆周形,远端在前后径上呈狭窄状。内、外侧肌间隔将上臂分成前间隔和后间隔。前间隔包括肱二头肌、喙肱肌和肱肌。肱动、静脉及正中神经、肌皮神经及尺神经沿肱二头肌内侧走行。后间隔包含肱三头肌和桡神经。桡神经穿过肱三头肌在后方骨干中段走行于桡神经沟内,在臂中下1/3处穿过外侧肌间隔至臂前侧,骨折移位时易受到损伤。

二、损伤机制

(一)直接暴力

直接暴力是造成肱骨干骨折的常见原因,如打击伤、机械挤压伤、火器伤等,可呈横断骨折、粉碎骨折或开放骨折。

(二)间接暴力

如摔倒时手或肘部着地,由于身体多伴有旋转或因附着肌肉的不对称收缩,发生斜形或螺旋形骨折。

(三)旋转暴力

旋转暴力以军事或体育训练的投掷骨折,以及掰手腕所引起的骨折最为典型,多发生于肱骨干的中下1/3处,主要由于肌肉突然收缩,引起肱骨轴向受力,导致螺旋形骨折。

由于肱骨干上的肌肉作用,骨折后常呈典型的畸形。当骨折线在胸大肌止点近端时,由于肩袖的作用,骨折近端呈外展和内旋畸形,远端由于胸大肌的作用向内侧移位;当骨折线位于胸大肌以远、三角肌止点以近时,骨折远端由于三角肌的牵拉向外侧移位,近端则由于胸大肌、背阔肌及大圆肌的牵拉作用向内侧移位;当骨折线位于三角肌止点以远时,骨折近端外展、屈曲,远端则向近端移位。

三、骨折的分类

同其他骨折的分类一样,肱骨干骨折可依据不同的分类因素构成多种分类方式。根据骨折是否与外环境相通,可分为开放和闭合骨折;因骨折部位不同,可分为三角肌止点以上及三角肌止点以下骨折;由于骨折程度不同,可分为完全骨折和不完全骨折;根据骨折线的方向和特性又可分为纵形、横形、斜形、螺旋形、多段和粉碎性骨折;根据骨的内在因素是否存在异常而分为正常和病理骨折等。

四、临床症状和体征

同其他骨折一样,肱骨干骨折后可出现疼痛、肿胀、局部压疼、畸形、反常活动及骨擦音等,骨科医师不应为证实骨折的存在而刻意检查骨擦音,以免增加伤者的痛苦和桡神经损伤。对于不完全或无移位的骨折,单凭临床体检很难判断,所以对可疑骨折的患者必须拍X线片。拍片范围包括肱骨的两端、肩关节和肘关节。对于高度怀疑有骨折的患者,即使在急诊拍片时未能发现骨折也不要轻易下无骨折的结论,可用石膏托暂时固定两周后再拍片复查,若有不全的裂纹骨折此时可因骨折线的吸收而显现出来。若骨折合并桡神经损伤,可出现垂腕、手部掌指关节不能伸直、拇指不能伸展和手背虎口区感觉减退或消失。肱骨干骨折的患者应当常规检查患肢远端血运的情况,包括对比两侧桡动脉搏动、甲床充盈、皮肤温度等,必要时可行血管造影,以确定有无肱动脉损伤。

五、治疗方法

近几十年来,骨折固定技术有了极大的提高,治疗手段远比过去丰富,在具体实施何种治疗方案时必须考虑如下因素:骨折的类型和水平、骨折的移位程度,患者的年龄、全身健康情况、与医师的配合能力、合并伤的情况,患者的职业及对治疗的要求等,此外经治医师还应考虑本身所具备的客观设备条件,掌握各种操作技术的水平、经验等。经过全面分析比较后再确定一最佳治疗方案。根本原则是有利于骨折尽早愈合,有利于患肢的功能恢复,尽可能减少并发症。

(一)闭合治疗

近几十年来的骨科著作中,均强调绝大多数的肱骨干骨折可经非手术治疗而痊愈,国外的文献报道中其成功的比例甚至可高达94%以上。但在临床实际工作中能否达到如此高的比例仍值得商榷。此外,现代的就医人群已对骨科医师提出了更高的要求,即不仅要获得良好的最终治疗结果,而且希望治疗过程中尽量减少痛苦,在骨折愈合期间有相对高的生活质量,甚至仍能够从事一些工作。那种令患者在石膏加外展架上苦撑苦熬数个月,夜间无法平卧的传统治疗方式很难为多数患者所接受。依现代的治疗观点,闭合治疗的适应证应结合患者的具体情况认真审视后而定。

1.适应证

可供参考的适应证如下。

(1)移位不明显的简单骨折(AO分类:A_1、A_2、A_3)。

(2)有移位的中、下1/3骨折(AO分类:A_1、A_2、A_3或B_1、B_2)经手法整复可以达到功能复位标准的。

2.复位标准

肱骨属非负重骨,轻度的畸形愈合可由肩胛骨代偿,其复位标准在四肢长骨中最低,其功能复位的标准如下:2 cm以内的短缩、1/3以内的侧方移位、20°以内的向前、30°以内的外翻成角及

15°以内的旋转畸形。

3.常用治疗方法

(1)悬垂石膏：应用悬垂石膏法治疗肱骨干骨折已有很长时间的历史，目前在国内外仍有相当多的骨科医师继续沿用此法。此法比较适合有移位并伴有短缩的骨折或者斜形、螺旋形的骨折。悬垂石膏应具有适当的重量，避免过重或过轻，其上缘至少应超过骨折断端2.5 cm，下缘可达腕部，屈肘90°，前臂中立位，在腕部有3个固定调整环。在石膏固定期间，前臂需始终维持下垂，以便提供一向下的牵引力。患者夜间不宜平卧，应采取坐睡或半卧位（这是使用悬垂石膏的不便之处）。吊带需可靠地固定在腕部石膏固定环上，向内成角畸形可通过将吊带移至掌侧调整，反之向外成角则通过背侧的固定环调整。后成角和前成角，可利用吊带的长短来调整，后成角时加长吊带，而前成角则缩短吊带。使用悬垂石膏治疗应经常复查拍X线片，开始时为1~2周，以后可改为2~3周或更长的间隔时间。石膏固定期间应注意功能锻炼，如握拳、肩关节活动等，减少石膏固定引起的不良反应。对某些患者，如肥胖或女性，可在内侧加一衬垫，以免由于过多的皮下组织或乳房造成成角畸形。当骨折的短缩已经克服、骨折已达到纤维性连接时，可更换为U形石膏。

悬垂石膏曾成功地治愈过许多患者，但也不乏骨折不愈合或延迟愈合的例子。故治疗期间应注意密切观察，若固定超过3个月仍无骨折愈合迹象，已出现失用性骨质疏松时，应考虑改用其他方法，如切开复位内固定加自体植骨，不要一味地坚持下去，以避免最后因严重的失用性骨质疏松导致连内固定的条件都不具备，丧失有利的治疗时机，中老年患者更应注意这点。

(2)U形或O形石膏：多用于稳定的中下1/3骨折复位后，或应用其他方法治疗肱骨干骨折后的继续固定手段。所谓U形即石膏绷带由腋窝处开始，向下绕过肘部，再向上至三头肌以上。若石膏绷带再延长一些，使两端在肩部重叠则成为O形石膏。U形石膏有利于肩、腕和手部的关节功能锻炼(图9-26)，而O形石膏的固定稳定性更好一些。

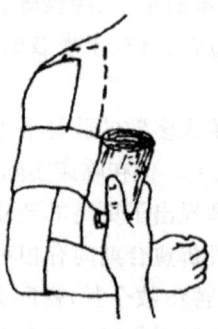

图9-26　U形石膏

(3)小夹板固定：对内外成角不大者，可采用二点直接加压方法(利用纸垫)；对侧方移位较多，成角显著者，常可用三点纸垫挤压原理，以使骨折达到复位。不同水平的骨折需用不同类型的小夹板，如上1/3骨折用超肩关节小夹板，中1/3骨折用单纯上臂小夹板，而下1/3骨折需用超肘关节小夹板固定。其中尤以中1/3骨折的固定效果最为理想(图9-27)。

利用小夹板治疗肱骨干骨折时，经治医师需密切随诊，观察病情的变化，根据肢体肿胀的程度随时调整夹板的松紧度，避免因固定不当而引起并发症，同时鼓励患者在固定期间积极锻炼患肢功能。

第九章 肩部与上臂损伤的治疗

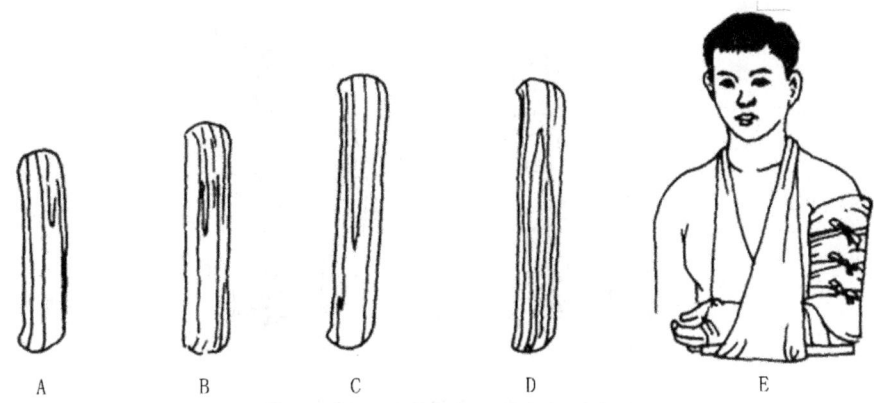

图 9-27 小夹板固定治疗肱骨干骨折
A.内侧小夹板；B.前侧小夹板；C.后侧小夹板；D.外侧小夹板；E.小夹板固定后的外形

(4)其他治疗方法：采用肩人字石膏、外展架加牵引或鹰嘴骨牵引等治疗肱骨干骨，但多数情况下已经较少使用。

(二)手术治疗

如果能够正确掌握手术指征并配合高质量手术操作，绝大多数的肱骨干骨折可以正常愈合。同时可以减少因长期石膏或小夹板等外固定带来的邻近关节僵硬、肌肉萎缩和失用性骨质疏松等不利影响，甚至可在在固定期间从事某些非负重性工作，治疗期的生活质量相对较高。不利的方面是，所花费用较多，需二次手术取出内固定物，手术本身具有一定的风险等。

1.手术治疗的适应证

(1)绝对适应证：①保守治疗无法达到或维持功能复位的。②合并其他部位损伤，如同侧前臂骨折、肘关节骨折、肩关节骨折，伤肢需早期活动的。③多段骨折或粉碎性骨折（AO分型，B_3、C_1、C_2、C_3）。④骨折不愈合。⑤合并有肱动脉、桡神经损伤需行手术探查的。⑥合并有其他系统特殊疾病而无法坚持保守治疗的，如严重的帕金森病。⑦经过2～3个月保守治疗已出现骨折延迟愈合现象，开始有失用性骨质疏松的（如继续坚持保守治疗，严重的失用性骨质疏松可导致失去切开复位内固定治疗的机会）。⑧病理性骨折。

(2)相对适应证：①从事的职业对肢体外形有特殊要求，不接受功能复位而需要解剖复位的。②因工作或学习需要，不能坚持较长时间的石膏、夹板或支具牵引固定的。

2.手术治疗的方法

(1)拉力螺丝钉固定：单纯的拉力螺钉固定只能够用于长螺旋形骨折，而且术后常需要外固定保护一段时间，优点是骨折段软组织剥离较少，骨折断端的血运影响小，正确使用可缩短骨折愈合时间。

(2)接骨钢板固定：尽管带锁髓内钉的使用趋于增多，但现阶段接骨钢板仍在较广的范围内继续应用，是由于其操作简单，易于掌握，无需C形臂X线透视等较高档辅助设备。钢板应有足够长度，螺钉孔数目不得少于6孔，最好选用较宽的4.5 mm动力加压钢板（DCP或LC-DCP），远近骨折段至少各由3枚螺钉固定，以获得足够的固定强度。对于短斜形骨折尽量使用1枚跨越骨折线的拉力螺钉，而粉碎性骨折最好同时植入自体松质骨（图9-28）。AO推荐的手术入路是后侧切口（Henry,1966），将钢板置于肱骨干的后侧，而且在骨折愈合后不再取出。但国内多数骨科医师愿意采用上臂前外侧入路，将钢板放置在骨干的前外侧，在骨折愈合后取出内固定物也相对比较容易。

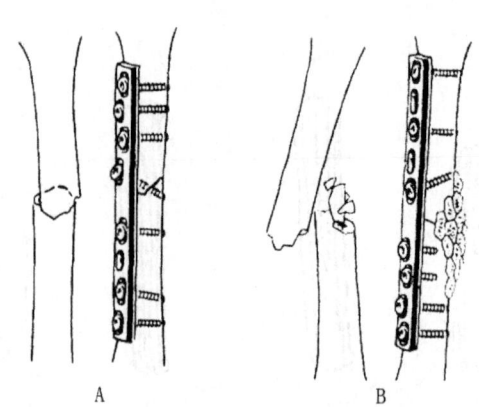

图 9-28　肱骨干骨折钢板螺钉内固定
A.横形骨折的固定方法；B.如为粉碎性骨折应Ⅰ期自体松质骨植骨

(3)带锁髓内针固定：随着带锁髓内针的普及，以往的 Rush 针或 V 形针、矩形针已较少使用。使用带锁髓内针的优点：软组织剥离少，术后可以适当负重，用于粉碎性骨折时其优点更为突出。由于是带锁髓内针，其尾端部分基本与肱骨大结节在同一平面，对肩关节功能影响不大（近期可能有一定影响）。使用时采用顺行或逆行穿针方法，与股骨或胫骨不同的是，其近端锁钉一般不穿过对侧皮质（避免损伤腋神经），而远端锁钉最好采用前后方向（避免损伤桡神经）（图 9-29）。(4)外固定架固定：从严格意义上讲，外固定架固定是一种介于内固定和传统外固定之间的一种固定方式，其有创、有固定针进入组织内穿过两侧皮质，必要时可切开直视下复位。优点：创伤小，固定相对可靠，愈合周期比较短，不需二次手术取出内固定物，对邻近关节干扰小。缺点：针道可能发生感染，尽管其固定物已经比其他外固定方式轻便了许多，但仍有不便，用于中上1/3 骨折时可能影响肩关节活动。肱骨干骨折多用单边固定方式，有多种比较成熟的外固定架可供选择，治疗成功的关键在于熟悉和正确使用，而不在于外固定架本身。

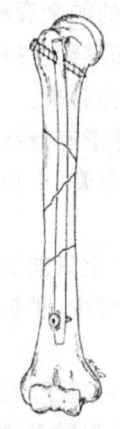

图 9-29　髓内针治疗肱骨干骨折（顺行穿针）

(5)Ender 针固定：采用多根可屈件的髓内针——Ender 针固定，现国内少数医院的医师仍在应用。利用不同方向插针和三点固定原理，可较好地控制骨折端的旋转、成角。操作比较简单，既可顺行也可逆行打入。术前需要准备比较齐全的规格、型号，包括不同长度和直径的 Ender 针。切忌强行打入，否则可造成骨质劈裂和髓内针穿出髓腔。

六、护理要点

(一)固定的患者护理

可平卧,要保持固定不移位,悬垂石膏固定患者取坐位或半卧位,以保证下垂牵引作用。内固定术后宜取半卧位,患肢下垫枕,减轻肿胀。伴有桡神经损伤者,注意观察神经恢复情况。石膏或夹板固定者,密切观察患肢血运。术后观察伤口渗血情况。

(二)功能锻炼

骨折 1 周内,做患侧上臂肌肉的主动舒缩活动,握拳、伸曲腕关节、小幅度的耸肩运动。伴桡神经损伤者,可被动进行手指的主动屈曲活动。2~3 周后可做肩关节内收、外展活动。4 周后可做肩部外展、外旋、内旋、后伸、手爬墙等运动以恢复患肢功能。

(三)健康指导

向患者解释肱骨干骨折复位后可遗留 20°以内向前成角,30°以内向外成角,不影响功能。伴桡神经损伤者伸指伸腕功能障碍,要鼓励其坚持功能锻炼。嘱其分别在术后第 1、第 3、第 6 个月复查 X 线,伴神经损伤者,应定期复查肌电图。

(渠立振)

第八节 肱骨远端骨折

肱骨远端骨折是指肱骨髁上以远的部位的骨折。肱骨远端骨折包括肱骨髁上骨折、肱骨髁间骨折、肱骨内外髁骨折及肱骨小头骨折等,下面分别叙述。

一、解剖特点

肱骨远端前后位扁平,有两个关节面,分别为肱骨滑车和肱骨小头。滑车关节面的上方有 3 个凹陷,前侧有冠突窝和桡骨头窝,屈肘时容纳冠突和桡骨头,后侧为鹰嘴窝,伸肘时容纳鹰嘴。

外上髁前外缘粗糙,是前臂浅层伸肌的起点;内上髁比外上髁要大,是前臂屈肌的起点,其后面光滑,以容纳尺神经通过肘部。外髁肱骨小头凸出的关节面与桡骨头凹状关节面相对合,组成了肱桡关节。内髁滑车的中心为中央沟,与尺骨近端的滑车切迹(半月切迹)相吻合,前方起自冠突窝,后方终止于鹰嘴窝,几乎环绕整个滑车。在滑车的后面,滑车中央沟向外侧轻度倾斜,使伸肘时产生提携角,又称外翻角。肱骨远端骨折后复位不良可致提携角,减小或增大,形成肘内翻或肘外翻畸形。

二、肱骨髁上骨折

此类骨折为 AO 分类的 A 型骨折,最常见于 5~8 岁的儿童,占全部肘部骨折的 50%~60%,属关节外骨折,及时治疗后功能恢复较好。

(一)骨折类型

根据暴力来源及方向可分为伸直型、屈曲型和粉碎型三类。

1.伸直型

该型最多见,占90%以上。跌倒时肘关节在半屈曲或伸直位,手心触地,暴力经前臂传达至肱骨下端,将肱骨髁推向后方。由于重力将肱骨干推向前方,造成肱骨髁上骨折。骨折线由前下斜向后上方。骨折近段常刺破肱前肌,损伤正中神经和肱动脉。骨折时,肱骨下端除接受前后暴力外,还可伴有侧方暴力,按移位情况又分尺偏型和桡偏型。

(1)尺偏型:骨折暴力来自肱骨髁前外方,骨折时肱骨髁被推向后内方。内侧骨皮质受挤压,产生一定塌陷。前外侧骨膜破裂,内侧骨膜完整,骨折远端向尺侧移位。因此,复位后远端容易向尺侧再移位。即使达到解剖复位,而因内侧皮质挤压缺损而会向内偏斜,尺偏型骨折后肘内翻发生率最高。

(2)桡偏型:与尺偏型相反。骨折断端桡侧骨皮质因压挤而塌陷,外侧骨膜保持连续。尺侧骨膜断裂,骨折远端向桡侧移位。此型骨折不完全复位也不会产生严重肘外翻,但解剖复位或矫正过度时,亦可形成肘内翻畸形。

2.屈曲型

该型较少见。肘关节在屈曲位跌倒,暴力由后下方向前上方撞击尺骨鹰嘴,髁上骨折后远端向前移位,骨折线常为后下斜向前上方,与伸直型相反。很少发生血管、神经损伤。

3.粉碎型

该型多见于成年人。本型骨折多属肱骨髁间骨折,按骨折线形状可分T形和Y形或粉碎型骨折。

(二)临床表现与诊断

伤后肘部肿胀,偶有开放伤口。伤后马上就医者,肿胀轻,可触及骨性标志;多数病例肿胀严重,已不能触及骨性标志。远折端向后移位,可与肘后脱位相混淆,但肘后三角关系正常,据此可鉴别。伤后或复位后应注意是否有肱动脉急性损伤和前臂掌侧骨筋膜室综合征,是否出现5P征:①疼痛。②桡动脉搏动消失。③苍白。④麻痹。⑤肌肉无力或瘫痪。正中神经、尺神经、桡神经都有可能被累及,但以正中神经和桡神经损伤多见。X线检查可明确骨折的类型和移位程度。

(三)治疗

治疗主要取决于合并同侧肢体骨与软组织损伤的情况,特别是神经血管是否有损伤。所有骨折均可考虑首先试行闭合复位,若血循环受到影响,则应行急诊手术。

1.非手术治疗

无移位或轻度移位可用石膏后托制动1~2周,然后开始轻柔地功能活动。6周后骨折基本愈合,再彻底去除石膏固定。闭合复位尺骨鹰嘴牵引:在某些病例,行鹰嘴骨牵引也是一种可选方法。Smith提出的行鹰嘴骨牵引的指征为以下几点。

(1)用其他闭合方法不能获得骨折复位。

(2)闭合复位有可能获得成功,但单纯依靠屈肘不能维持复位。

(3)肿胀明显,血循环受影响,或可能出现Volkmans缺血挛缩。

(4)有污染严重的开放损伤,不能进行外固定。侧方牵引和过头牵引都可采用。应用过头牵引容易消肿和方便更换敷料,在重力的帮助下还可以早期进行肘关节屈曲活动。

2.手术治疗

(1)闭合复位、经皮穿针固定:臂丛神经阻滞麻醉无菌操作下行整复,待复位满意后,维持复位,一助手取 1 枚 2.0 mm 克氏针自肱骨外上髁最高点穿入皮肤,触及骨质后在冠状面上与肱骨纵轴呈 45°角,在矢状面上与肱骨纵轴呈 15°角进针,直至穿透肱骨近折端的对侧骨皮质。再取 1 枚 2.0 mm 克氏针在上进针点前 0.5 cm 处穿入皮肤,向近折端尺侧穿针至透过对侧骨皮质。C 形臂 X 线机透视复位、固定满意后,将针尾屈曲 90°剪断,残端留于皮外。无菌纱布包扎针尾,石膏托固定于屈肘 90°前臂旋前位(图 9-30)。

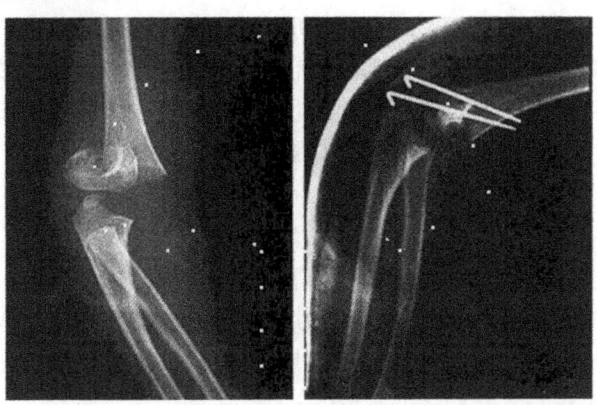

图 9-30　肱骨髁上骨折闭合复位经皮穿针内固定,石膏托外固定

术后常规服用抗生素 3 天以预防感染。当日麻醉恢复后即可行腕关节的屈伸及握拳活动,4 周后拔除克氏针,解除外固定,加强肩、肘关节的功能锻炼。此外,对于较严重的粉碎性骨折,可行外固定架固定(图 9-31)。

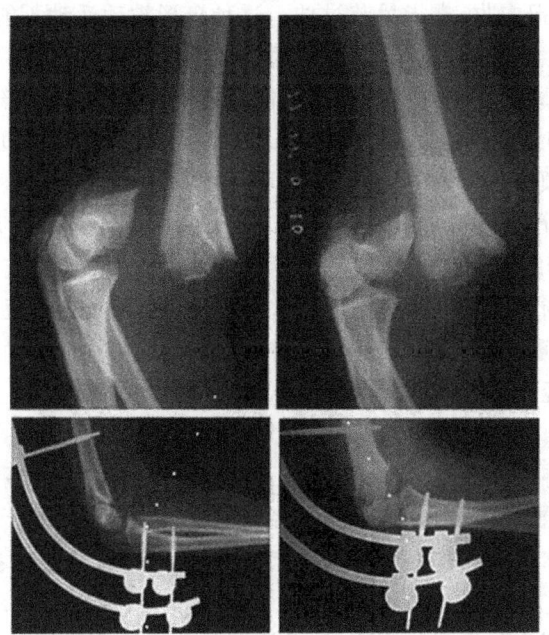

图 9-31　儿童肱骨髁上骨折外固定架固定

(2)切开复位内固定(ORIF):成人常需采用此种方法。手术指征:①骨折不稳定,闭合复位后不能维持满意的复位。②骨折合并血管损伤。③合并同侧肱骨干或前臂骨折。

另外,对老年患者应尽量选择切开复位内固定,以利于早期功能锻炼。若合并血管损伤需进行修补,更应同时稳定骨折端,可通过前方的 Henry 入路来完成。若未合并血管损伤,则可以采取内、外侧联合切口或后正中切口。多数认为后正中切口显露清楚,能够直视下复位骨折,也方便进行内固定。可使用 AO 半管状钢板、重建钢板或特制的 Y 形钢板,尽可能用拉力螺钉增加骨折端稳定。Heffet 和 Hotchkiss 已证实两块钢板呈 90°角分别固定内、外侧柱,其抗疲劳性能优于后方单用一块 Y 形钢板或双髁螺丝钉固定。Home 认为,如果因骨折粉碎不能获得良好的稳定,可采取非手术疗法,但此观点并不适用于所有移位的粉碎骨折。粉碎骨折内固定同时应一期植骨。如内固定不稳定,则需延长石膏制动时间以维持复位,将导致疗效欠佳,故应尽可能获得稳定固定,手术后不用外固定,以便进行早期功能锻炼。开放骨折应及时行清创术,污染严重者可考虑延期闭合伤口,彻底清创后可用内固定或外固定稳定骨折端。

(四)并发症

肱骨髁上骨折的并发症较多,有以下几种。

1.Volkmanns 缺血挛缩

Volkmanns 缺血挛缩为髁上骨折最严重的并发症,发病常与处理不当有关,出血和组织肿胀可使筋膜间室压力升高,外固定包扎过紧和屈肘角度太大使间室容积减小或无法扩张是诱发本病的重要因素。

早期:伤肢突然剧痛,部位在前臂掌侧,进行性灼痛,当手主动或被动活动时疼痛加剧,手指常处于半屈曲状态,屈指无力。同时,感觉麻木、异样感,继之出现感觉减退或消失,肢端肿胀、苍白、发凉、发绀。受累前臂掌侧皮肤红肿,张力大且有严重压痛。桡动脉搏动减弱或消失,全身可有体温升高,脉快。晚期:肢体出现典型的 Volkmanns 缺血挛缩畸形,呈爪形手,即前臂肌肉萎缩、旋前、腕及手指屈曲、拇内收、掌指关节过伸。这种畸形被动活动不能纠正,桡动脉搏动消失。

一旦诊断明确,应紧急处理。早期:应争取时间改善患肢血运,尽早去除外固定物或敷料,适当伸直屈曲的关节,毫不顾惜骨折对位。如仍不能改善血运时,则应即刻行减压及探查手术(应力争在本症发生 6~8 小时内施行)。术中敞开伤口不缝合,等肢体消肿后,再做伤口二期或延期缝合。全身应用抗生素预防感染,坏死物质吸收可引起酸中毒、高血钾、中毒性休克和急性肾衰竭,应给予相应的治疗。严禁抬高患肢和热敷。晚期:以手术治疗为主,应根据损害时间、范围和程度而定。6 个月以前挛缩畸形尚未稳定,此时可做功能锻炼和功能支架固定。待畸形稳定后(至少半年至 1 年后),可行矫形及功能重建手术。酌情选择:尺桡骨短缩、腕关节固定、腕骨切除、瘢痕切除及肌腱延长和肌腱转位等,还可行神经松解,如正中神经和尺神经同时无功能存在,可用尺神经修复正中神经。

2.神经损伤

肱骨髁上骨折并发神经损伤比较多见,发生率为 5%~19%。大多数损伤为神经传导功能障碍或轴索中断,数天或数月内可自然恢复,神经断裂很少见,偶发生于桡神经。正中神经损伤引起运动障碍常局限于掌侧骨间神经支配的肌肉,主要表现为拇指与示指末节屈曲无力,其他分支支配肌肉不受影响。

神经损伤的早期处理主要为支持疗法,被动活动关节保持功能位置。伤后 2~3 个月后临床与肌电检查皆无恢复迹象时,应考虑手术松解。

3.肘内翻

肘内翻为髁上骨折最常见的并发症,尺偏型骨折发生率高达 50%。由于内侧皮质压缩和未断骨膜的牵拉,闭合整复很难恢复正常对线;其次,悬吊式石膏外固定或牵引治疗均不能防止远骨折段内倾和旋转移位；再有是骨折愈合过程成骨能力不平衡，内侧骨痂多，连接早，外侧情况相反，内、外侧愈合速度悬殊使远段内倾进一步加大。

预防措施：①闭合复位后肢体应固定于有利于骨折稳定的位置，伸展尺偏型骨折应固定在前臂充分旋前和锐角屈肘位。②通过手法复位骨折使内侧骨膜断裂，消除不利复位因素。③骨折复位7～10天换伸肘位石膏管型，最大限度伸肘，同时手法矫正远段内倾。④不稳定骨折或肢肿严重不容许锐角屈肘固定者，骨折复位后应经皮穿针固定，否则牵引治疗。⑤切开复位务必恢复骨折正常对线，提携角宁可过矫，莫取不足。内固定要稳固可靠。

三、肱骨髁间骨折

肱骨髁间骨折至今仍是比较常见的复杂骨折，多见于青壮年严重的肘部损伤，常为粉碎性。严重的肱骨髁间骨折常伴有移位、滑车关节面损伤，内髁和外髁常分离为独立的骨块，呈T形或Y形，与肱骨干之间失去联系，并且有旋转移位，为AO分类的C型，治疗较困难，且对肘关节的功能影响较大，采用非手术治疗往往不能取得满意的骨折复位。

（一）骨折类型

肱骨髁间骨折的分型较多，现就临床上应用广泛且对骨折治疗的指导意义较大的Mehne分型如图9-32。

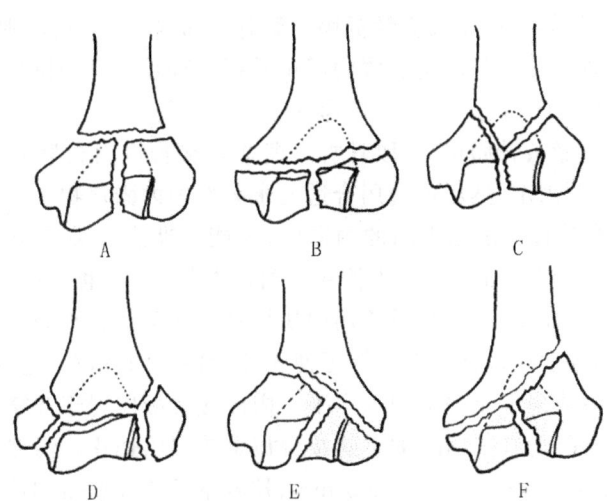

图9-32 肱骨髁间骨折的Mehne分型
A.高T形；B.低T形；C.Y形；D.H形；E.内λ形；F.外λ形

（二）临床表现与诊断

局部肿胀，疼痛。因髁间移位、分离致肱骨髁变宽，尺骨向近端移位使前臂变短。可出现骨擦音，肘后三角关系改变。明显移位者，肘部在所有方向均呈现不稳定。摄肘关节正侧位X线片可明确骨折的类型和移位程度，需注意的是，骨折真实情况常比X线片的表现还要严重和粉碎。判断骨折粉碎程度还可行多方向拍片或重建CT检查。

（三）治疗

肱骨髁间骨折是一种关节内骨折，由于骨折块粉碎，不但整复困难，而且固定不稳，严重影响关节功能的恢复，故而对髁间骨折要求复位正确，固定稳妥，并早期进行功能锻炼，以争取获得满意的效果。治疗时必须根据骨折类型、移位程度、患者年龄、职业等情况来选择恰当的方法。

1. 非手术治疗

对于内、外髁较为完整及轻度分离无明显旋转者,可于透视下手法复位长臂石膏前后托固定,2周后再换一次石膏,肘部的屈曲程度不能单纯依靠是屈曲型还是伸直型来定,而要在透视下观察在何种位置最稳定。制动时间为4～5周,去除石膏后再逐渐练习肘关节的屈伸活动。无移位的骨折仅维持骨折不再移位即可,可用石膏托制动4周。

尺骨鹰嘴牵引:对于伤后未能及时就诊或经闭合复位失败者,因局部肿胀严重,不宜再次手法复位及应用外固定,许多学者主张采用此方法,它能够使骨折块达到比较理想的对线。在过头位,能迅速使肿胀消退,一旦患者能够耐受疼痛就开始活动。但单纯采用纵向牵引并不能解决骨折块的轴向旋转。可待局部肿胀消退,肱骨髁和骨折近端的重叠牵开后,做两髁的手法闭合复位。

2. 手术治疗

大多数骨折均需手术切开复位内固定。过去多采用肘后正中纵形切口,将肱三头肌做Α形切断并向远端翻转,以显露骨折。但该手术入路的缺点是术后外固定至少需要3周,使患肘不能早期屈伸锻炼,关节僵直发生率高。目前多数学者认为采用鹰嘴旁肘后轻度弧形正中切口,尖端向下的V形尺骨鹰嘴截骨是显露骨折并行牢固内固定的最佳方式。因其保持肱三头肌的完整性,减少损伤和术后粘连,同时髁间显露充分,复位精确,固定稳妥,常不需用外固定,术后可早期功能锻炼。术中可将尺神经分离显露,并由内上髁区域移开。原则是首先复位和固定髁间骨折,然后再处理髁上骨折。但如果存在大块骨折块与肱骨干对合关系明显,则无论其涉及关节面的大小,都应先将其与肱骨干复位和固定。髁间部位骨折处理重点是维持髁间关节面的平整,肱骨滑车的大小、宽度,特别对于C_3型骨折,可以考虑去除那些影响复位、影响固定的小的关节内骨折块,有骨缺损时一定要做植骨固定,争取骨折一期愈合和骨折固定早期的稳定性。通常,在复位满意后先临时用克氏针固定,然后再选用合适的永久性的内固定物。

肱骨髁间骨折手术时必须采用牢固的内固定,才能早期进行关节功能锻炼,避免肘关节僵硬。对C_2、C_3型骨折采用双钢板固定于肱骨髁外侧及内侧,内侧也可采用1/3管形钢板。合并肱骨髁上骨折常需加用重建钢板,一般需使用两块接骨板才可达到牢固的固定效果,接骨板相互垂直放置可增加固定的强度。日常功能锻炼可使无辅助保护的螺钉固定发生松动。要达到牢固的固定,外侧接骨板的位置应下至关节间隙水平。内侧接骨板应置于较窄的肱骨髁上嵴部位,此处可能需要轻度向前的弧线。3.5 mm的重建接骨板是较好的选择。髁部手术后,对截下的尺骨鹰嘴复位后使用的固定为1～2枚直径为6.5 mm、长度不短于6.5 cm的松质骨螺钉髓内固定+张力带钢丝,或2枚平行克氏针髓内固定+张力带钢丝(图9-33,图9-34)。需要特别指出的一点是,在做尺骨鹰嘴截骨时应尽量避免使用电锯,因其可造成骨量的丢失,从而导致尺骨鹰嘴的短缩或复位不良,而影响手术效果。

内固定结束后,如果尺神经距内固定物很近,则将尺神经前置,放置引流条,术后24～48小时内拔除。早期有效的肘关节功能锻炼,对肘关节功能的恢复至关重要,肘关节制动时间一旦过长,必将导致关节纤维化和僵硬。骨折坚强固定的病例,患肢不做石膏固定,术后3天内开始活动肘关节。内固定不牢固的,均石膏托屈肘固定3周左右,去除石膏后无痛性主动活动肘关节,辅以被动活动。

早期利用CPM进行功能锻炼,有利于肘关节周围骨与软组织血液供应恢复,肿胀消退,能加快关节内滑液的循环和消除血肿,减少关节粘连,可刺激多种间质细胞分化成关节软骨,促进关节软组织的再生和修复,可抑制关节周围炎性反应。

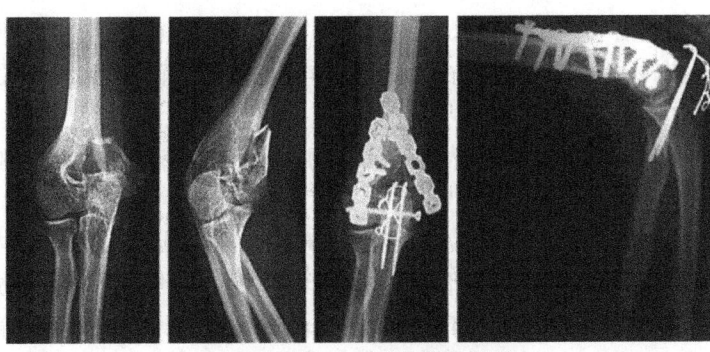

图 9-33　低 T 形肱骨髁间骨折
采用尺骨鹰嘴截骨入路,AO 双重建钛板螺钉内固定

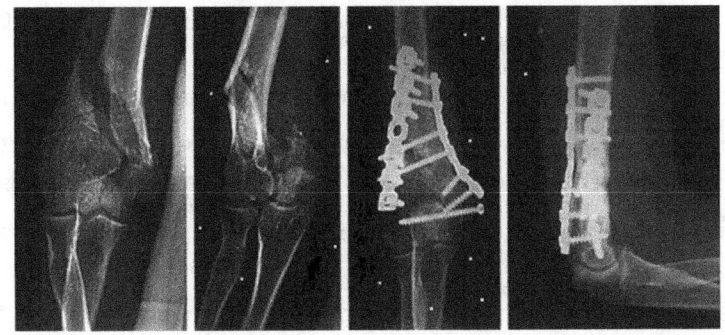

图 9-34　外 λ 形肱骨髁间骨折,采用 AO 双重建钛板螺钉内固定

3.肱骨远端置换与全肘关节置换

近年来,随着人工关节材料的改进和医疗技术的进步,人工关节越来越广泛地应用于髋关节、膝关节等全身大关节严重疾病的治疗,但因人工肘关节研制和应用在国内起步较晚,临床应用尚不多见。对于关节面破坏严重,无法修复或经内固定术后,内固定物松动将严重影响肘关节功能者可行人工关节置换。手术采用肘关节后侧正中切口,游离并保护尺神经,显露肱骨远端、尺骨近端及桡骨小头。锯除肱骨中段滑车,扩大肱骨远段髓腔,参照试件,切除滑车及肱骨小头,直至假体试件的边缘恰能嵌至肱骨内外上髁的切骨断面间隙中。钻开尺骨近端髓腔,扩大髓腔,凿除冠状突周围的软骨下骨。插入试件,检查肘关节屈、伸及旋转活动范围。如桡骨小头内侧关节面有骨折,可切除桡骨小头。冲洗髓腔后置入骨水泥,安装假体。尺神经前置于皮下软组织层,修复肱三头肌肌腱、韧带及关节囊,放置引流,加压包扎。

术后不做外固定,引流 1～2 天,1 周内做肌肉收缩锻炼,1 周后开始做肘关节屈伸及旋转活动,3 周后逐渐加大幅度行功能锻炼。

四、肱骨内髁骨折

肱骨内髁骨折是一种少见的肘关节损伤,仅占肘关节骨折的 1%～2%,在任何年龄组均少见,儿童相对多一些。骨折块通常包括肱骨滑车内侧 1/2 以上和/或肱骨内上髁,骨折块因受前臂屈肌群的牵拉多发生旋转移位,属关节内骨骺损伤。治疗上要求解剖复位,若复位不良不仅妨碍关节功能恢复,而且可能引起肢体发育障碍,继而发生肢体畸形及创伤性关节炎。

(一)骨折类型

肱骨内髁骨折分为三型。①Ⅰ型损伤:骨折无移位,骨折自滑车关节面斜形向内上方,至内上髁上方。②Ⅱ型损伤:骨折块轻度向尺侧或内上方移位,无旋转。③Ⅲ型损伤:骨折块明显旋转移位,常为冠状面旋转,也可同时伴有矢状面的旋转,导致骨折面向后,滑车关节面向前。

(二)临床表现与诊断

外伤后肘关节处于部分屈曲位,活动明显受限,肘关节肿胀、疼痛,尤以内侧明显。局部明显压痛,可触及内髁有异常活动。

儿童肱骨滑车内侧骨骺出现时间为9～14岁。对骨化中心出现后的肱骨内髁骨折,临床诊断一般比较容易。而在肱骨内上髁骨骺骨化中心出现之前发生的肱骨内髁骨折诊断则较困难,因为骨骺尚未骨化,其软骨于X线片上不显影,通过软骨部分的骨折线也不能直接显示,此类损伤于X线片上不显示任何阳性体征(既无骨折又无脱位影像)。因此,临床上必须详细检查,以防漏诊、误诊。细致的临床检查,熟悉不同部位骨骺出现的时间、形态及其与干骺端正常的位置关系是避免漏诊、误诊的关键。对于诊断确有困难的病例,可拍健侧相同位置的X线片加以鉴别,必要时可行CT或MRI检查以明确诊断。

(三)治疗

肱骨内髁骨折既是关节内骨折,又是骨骺损伤,故应遵循关节内骨折及骨骺损伤的治疗原则。无论采取何种治疗方法,应力求使骨折达解剖复位或近似解剖复位(骨折移位<2 mm)。复位不满意不仅妨碍关节功能恢复,而且可能引起生长发育障碍,继而发生肢体畸形及创伤性关节炎。

Ⅰ型骨折和移位不大的Ⅱ型骨折可行长臂石膏后托固定伤肢于屈肘90°,前臂旋前位。石膏托于肘部应加宽,固定范围应完全包括肘内侧,且应仔细塑形,以防骨折发生移位。1周后应摄X线片,如石膏托松动,则更换石膏托;如骨折移位,则应采取其他措施,一般4周后去除石膏托行肘关节功能练习。

对于移位>2 mm的Ⅱ型骨折及Ⅲ型骨折,因骨折移位大,关节囊等软组织损伤较重,而且肱骨下端髁间窝骨质较薄,骨折断端间的接触面较窄,加之前臂屈肌的牵拉,使骨折复位困难或复位后骨折不稳定,则应采取手术治疗。

手术方法:取肘关节内侧切口,显露并注意保护尺神经,显露骨折后,清除局部血肿或肉芽组织,将骨折复位后以2枚克氏针交叉固定或松质骨螺钉内固定。术中注意保护尺神经,必要时做尺神经前移;不可过多地剥离骨折块内侧附着的肌腱等软组织,以防影响骨折块的血液供应;术中尽量使滑车关节面及尺神经沟保持光滑。对于骨骺未闭合的儿童骨折,内固定物宜采用2枚克氏针交叉固定,因克氏针固定操作简单、牢固,对骨骺损伤小且便于日后取出;丝线缝合固定不易操作且固定不牢固;螺丝钉内固定固然牢固,但对骨骺损伤较大,且不便日后取出。外固定时间一般为4～6周,较肘部其他骨折固定时间稍长,因为肱骨内髁骨折软骨成分较多,愈合时间较长。固定期满后拆除石膏,拍X线片示骨折愈合后拔除克氏针,行肘关节早期、主动功能练习。对于骨骺已闭合的或成人的肱骨内髁骨折,可采用切开复位AO重建板内固定术(图9-35)。

五、肱骨外髁骨折

肱骨外髁骨折是儿童肘部常见损伤,发病多在2～18岁,以6～10岁最为常见,亦有成人发生此类损伤。骨折块通常包括肱骨小头骨骺、滑囊外侧部分及干骺端骨质,故亦称为骨骺骨折。此类骨折多为关节内骨折,且肱骨小头与桡骨小头关节面对应。骨骺部分与骨的生长发育密切相关,如治疗不当,将留有肘部畸形,导致功能障碍及远期其他类型并发症。

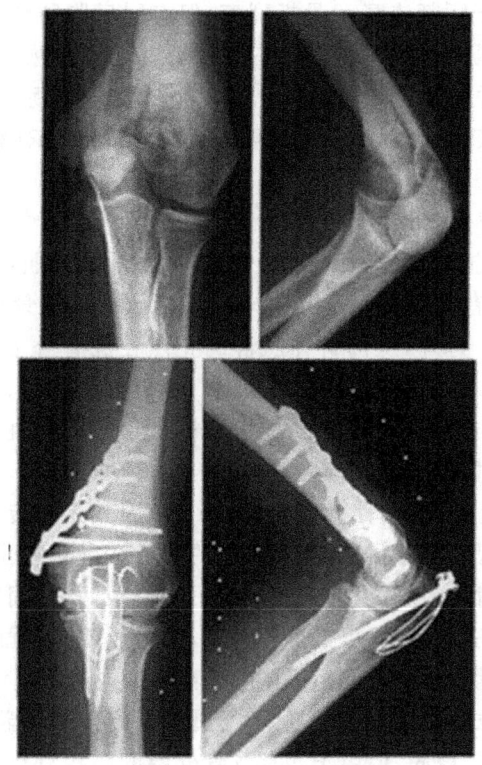

图 9-35　成人肱骨内髁骨折
采用尺骨鹰嘴截骨入路，AO重建板内固定

(一)骨折类型

小儿肱骨外髁骨折的 Wadsworth 分类：①Ⅰ型，无移位。②Ⅱ型，有移位，但不旋转。③Ⅲ型，外髁骨折块向外侧同时向后下反转移位。④Ⅳ型，与通常骨折不同，多见于13～14岁儿童，肱骨小头与桡骨头碰撞发生，有骨软骨的改变。

(二)临床表现与诊断

肱骨外髁骨折的伤因多由间接复合外力造成，当儿童摔倒时手掌着地，前臂多处于旋前，肘关节稍屈曲位，大部分暴力由桡骨传至桡骨头，再撞击肱骨外髁骨骺而发生骨折。骨折后，肘部外侧肿胀并逐渐扩散，以致达整个关节。局部肿胀程度与骨折类型有明显关系，骨折脱位型肿胀最严重。肘外侧出现皮下瘀斑，逐渐向周围扩散，可达腕部。肘部外侧明显压痛，若为Ⅳ型骨折，则内侧也可有明显压痛，甚至发生肱骨下端周围性压痛。肘关节活动功能丧失，患儿常将肘关节保持在稍屈曲位，被动活动肘关节时出现疼痛，但前臂旋转功能多无受限。

肱骨外髁骨折线常呈斜形，由小头-滑车间沟或滑车外侧缘斜向髁上嵴。根据骨折类型不同，可出现尺骨相对于肱骨干的外侧移位。伸肌附着点的牵拉可使骨块发生移位。应与肱骨小头骨折相鉴别：外髁骨折包括关节面和非关节面两个部位，并常带有滑车的桡侧部分，而肱骨小头骨折只累及关节面及其支撑骨。

X线摄片时因骨片移位及投照方向造成多种表现，在同一骨折类型不同X线片中表现常不一致，加之儿童时期肘部的骨化中心出现和闭合时间相差甚大，部分X线表现仅是外髁的骨化中心移位。另外因肱骨外髁骨化中心太小，放射或临床医师常因缺乏经验而造成漏诊或误诊。

有些病例X线片肱骨外髁干骺部未显示骨折裂痕,但有肘后脂肪垫征(八字征),诊断应加以注意。肘外伤后,肱骨远段干骺部外侧薄骨片和三角形骨片是诊断肱骨外髁骨折的主要依据,肘后脂肪垫征(八字征)是提示肘部潜隐性骨折的主要X线征象,要特别予以注意。诊断确有困难的病例可拍健侧相同位置的X线片加以鉴别,必要时可行CT或MRI检查以明确诊断。

(三)治疗

早期无损伤的闭合复位是治疗本病的首选方法。肱骨外髁骨折的固定方法是屈肘60°～90°前臂旋后位,颈腕带悬吊胸前,可使腕关节自然背伸,此时前臂伸肌群松弛,对骨折块的牵拉小;同时屈肘位肱三头肌紧张,有利于防止骨折块向后移位,又由于桡骨小头顶住肱骨小头防止其向前移位,因此,骨折较稳定。另外,从前臂伸肌群的止点在肱骨外上髁的角度来看,屈曲90°以上,前臂伸肌群的力臂减少,牵拉肱骨外髁的力变小,骨折将更稳定。但由于骨折后血肿的形成及手法复位时的损伤,可造成关节明显肿胀,屈肘角度太小会影响血液循环,所以不主张固定在小于屈肘60°的体位,以屈肘60°～90°固定为宜。

对于Ⅰ型和移位轻的Ⅱ型骨折(骨折移位<2 mm),因其无翻转,仅用手法复位后小夹板或石膏托固定即可;但Ⅲ、Ⅳ型骨折,因骨折处有明显的旋转和翻转移位,由于前臂伸肌腱的牵拉,手法往往难以使骨折达到满意的复位,即使在透视下复位很好,外固定也很难保持满意的位置,可用手捏翻转、屈伸收展手法闭合复位,插钢针固定,或切开复位内固定。

手术方法:取肘后外侧切口,显露骨折后清除局部血肿或肉芽组织。可使用克氏针或AO接骨板内固定(图9-36)。与肱骨内髁骨折一样,对于骨骺未闭合的儿童,内固定物宜选用2枚克氏针交叉固定,螺丝钉固定比较稳固,但由于儿童肱骨外髁的结构特点,螺丝钉如使用不当易损伤骨骺而影响生长发育。术后外用长臂石膏托外固定4～6周,摄X线片证实骨折愈合后,去除石膏托,行肘关节功能练习。

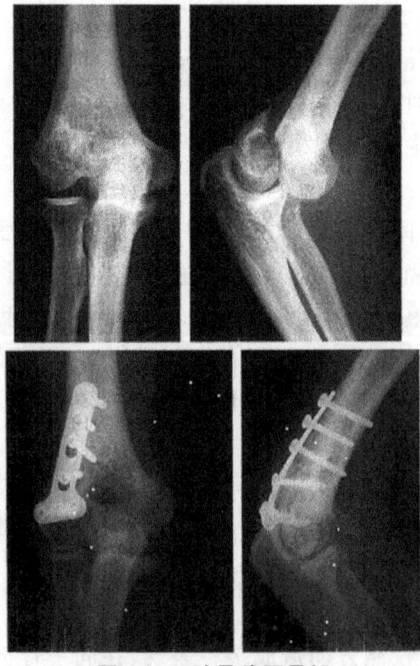

图9-36 肱骨外髁骨折
AO斜T形解剖板内固定

(四)预后

肱骨外髁骨折是儿童肘关节创伤中最多见、最重要的骨折类型,常引起畸形愈合,会发生不同程度的骺间骨缺损,即鱼尾状畸形,无论复位好坏都可能发生这种畸形。它的发生是因骨折线经过骺板全层,愈合时局部产生骨桥。骨折同时也损伤了骺软骨的营养血管,使骨折面的软骨细胞坏死、吸收,使骨折间隙增大。骨折愈合后,肱骨内、外髁骨骺继续发育,而骨桥处生长缓慢以致停滞,最终发生鱼尾状畸形。所以,损伤年龄越小,骨折复位越不满意者,畸形就越明显。肱骨外髁骨折延迟愈合或不愈合及鱼尾状畸形是造成肘外翻的原因。延迟手术治疗(伤后3周),也可导致骨折块的坏死和肘外翻畸形。此外,还可以引起肱骨外髁增大、肱骨小头骨骺早闭、肱骨小头骨骺缺血性坏死、肱骨外上髁骨骺提前骨化等后遗症。

六、肱骨小头骨折

Hahn在1853年第一次提出,Kocher自1896年起对此骨折倾注了许多精力进行研究,又称之为Kocher骨折。肱骨小头骨折是一种不太常见的肘部损伤,各种年龄组均可发生。单纯肱骨小头骨折以成年人多见,合并部分外髁的肱骨小头骨折多发生在儿童。本骨折是关节内骨折,常因有些骨折较轻,骨折片较小且隐蔽而容易漏诊或误诊,从而导致延误治疗。

(一)骨折分型

Kocher和Lorenz将肱骨小头骨折分为两型。

1.Ⅰ型

完全骨折,又称Hahn-Steinthal型,骨折发生在肱骨小头基底部,骨折线位于冠状面,包含一个较大块骨质的小头,亦可累及相邻的滑车桡侧部。

2.Ⅱ型

部分骨折,又称Kocher-Lorenz型,主要累及关节软骨,几乎不包含骨组织。

Wilson(1933)又提出了第Ⅲ型,即关节面向近侧移位,且嵌入骨组织,也有人将其称为肱骨小头关节软骨挫伤,是致伤外力不足以导致发生完全或部分骨折,早期行普通X线检查多不能明确诊断。

(二)临床表现与诊断

肱骨小头骨折常由桡骨头传导的应力所致,故有时可合并桡骨头骨折。最为常见的致伤方式是跌倒后手掌撑地,外力沿桡骨传导至肘部,或跌倒时处于完全屈肘位,外力经鹰嘴冠状突传导撞击肱骨小头所致。急诊患者除了肘关节积血肿胀、活动受限以外,局部症状不突出,多于拍照X线片时发现,前臂旋转不受限制是其特点。临床上应注意将肱骨小头骨折与外髁骨折进行鉴别。外髁的一部分即关节内部分是肱骨小头骨折,不包括外上髁和干骺端;而外髁骨折除包括肱骨小头外,还包括非关节面部分,常累及外上髁。

其典型X线表现如下:侧位片常常可以看到肱骨下端前面,相当于滑车平面有一薄片骨块影,因骨折块包含有较大的关节软骨,故实际的骨折片要比X线片所显示的影像大得多。值得注意的是侧位片上一般很难发现骨折块的来源,需要观察其正位X线片究其来源。正位片由于肱骨小头骨折块大都移位于肱骨下端前方,与肱骨远端重叠,故在肘关节正位片上一般都看不到骨折块影而易致漏诊。但如仔细观察其正位X线片,可以发现其肱桡关节间隙增宽,肱骨侧关节面毛糙,失去正常关节面的光滑结构。如出现此典型改变,再加上侧位片肱骨前下端有骨折块影出现,一般不难做出肱骨小头骨折的诊断。

(三)治疗

争议颇多,包括非手术方法(进行或不进行闭合复位)、骨块切除及假体置换。不论是采取闭合或切开复位,都应争取获得解剖复位,因为即使轻度移位亦可影响关节活动。若不考虑骨折类型,要想获得良好疗效,术后康复至关重要。

1. 非手术治疗

对无移位骨折可行石膏后托固定3周。对成人移位骨折,并不建议闭合复位;儿童和青少年移位骨折,可首选闭合复位,可望获得快速而完全的骨愈合。

如有可能,可对Ⅰ型骨折试行闭合复位,伸肘位对前臂进行牵引,直接对骨折处进行施压以获得复位。对肘部施加内翻应力,可使外侧开口加大,有利于骨折复位。一旦复位满意,应保持屈肘,由桡骨头的挤压作用来维持骨折块的复位。尽管有人强调应在最大屈肘位固定以维持复位,但应注意对严重肿胀者应减少屈肘,以防出现缺血性挛缩。前臂旋前有助于桡骨头对骨折块的稳定作用。完全复位后,应将肘部制动3~4周。

2. 手术治疗

手术难度较大,因为即使获得了解剖复位,也做到了术后早期活动,仍可能发生部分或完全性的肘关节僵硬。

因骨折块位于关节囊内,并且常旋转90°,充分的手术显露很有必要。可采取后外侧入路,在肘肌前方进入关节,注意保护桡神经深支。此切口稍偏前方,优点是术中可以避开后方的肱尺韧带,减少发生后外侧旋转不稳定的危险,且不易损伤桡神经深支。若术中或原始损伤累及了后外侧韧带复合体,应在术中行一期修补,并可将其与骨骼进行锚式固定,术后将前臂置于旋后位短期制动,以维护这种修补术的效果。

术中固定可采用松质骨螺钉、克氏针及可吸收螺丝钉固定骨折块,其中以松质骨螺钉的固定效果最好,螺丝钉可自后方向前旋入固定。手术目的是恢复关节面解剖,并给予稳定固定,以允许术后早期活动。若骨折块粉碎,复位满意后用松质骨螺钉固定稳定可靠,术后则不必进行制动,可立即进行屈伸功能锻炼,临床疗效较为满意。对粉碎严重的骨折,普通螺钉或克氏针固定常很难达到理想效果,则可采用外固定架固定。若骨折块太小或严重粉碎,则可考虑行碎骨块切除。对移位骨折,Smith认为骨折块切除的疗效优于进行闭合或切开复位,并建议早期行切除术,而不是伤后4~5天血肿和渗出开始机化时手术。术后只用夹板或石膏制动2~3天即可开始进行关节活动。骨折块切除术后发生桡骨向近端移位和下尺桡关节的异常并不多见。如果确实因骨折块太小,无法进行复位及固定,遗留在关节内又将成为游离体,进行早期切除有助于功能恢复;但对完全骨折,尤其是骨折累及滑车桡侧时,早期进行骨折块的切除显然不合适,将造成关节活动受限和外翻不稳定。

Jakobsson建议用金属假肢来重建肱骨远端关节面,以避免发生肱骨小头骨折块的无菌性坏死和维持肘关节稳定性,但此种治疗没有得到普遍开展。

对陈旧性骨折伴明显移位而影响肘关节功能时,无论受伤时间长短,都应将骨折块切除。通过手术、软组织松解、理疗和功能锻炼,肘关节功能将得到明显改善。反之,如行切开复位内固定,即使达到解剖复位,效果也不理想。

七、肱骨内外上髁骨折

每一个上髁都有自己的骨化中心,这在儿童肘部损伤中有其特殊的意义,因为相对于富有张力的侧副韧带,骨骺生长板本身是一个薄弱点。由于撕脱应力的作用,在儿童发生的内上髁骨折常常是一个骨骺分离。在成人,原发的、单纯的上髁骨折比较少见,大多与其他损伤一起发生。

(一)肱骨内上髁骨折

内上髁的骨化中心直到20岁才发生融合,是一个闭合比较晚的骨骺,也有人终生不发生融合,应与内上髁骨折相鉴别。儿童或青少年发生肘脱位时,可合并内上髁撕脱骨折,骨折块可向关节内移位,并停留在关节内,影响肘脱位的复位。20岁后再作为一个单独的骨折出现或合并肘脱位则比较少见。若内上髁骨化中心与肱骨远端发生了融合,成人就不大可能因撕脱应力导致骨折。成人内上髁骨折并不局限于骨化中心的原始区域,可向内髁部位延伸。因内上髁在肘内侧突出,易受到直接暴力,故成人比较多见的是直接暴力作用于内上髁所致的单纯内上髁骨折,这也是成人内上髁骨折的特点之一。尺神经走行于内上髁后方的尺神经沟,发生骨折时可使其受到牵拉、捻挫,甚至连同骨折块一起嵌入关节间隙,导致尺神经损伤。

1.肱骨内上髁骨折分型

(1)Ⅰ型:内上髁骨折,轻度移位。

(2)Ⅱ型:内上髁骨折块向下、向前旋转移位,可达肘关节间隙水平。

(3)Ⅲ型:内上髁骨折块嵌夹在肘内侧关节间隙,肘关节实际上处于半脱位状态。

(4)Ⅳ型:肘向后或后外侧脱位,撕脱的内上髁骨块嵌夹在关节间隙内。

2.临床表现与诊断

前臂屈肌的牵拉可使骨折块向前、向远端移位。内上髁区域肿胀,甚至有皮下淤血,并存在触痛和骨擦音等特点。腕、肘关节主动屈曲及前臂旋前时可诱发或加重疼痛,应仔细检查尺神经功能。

对青少年患者,应将正常的骨化中心与内上髁骨折进行鉴别,拍摄健侧肘部X线片有助于诊断。

3.治疗

对轻度移位骨折或骨折块嵌顿于关节间隙内的治疗已达成共识。若骨折无移位或轻度移位,将患肢制动于屈肘、屈腕、前臂旋前位7～10天即可。如果骨折块嵌顿于关节内,则应尽早争取手法复位,可在伸肘、伸腕、伸指、前臂旋后位,使肘关节强力外翻,重复创伤机制,利用屈肌群的紧张将骨折块从关节间隙拉出,变为Ⅱ型损伤,然后用手指向后上方推挤内上髁完成复位,以X线片证实骨折复位满意后,用石膏或夹板制动2～3周。

中度或重度移位骨折的治疗至今仍存争议,有3种方法可供选择:①手法复位,短期石膏制动。②切开复位内固定。③骨折块切除。

Smith认为,对患者来说获得纤维愈合与获得骨性愈合的最终结果是一样的。支持手术治疗者认为,移位的内上髁骨块可导致晚期尺神经症状及屈腕肌力弱和骨折不愈合,行外翻应力试验检查时会产生肘关节不稳定,并把上述并发症作为手术治疗的理由。但对于骨折块移位超过1 cm者,学者认为应行手术切开复位内固定,可选用两枚克氏针交叉固定或螺钉内固定(图9-37)。

(二)肱骨外上髁骨折

临床上非常少见,实际上,有很多学者怀疑它在成人是否是一个单独存在的骨折。外髁的骨化中心较小,在12岁左右出现,一旦骨化中心与主要部分的骨骼融合,撕脱骨折更为少见。外上髁与肱骨外髁平坦的外侧缘几乎在一个水平,遭受直接暴力的机会很少。治疗原则类似无移位的肱骨外髁,包括对肘部进行制动,直至疼痛消失,然后开始功能活动。

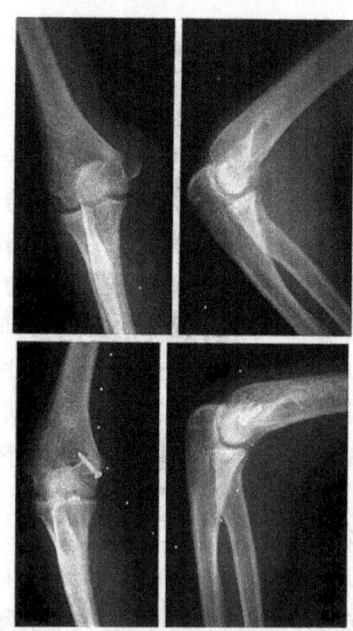

图 9-37　肱骨内髁骨折螺钉内固定

八、肱骨远端全骨骺分离

肱骨远端骨骺包括外上髁、肱骨小头、滑车和内上髁4个骨骺,借助软骨连成一体。肱骨远端全骺分离是指包括肱骨下端骨骺线水平、肱骨小头和滑车骨骺与肱骨干在水平轴上的分离,婴幼儿时期肱骨远端为一大片较为扁平薄弱的软骨,在解剖学上不能属于肱骨髁的范围,其实质是一种关节内的骨骺损伤,虽然其损伤机制与髁上骨折相同,但在部位上不同于髁上2 cm的骨折。儿童肱骨远端全骨骺分离骨折是儿童肘部损伤中较少见的一种类型,多发生于1～6岁学龄前儿童,因肱骨远端4块骨骺尚未完全骨化,或分离4块骨骺中仅见肱骨小头骨骺,X线检查不能显示其全貌,常因此发生误诊。

(一)骨折分类

根据 Salter-Harris 对骨骺损伤分类方法,肱骨远端全骨骺分离可分为Ⅰ型及Ⅱ型损伤。

(1)Ⅰ型损伤:多见于2岁以下的婴幼儿,骨折线自外侧缘经过生长板与干骺端相连接的部位达到内侧,造成了生长板以下骨骺的分离移位。

(2)Ⅱ型损伤:多见于3岁以上的儿童。根据肱骨干骨骺骨折块的位置和全骨骺分离移位方向,Ⅱ型损伤又可分为两种亚型。①Ⅱa亚型:骨折线自外侧缘横形至鹰嘴窝内侧部分转向上方,造成干骺端内侧有骨块伴随内移位,其骨块多呈三角形,称为角征,此亚型常见,是肱骨远端全骨骺分离典型X线表现。②Ⅱb亚型:骨折线自内侧缘横形至鹰嘴窝外侧转向上方,在干骺端外侧有薄饼样骨折片,称为板征。肱骨小头骨骺与尺桡骨近端一起向外侧移位,移位程度较Ⅱa型轻,侧位片显示肱骨小头骺和骨片有移位。

(二)临床表现与诊断

患者有明显肘外伤史,伤后肘部肿痛,肱骨远端压痛。典型X线表现为分离的肱骨远端骨骺与尺桡骨近端一起向同一方向移位,桡骨近端纵轴线总是通过肱骨小头骨骺中心,常伴有肱骨干骺端骨块游离。由于这一时期肱骨远端4块骨骺中,只有肱骨小头骨骺发生骨化,在X线片上不能见到其他3块骨骺核。因此，肱骨远端全骨骺分离，常以肱骨小头骨骺的位置作为X线诊断的主要依据。判定肱骨小头骨骺与桡骨近端纵轴线的关系，肱骨小头骨骺与肱骨干骺端的对应关系，尺桡骨近端与肱骨干骺端对应关系，从X线照片上可见的影像去分析判定不显影部分的损伤，就可减少对肱骨远端全骺分离的误诊和漏诊。在X线片，除正常肘关节外，如果见到桡骨近端纵轴线通过肱骨小头骨骺中心，则应考虑为肱骨髁上骨折或是肱骨远端全骨骺分离。但髁上骨折在肱骨干骺端可见骨折线。在肱骨干骺端有分离的骨折块伴随移位，就是Ⅱ型骨骺损伤，否则就是Ⅰ型骨骺损伤。

(三) 治疗

肱骨远端全骨骺分离骨折属关节内骨折，复位不佳对关节功能多有影响及出现外观畸形，且涉及多个骨化中心，故应尽可能解剖复位。应该采用闭合复位还是手术切开复位，尚有争论。许多学者推崇闭合复位外固定，我们认为应根据具体情况，若局部肿胀不明显，且闭合复位后骨折对位稳定，则可仅做外固定。但如局部肿胀明显，由于骨折断面处为软骨，断端多较光整，仅靠单纯外固定很难维持断端的稳定，复位后若再移位则难免出现畸形，故应尽早行手术切开复位内固定。术中宜采用克氏针内固定，尽量减少损伤次数，若用1枚克氏针固定较稳定，则不必用交叉双克氏针。因小儿的生理特点，其愈合相当快，常在受伤1周后就有骨痂生长，故我们主张宜早期复位。一般在3周以内均可考虑手术，但在3周左右，骨折实际上已基本上愈合，周围骨痂亦生长多时，切开复位意义不大，可待以后出现后遗畸形再矫形。

（渠立振）

第十章 肘部与前臂损伤的治疗

第一节 尺骨鹰嘴骨折

一、损伤机制

直接暴力作用于肘关节后侧面,即尺骨鹰嘴后方,跌落伤致上肢受伤,间接作用于肘关节,均可发生鹰嘴骨折。不容置疑的是,肌肉肌腱的张力,包括静态和动态,所产生的应力决定了骨折出现的类型和移位程度。若肘关节遭受到了特别大的暴力或高能量损伤,强大的外力直接作用于前臂近端后侧,使尺桡骨同时向前移位,由于肱骨滑车对尺骨鹰嘴的阻挡,致使其在冠状突水平发生骨折,在骨折端和肱桡关节水平产生明显不稳定。表现为鹰嘴的近骨折端常常向后方明显移位,而尺骨的远骨折端则会和桡骨头一起向前方移位,称为"骨折脱位"或"经鹰嘴的肘关节前脱位"。由于常常是直接暴力创伤所致,故鹰嘴或尺骨近端的骨折大多呈粉碎状,而且多合并有冠状突骨折。这种损伤比单纯的鹰嘴骨折要严重得多。如果尺骨鹰嘴或尺骨近端骨折不能获得良好的解剖复位和稳定的内固定,则易出现持续性或复发性畸形。

二、临床表现

由于尺骨鹰嘴骨折属关节内骨折,所有的尺骨鹰嘴骨折都包含有某种程度的关节内部分,故常常发生关节内出血和渗出,这将导致鹰嘴附近的肿胀和疼痛。骨折端可以触及凹陷,并伴有疼痛及活动受限。肘关节不能抗重力伸肘是可以引出的一个最重要体征。它表明肱三头肌的伸肘功能丧失,伸肌装置的连续性中断,并且这个体征的出现与否常常决定如何确定治疗方案。因为尺骨鹰嘴骨折有时合并尺神经损伤,特别是在直接暴力导致严重、广泛、粉碎性骨折时,更易合并尺神经损伤,故应在确定治疗方案之前仔细判断或评定神经系统的功能,以便及时进行处理。

三、放射学检查

在评估尺骨鹰嘴骨折时,最容易出现的一个错误是不能坚持获得一个真正的肘关节侧位X线片。在急诊室常常获得的是一个有轻度倾斜的侧位X线片,它不能充分判断骨折线的准确长度、骨折粉碎的程度、半月切迹处关节面撕裂的范围以及桡骨头的任何移位。应尽可能获得一个真正的肘关节侧位 X 线片,以准确掌握骨折的特点。前后位 X 线平片也很重要,它可以呈现骨折线在矢状面上的走向。若桡骨头也同时发生了骨折,在侧位 X 线片上可以沿骨折线出现明显挛缩,并且没有成角或移位。

四、骨折分类

有几种分类方法,每一种分类都有其优缺点,但没有一种分类能够全面有效地指导治疗以及合理地选择内固定物。有些学者将鹰嘴骨折仅分为横形、斜形和粉碎性 3 种类型。有的将其分为无移位或轻度移位骨折、横形或斜形移位骨折、粉碎性移位骨折以及其他 4 种类型。Home(1981 年)按骨折线位于关节面的位置将骨折分为近侧中段和远侧三种类型。Holdsworth(1982 年)增加了开放骨折型。Morrey(1995 年)认为骨折移位超过 3 mm 应属移位骨折。Graves(1993 年)把儿童骨折分为骨折移位<5 mm、骨折移位>5 mm 和开放骨折 3 型。Mayo Clinic 提出的分型如下:1 型,无移位,1a 型为非粉碎骨折,1b 型是粉碎骨折;2 型,骨折移位,但稳定性良好,移位>3 mm,侧副韧带完整,前臂相对于肱骨稳定,2a 是非粉碎骨折,2b 属粉碎骨折;3 型,骨折移位,不稳定,前臂相对于肱骨不稳定,是一种真正的骨折脱位,3a 无粉碎骨折,3b 有粉碎骨折。显然,对粉碎性骨折、不稳定者治疗最困难,预后也最差。

现在临床上应用比较流行的是 Colton(1973 年)分类,它简单实用,易于反映骨折的移位程度和骨折形态。1 型,骨折无移位,稳定性好;2 型,骨折有移位,又分为撕脱骨折、横断骨折、粉碎性骨折、骨折脱位。无移位骨折是指移位<2 mm,轻柔屈曲肘关节至 90°时骨折块无移位,并且可抗重力伸肘,可以采取保守治疗。

(1)撕脱骨折:在鹰嘴尖端有一小的横形骨折块(近骨折端),与鹰嘴的主要部分(远骨折端)分开,最常见于老年患者。

(2)斜形和横形骨折:骨折线走行呈斜形,自接近于半月切迹的最低处开始,斜向背侧和近端,可以是一个简单的斜形骨折,也可以是由于矢状面骨折或关节面压缩性骨折所导致的粉碎性骨折折线的一部分。

(3)粉碎性骨折:包括鹰嘴的所有粉碎骨折,常因直接暴力作用于肘关节后方所致,常有许多平面的骨折,包括较常见的严重的压缩性骨折块,可以合并肱骨远端骨折、前臂骨折以及桡骨头骨折。

(4)骨折-脱位:在冠状突或接近冠状突的部位发生鹰嘴骨折,通过骨折端和肱桡关节的平面产生不稳定,使得尺骨远端和桡骨头一起向前脱位,常继发于严重创伤,如肘后方直接遭受高能量撞击等。更为重要的是,骨折的形态决定了这种骨折需要用钢板进行固定,而不是简单地用张力带固定。

五、治疗方法

(一)无移位的稳定骨折

屈肘 90°固定 1 周,以减缓疼痛和肿胀;然后在理疗师的指导下进行轻柔的主动屈伸训练。伤后 1 周、2 周、4 周复查 X 线片,防止骨折再移位。

(二)撕脱骨折

撕脱骨折首选张力带固定(图 10-1),亦可进行切除术,将肱三头肌腱重新附丽,主要是根据患者的年龄等具体情况来决定。

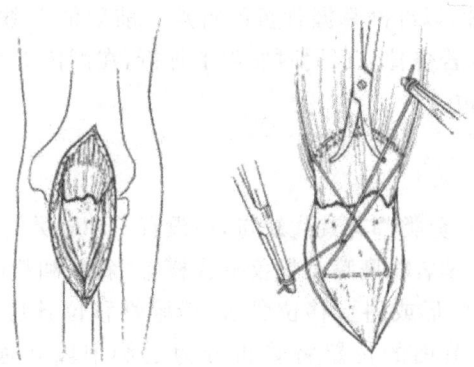

图 10-1 张力带钢丝

(三)无粉碎的横断骨折

无粉碎的横断骨折应行张力带固定。可采取半侧卧位,肘后方入路,注意保护肱三头肌腱在近骨折块上的止点,可用6.5拉力螺丝钉加钢丝固定;若骨折块较小,则可用2枚克氏针加钢丝盘绕固定(图10-2)。

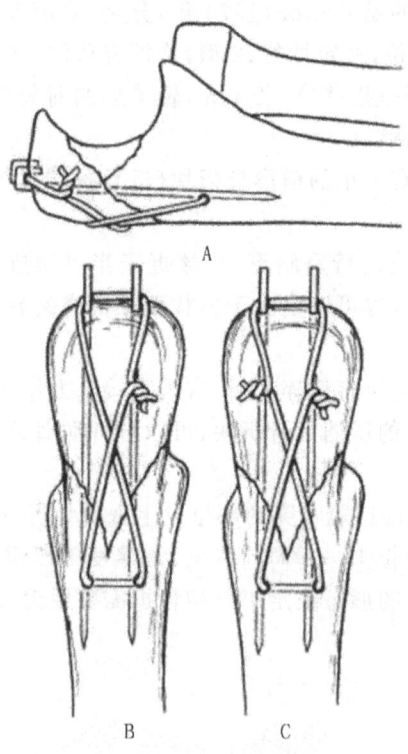

图 10-2 8字钢丝固定

(四)粉碎的横断骨折

粉碎的横断骨折应行钢板固定。若用张力带固定,可导致鹰嘴变短,活动轨迹异常,关节面变窄,造成关节撞击,活动受限。最好用克氏针加钢丝,再加上钢板固定。有骨缺损明显者,应行一期植骨,以防止关节面塌陷和鹰嘴变形。

（五）伴有或不伴有粉碎的斜形骨折

伴有或不伴有粉碎的斜形骨折用拉力螺钉加钢板固定最为理想，有时亦可用张力带加拉力螺丝钉固定，或用重建钢板固定，1/3管状钢板易失效。重建钢板不要直接放置在尺骨背侧，否则极易出现伤口的问题，可沿尺骨外侧缘固定。若骨折粉碎，则不宜用张力带固定，最好用钢板固定并行植骨术。重建钢板在强度上优于1/3管状钢板，且厚度小于DCP，钢板近端的固定非常重要，可使用松质骨螺丝钉，但注意不要进入关节内。

（六）斜形骨折

斜形骨折适宜于拉力螺丝钉固定，比较理想的是拉力螺钉加中和钢板，或拉力螺钉通过中和钢板的钉孔拧入。对骨折端的加压应小心。

（七）单纯的粉碎骨折

无尺骨和桡骨头脱位以及无前方软组织撕裂者，可行切除术，肱三头肌腱用不吸收缝线重新附丽于远骨折端，术后允许肘关节早期活动。重要的是要保持侧副韧带，特别是内侧副韧带前束的完整，以保证肘关节的稳定。若骨折累及尺骨干，则不能进行切除术，可行张力带加钢板固定，有骨缺损者应一期植骨。

（八）骨折脱位型

骨与软组织损伤严重，应切开复位内固定，可用钢板加张力带固定。骨折块的一期切除应慎重，否则可致肘关节不稳定。

（九）开放性骨折

内固定并不是禁忌，但需彻底清创。若对鹰嘴的软组织覆盖有疑问，应行局部皮瓣或游离组织转移。有时可延期行内固定治疗。

（王　辛）

第二节　尺骨冠突骨折

尺骨冠突是尺骨半月关节面的一部分，它可阻止尺骨向后脱位，阻止肱骨向前移位，防止肘关节过度屈曲对维持肘关节的稳定性起重要作用。冠突边缘有肘关节囊附着，前面为肱肌附丽部，尺骨冠突骨折常合并肘关节脱位及肘部骨折，临床上并不少见，常见报道15%肘关节后脱位患者可合并尺骨冠突骨折。而单纯的尺骨冠突骨折较少，多为肱肌猛烈收缩牵拉造成的撕脱性骨折。冠突骨折常并发肘关节的后脱位，如处理不当，可产生创伤性关节炎、疼痛和功能障碍。

一、应用解剖和损伤机制

尺骨冠突在尺骨鹰嘴切迹前方，与鹰嘴共同构成切迹，冠突在切迹之前方与肱骨滑车形成关节，并与外侧桡骨头一起构成肘关节（尺肱桡关节），借助环状韧带，尺桡骨紧密相合，并互成尺桡上关节。尺骨冠突不仅是肱尺关节的主要组成部分，而且也是肘关节内侧副韧带前束、前关节束和肱肌的附着点，起阻止肱二头肌、肱肌和肱三头肌牵拉尺骨向肘后移位的作用，是维持肘关节稳定的主要结构。

冠突有3个关节面，与滑车关节面相合，关节面互相移行。冠状高度是指尺骨冠突尖到滑车切迹的最低点的垂直距离,高的为 1.5 cm,低的 0.9 cm,儿童的发育 4 岁时最快,至 14~16 岁大致长成。

当暴力撞击手掌,冠突受到传导应力,与肱骨滑车相撞。若暴力足以大到引起冠突骨折时,会造成冠突不同程度的骨折,进而发生肘关节后脱位。研究表明,冠突的损伤会对肘关节的稳定性产生影响;与此同时,附丽于冠突前下的肱肌强力收缩还引起间接暴力的冠突撕脱骨折。

二、临床分类

Regan 和 Marry 在 1984 年将冠突骨折分 3 种类型(图 10-3)。①Ⅰ型骨折:冠突尖小骨片骨折(又称撕脱骨折),骨块常游离关节腔内或附着于关节囊壁上。②Ⅱ型骨折:50%的冠突骨折,伴肘关节不稳定,临床上往往行手法石膏外固定,必要时行切开复位内固定。③Ⅲ型骨折:冠突基底部骨折,如有移位常伴肘关节后脱位。如冠突骨折无移位者,可单纯石膏固定。临床上偶见冠突纵形骨折合并尺骨鹰嘴骨折,治疗方法同尺骨鹰嘴。

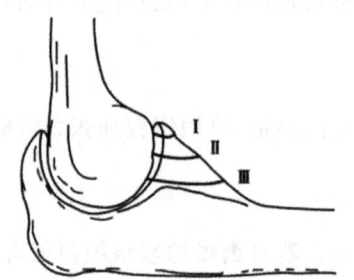

A. 尺骨冠突骨折的Regan-Morrey分类

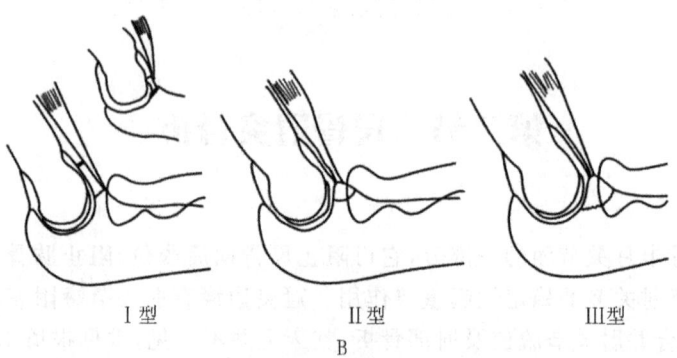

B

图 10-3　尺骨冠突骨折的分类分型

根据解剖及临床文献报道,尺骨冠突内侧缘高度 1/2 处为尺侧副韧带前束的附着部,冠突骨折常合并该韧带的损伤,而尺侧副韧带前束是肘关节内侧副韧带的主要结构,对肘关节内侧稳定具有重要作用。因此,尺骨冠突骨折的分型应考虑尺侧副韧带前束损伤情况。

此外,还按骨折形态分类,斜形抑或横形骨折,通过冠突骨折与否各有异同,其预后亦有不同。O'Driscoll 从冠突关节面作了骨折分类。

三、诊断

临床上出现的关节肿胀、出血和肘关节的功能障碍情况,仅能提示可疑骨折,而借以确诊的唯一依据是作X线检查,可见冠突残缺和骨折线,骨片上移,偶可进入肱尺关节囊内,影响功能。从X线片上观察半月切迹是否圆滑,若不圆滑而出现阶梯样,则提示发生骨折,可作为诊断的一个重要指标。骨片进入关节内,以CT扫描最形象地描记出部位、骨片大小,必要时亦可行CT三维重建检查。

四、治疗

(一)非手术治疗

非手术治疗适用于冠突骨折骨块小或没有移位的患者。仅用石膏托固定,肘关节于屈曲80°~90°位。2周解除石膏托,开始活动肘关节,并继续作颈腕带悬吊,间歇行主动肘关节功能锻炼。对骨折块较大,可行手法复位,石膏外固定方法。

(二)手术治疗

O'Driscoll认为维持尺关节的稳定须具备3个条件:完整的关节面、完整的内侧副韧带前束和桡侧副韧带复合体。所以对尺骨冠突骨折的手术治疗,首先恢复骨性解剖结构,其次应重视内侧副韧带的修复和重建,以期获得一个稳定的关节。对关节腔内游离骨块或骨块较大,手法复位失败的患者,均可考虑手术治疗。避免因非手术治疗因神经或肌肉损伤的忽视而造成后期预后不良、活动度降低等现象。

(1)关节腔内的游离骨切摘除术(Ⅰ型)。对较小的冠突骨折,游离于关节腔内,影响肘关节的活动,应行骨块摘除。有条件者,可行肘关节镜下骨块摘除术。

(2)大块冠突骨折,影响尺骨半月关节面。为恢复滑车的屈成关节的稳定性,应进行切开复位与内固定。AO提出开放整复,螺钉内固定方法,从尺侧入路,辨认并保护尺神经,用一薄凿将肱骨内上髁截骨,将内上髁连同附着肌肉和尺神经一起牵向前方,切开关节囊,即可充分显露骨折部,此时可在直视下将冠突复位,并从尺骨背侧穿入螺钉固定,然后再复位内上髁,用预先准备好的螺钉固定,同时检查前关节囊、肱肌和内侧副韧带前束止点,如有损伤一并缝合。最后将尺神经放回原位或行前置术。冠突骨折超过1/2高度必须良好复位,近特制螺钉固定尤为推崇。

(3)冠突切除术。对于冠突骨折愈合和骨质增生,或畸形愈合,影响肘关节正常屈曲时,应手术切除冠突。一般以不超1/2冠突高度为限;如切除超过1/2,可致肘前方不稳定。

对于尺骨冠突粉碎性骨折,由于碎片多少和大小不等,有的与关节囊相连,有的游离于关节腔内影响关节屈曲功能,所以应手术摘除。Ⅲ型骨折患者往往合并尺侧副韧带前束断裂。在冠突骨折的切开内固定时,一定要修复或重建前束。

目前根据骨折类型及肘部合并伤等情况,多数学者采用肘前入路,肘前入路可避开尺神经,直接行冠突骨折的复位内固定术。但采用肘前入路时,注意适当向远侧游离穿过旋前圆肌深浅头的正中神经,防止术中过度牵拉,产生神经症状或损伤正中神经支配前臂屈肌及旋前圆肌的分支。内固定物可选用螺钉包括小的可吸收螺钉或克氏针加张力带及钢丝固定为主,不主张克氏针、钢丝或缝线单一固定。要求尽量牢固固定,争取早期肘关节的功能锻炼。

儿童冠突骨折少见,常合并肘关节后脱位。儿童尺骨冠突骨折在X线上显示骨块虽小,但周围有软骨,因此实际上骨块比X线片所显示的要大。对于儿童冠突骨折的治疗同成人相同。由于儿童冠突骨折大都较易愈合,预后良好。

手术时应注意以下几点:①因尺神经穿过内侧副韧带前束于尺骨的止点外,先游离尺神经并牵开加以保护,避免损伤之。术终根据手中情况,可将尺神经放置原位或行尺神经前置术。②内固定尽量留于背侧,以利肘关节功能练习。③注意尺侧副韧带及关节囊等软组织的修复,尤其是尺侧副韧带前束的修复,以防产生肘外翻不稳定。④术中注意微创操作,不要剥离附着于骨块的关节囊等软组织,以防发生骨化性肌炎。⑤冠突骨折多为复杂骨折的一部分,应重视并发症,尤其是肘部合并伤,也是影响预后的重要因素。⑥内固定要加强,争取早期行肘关节的主、被动功能练习,提高治疗效果。

当冠突骨折合并桡骨小头骨折和肘关节脱位为肘部"恐怖三联征"时,应引起重视,诊断时有时须借助X线和CT三维重建,采用特别螺钉,后期采用人工桡骨小头替代切除桡骨小头,有些则不得不采取人工肘关节置换。

五、并发症

(一)早期并发症

可因肘关节屈曲固定时间过长,影响肘关节的活动功能或在锻炼中引起疼痛。

(二)后期并发症

在冠突骨折合并肘关节脱位和臂部软组织有广泛撕裂时,偶可发生肘关节的纤维性僵直。当冠突骨折块落入关节腔内,较难退出,而形成关节内的游离体,游离骨块对关节面造成损伤或发生交锁。因此,关节内骨块一经确认,就需尽早切除。当晚期骨折处骨质增生,形成骨化性肌炎骨突,严重妨碍肘关节活动。

部分冠突骨折术后关节活动范围稍差,但肘关节稳定性良好。关节活动范围减少的常见的原因为关节粘连,另外可能与重建骨无软骨而致术后发生创伤性关节炎有关。因此,在今后的临床中可考虑采用带软骨面且有血供的骨块或人工冠突假体重建,以期术后肘关节功能良好恢复,减少肘关节退变和发生骨性关节炎的可能,提高冠突骨折治疗的效果。

(王　辛)

第三节　桡骨小头骨折

一、桡骨小头骨折的创伤机制

桡骨小头部骨折临床并不少见,急诊检查易误诊,延误治疗,结果导致肘关节创伤性关节炎,或者影响前臂旋转功能。创伤机制为传导暴力,患者跌倒时,肘关节呈半屈曲位手掌着地。由于肘部提携角的存在,肘部外翻,暴力经桡骨向上传导,使桡骨小头冲击肱骨小头而致骨折。前臂外翻角度越大,单纯桡骨小头骨折的机会越多。桡骨小头骨折时,根据创伤暴力的作用方向与大小,常同时发生肱骨内上髁骨折、尺骨鹰嘴骨折、尺骨近端骨折、肘关节后脱位。Masson将桡骨小头骨折分为4种类型:Ⅰ型,无移位的桡骨小头骨折;Ⅱ型,骨折块有移位;Ⅲ型,粉碎性骨折,桡骨头常碎裂分离;Ⅳ型,桡骨小头粉碎性骨折并发肘关节脱位。

二、桡骨小头骨折的临床症状与诊断

患者有明确的外伤史,前臂近端外侧肿胀、压痛。伤肘常呈半屈曲位,不愿活动。前臂旋转

受限,尤以旋后明显。肘部 X 线正侧位片即可确诊。

三、桡骨小头骨折的治疗

无移位或者轻度嵌插骨折采用肘部功能位固定,3 周后开始功能活动,预后较好。

桡骨小头骨折移位明显、塌陷骨折应在臂丛麻醉下行手法整复。患者仰卧位,上肢外展,肘屈曲位对抗牵引。术者用拇指触及移位的桡骨小头,根据 X 线片提供的骨折移位方向,在助手旋转前臂的同时用拇指用力推压,复位。一般认为小儿桡骨小头骨折复位后,桡骨头倾斜成角在 30°以内,侧方移位<1/3,随着骨折愈合再塑形,日后对肘关节功能影响不大。复位后屈肘 90°前臂旋中位固定 3 周。

对于桡骨头骨折,嵌插较紧,手法复位困难时,可以在透视下,穿入克氏针撬拨复位。穿针时注意不要损伤桡骨小头前外侧的桡神经。

骨折复位不满意时,应行切开复位,克氏针内固定。对于成年人粉碎性骨折,关节面破坏>1/3,或者骨折后治疗较晚,主张行桡骨小头切除术。桡骨小头切除术可以延期施行,待局部软组织创伤恢复后手术,术后仍然可以获得较好的功能。

手术方法:臂丛麻醉下,以桡骨小头为中心 S 形切口。于尺侧腕伸肌与肘后肌之间分离。显露肱桡关节,此时关节囊多已破裂,仔细确定骨折移位方向,检查桡骨头关节面的情况。直视下手法或借助于骨膜剥离器,将桡骨小头撬起复位,准确对位后,打入克氏针或者可吸收螺钉固定。如果桡骨小头呈粉碎状,关节面严重破坏,或者陈旧性骨折,则清除骨折片,继续向桡骨干方向切开骨膜,剥离至桡骨结节部,于桡骨结节近侧横形切断,取出桡骨头。桡骨头内固定术后,肘部固定 3~4 周后开始功能活动。桡骨头切除用肘部石膏托固定肘屈曲 90°位一周后去除,开始练习前臂旋转活动。

(王 辛)

第四节 桡骨干骨折

桡骨干骨折比较少见,患者多为青、少年。桡骨的主要功能是参与前臂的旋转活动和支持前臂。桡骨干上 1/3 骨质较坚固,具有丰厚的肌肉包裹,不易发生骨折,中、下 1/3 段肌肉逐渐变为肌腱,容易受直接暴力打击而骨折。在桡骨中、下 1/3 交界处,为桡骨生理弯曲最大之处,是应力上的弱点,故骨折多发生于此处。

一、病因病理

直接暴力和间接暴力均可造成桡骨干骨折,但多由间接暴力所致。直接暴力多为重物打击于前臂桡侧所造成,以横断或粉碎骨折较常见。间接暴力多为跌倒时手掌撑地,因暴力向上冲击,作用于桡骨干所致,以横断或短斜形骨折较常见。桡骨干骨折,因有尺骨支持,骨折端重叠移位不多,而主要是肌肉造成的旋转移位。在幼儿多为不全或青枝骨折。成人桡骨干上 1/3 骨折时,附着于桡骨结节的肱二头肌及附着于桡骨上 1/3 的旋后肌,拉骨折近段向后旋移位;而附着于桡骨中部及下部的旋前圆肌和旋前方肌,拉骨折远段向前旋转移位。桡骨干中 1/3 或中下

1/3骨折时,骨折位于旋前圆肌终止点以下,因肱二头肌与旋后肌的旋后倾向,被旋前圆肌的旋前力量相抵消,骨折近段就处于中立位,而骨折远段被附着于桡骨下端的旋前方肌的影响而向前旋转移位。

二、临床表现与诊断

骨折后局部疼痛、肿胀、压痛和纵向叩击痛。完全性骨折时,可有骨擦音,较表浅的骨段骨折,可触及骨折端。不完全性骨折症状较轻,尚有部分旋转功能。前臂 X 线正侧位片可明确骨折部位和移位情况,拍摄 X 线片时,应包括上、下尺桡关节,注意检查是否有尺桡关节脱位。

三、治疗

无移位的骨折,先将肘关节屈曲至 90°,矫正成角畸形,再将前臂置于中立位,用前臂夹板或长臂管型石膏固定 4~6 周。对有移位的骨折应以手法整复夹板固定为主。

(一)手法复位夹板固定法

1.手法复位

患者平卧,麻醉下,患肩外展,屈肘 90°。一助手握住肘上部,另一助手握住腕部。两助手作对抗牵引,骨折在中或下 1/3 时,前臂置中立位,在上 1/3 置稍旋后位,牵引 3~5 分钟,待骨折重叠移位矫正后,进行夹挤分骨。在牵引分骨下,术者一手固定近侧断端,另一手的拇指及食、中、环三指,捏住向尺侧倾斜移位远侧断端,并向桡侧提拉,矫正向尺侧移位。若有掌背侧移位可用折顶提按法,加大骨折断端的成角。术者一手将向掌侧移位的骨折端向背侧提拉,另一手拇指将向背侧移位的骨折端向掌侧按捺,一般都可复位成功。

手法整复要领:桡骨骨折后可出现重叠、成角、旋转、侧方移位等 4 种畸形,其中断端的短缩、成角和侧方移位是在暴力作用时发生,而旋转移位则是在骨折以后发生的。由于前臂的主要功能是旋转活动,故如何纠正旋转移位就成为整个治疗的关键。由于有尺骨的支撑,桡骨骨折的短缩重叠移位甚少,但常有桡骨骨折端之间的旋转畸形存在。因此,在整复时,只有恰当地处理好这个主要移位,才能为纠正其他移位创造条件。如上 1/3 骨折,为旋前圆肌止点以上的骨折,则骨折端是介于两旋转肌群之间,近侧断端只有旋后肌附着,则近端处于旋后位,远折端只有旋前肌附着,则远折端相对旋前,按照骨折远端对近端的原则,首先应将前臂牵引纠正至稍旋后位,以纠正远折端的旋前移位。如桡骨中、下 1/3 骨折,近折端有旋后肌与旋前肌附着,其拮抗作用的结果使近折段仍处于中立位,远折端则受旋前方肌的作用而相对旋前,故应首先纠正远折端的旋前移位至中立位。对于桡骨中、下 1/3 骨折整复侧方移位较容易,而桡骨上 1/3 骨折因局部肌肉丰满则较难整复,但如果能以前臂创伤解剖为基础,使用推挤旋转复位亦较易成功。即整复时将肘关节屈曲纵行牵引,前臂由中立位渐至旋后位,术者两手分别握远近骨折端,将旋后而向桡背侧移位的骨折近端向尺掌侧推挤,同时将旋前而向尺掌侧移位的骨折远端向桡背侧推,使骨折断端相互接触,握远端的助手在牵引下小幅度向后旋转并作轻微的摇晃,使骨折完全对位。

2.固定方法

骨折复位后,用前臂夹板固定,尺侧夹板和桡侧夹板等长,不超过腕关节。在维持牵引下,先放置掌、背侧分骨垫各一个,再放置其他压垫。桡骨上 1/3 骨折须在骨折近端的桡侧再放一个小压垫,以防向桡侧移位。然后放置掌、背侧夹板,用手捏住,再放桡、尺侧夹板。桡骨中 1/3 骨折及下 1/3 骨折,桡侧夹板下端超腕关节,将腕部固定于尺偏位,借紧张的腕桡侧副韧带限制骨远端向尺侧偏移。两骨折端如有向掌、背侧移位,可用两点加压法放置压垫。夹板用4条布带缚扎固定,患肢屈肘90°。桡骨上1/3骨折者,前臂固定于稍旋后位;中、下1/3骨折者,应将前臂固定于中立位。用三角带悬吊前臂于胸前,一般固定4~6周。

固定要领:无论是手法复位或夹板固定,均应注意恢复和保持桡骨旋转弓的形态,复和保持骨间隙的正常宽度。桡骨旋前弓、旋后弓的减少或消失,骨间隙的变窄,不仅影响前臂旋转力量,也将影响前臂的旋转范围。为了保持桡骨旋转弓的形态和骨间隙的正常宽度,在选择前臂夹板固定时,掌背侧夹板应有足够的宽度,使扎带的约束力主要作用于掌背侧夹板上,尺桡侧夹板宜窄,尺侧夹板下端不宜超过腕关节,强调腕关节应固定于尺偏位以抵消拇长肌及伸拇短肌对骨折端的挤压。

3.医疗练功

初期应鼓励患者作握拳锻炼,待肿胀基本消退后,开始做肩、肘关节活动,如小云手等,但应避免做前臂旋转活动。解除固定后,可做前臂旋转锻炼。

4.药物治疗

按骨折三期辨证用药。

(二)切开复位内固定

不稳定骨折和骨折断端间嵌有软组织手法整复困难者,应行切开复位,以钢板螺丝钉固定,必要时同时植以松质骨干于骨折周围。手术途径在桡骨中下段以采用前臂前外侧切口为宜,经桡侧腕伸肌、肱桡肌与指浅屈肌之间进入,此部位桡骨掌面较平坦,宜将钢板置入掌面。桡骨上1/3则宜选用背侧切口,经伸指总肌与桡侧腕短伸肌之间进入,钢板置于背侧。术后仍以长臂石膏固定较稳妥。

(王　辛)

第五节　尺桡骨干双骨折

一、受伤机制

(一)直接暴力

直接致伤因素,作用于前臂,骨折通常基本在同一水平。

(二)间接暴力

多为跌倒致伤,由于暴力传导,骨折水平多为桡高尺低,常为短斜形。

(三)其他致伤因素

如暴力碾压、扭曲等,多为多段骨折,不规则,且伴不同程度软组织损伤。

二、分型

常用的AO分型如图10-4所示。

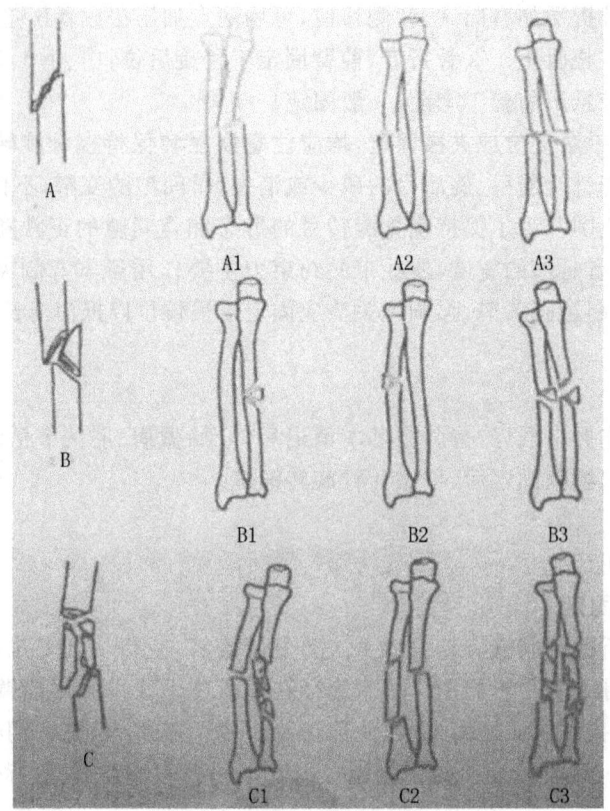

图 10-4 骨折的 AO 分型
A 型:简单骨折;B 型:楔型骨折;C 型:粉碎骨折

三、治疗原则

闭合复位外固定:用于移位不明显的稳定性前臂双骨折。传统的复位标准,桡骨近端旋后畸形＜30°,尺骨远端的旋转畸形＜10°,尺、桡骨成角畸形＜10°。桡骨的旋转弓应恢复。不稳定的前臂双骨折或稳定性的骨折,闭合复位失败,骨折再移位及伴有其他血管神经并发症的,应行切开复位内固定。

(一)钢板螺钉内固定

钢板螺钉内固定主要是根据 AO 内固定原则发展的内固定系统,用于前臂双骨折的治疗,明确提高了骨折的治疗水平,提高了愈合率,达到早期功能锻炼及恢复的目的。

(二)髓内固定系统

髓内固定系统用于前臂双骨折的治疗,最初应用是 20 世纪 30 年代的克氏针内固定,20 世纪 40 年代以后,较广泛流行的有 Sage 设计的髓内系统,至目前发展到较成熟的带锁髓内钉固定系统。虽然目前带锁髓内钉固定系统用于前臂骨折,意见仍不统一,特别是对于桡骨的髓内固定,但对于尺骨的髓内固定效果目前是比较肯定的。

满意有效的内固定必须能牢固地固定骨折,尽可能地完全消除成角和旋转活动。我们认为用牢固的带锁髓内钉或 AO 加压钢板均可达到此目的。而较薄的钢板,如 1/3 环钢板及单纯圆形可预弯的髓内钉效果欠佳。手术时选用髓内钉或钢板,主要根据各种具体情况来确定。每种器械均有其优点和缺点,在某些骨折中使用其中一种可能比另一种更易成功。在许多尺、桡骨骨折中,用钢板或髓内钉均能得到满意的效果,究竟选用哪一种则主要根据外科医师的训练和经验。

AO加压钢板内固定系统已应用多年,业内比较熟悉,这里不再赘述。而髓内钉固定,特别是前臂髓内钉固定系统,近几年有重新流行的趋势。使用髓内钉固定时,其长度或直径的选择、手术方法和术后处理的不慎都可导致不良的后果,这里着重讨论一下。

根据文献,最早广泛使用的前臂髓内钉系统是由Sage于1959年研制成功的,他曾对120具尸体桡骨做解剖,并对555例使用髓内固定治疗的骨折作了详细回顾。根据他的设计,预弯的桡骨髓内钉可以保持桡骨的弧度,三角形的横断面可以防止旋转不稳定。桡骨和尺骨Sage髓内钉的直径足以充满髓腔,能够做到牢固地固定。虽然在某些医疗机构传统的Sage髓内钉仍在应用,但根据Sage的研究和临床经验,目前又有更新的髓内钉系统设计应用于临床。

(三)前臂骨折应用髓内钉固定的适应证

(1)多段骨折。

(2)皮肤软组织条件较差(如烧伤)。

(3)某些不愈合或加压钢板固定失败的病例。

(4)多发性损伤。

(5)骨质疏松患者的骨干骨折。

(6)某些Ⅰ型和Ⅱ型开放性骨干骨折病例(使用不扩髓髓内钉)。

(7)大范围的复合伤在治疗广泛的软组织缺损时,可使用不扩髓的尺骨髓内钉作为内部支架,用以保持前臂的长度。

几乎所有前臂的骨干骨折均可应用髓内钉治疗(图10-5)。这些骨折都可使用闭合髓内穿钉技术,同样的方法目前在其他长骨干骨折应用已很成熟。

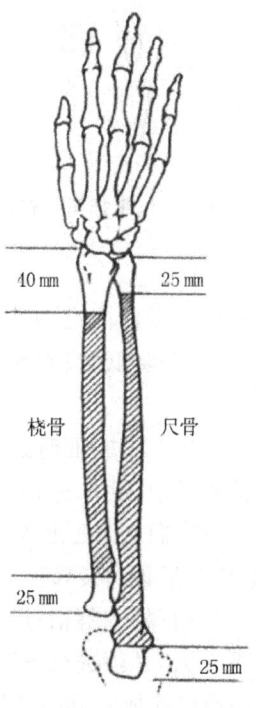

图10-5 尺、桡骨骨折适用髓内钉的骨折部位

(四)前臂骨折应用髓内钉固定的禁忌证

前臂骨折应用髓内钉固定的禁忌证:①活动性感染。②髓腔<3 mm。③骨骺未闭者。

包括 Sage 髓内钉在内,有多种不同的前臂髓内钉固定系统,这些器械均可用于闭合性骨折的内固定。髓内钉优于加压钢板之处:①根据使用的开放或闭合穿钉技术,只需要少量剥离或不剥离骨膜。②即使采用开放穿钉技术,也只需要一个较小的手术创口。③使用闭合穿钉技术,一般不需要进行骨移植。④如果需要去除髓内钉,不会出现骨干应力集中所造成的再骨折。同加压钢板和螺丝钉固定不一样,髓内钉固定的可屈曲性足以形成骨旁骨痂。正如 Sage 所推荐的那样,所有需要切开复位的骨干骨折都应做骨移植,通常使用钻和扩髓器时即能获得足够的用于移植的骨材料,因此不需另外采取移植骨。无论使用哪一种髓内钉系统,尺骨钉的入口都是在尺骨近端鹰嘴处。桡骨的钉入口根据钉的不同设计有所不同,其原则是根据钉设计的弧度、预弯等情况加以调整。如 Sage(C)桡骨内钉在桡侧腕长伸肌腱和拇短伸肌腱之间的桡骨茎突插入。Fore Sight(B)桡骨髓内钉则在 Lister 结节的桡侧腕伸肌腱下插入。Ture-Flex 和 SST(A)桡骨髓内钉的插入口是在 Lister 结节的尺侧拇长伸肌腱下(图 10-6)。所有桡骨髓内钉均应正确插入,并将钉尾埋于骨内,防止发生肌腱磨损和可能的断裂。

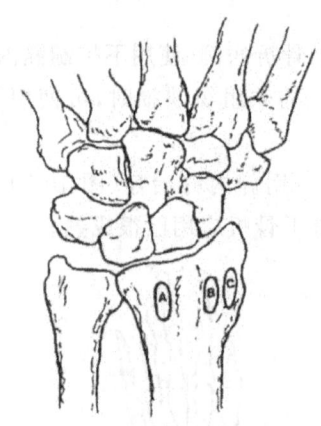

图 10-6　桡骨骨折采用髓内钉固定时,根据不同钉设计的进针点(A、B、C)调整

四、前臂开放骨折

对前臂开放性骨折的治疗原则是不首先做内固定,我们认为以创口冲洗和清创为最初治疗时,并发症较少。这样做能使创口的感染显著降低,或者愈合。如果创口在 10~14 天愈合,即可做适当的内固定(图 10-7)。

Anderson 曾报道过采用这种延迟切开复位和加压钢板做内固定的方法治疗开放性骨折的经验。在采用这个方法治疗的 38 例开放性骨折中,没有发生感染。在许多 GustiloⅠ型、Ⅱ型创口中,能够在早期做内固定,而无创口愈合问题。但我们认为延迟固定会更安全。对于单骨骨折,由于延迟内固定骨折重叠所造成的挛缩畸形一般切开后即可复位。对有广泛软组织损伤的前臂双骨折,为了避免短缩畸形,并方便软组织处理,需要进行植皮等治疗时,可采用外固定支架、牵引石膏,进行整复和骨折的固定,如果软组织损伤范围较大,必须进行皮肤移植和后续的重建治疗,而这些治疗措施又不能通过外固定支架、牵引石膏的窗口完成时,可采用髓内钉来固定前臂。只有通过外固定或内固定方法,使前臂稳定后,才能进行皮肤移植和其他软组织手术。

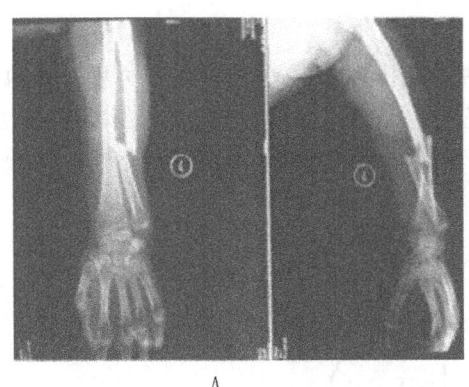 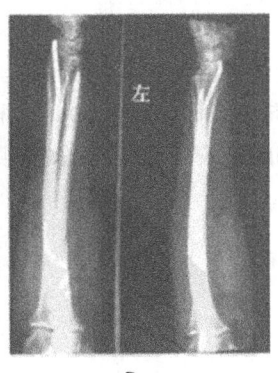

图 10-7 开放性前臂骨折

A.外伤致尺、桡骨中远端双骨折;B.尺、桡骨骨折髓内钉复位及固定情况

目前,对开放性前臂骨折的治疗趋势为立即清创、切开复位和内固定。有人曾报道,对 103 例 Gustilo Ⅰ型、Ⅱ或ⅢA型前臂开放性骨干骨折,采用立即清创和加压钢板及螺丝钉固定治疗,其中 90% 效果满意。但ⅢB型和ⅢC型损伤采用此法治疗,疗效不佳,一般用外固定治疗。

五、护理要点

(一)保持有效的固定

注意观察石膏或夹板是否有松动和移位。

(二)维持患肢良好血液循环

术后抬高患肢,观察患肢皮肤的颜色、温度、有无肿胀及桡动脉搏动情况。如出现剧痛,手部皮肤苍白、发凉、麻木,被动伸指疼痛,桡动脉搏动减弱或消失等表现时,提示骨筋膜室综合征的发生,如有缺血表现,立即通知医师处理。

(三)康复锻炼

术后 2 周开始练习手指屈伸活动和腕关节活动。4 周后开始练习肘、肩关节活动。8~10 周后 X 线片证实骨折愈合后,可进行前臂旋转活动。

(王 辛)

第六节 尺桡骨茎突骨折

一、桡骨茎突骨折

单纯桡骨茎突骨折临床上较为少见,在 20 世纪初,也被称为 Hutchinson 骨折。

(一)损伤机制

直接暴力或间接暴力均可引起此类骨折,但以间接暴力引起为多见。直接暴力常由汽车摇柄直接打击而骨折。间接暴力常为跌倒时手掌着地,暴力沿腕舟骨冲击桡骨下端而致骨折。

(二)分类

按桡骨茎突骨折的受伤机制分为2种。①横形骨折:常为间接暴力手掌着地所致,骨折线为横形,从外侧斜向关节面(图10-8)。②桡骨茎突撕脱性骨折:此类骨折块甚小,并向远侧移位,损伤机制为受伤时腕关节强力尺偏,桡侧副韧带牵拉桡骨茎突而造成。

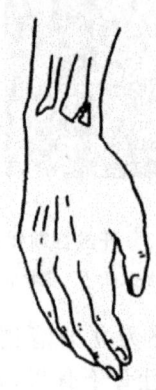

图10-8 桡骨茎突骨折

(三)临床表现

伤后桡骨茎突处出现肿胀、疼痛。桡骨茎突处压痛明显,并有较明显的骨擦音。

(四)影像学检查

侧位X线片不易见到骨折。正位X线片,可见一横形骨折线,骨折线从外侧斜向关节面,骨折块常为三角形。很少有移位,如有移位,常向背侧桡侧移位。

(五)治疗

大部分桡骨茎突骨折均可通过手法复位石膏外固定而治愈。手法复位的方法为术者一手握着患者之手略尺偏,纵形牵引,另一手持腕部,其拇指于骨折片近侧向下并向尺侧推压即可得到满意的复位。复位后采用短臂石膏固定于腕中立位,轻度尺偏位5~6周(图10-9)。

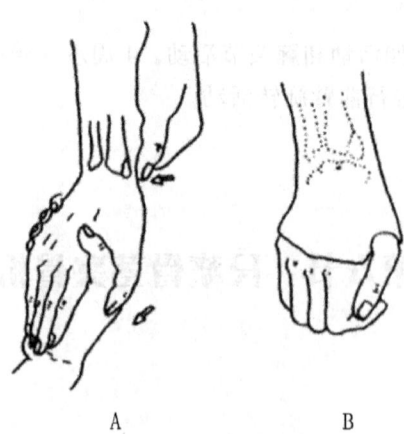

图10-9 手法治疗
A.手法复位;B.石膏外固定

通过手法复位如骨折块不稳定或再移位,可行经皮克氏针内固定或行切开复位克氏针或加压松质骨螺钉内固定。

二、尺骨茎突骨折

(一)病因
单纯尺骨茎突骨折极为少见,临床上常与 Colles 骨折并发损伤。单纯尺骨茎突骨折常为跌倒时手旋前尺偏着地而造成。

(二)诊断
尺骨茎突骨折处局部轻度肿胀、疼痛,常与扭伤不易区别,但通过腕部 X 线拍片即可得到准确的诊断。

(三)治疗
单纯尺骨茎突骨折可行牵引下手法复位,短臂石膏托固定前臂于中立位,腕关节尺偏位 4 周即可。但大部分尺骨茎突骨折很难达到骨性愈合。近几年,有许多学者主张对不稳定性的尺骨茎突骨折应早期行切开复位,螺钉加张力带内固定。如尺骨茎突骨折发生骨不愈合,局部疼痛较重,压痛明显时可考虑行手术切除骨不愈合的尺骨茎突。

(王　辛)

第十一章 手腕部损伤的治疗

第一节 指骨骨折

一、远节指骨骨折

远节指骨骨折分为3种类型:爪粗隆骨折、指骨干骨折、指骨基底骨折(图11-1)。

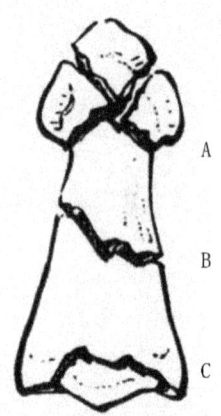

图 11-1 远节指骨骨折
A.爪粗隆骨折;B.指骨干骨折;C.指骨基底骨折

(一)爪粗隆骨折
骨折分为简单型及复杂型。
1.简单型骨折
简单型骨折移位较少,常伴有软组织损伤,对这种损伤的处理,软组织的修复及术后预防伤口感染应放在比治疗骨折更重要的位置。原因是骨折块由于连接于皮肤、骨膜间的纵形韧带及指甲的支持而移位较少且比较稳定。相反,由于暴力直接压砸造成的损伤,常使之碎裂,软组织损伤严重,伤口不整齐,有时手指末节血液循环破坏比较厉害,还会造成部分指腹或指端的坏死。
2.复杂型骨折
复杂型骨折为粉碎开放性骨折。清创时应将小块的、分离的骨块切除,但应避免去掉过多的骨质。否则可能造成不愈合及甲床基底的缺失，而间接影响指甲的生长及功能。

(二)指骨干骨折

多由压砸伤造成，可有横形、斜形、纵形及粉碎性骨折。此处由于没有肌肉或韧带的牵拉而移位较少。但无论哪种类型的骨折，任何意义的移位都应进行复位。

手法整复时需用骨折远端去对接近端，一般复位并不困难。复位后可将手指固定在屈曲位，有些开放性骨折，由于甲床可能嵌入其中，难以整复，应做切开复位，修复甲床，并用克氏针纵形穿入固定。但不要穿过远侧指间关节，以免损伤关节面，也不要损伤指甲根，以免生长畸形指甲。

(三)指骨基底骨折

指骨基底骨折均为关节内骨折，骨折可发生在指骨基底的掌侧、背侧或侧方，大多数为撕脱伤造成的。伸指肌腱撕脱骨折最常见。伸指肌腱两侧束汇合后，止于末节指骨基底背侧。在暴力强烈屈曲远节手指时，可发生撕脱骨折。骨折片大小不一，可以从针尖大小到包括大部分关节面。新鲜损伤(1周以内)可用石膏或支具将近侧指间关节屈曲，远侧指间关节过伸位固定6周。屈曲近侧指间关节，可以使近侧指间关节至远侧指间关节的一段伸指肌腱侧束松弛，远侧指间关节过伸，则可使骨折对合，以利于愈合。撕脱的骨折块如不超过关节面的1/3，可用上述外固定方法治疗。如骨折片超过关节面的1/3，且伴有远侧指间关节脱位者，可行切开复位，用钢丝或不锈钢针内固定。也可行闭合复位后，用不锈钢针固定。

如骨折片很小，可将其切除，然后将肌腱缝合固定在原止点处。

掌侧的撕脱骨折，为指深屈肌腱附着在远节指骨基底处受暴力造成，常合并有远侧指间关节掌板的破裂。在X线片上，可见到手指掌侧的骨折片。骨折片的部位，视撕脱肌腱回缩多少而不同。如骨折块小于关节面的1/3，可将其切除，并使用钢丝将撕脱的肌腱重新固定在其止点部；骨折块超过关节面1/3者，可做切开复位及骨折内固定。

侧方撕脱骨折，多由指间关节侧方受直接外力或旋转暴力所致，常伴随关节囊或韧带撕裂。骨折片比较小，移位不多。可在关节伸直位固定患指，3周后进行主动功能练习。如骨折块较大、移位较多、关节有侧方不稳，可进行切开复位，用克氏针或螺丝钉作内固定(图11-2)。

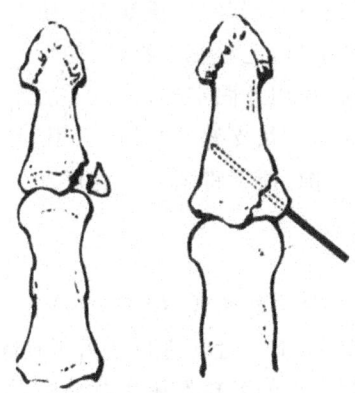

图11-2　远节指骨基底骨折侧方骨折，用不锈钢针内固定

二、中节指骨骨折

中节指骨骨折多发生于直接暴力，如机器伤、压砸伤等。骨折的移位是受两种力量的影响，即损伤的外力和手指肌腱牵拉作用。如骨折线位于指浅屈肌腱止点远端，由于指浅屈肌腱的牵

拉,使近端骨折块屈曲,同时由于指伸肌腱在远节止点的牵拉,使远端骨折块背伸,则骨折向掌侧成角(图11-3)。

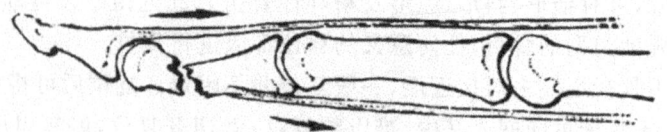

图11-3　骨折线位于浅屈肌止点远端,骨折向掌侧成角

治疗可采用手法整复,将骨折远端屈曲复位,用石膏或绷带卷在屈曲位制动。

若骨折线位于指浅屈肌腱止点的近端,由于指浅屈肌腱的牵拉,使远端骨折块屈曲;指伸肌腱中央腱束在中节指骨基底背侧止点的牵拉,使近端骨折块背伸,则骨折向背侧成角(图11-4)。

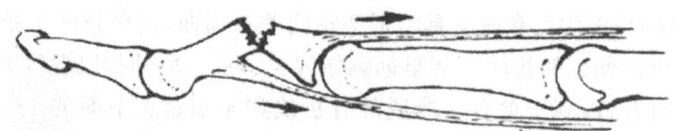

图11-4　骨折线位于指浅屈肌腱止点近侧,骨折向背侧成角

整复时需将骨折远段伸直复位,用石膏托将伤指制动在伸直位。

上述两种骨折在整复时牵拉手指力量不要太大,要与骨折成角的相反方向屈或伸展手指,同时按压移位的骨折块使之复位。因为在骨折成角的凹面一般有骨膜相连,相连的骨膜可起到张力带作用,有利于骨折复位及愈合,不应在骨折复位过程中将其破坏。

为了避免手指在伸直位外固定过久而影响关节功能,或开放性骨折需作清创术时,均可采用不锈钢针作内固定,再用石膏托进行功能位制动。中节指骨骨折,还可使用微型钢板固定。目前,由于在材料及设计上的改进,钢板比以前更薄、更小,但坚固性仍然很好。因此,在中节指骨的背面及侧面放置钢板都对肌腱的活动影响不大,术后可以早期活动,对手部功能的恢复有利。当然,使用微型钢板要有适应证,如靠近关节的骨折就无法使用。

对靠近关节处的骨折及粉碎性骨折,无法使用钢板,使用克氏针也会损伤关节,另外也无法用钢针固定那些小的骨折块。此时,可用外固定架,先用手法复位骨折,再将骨折线远、近端正常骨质横向穿针,上外固定架、旋转螺丝拉长支架,同时还可用手法复位。外固定架可以保持粉碎的骨折块大致复位,还可保持关节间隙,便于将来功能恢复。

三、近节指骨骨折

在指骨骨折中最常见,常为直接暴力所造成,如压砸、挤压、打击等。

骨折线可有横形、斜形、螺旋形、纵形。近端骨折块由于骨间肌的牵拉而呈屈曲位,远端骨折块由于伸肌腱中央腱束在中节指骨止点的牵拉作用呈背伸位,使骨折向掌侧成角(图11-5)。

治疗可用手法整复外固定。对某些闭合性、稳定性骨折可闭合复位。将伤指轻轻牵拉,使骨折断端分开,术者用另一手指从掌侧向背侧按压,矫正成角。然后在牵引的情况下逐渐屈曲,掌指关节屈曲45°,近侧指间关节屈曲90°,指尖对着舟骨结节,由前臂至患指末节,用石膏托制动。还可用绷带卷制动,卷的粗细,可因手的大小而定,以握住后掌指关节及指间关节符合上述角度为宜。对有些粉碎性骨折也可用此法固定。

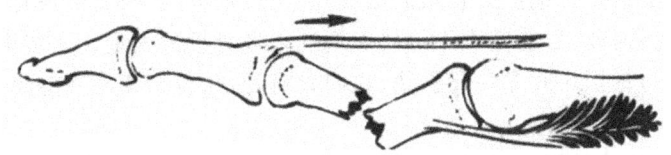

图 11-5　近节指骨骨折

由于肌腱的牵拉作用,骨折向掌侧成角

手法整复外固定失败者、斜形骨折不稳定者或开放性骨折需作清创者,可考虑做切开复位内固定。

(一)不锈钢针内固定

用钢针作内固定时,逆行穿针比顺行穿针更容易。即先将钢针从骨折远端穿入远端骨折段,从皮肤穿出,复位骨折,再将针打入近骨折段,针尾留在远端骨折块皮肤外。一般要用两根针固定以防止骨折旋转。

根据不同类型骨折采用不同方式穿针。如横形骨折,用交叉钢针固定,要尽量避免钢针穿过关节面,以使关节活动不受影响。有的学者认为,交叉钢针通过手指中心轴的背侧,其固定强度要大于从中心轴掌侧穿过者。另外,钢针的交叉点在近段骨折块时,其抵抗应力的作用更大。斜形骨折,复位后可使钢针与骨折线呈垂直方向穿入。对一些小的骨折块,如撕脱骨折,可在复位后用克氏针直接将骨块穿钉在原骨折处。

克氏针作为异物,在内固定器材中是比较小的。另外,手术中不需要广泛剥离软组织,不妨碍关节活动,又不需要再次手术取出内固定物。但不锈钢针没有加压作用,骨折间有间隙等使其固定作用不够理想。虽然不锈钢针有诸多缺点,但由于其操作简单、费用低,有些特殊情况还需要它来固定,因此克氏针目前在临床上仍在广泛应用。

对于不锈钢针固定法,如应用不当,不容易维持精确的解剖复位,也不能产生骨折块间的加压作用,而且,可能使两骨折块间出现缝隙,不利于愈合。针尾留在皮肤外,虽然便于取出,但也可能成为感染源。

(二)切开复位钢丝内固定

为了克服克氏针的缺点,以求更稳定的制动。Robertson 于 1964 年提出用钢丝作内固定的方法。即利用两根平行或互相交叉成 90°的钢丝,垂直于骨折线作环绕固定骨折(图 11-6)。此法适用于横形骨折,而长斜形或螺旋行及粉碎性骨折不宜用此法。

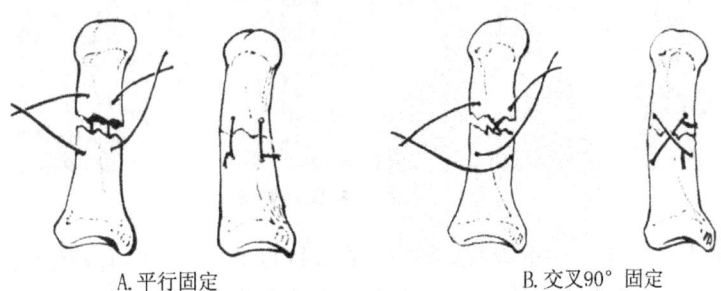

A. 平行固定　　　　　　　　B. 交叉90°固定

图 11-6　应用钢丝固定骨折

对横形骨折可用钢丝固定,在早期由于钢丝拧紧时,可有一定的加压作用,对骨折有一稳定的固定。但晚期,由于钻孔拧钢丝处骨质的吸收,会出现钢丝的松动,造成骨折固定不牢,甚至有移位、成角畸形出现。因此,目前基本不再使用钢丝来作骨折的固定。一般钢丝常用在撕脱骨折时,用钢丝贯穿肌腱与骨折块间兜住骨折块,拉向骨折处,从骨折相对面穿出拧紧,使撕脱骨折复位、固定。

再有,在纵形、粉碎性骨折时,钢丝可横形捆绑骨折条,使骨折稳定。

(三)切开复位

以螺丝钉或微型钢板内固定,对斜形或螺旋行骨折,用螺丝钉垂直于骨折线固定,固定效果较好。术后可用石膏托短时间固定,或不做外固定而使手指做有限制的早期活动。其缺点是螺丝钉可能干扰肌腱的滑动,或皮下有异物突起,横形或粉碎性骨折不宜使用。螺丝钉大多需要二次手术取出。

微型钢板固定牢固,可控制骨折块间的旋转,可于术后早期活动患手。横形、短斜形的骨干骨折可选用此方法。但接近关节的骨折,由于在关节侧无法容纳钢板而不宜使用。

(刘建玉)

第二节 掌骨骨折

一、损伤机制

掌骨骨折多为直接暴力造成,暴力多种多样,如重物压砸伤、机器绞伤、压面机挤伤、车辆撞击伤和压轧伤等。这种力量往往比较大,常造成皮肤、神经、肌腱等组织的复合性损伤。骨折也比较严重,多是粉碎性骨折,有明显的移位、成角、旋转畸形。此类骨折不但难处理,同时还会有皮肤、神经、肌腱等组织缺损,有的还会有血液供应障碍,可能造成手指或整个肢体坏死。

也有的损伤相对简单,如第5掌骨颈骨折,又称拳击者骨折,是发生在第五掌骨颈的骨折。当握拳做拳击动作时,暴力纵向施加掌指关节上,传达到掌骨颈部造成骨折。其次,掌骨颈骨折也可发生在第2掌骨(图11-7)。其他掌骨颈骨折较少见。

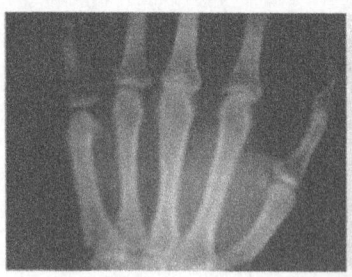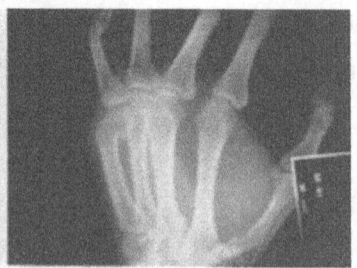

图11-7 第5掌骨颈骨折

在掌骨头骨折则是由于手在握拳位,掌骨头受直接打击所致,也可发生于机器的压轧伤。掌骨头的骨折是在关节内,故骨折常影响到关节面的平整及晚期关节的活动。

发生在掌骨基底的骨折是腕掌关节内的骨折,多由于纵向撞击力量作用在掌骨,传达至腕掌关节处,造成腕掌关节骨折脱位。虽然骨折移位不多,但如果治疗不当,常会遗留局部隆起、疼痛及因屈、伸肌腱张力失衡使手指活动受限。

二、损伤分类

(一)掌骨头骨折

(1)单纯掌骨头骨折:发生在掌骨头的骨折可有斜形、横形、纵形,损伤多为闭合性。骨折愈合后,如关节面不平,可影响关节活动。晚期,由于关节面反复磨损,还会造成创伤性关节炎。

(2)关节软骨骨折:此种损伤多由于紧握拳时拳击锐利性的物体,如牙齿、玻璃等,致使关节内软骨破碎。损伤多为开放性,可从伤口看到破碎的软骨面。

(3)掌骨头粉碎性骨折:多发生于较大暴力的损伤,常合并有相邻的掌、指骨骨折及严重的软组织损伤(图 11-8)。

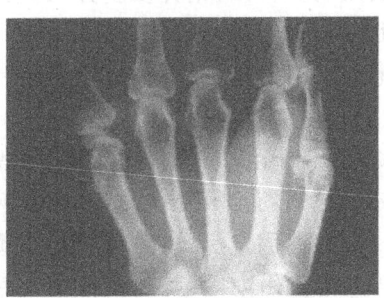

图 11-8　第 5 掌骨头骨折

(二)掌骨颈骨折

正常掌骨颈向背侧轻度成角,称颈干角,在斜位 X 线片上,第 5 掌骨的颈干角约为 25°。有人认为,此角超过 30°,即为手术或整复的适应证。在 30°以内者,对手的外观及功能都没有明显影响。

(三)掌骨干骨折

掌骨干骨折发生在第 3、4 掌骨者较多。作用在手或手指上的旋转暴力,常致斜形或螺旋形骨折。由纵轴方向的暴力传达至掌骨上时,多造成横形骨折。一般横形骨折是稳定性骨折,而斜形或螺旋形骨折为不稳定性骨折。

(四)掌骨基底骨折

多为腕掌关节的骨折脱位,常发生在第 1、4、5 腕掌关节。第 4、5 腕掌关节有较大的活动,它们分别可屈、伸 15°和 20°,位于尺侧边缘,故易受伤(图 11-9)。

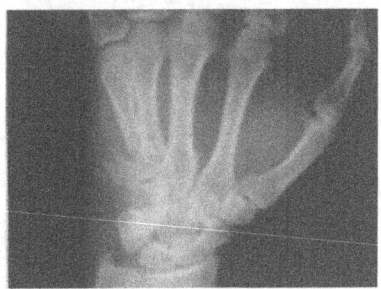

图 11-9　第 4、5 掌骨基底骨折

三、治疗

(一)掌骨头骨折

要根据骨折移位的情况,如骨折稳定,横形或斜形骨折,但无明显移位,而且关节面平整的,可用石膏托固定掌指关节于屈曲位。3周后解除制动做主动功能锻炼。

有移位的骨折,因骨折块在关节内,又无韧带或肌腱的牵拉,复位比较容易。要使关节在屈曲位,轻轻牵拉该指,使手指侧偏,并轻轻挤压掌骨头,可使向两侧移位的骨块复位。屈曲掌指关节,向背侧推顶掌骨头,可使向掌侧移位的骨折块复位。

如手法复位失败,可行切开复位及克氏针内固定手术。但应注意,掌骨头为松质骨,骨折复位后,钢针应准确打入,争取一次成功。否则,钢针反复穿入,会使钢针松动,固定不牢或失败。钢针可保留4周左右,然后去除固定,开始活动。

对关节软骨骨折,应彻底清创,应摘除脱入关节内的小骨折片,较大的骨折可复位后以石膏托做短时间固定,然后开始活动。

掌骨头粉碎性骨折对骨折移位不明显,关节面尚平整者,可做石膏托固定3~4周后开始功能练习。有移位的骨折治疗比较困难,可行切开复位,以多根细钢针分别将骨折块固定。若骨折块小,钢针粗,贯穿骨折块时容易碎裂。固定后,一旦骨折初步愈合,即可开始活动以防关节僵直。如掌骨头严重粉碎、短缩、已无法使用内固定时,可用骨牵引3~4周,然后开始主动功能练习。

(二)掌骨颈骨折

对稳定性骨折,且成角在30°以内者,对手的外观及功能都没有明显的影响,可做整复或不做整复直接用石膏托固定腕关节于轻度背伸,掌指关节屈曲50°~60°,指间关节在休息位,6~8周后,拆除石膏,鼓励患者活动患手。有的患者可能有15°~20°的掌指关节伸展受限,一般锻炼2~3个月后即可恢复正常。

掌骨颈不稳定性骨折,常有较大的成角畸形及移位,可行手法整复。因为掌指关节侧副韧带附着于掌骨头两侧偏背部,掌骨颈骨折后,若将掌指关节伸直位牵引,则可使侧副韧带以掌骨头的止点处为轴,使掌骨头向掌侧旋转,加重掌屈畸形。整复时,必须将掌指关节屈曲90°,使掌指关节侧副韧带处于紧张状态,使近节指骨基底托住掌骨头,再沿近节指骨纵轴向背侧推顶,同时再在骨折背部向掌侧加压,畸形即可矫正(图11-10)。

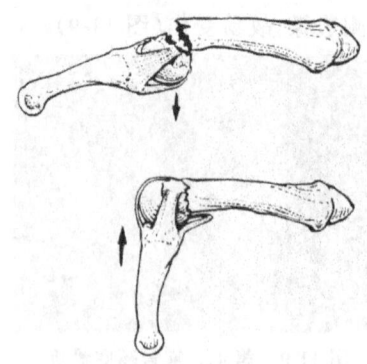

图11-10 掌指关节屈曲90°,以近节指骨推顶掌骨头,使骨折复位

整复后,用背侧石膏托将掌指关节制动于屈曲90°及握拳位。4周后,拆除石膏,开始活动。

还可用经皮克氏针固定。先将骨折复位,然后经皮在远骨折段横形穿入不锈钢针。用相邻的正常掌骨头固定。如第5掌骨颈骨折,可固定在第4掌骨上;第2掌骨颈骨折,可固定在第3掌骨颈上。钢针应从掌骨头侧副韧带止点处穿出,若穿过韧带中部时,则限制掌指关节屈伸活动。

如掌骨颈有较多的骨质,还可使用微型钢板固定。使用T形或Y形钢板固定骨折,可达到牢固固定的目的。术后可使用短时间制动或在固定非常牢固情况下不使用制动,早期开始功能锻炼。但应注意,活动时要空手,不能负重或用力。

(三)掌骨干骨折

由于相邻骨间肌及掌骨间韧带的作用,一般骨折比较稳定。

(1)对稳定性骨折,可使用石膏托将患手固定在腕轻度背伸,掌指关节屈曲,指间关节休息位,6~8周后去除石膏,练习手部活动。

(2)骨折端有短缩或旋转时为不稳定性骨折,可行手法复位后用石膏托或石膏管型固定。但很多斜形或螺旋形骨折复位后,用石膏固定很难防止畸形再发生,应行切开复位内固定。

(3)斜形或螺旋形骨折可用不锈钢针垂直骨折线固定。为控制骨折块旋转,常需用2~3根钢针做内固定。

不稳定性骨折也可经皮用钢针横形穿过远、近骨折块固定在相邻完整的掌骨上。为使术后早期开始活动,目前应用较多的是微型钢板。由于掌骨较长,可以使用5孔或6孔钢板。固定后骨折稳定,可以早期开始活动。但应注意,开始时一定要空手活动,不能负重及用力(图11-11)。

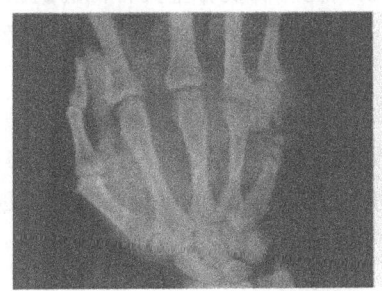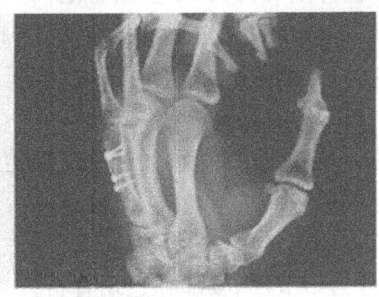

图11-11　第5掌骨干骨折,使用微型钢板固定

(四)掌骨基底骨折

常合并有腕掌关节脱位,早期容易复位。手法整复后,以短臂石膏托固定。第2、3腕掌关节因活动度小,骨折后移位少,复位后比较稳定,容易固定。而第4、5腕掌关节活动度大,复位容易,固定困难,因而可行经皮或切开复位。

经手术复位固定后预后大多较好,由于掌骨基底为松质骨,因而愈合快,很少有不愈合者。骨折愈合后对手的功能影响不大。

(刘建玉)

第三节 腕骨骨折

腕骨骨折是腕部损伤中最为常见的一种形式,它可发生于某一单独腕骨,也可同时发生于多块腕骨,甚至合并有腕部关节的脱位或韧带等软组织的损伤。虽然国内外学者对腕骨骨折发生率的统计不一致,但普遍认为舟骨骨折发生率最高,其次依次为三角骨、大多角骨、月骨、头状骨、钩骨、豌豆骨和小多角骨。

一、舟骨骨折

在腕骨骨折中,以舟骨骨折最为多见,占身骨折的2%～7%,腕骨骨折的70%左右。由于舟骨血供特点和在腕骨排列中独特的解剖位置与功能,以及目前诊断技术、治疗方法的不规范,国内在临床诊断和治疗上尚存在很多问题,如新鲜舟骨骨折的漏诊率高和晚期舟骨骨折不连、骨坏死及多并发腕关节不稳定等,导致临床治疗的困难和治疗时间过长,常遗留腕关节的疼痛和不同程度的腕关节功能丧失,甚至发生创伤性关节炎,是临床亟待解决的重要课题。

(一)损伤机制

舟骨是近排腕骨之一,但排列于远近两排腕骨间,在功能解剖上发挥桥接作用,控制和协调桡腕和腕中关节的运动。因此,在腕关节外伤时易发生骨折。舟骨骨折多为间接暴力所致,因体育运动或交通事故等造成腕关节的非生理性过伸及内收(尺偏),舟骨背伸,舟月间韧带断裂,舟骨呈水平位嵌于桡骨茎突与大、小多角骨之间,受嵌压应力和桡骨茎突背侧缘的挤压应力而发生骨折。由于舟骨中部细小,对暴力抗折性小,所以舟骨骨折以腰部最为多见,占70%,结节部及近端骨折相对少见,分别占15%。

(二)分类

舟骨骨折的分类应以治疗为目的,从而决定不同的手术适应证。一般根据部位、时间、骨折线的走行和骨折的稳定性进行分类,而目前国外的Herbert分类法则是依据以上因素制定而成,更具有实用性。

(1)按部位分为结节部、腰部和近端骨折。

(2)按时间分为新鲜、陈旧性骨折和骨不连。

(3)按骨折线分为横形、水平型、垂直型、撕脱型和粉碎性骨折。

(4)按骨折的稳定性分为稳定型和不稳定型骨折。稳定型骨折:包括舟骨结节部、腰部和近端的横行骨折,并且无移位,可保守治疗。不稳定型骨折包括:①4种不同体位的X线片(腕关节正位、侧位、旋前45°位和舟骨轴位)示有骨皮质的不连续,且骨折端移位≥1mm。②近1/3部的骨折。③伴有中间体或镶嵌体背伸不稳定(DISI)的骨折,在侧位X线片上桡月角大于健侧10°。④腕高指数较健侧降低0.03以上的骨折。⑤舟骨长度较健侧缩短1mm以上的骨折。⑥有游离骨折块或粉碎性骨折。⑦纵形骨折。⑧骨不连。⑨伴有月骨周围脱位的骨折。这些骨折有移位或骨不连,稳定性差,难以行手法整复和外固定,必须手术治疗。

(三)诊断

早期正确的诊断,取决于以下几个方面:①病理学检查方法的改善和开发。②X线摄影方法的改进。③CT、MRI、骨扫描、腕关节镜和关节造影等先进诊断技术的应用。

1.临床表现

(1)鼻烟窝的肿胀、疼痛和压痛是新鲜舟骨骨折最典型的症状和体征。由于鼻烟窝的底为舟骨腰部,此体征较特异,可同时伴有舟骨结节的压痛。但在陈旧性骨折病例,该体征往往不典型,新鲜骨折亦有体征轻微者,应双侧对比检查,以免漏诊。

(2)舟骨的纵向叩痛:沿第1、第2掌骨的纵向叩痛是诊断新鲜舟骨骨折的又一特有体征。其优点是在腕关节石膏托外固定后仍可检查,但陈旧性骨折多表现为阴性。

(3)腕关节功能障碍:以桡偏和掌屈受限为主,是新鲜舟骨骨折的非特异体征。

(4)舟骨漂浮实验(Watson试验):用于诊断不稳定型舟骨骨折和舟月分离症。将患者腕关节被动的尺偏,检查者用一只手握住患者手掌被动使腕关节桡偏。正常时检查者拇指可明显感觉到舟骨结节向掌侧突出,似有压迫拇指的感觉;异常时无此感觉,而产生剧烈的疼痛或弹响。

2.辅助检查

(1)X线检查:现常规采用4个体位摄影,即腕关节正位、侧位、旋前45°斜位和舟骨轴位像。为了提高腕关节 X 线片的再现性和诊断的准确率,应采用由 Palmer 和 Epner 所提倡的标准正侧位像,即在肩外展90°、肘关节屈曲90°、腕伸直、手掌触片时进行正位拍摄,在肩关节0°位、肘屈90°、前臂中立位拍摄侧位。旋前45°斜位像和舟骨轴位像,可最大限度显示舟骨轴长,便于观察有无骨折,判断其与周围腕骨的关系。①正位:两侧对比判断舟骨的形状是否有短缩,有无骨折线、骨吸收、骨硬化,舟月间隙的大小和近排腕骨弧形连线有无异常。舟骨骨折可见到骨折线和舟骨的短缩。舟月分离时,可见舟月间隙超过 3 mm 和舟、月骨近端连线出现段差。②侧位:观察舟骨有无骨折、移位、驼背畸形和DISI。在侧位像,舟骨与月骨、三角骨和头状骨相重叠,判断舟骨骨折较困难,应在熟悉正常 X 线片后两侧对比阅读。在合并 DISI 时,可见月骨与舟骨近侧骨折背伸,舟骨结节则掌屈,向背侧成角畸形,测量桡月角在 0°以下,舟月角在 70°以上。③旋前45°斜位像:矫正了舟骨生理性的向掌侧45°、向桡侧30°的倾斜角,最大限度地展现舟骨全长,可清除重叠所致的骨折线不清。④舟骨轴位像:通过腕关节背伸和尺偏,以矫正舟骨在正位像向下、前、外的倾斜角,较大程度显示舟骨的轴长,同时可避免腕骨的重叠,以利于观察骨折线及判断有无移位。

在 X 线诊断上,只要能正确而熟练的阅片,上述 4 种体位可诊断97%的舟骨骨折。对疑有而 X 线片不明确的,应在3~4周后重复拍片,期间可因骨折端骨质坏死吸收、骨萎缩而使间距增大,显示清晰的骨折线,有助于明确诊断。

(2)腕关节造影:通过腕关节造影,可直接观察舟骨骨折的骨折线及有无连接,软骨有无损伤,舟骨与其他腕骨间韧带是否断裂,是否有滑膜炎及其程度与范围等。

(3)腕关节镜:在镜下可直接观察舟骨的骨折线,判断是否移位和缺损,关节软骨及骨间韧带有无损伤等,是有价值的诊断方法。

(4)CT:由于 CT 能得到腕关节的不同横断面图像,对于舟骨骨折、移位和骨不连是一种有决定意义的诊断方法,在国外已作为常规进行的术前、术后检查。CT 的最大优点是可在横断面观察舟骨,观察范围广,1 mm 的骨折线或骨分离均可有良好的图像显示,并可沿舟骨长轴做横断面图像观察。

(5)MRI:MRI 对腕骨的缺血性变化反应敏感,这种性质对舟骨骨折、骨坏死的临床诊断是非常有用的。在 T_1 加权像骨折线表现为低信号区,舟骨的缺血性改变亦为低信号区。而在 T_2

加权像远位骨折端表现为高信号时,表示为骨折的愈合期;近位骨折端的低信号表示骨的缺血性改变;点状信号存在于等信号区域表示缺血性改变有明显恢复。这些变化突破了X线诊断的界限,对舟骨骨折的早期诊断和骨折的转归判定有重要意义。

虽然目前在舟骨骨折的辅助诊断上主要依据X线片,但应用腕关节镜、CT,MRI等先进的诊断技术可提高舟骨骨折的早期诊断率,对判定预后、防止漏诊和并发症的发生有重要意义。

(四)治疗

1.新鲜无移位的舟骨骨折的治疗

对于新鲜无移位的舟骨骨折,采取石膏外固定的治疗。只要固定可靠,时间充足,骨折基本都可以愈合。对此,国内、外学者达成共识,但对于石膏外固定的类型、固定的长度与时间、体位及有无必要固定腕关节以外的其他关节,意见不一。

2.不稳定舟骨骨折的治疗

新鲜舟骨骨折保守治疗发生骨不连的概率是比较高的,Dias对82例患者随访,发生率是12.3%;Herbert报道骨不连发生率是50%,其主要原因是骨折的移位、DISI等不稳定骨折的存在。因此,对舟骨不稳定型骨折、晚期的骨不连和骨坏死均采用手术治疗。治疗方法大致有以下几种。

(1)单纯切复位内固定:如克氏针、螺钉、骨栓内固定等,适用于新鲜的不稳定骨折。

(2)内固定加游离骨移植技术:用于治疗骨不连。

(3)带蒂骨瓣移植术:适用于晚期的骨延迟愈合、骨不连和近侧骨折端的缺血性坏死。

(4)桡骨茎突切除术:适用于腰部骨折,切除桡骨茎突的1/4左右,以消除腰部的剪力。

(5)加压螺栓(Herbert螺钉)内固定术:1984年,由Herbert和Fisher首先报道,螺栓前后带有螺纹,材料选用钛合金。头端螺纹的螺距较宽,而尾端螺纹的螺距较窄。此方法具有内固定确切可靠,对骨折端有加压作用、可矫正舟骨骨折的畸形和移位等优点,从而促进骨折愈合,缩短治疗时间,有利于早期恢复功能和工作,临床治愈率达90%以上。此方法在国外推广应用,已成为舟骨骨折的主要治疗手段。

二、月骨骨折

月骨骨折在腕骨中较为少见,这与月骨的解剖特点、位置、功能密切相关。月骨位于由桡骨、月骨和头状骨组成的关节链的中央,在协调腕关节运动和维持腕关节稳定上,均起到重要的作用,其活动度及所承受的剪力均很大。由于约有20%的月骨是单一由掌侧或背侧供血的,这类单侧主干型供血的月骨易发生骨折后的缺血坏死。

(一)损伤机制

月骨骨折可来自外力的直接打击,造成月骨的纵形劈裂、碎裂或部分骨小梁断裂。但多数患者为间接外力所致,均有腕关节过度背伸的外伤史,如滑倒坠落时以手掌支撑地面等。腕关节过度背伸的过程中,头状骨与月骨发生撞击,而发生月骨冠状面横断骨折,骨折线多位于月骨体的掌侧半。在负向尺骨变异时,月骨内、外侧面受力不均匀而出现矢状面骨折。腕关节的过度屈伸时,起止于月骨的韧带受到紧张牵拉,易发生月骨的掌、背侧极撕脱骨折。月骨背侧极骨折,亦可因桡骨远端背侧关节缘的撞击所致。同时,月骨在轻微外力的长期作用下,受到桡骨与头状骨的不断挤压,亦可发生月骨疲劳性骨折及骨内微血管网损伤。由于症状轻微,易被忽视,而发生月骨的缺血性坏死。

第十一章 手腕部损伤的治疗

(二)临床表现

患者均有明显的腕部外伤史。腕部疼痛、月骨区有明显的肿胀、压痛,腕关节屈伸运动受限,甚至影响手指的屈伸运动。疲劳骨折多无外伤史,而且症状轻微。

(三)辅助检查

1. X 线片

正、侧位像均可见断裂的骨小梁和骨折线。侧位像因月骨和其他腕骨的重叠有时难以诊断,需要加摄断层片。

2. CT

尤其是三维重建 CT,可以观察到月骨的 3 个断面,有利于明确诊断。

3. MRI

对月骨骨折后发生的缺血性坏死可早期诊断。

(四)治疗

月骨骨折可用短拇人字管型石膏外固定 4~6 周,掌侧极骨折固定腕关节于屈曲位,背侧极骨折固定在腕背伸位,无移位的月骨体骨折固定在功能位。有移位的月骨体骨折应切开复位、克氏针内固定,在骨折固定期间应定期复查断层 X 线片或 CT,判断有无缺血性坏死的发生,以便及时更改治疗方案,月骨背侧极骨折可发生骨不愈合,而出现持续性腕部疼痛,将骨折片切除后可缓解症状。

三、三角骨骨折

三角骨骨折是继舟骨骨折之后最常见的腕骨骨折,多合并有其他腕关节损伤。三角骨是腕关节中韧带附着最多的腕骨,在维持腕关节稳定与功能及传递轴向外力时具有重要作用。

(一)损伤机制

三角骨骨折多由于腕关节过度背伸、尺偏和旋前位时遭受暴力所致,为月骨周围进行性不稳定的 1 期表现。远侧骨折段与月骨周围的腕骨一起向背侧移位,近侧段与月骨的对应关系不变,称经三角骨月骨周围性脱位。在腕关节过伸和尺偏时,可发生钩骨或尺骨茎突与三角骨撞击,导致三角骨背侧部骨折,或因韧带牵拉导致三角骨掌、背侧的撕脱骨折。直接暴力亦可导致三角骨体部的骨折。

(二)临床表现与诊断

(1)临床上患者多表现为腕关节尺侧半肿胀、疼痛、压痛,伴有挤压痛,腕关节运动明显障碍。

(2)X 线片:腕关节正位像可清晰见到三角骨的骨折线和其与周围腕骨的关系;侧位像可明确背侧皮质骨折;旋后 30°斜位像,可观察到三角骨掌侧面骨折线及与豌豆骨的对应关系,判断有无脱位。

(3)CT:对临床症状明显、疑有三角骨骨折而普通 X 线片无异常时,可行 CT 或断层检查,以消除其他腕骨遮盖效应的影响,进一步明确诊断。

(三)治疗

无移位的横断骨折,可采用短拇人字管型石膏外固定 4~6 周。并发移位或脱位的骨折,先行手法复位、石膏外固定,手法复位失败者可行切开复位内固定。撕脱骨折虽常有骨不愈合的发生,但只要无不适可不需特殊处理;如有症状可行撕脱骨折片切除术,同时修补损伤的韧带。

四、豌豆骨骨折

豌豆骨是8块腕骨中最小的一块，多被认为是一个籽骨，骨折的发生率并不少见。豌豆骨位于三角骨的掌侧，与三角骨构成豆三角关节，也是尺侧腕屈肌的止点，参与腕关节的屈伸运动。同时豌豆骨又与远排腕骨的钩骨钩构成腕尺管，是尺神经和尺动、静脉的通道。

(一)损伤机制

直接暴力是骨折的主要原因，由滑倒、坠落时腕关节呈背伸位且豌豆骨直接触地所致，分为线状和粉碎性骨折。多有腕部复合性损伤，如腕关节的突然强力背伸，尺侧腕屈肌会剧烈收缩以抗衡暴力作用，维持关节稳定，这种间接暴力可致豌豆骨的撕脱骨折。直接或间接暴力均可致豆三角关节发生脱位或半脱位。

(二)临床表现与诊断

1.临床表现

腕尺侧部疼痛、肿胀，豌豆骨处压痛明显，伴有屈腕功能障碍和牵拉痛。有时出现尺神经卡压症状，如环、小指的刺痛及感觉过敏等。

2.辅助检查

在旋后30°斜位像和腕管切位像，可清晰显示骨折线，亦可判断豌豆骨与三角骨的对应关系。同时腕关节正、侧位像可明确腕关节有无并发损伤。腕关节中立位时，豆三角关节间隙正常宽2～4 mm，豌豆骨与三角骨关节面近乎平行，其夹角<15°。若怀疑豆三角关节半脱位，应做双腕对比检查，患侧可见豆三角间隙>4 mm；豆三角关节面不平行，夹角>20°；豌豆骨远侧部或近侧部与三角骨重叠区超过关节面的15%。

(三)治疗

用石膏托将腕关节固定在微屈曲位4～5周，以减少尺侧腕屈肌对骨折端的牵拉，直至骨折愈合。对少数骨折未愈合，遗留有局部疼痛和压痛，影响腕关节功能或骨折畸形愈合，合并有尺神经刺激症状者，可切除豌豆骨，但必须仔细修复软组织结构，重建尺侧腕屈肌腱的止点。4周后开始功能练习。

五、大多角骨骨折

大多角骨介于舟骨与第1掌骨之间，在轴向压力的传导上具有重要作用，分别与舟骨、小多角骨构成关节，尤以第1腕掌关节的鞍状关节至关重要，具有双轴运动，为完善拇指的重要功能奠定了解剖学基础。

(一)损伤机制

拇指遭受外力时，轴向暴力经第1掌骨向近侧直接撞击大多角骨而发生体部骨折。间接暴力亦可迫使腕关节背伸和桡偏，大多角骨在第1掌骨和桡骨茎突下发生骨折。结节部骨折既可来自直接暴力(如腕背伸滑倒，大多角骨与地面直接撞击)，又可来自间接暴力(如腕屈肌支持带的强力牵拉等)。

(二)临床表现与诊断

1.临床表现

临床上多表现为腕桡侧疼痛和压痛，纵向挤压拇指可诱发骨折处疼痛。

2.辅助检查

(1)X线片:腕关节正位、斜位、腕管位平片检查可见骨折线存在。

(2)CT:对结节部骨折可明确诊断。

(三)治疗

对无移位的体部和结节部骨折,用短拇人字管型石膏外固定4~6周。对移位的体部骨折,可行切开复位、克氏针内固定,以恢复鞍状关节面的光滑和平整;有明显移位的结节部骨折,应做骨折块切除,以避免诱发腕管综合征。

六、小多角骨骨折

小多角骨体积小,四周有其他骨骼保护,内外介于大多角骨和头状骨之间,远近介于舟骨与第2掌骨之间。又因其位置隐蔽,与其他腕骨相比,鲜有骨折发生。并且小多角骨是远排腕骨中唯一与单一掌骨底形成关节的腕骨,由第2掌骨传递的轴向压力经小多角骨传向舟骨。由于其掌侧面狭窄、背侧面宽阔,轴向压力下易发生背侧脱位。

(一)损伤机制

小多角骨骨折极少发生,多并发第2、3掌骨基底骨折或脱位。在轴向暴力作用下,第2掌骨向近侧移位并与小多角骨相互撞击,导致骨折或小多角骨背侧脱位。陈旧性小多角骨脱位,因合并附着韧带及滋养动脉的撕裂,易发生缺血性坏死。

(二)临床表现与诊断

1.临床表现

临床上患者多有腕背小多角骨处的肿胀、疼痛和压痛,腕关节运动有轻度障碍,伴有活动痛。如骨折块向掌侧移位,可诱发腕管综合征。

2.辅助检查

X线片上通常可显示骨折线的存在,对可疑的骨折可通过CT明确诊断。

(三)治疗

无移位的小多角骨骨折采用石膏外固定4~6周。对有骨折移位或并发第2、3掌骨底骨折、脱位的小多角骨骨折,需切开复位、克氏针内固定,必要时作植骨、第2腕掌关节融合,以求得到一个稳定和无症状的第2腕掌关节。

七、头状骨骨折

头状骨骨折可单独发生,亦可与其他结构损伤同时存在。由于头状骨头部无滋养动脉进入,其血供来源与舟骨近端相似,由该骨体部的滋养动脉逆行分支供血。因此,头状骨头部和颈部的骨折,易损伤此逆行供血系统,一旦治疗不当,可造成头状骨骨折不愈合或头部的缺血坏死,而导致腕关节运动障碍。

(一)损伤机制

腕关节在掌屈位时,外力直接作用于头状骨,可造成头状骨体部的横折或粉碎性骨折;间接暴力多发生在腕关节桡侧损伤、舟月分离或舟骨骨折后,系腕关节过度背伸、头状骨与桡骨远端关节面背侧缘相互撞击的结果,多见于颈部骨折。骨折后的腕关节继续背伸,可导致骨折远、近侧段分离,无韧带附着的近侧段相对于远侧段约呈90°旋转移位。暴力作用消失后,腕关节由过度背伸恢复到自然状态下的屈、伸体位,加剧近侧端的旋转,使之呈180°旋转移位。因此间接暴力所致头状骨颈部骨折为不稳定型骨折,且移位的近侧端(头部)易发生缺血性坏死。

(二)临床表现与诊断

(1)临床上表现为头状骨背侧疼痛、肿胀及压痛,腕关节功能受限,伴有活动痛、畸形、异常活动及骨擦音不明显。

(2)常规腕关节正侧位 X 线片上可清晰显示骨折线和骨折端的移位。少数无移位的骨折 X 线片难以显示,需通过 CT 确诊。

(三)治疗

治疗单纯无移位的骨折可采用石膏外固定 6 周。有移位的新鲜骨折,需切开复位、克氏针内固定;有移位的陈旧性骨折,在切开复位的同时,需切取桡骨瓣游离植骨。骨折近侧端(头部)发生缺血性坏死或创伤性关节炎时,可切除头部,做腕中关节融合术。

八、钩骨骨折

钩骨呈楔形,介于头状骨与三角骨之间,分别与之构成有关,有坚强的骨间韧带相连。钩骨钩介于腕管与腕尺管之间,分别有腕横韧带、豆钩韧带及小鱼际肌附着,钩的桡侧是屈肌腱,尺侧是尺神经血管束,尺神经深支绕过钩的底部进入掌深间隙,因此钩骨钩一旦骨折、移位,易造成屈肌腱断裂和尺神经卡压。由于钩骨供血来源多样,供血充分,骨内供血多极化,故不易发生缺血性坏死。

(一)损伤机制

钩骨体部骨折多见间接暴力,偶尔由直接暴力所致,可分为远侧部和近侧部骨折两类,以远侧部骨折较多见。钩骨钩骨折多见于运动性损伤,直接暴力可发生于球拍对钩骨钩的撞击,而导致钩骨钩基底的骨折。间接暴力为腕关节过度背伸时,腕横韧带和豆钩韧带对钩骨钩的牵拉所致钩骨钩尖端的骨折。

(二)临床表现与诊断

1.临床表现

腕掌尺侧肿痛,握拳时加重,局部深压痛明显,将小指外展时疼痛加重。钩骨钩骨折时压痛明显,并有轻度异常活动。有 50% 以上患者可出现腕尺管综合征。陈旧性钩骨钩骨折,亦可出现环、小指屈肌腱自发性断裂。骨折移位及环、小指腕掌关节背侧脱位可导致腕关节尺背侧隆凸畸形、局部肿胀和压痛。

2.X 线片

钩骨体部骨折拍摄腕关节正位平片即可明确诊断。但钩骨钩骨折在腕关节正侧位 X 线片上难以诊断,需采用特殊体位摄影。

3.CT

通过观察腕骨的不同横截面,可直接显示出钩骨钩骨折的部位及移位程度。因此,在临床上怀疑钩骨钩骨折而单纯 X 线不能明确诊断时,应常规做 CT 检查。特别是三维 CT 可消除重叠腕骨的影响,从立体上判断骨折移位的方向性,因而具有很高的诊断价值。

(三)治疗

(1)无移位的钩骨体部骨折,因其较稳定,也无并发症,采用石膏托外固定 4～6 周即可。

(2)体部骨折有移位或并发腕掌关节脱位,早期可行切开复位、克氏针内固定,晚期则在复位后做腕掌关节融合术,以消除持续存在的疼痛等症状。钩骨钩骨折对手的功能影响较大,并发症多，骨折片较小并且垂直于手掌，很难复位和外固定，因此一旦确诊，即应手术治疗，可行切开复位、克氏针内固定或钩骨钩切除术。前者因内固定较困难，易并发尺神经卡压和屈肌腱损伤，而较少应用，后者手术操作简单，不破坏腕关节的稳定，术后无并发症，腕关节功能得以迅速恢复。术中应修复钩骨钩骨折断面、豆钩韧带，将腕横韧带的止点与骨膜一起缝合。合并尺神经卡压时应同时行尺神经松解术，屈肌肌腱断裂时也应修复。

（刘建玉）

第四节 腕骨脱位

腕骨脱位或骨折脱位是由于腕骨或韧带损伤而引起的。摔倒手撑地是腕骨脱位的常见损伤方式，在跌倒时腕部损伤与以下因素相关：①伤力的大小和特征；②撞击手的位置；③腕骨和韧带的相对强度。患者常有较典型的手过伸位或过屈位外伤史，表现为腕部疼痛，活动严重受限。

一、月骨周围脱位

月骨周围脱位是指月骨周围的腕骨相对于桡骨远端的背向或掌向移位，与月骨及桡骨远端的正常关节丧失，而月骨与桡骨的解剖关系正常。月骨周围脱位多为背侧脱位，而且常合并腕骨或尺、桡骨远端的骨折，如舟骨骨折、头状骨骨折和桡骨茎突骨折。并发舟骨骨折的月骨周围脱位通常称经舟骨月骨周围骨折-脱位，以此来表明损伤的程度与单纯的月骨周围脱位有所不同。如果骨折发生于其他骨骼，名称可依此类推，如经头状骨月骨周围骨折-脱位、经三角骨月骨周围骨折-脱位、经桡骨茎突月骨周围骨折-脱位等。如果为多发骨折，诊断时可将受累骨骼的名称序次列出，如同时并发舟骨和头状骨骨折的月骨周围脱位可称为经舟骨、头状骨月骨周围骨折-脱位。与月骨周围脱位并发的骨折，其近端与月骨、桡骨远端的解剖关系保持不变，而远端则向背侧或掌侧脱位。

(一) 损伤机制

月骨周围背侧脱位为月骨周围进行性不稳定Ⅲ期表现，系舟月分离后背伸、尺偏暴力向关节尺侧延伸的结果。暴力使桡舟头韧带、头月骨间韧带、头三角韧带、月三角韧带和月三角骨间韧带逐一断裂或导致头状骨、钩骨和三角骨骨折，头状骨、钩骨和三角骨与月骨分离并与舟骨一起向背侧脱位。头状骨背侧脱位，除了与维持其稳定的桡舟头韧带断裂及其本身的骨折有关系外，也可继发于桡骨茎突骨折(桡舟头韧带附着于此)。头状骨骨折多为腕关节过度背伸时桡骨远端背侧缘与之撞击的结果。

经舟骨月骨周围骨折-脱位虽然也为月骨周围进行性不稳定Ⅲ期表现，但损伤机制与上述略有不同，它发生于舟骨骨折之后，为背伸、桡偏暴力作用的延续，骨折近侧段与月骨、桡骨远端的解剖关系不变，而远侧段则与其他腕骨一起向背侧脱位。月骨周围掌侧脱位少见，多为作用于手背侧的掌屈暴力所致。

(二) 临床表现与诊断

(1) 腕关节有明确的背伸外伤史。关节疼痛、肿胀及压痛的范围较单独骨折广泛，晚期可局限一较小区域。运动幅度及握力明显下降。

（2）X线正位片可见腕骨弧线中断，头状骨与月骨、桡骨与舟骨影像重叠域加大，腕中关节间隙消失，舟月骨间关节隙变宽，脱位复位后尤为明显，月骨周围的腕骨及桡、尺骨远端可有骨折线存在。侧位片可见舟骨掌屈、纵轴与桡骨纵轴近乎垂直、近极位于桡骨远端背侧缘或掌侧缘，月骨与桡骨远端解剖关系正常、桡月关节间隙无明显的不对称，其余腕骨向背侧或掌侧脱位，其中头状骨最显著。月骨周围的腕骨如有骨折，远侧段常脱向背侧或掌侧，而近侧段仍滞留在原位，与月骨的解剖关系保持正常。

（三）治疗

首先要矫正脱位及恢复桡骨远端、月骨与周围腕骨间的正常解剖关系，然后矫正骨折移位、舟月骨或月三角骨分离。脱位矫正后，舟月骨分离或月三角骨分离可依然存在并可能变得更加明显，需加以整复，彻底消除妨碍关节功能恢复的不利因素。

1.月骨周围背侧脱位

（1）闭合复位外固定：闭合复位在关节明显肿胀之前容易获得成功。

（2）闭合复位经皮穿针固定：由于外固定不能彻底消除舟月骨分离及骨折移位复发的可能性，因此，在闭合复位成功后可先经皮穿针固定舟头骨、舟月骨及远、近侧骨折段，然后再用石膏托做外固定，以阻止分离及移位的复发。6~8周后拔针进行功能锻炼。

（3）切开复位克氏针内固定：适用于复位失败者或陈旧性的脱位、移位折和舟月骨分离。月骨周围脱位，通常采用背侧S形或纵向弧形切口，如复位困难或修复韧带还需做掌侧切口。在牵引下矫正脱位、舟月骨分离、DISI和骨折移位，然后穿针于舟月骨、舟头骨及月二角骨做固定，修复切开和撕裂的背侧关节囊及韧带。术后，用长臂石膏托将腕关节固定于屈曲位或中立位，2周后拆线，6~8周后拔针，开始功能锻炼。经桡骨茎突月骨周围骨折-脱位，多采用横行或S形切口。茎突骨折多为粉碎性骨折，但无需特殊处理。如骨折块较大并有移位，可在复位后作克氏针内固定。经舟骨月骨周围骨折-脱位，脱位与骨折移位并存者可用背侧入路，如脱位已矫正、仅存骨折移位，可采用掌侧入路。植骨与否，可根据掌侧骨质缺损程度及损伤时限而定。术后固定同闭合复位。就陈旧性脱位、骨折-脱位的切开复位而言，复位前彻底清除关节腔内肉芽组织、松解背侧关节囊及瘢痕组织，复位后仔细地修复背侧关节囊（韧带）和腕背伸肌支持带是获得成功的关键。

（4）腕中关节融合：适用于陈旧脱位或软骨损伤严重者。术后关节运动幅度虽有所降低，但疼痛消失，腕关节仍可保持原有的高度。

（5）近排腕骨切除：适应证与腕中关节融合相同，术后虽也可保留部分运动度，但关节高度有所减少，手的握力明显降低，此术所需的固定时间较短，因而不能耐受长期固定的老年人宜选用此法。

（6）全腕关节融合：当腕骨或关节软骨广泛破坏时可做全腕关节融合，用牺牲运动来换取疼痛症状的缓解和消失。

2.月骨周围掌侧脱位

闭合复位的难度大于背侧，通常需要做切开复位。

二、月骨脱位

月骨脱位一般分为掌侧和背侧脱位两种，后者较为少见。

(一)损伤机制

月骨外形比较规则,正面观为四方形,侧面观为半月形。近侧凸面与桡骨下面组成关节,远侧凹面与舟骨共同对应头状骨,组成腕中关节的一部分,并有小部分与钩骨构成关节。月骨桡侧与舟骨以前上及后下两关节面接触。月骨与舟骨、桡骨间有牢固的桡舟月间韧带相连,在月骨的掌侧及背侧各有韧带连接于桡骨及周围的腕骨。月骨是腕骨中唯一掌侧宽而背侧窄的腕骨,并且月骨位于腕部的中心,加之桡骨远端关节面具有掌倾的特点,因而在桡腕关节极度背伸暴力作用下,月骨受到头状骨和桡骨的挤压,被迫沿腕的额状轴急剧向掌侧旋转脱位,脱位时月骨背侧韧带、舟月韧带及三角韧带同时断裂。1902年Bialy将月骨的掌侧脱位根据月骨旋转情况分成3个阶段:第一阶段月骨的远侧凹面向背侧向;第二阶段远侧凹面向掌侧向,月骨旋转90°;第三阶段凹面向近侧,旋转180°,按照Mayfield的观点,月骨掌侧脱位为腕关节背伸型损伤发展的最终阶段,即月骨周围进行性不稳定Ⅳ期表现。

月骨脱位机制的分期:①1期仅限于舟月韧带。②2期发展至桡舟头韧带腕中部分,或者表现为舟(头状)骨骨折等大弧区损伤。③3期发展至月-三角骨间韧带和尺-三角骨间韧带断裂。④4期发展至桡舟月三角韧带断裂,月骨掌侧脱位。

(二)临床表现与诊断

(1)有明确的外伤史。

(2)腕部肿胀,腕关节前后径增粗,局部压痛,有空虚感或腕部活动受限。由于月骨向掌侧脱位,压迫屈指肌腱使之张力增大,手指不能完全伸直,被动伸展或主动屈曲手指均可引发剧烈疼痛。

(3)腕关节掌侧饱满,触诊可感觉到皮下有隆起物体。

(4)脱位的月骨还可能压迫正中神经,出现腕管综合征,正中神经支配的桡侧3个半手指感觉麻木,拇对掌功能障碍。

(5)X线片可清楚显示月骨脱位。正位片上月骨由四边形变成三角形,周围的关节间隙不平行或宽窄不等。侧位片上桡骨、月骨、头状骨三者轴线关系发生改变,月骨向掌侧脱离原位,月骨凹形面向掌侧倾斜,呈倾倒的茶杯状或者仍位于桡骨远端的凹面内,但掌屈度加大,桡月关节背侧间隙明显变宽。头状骨已不在月骨凹形面上,而位于月骨的背侧,但头状骨和桡骨的轴线关系正常。

(三)治疗

月骨脱位即使旋转180°,也未必发生缺血性坏死,因为位于掌侧韧带内的滋养血管多保持连续性,月骨仍由此获得血液供应。因此,复位是治疗月骨脱位的首选方案。其治疗原则为先完成复位,恢复月骨与桡骨及周围腕骨的正常解剖关系,然后再矫正腕骨分离和骨折移位。

(1)闭合复位外固定:臂丛麻醉下,助手分别握持患者手指和前臂,使腕关节背伸,同时向远端牵引。术者用双手握其腕部,以拇指用力挤压腕位的月骨凹面的远侧使其复位。如不易将月骨推挤复位,可用细克氏针在无菌操作及X线透视下,自掌侧把针刺入月骨凹面的远端,在牵引下向背侧压迫协助复位。

(2)闭合复位经皮穿针固定。

(3)切开复位克氏针内固定。适用于:①闭合复位失败。②陈旧性脱位。③正中神经卡压、肌腱断裂。手术多选掌侧切口,切开屈肌支持带,牵开指屈肌腱,然后将月骨复位。手术过程中,应注意保护附着在月骨掌侧的软组织结构,以免损伤血管导致月骨坏死。对复位有困难的陈旧性脱位,可于背侧再做一切口,以松解腕骨间挛缩的软组织、清除占据月骨原有位置的肉芽组织。

月骨一经复位便需矫正舟月分离及骨折移位。正中神经充血、变硬严重者,需作外膜或束间松解。复位后用克氏针作内固定,并修复关节囊及韧带。术后再用石膏托外固定4～6周。

(4)月骨切除和肌腱充填:对于掌背侧韧带均断裂、与周围骨骼完全失去连接的月骨脱位及切开也无法复位的月骨脱位,如果桡骨远端关节软骨无明显的损伤,可行月骨切除和带蒂头状骨移位替代月骨,亦可应用豌豆骨或其他假体替代。关节若不稳定,应加做舟大小多角骨间关节融合,以矫正舟骨旋转半脱位,恢复正常的负荷传导和运动功能。术后石膏托于腕关节中立位或掌屈位固定6～8周。

(5)近排腕骨切除、腕关节融合:适用于关节软骨损伤严重的脱位。

三、舟骨脱位

(一)病因及损伤机制

较为少见,分为旋转半脱位和完全脱位,前者多见。常由于腕关节背伸、桡偏暴力,舟月骨间韧带断裂引起,一般合并其他的腕关节骨折与脱位。

(二)临床表现与诊断

(1)外伤史。

(2)腕关节肿胀、疼痛、活动受限及握力下降。

(3)X线表现:旋转半脱位-舟骨远端向掌侧旋转,近端向桡背侧旋转脱位;舟月间隙>3 mm;皮质环征阳性;舟月角加大,桡骨和舟骨掌侧边缘呈V字形。完全脱位则可见舟骨近端从桡骨远端关节面舟骨窝中完全向掌侧脱出。

(三)治疗原则

(1)早期可行手法复位,经皮克氏针固定。

(2)手法复位失败或晚期者行切开复位、韧带修复或重建术。

(3)如发生腕关节炎,则需行关节融合术。

四、桡腕关节脱位

(一)病因及损伤机制

多合并其他部位的骨折或脱位,往往由直接暴力引起。根据暴力引起桡腕掌侧韧带损伤或背侧韧带损伤的不同,可导致掌侧或背侧桡腕关节脱位。

(二)临床表现与诊断

(1)外伤史。

(2)腕部畸形、肿胀、疼痛、活动受限及握力下降。可伴有正中神经损伤或尺神经损伤。

(3)X线片显示腕关节结构紊乱。相对于桡骨,近排腕骨以远的腕骨向背侧或掌侧移位,可伴发其他骨折或脱位。

(三)治疗原则

(1)新鲜闭合脱位可行手法复位,用石膏托做外固定。

(2)开放性损伤可行切开复位、克氏针内固定,同时可修复损伤的韧带。陈旧性损伤可行切开复位、畸形矫正。如有神经受压症状,可同时探查神经,并予以松解。

(刘建玉)

第五节 指间关节脱位

指间关节脱位临床颇为多见,各手指的近侧和远侧指间关节均可发生。

一、病因、病机

过伸、扭转或侧方挤压等形式的暴力,均可造成指间关节囊撕裂或破裂、侧副韧带断裂,进而产生指间关节脱位。有时伴有指骨基底撕脱性骨折(图11-12)。临床以背侧或内侧脱位多见,前侧脱位极少见。

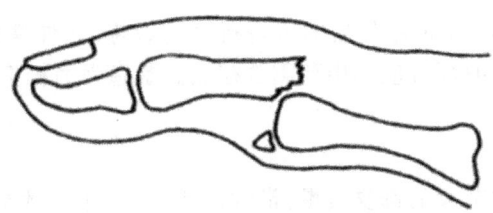

图 11-12 指间关节脱位伴指骨基底撕脱性骨折

二、临床表现

伤后关节局部疼痛、活动障碍。检查时可见伤处肿胀畸形、压痛明显、被动活动时疼痛加剧,且可有明显的弹性固定感。伴有侧副韧带断裂或有指骨基底撕脱性骨折者,则可出现明显侧方异常活动。

三、诊断与鉴别诊断

根据外伤史,临床表现和 X 线检查,可作出诊断。X 线片可明确诊断,并确定有无并发骨折。必须注意的是,部分患者常自行扳正而复位,就诊时常无明显的脱位体征,X 线片亦可无脱位征象。若被动过伸或侧方活动时,患指关节出现脱位畸形者,应注意与单纯指间关节侧副韧带断裂鉴别,单纯韧带断裂者关节肿胀和压痛局限于一侧,存在异常的侧方活动,侧向分离试验阳性。

四、治疗

(一)手法复位

术者一手固定患肢掌部,另一手握住伤指作顺势牵引,同时用拇指将脱位的指骨基底部推向前方,同时示指托顶指骨头向背侧,逐渐屈曲指间关节,即可复位(图11-13)。

(二)手术治疗

若合并骨折,骨折片有明显分离移位,骨折片旋转或嵌入关节间隙,导致手法复位失败者,或复位后不能维持对位者,应切开复位细钢针固定。若合并侧副韧带断裂者,则需手术修补侧副韧带。陈旧性指间关节脱位可行关节融合术。

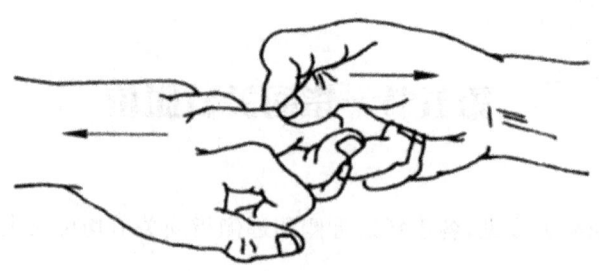

图 11-13　指间关节脱位手法复位

(三) 固定方法

用塑形铝板或竹片,置于手指的掌侧,固定患指于轻度对掌位 1~2 周。或用绷带卷置于手掌心,将手指固定于屈曲位亦可。此外亦可用邻指胶布法固定。

(四) 练功疗法

2~3 周待损伤的关节囊及韧带修复后即可进行主动锻炼,屈伸掌指关节和指间关节,活动范围由小到大,逐渐加大。同时配合应用中药熏洗疗法。禁忌强力推扳推拿等被动活动。

五、预防与调护

指间关节脱位后,指间关节囊的修复缓慢,常常需要 3~5 个月才能彻底恢复。治疗不当常出现关节增粗、强直僵硬以及活动痛等后遗症。

(张建涛)

第六节　掌指关节脱位

掌指关节脱位是第 1 节指骨基底部与掌骨头发生移位。以拇指、掌指关节脱位常见,示指、掌指关节脱位次之,第 3~5 掌指关节脱位少见。

一、病因、病机

掌指关节脱位可分为背侧脱位和掌侧脱位,以背侧脱位多见。拇指掌指关节脱位发生率较高,且多为背侧脱位(图 11-14),常由杠杆作用及关节过伸位受伤所致。如跌倒时拇掌关节在伸直位触地,外力使拇指过度背伸,造成掌指关节掌侧关节囊紧张继而破裂,掌骨头由破裂处脱向掌侧,移位于皮下,近节拇指移向背侧。2~5 掌指关节脱位较拇指、掌指关节脱位少见,亦以背侧脱位多见,侧方和前方脱位较少见。常由过伸暴力引起,指节被过度背伸扭曲而发生。掌骨头向掌侧移位,指骨基底部向背侧移位,屈指肌腱被推向掌骨头尺侧,蚓状肌脱向桡侧,掌侧关节囊纤维板移至掌骨头背面,掌骨头掌侧被掌浅横韧带卡住。

二、临床表现

患者多为在进行篮、排球运动接、抢球时,或斗殴、劳动时受伤。掌指关节被外力作用而过度背伸。伤后患处疼痛、肿胀、功能丧失。拇指(或其他手指)外形短缩、背伸,指间关节屈曲,拇指

(或其他手指)掌侧面隆起(图 11-15),可触及皮下之掌骨头,掌指关节呈过度背伸而弹性固定,掌指关节功能丧失。

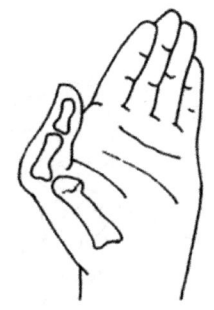

图 11-14　拇指、掌指关节背侧脱位

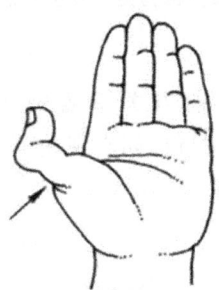

图 11-15　拇指掌指关节脱位外观畸形

三、诊断与鉴别诊断

根据外伤史,临床表现和 X 线检查,可作出诊断。

X 线正位片显示关节间隙消失(图 11-16);侧位或斜位片可见指骨呈过伸位向上、向背侧移位,指骨基底部位于掌骨头的后上方。

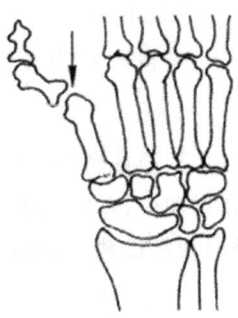

图 11-16　拇指掌指关节脱位 X 线表现

四、治疗

掌指关节脱位一般采用手法复位,多能成功。如反复多次复位未能成功者,说明是掌骨头被卡住,应果断放弃手法复位的尝试,采用手术治疗,否则将贻误病情。

(一)手法复位

将患肢腕关节及近节指间关节屈曲,以放松屈指肌腱。术者用拇、示指握住脱位指骨(或用一绷带绕结于患指上),顺畸形方向持续牵引,同时另一手握住腕关节相对牵引,再用拇指抵住患指近节指骨基底部,并向掌骨头远侧及掌侧推压,使脱位的指骨基底部与掌骨头相对,然后向掌侧屈曲患指即可复位(图11-17)。

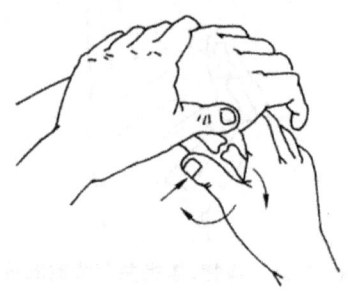

图11-17 拇指掌指关节脱位手法复位方法

(二)手术治疗

若多次未能复位时,说明掌骨头前方关节囊或拇指屈肌腱卡住掌骨头,阻碍复位(图11-18),应手术切开复位。掌指关节脱位,如出现关节交锁征,采用暴力牵拉,可造成组织损伤甚至掌骨头骨折。

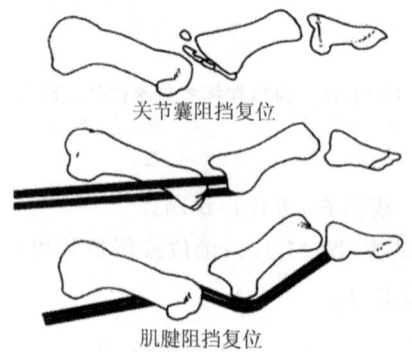

图11-18 掌指关节脱住关节交锁

(三)固定

将患指置于轻度屈曲,对掌功能位,用铝板或竹板压弯塑形,固定1～2周。然后进行主动屈伸关节的功能锻炼。注意关节应固定在屈曲位,在此位置侧副韧带紧张关节稳定,可避免侧方移位。如采用掌指关节伸直位固定,因侧副韧带松弛,如关节于伸直位固定过久,侧副韧带会短缩,关节僵直,导致功能障碍。

(四)练功疗法

损伤早期,除患指外,可作其余关节的练功活动,去除外固定后,即可开始患指掌指关节及指间关节的主动屈伸练功活动,范围从小到大,力量由轻到重。

五、预防与调护

应重视早期功能锻炼,否则后期极易引起关节僵硬。

(张建涛)

第七节 手部韧带损伤

手部最常见的韧带损伤是拇指掌指关节尺侧侧副韧带损伤,常造成拇指对指力和精细指捏能力丧失。1961年,Weller 就确认这是滑雪运动中特别常见的一种损伤,Cantero、Reill 和 Karutz 的资料分别有 53% 和 57% 由滑雪所致,因此,这种损伤又称为滑雪拇指。

一、功能解剖

拇指掌指关节是单一的绞链式关节,平均屈伸活动为 10°～60°。关节旋转轴为偏心性,关节囊两侧各有 2 个强有力的侧副韧带加强,即固有侧副韧带和副侧副韧带,维持关节的被动稳定性。

固有侧副韧带从第 1 掌骨小头的背外侧向远掌侧行走,止于近节指骨基部的外侧结节,宽 4～8 mm、长 12～14 mm,相当厚,能承受 30～40 kg 外力。侧副韧带从第 1 掌骨髁上固有侧副韧带的掌侧起,部分越过掌侧籽骨,至掌侧纤维软骨,于关节伸直位时紧张。

二、损伤机制

拇指掌指关节尺侧侧副韧带损伤可由拇指于用力外展、旋转和过伸所致。在滑雪损伤时,多由不正确的握雪杖滑行所致;打球时,尤其是在接球时,可能为球的直接创伤所致;使用手杖也可致慢性损伤。在手着地跌倒时,处于外展位的拇指使尺侧侧副韧带过度负重,而滑雪杖柄在拇指和示指之间更加重了这种负重(图 11-19)。韧带损伤的程度主要取决于作用力的方向,作用力瞬间拇指所处的位置和关节所受的压力。

外力所致侧副韧带断裂一般有 3 种类型(图 11-20):①远侧止点附近断裂。②远侧小骨片撕脱。③韧带中间断裂。

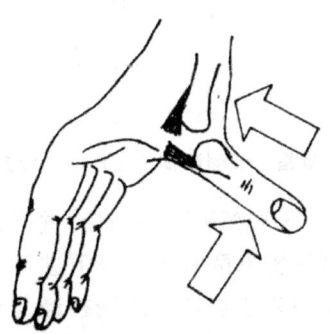

图 11-19　拇指掌指关节尺侧侧副韧带的损伤机制示意图

三、临床表现

临床表现有典型的外伤史,拇指掌指关节的损伤侧疼痛、肿胀,大多伴有局部皮下青紫、运动明显受限。局部明显压痛,特别是掌指关节侧方运动时可引起剧烈疼痛。通常情况下,拇指掌指关节向外翻约 25°,即是侧副韧带断裂的可靠征象。如果关节能在伸直位侧翻,表明掌板和侧副韧带均已断裂；如轻度屈曲的关节外翻约20°，表明仅有侧副韧带损伤。陈旧性韧带损伤者，在瘢痕区行走的皮神经常引起放射性疼痛。

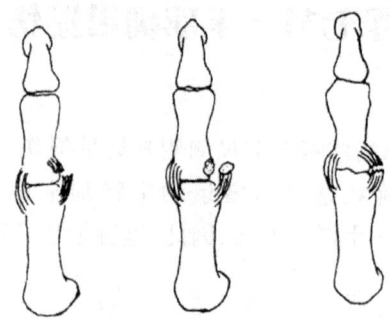

图 11-20　拇指掌指关节侧副韧带损伤的类型示意图

拍摄拇指掌指关节正侧位X线片，伴有骨性韧带撕脱时，可以确定骨片的大小和部位，为临床治疗方法的选择提供参考。

四、治疗

(一)非手术治疗

单纯挫伤、扭伤、部分韧带断裂而无拇指掌指关节过度外翻和不稳定时，可用石膏托将整个拇指直至指间关节固定3周即可。

(二)手术治疗

新鲜侧副韧带损伤应在损伤后行一期修复，根据损伤的情况不同，采用不同的方法(图11-21)。

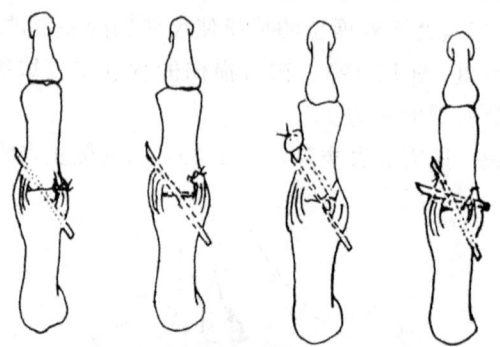

图 11-21　拇指掌指关节侧副韧带损伤的治疗方法选择示意图

韧带断裂可在伤后立即或4~7天局部肿胀消退后，进行直接缝合。延迟的一期缝合，可在伤后2周内进行。手术在臂丛神经阻滞麻醉和止血带下进行，跨越拇指掌指关节的尺侧背部弧形切口，切开皮肤及皮下组织，保护行走于切口内的桡神经分支。纵向切开拇收肌腱，于其深面显露断裂的侧副韧带，一般多见于韧带的中部和远端。将其直接缝合或用钢丝抽出缝合法将撕脱的侧副韧带固定于近节指骨基部的骨粗糙面处(图11-22)，缝合拇收肌腱及皮肤。

陈旧性侧副损伤无法直接修复者，可行自体肌腱移植，于拇指掌指关节内侧行"8"字形韧带成形术或用一筋膜片移植修复(图11-23)。

关节进行性疼痛性畸形关节炎伴不稳定性活动时，可行关节固定术，将掌指关节固定于屈曲20°位。

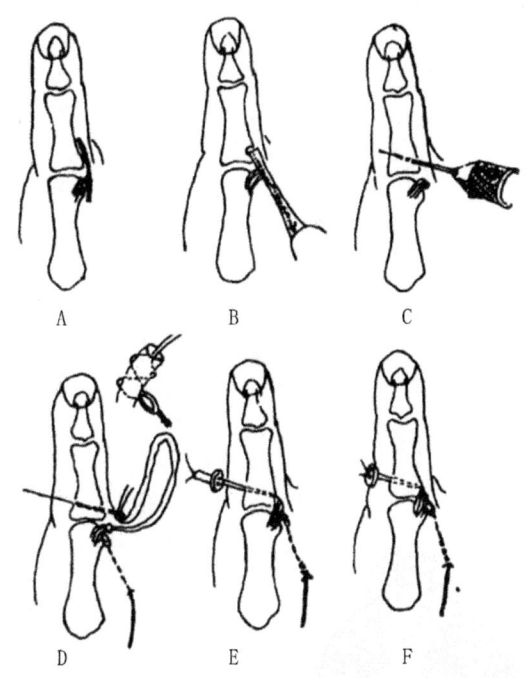

图 11-22 拇指掌指关节侧副韧带损伤的手术修复示意图

A:切口;B:于近节指骨基底部尺侧形成一粗糙面;C:用骨钻斜向对侧造一隧道;D:钢丝抽出缝合法缝合断裂的韧带;E:钢丝穿过纽扣拉紧;F:结扎钢丝

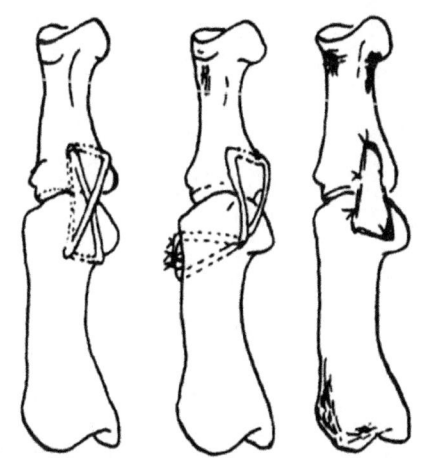

图 11-23 陈旧性侧副韧带损伤修复术示意图

术中可用一克氏针将掌指关节行临时固定,以利修复的韧带愈合。或术后用前臂石膏托将拇指于内收位固定4～5周,小骨片撕脱而用抽出缝合法或克氏针或微型螺钉行骨固定者,术后固定6周。于拆除石膏托时,拔除抽出钢丝,开始进行拇指功能锻炼。

(张建涛)

第十二章 髋部与大腿损伤的治疗

第一节 髋臼骨折

一、概述

髋臼由3块骨骼组成：髂骨在上，耻骨在前下，坐骨在后下，至青春期以后3骨的体部才融合为髋臼。从临床诊治的角度出发，Judet 和 Letournel 将髋臼视为包含于半盆前、后两个骨柱内的一个凹窝。前柱又称髂耻柱，由髂骨前半和耻骨组成，包括髋臼前唇、前壁和部分臼顶。后柱又称髂坐柱，由髂骨的坐骨切迹前下部分和坐骨组成，包括髋臼后唇、后壁和部分臼顶。

二、病因、病理

髋臼骨折多由间接暴力造成，因臀部肌肉丰富故直接暴力造成骨折少见。由于遭受暴力时股骨的位置不同，股骨头撞击髋臼的部位即有所不同，因而造成不同类型的髋臼骨折。当髋关节屈曲、内收位时受力，常伤及后柱，并可发生髋关节后脱位；若在外展、外旋位时受力，可造成前柱骨折和前脱位；若暴力沿股骨颈方向传递，即可造成涉及前后柱的横形或粉碎骨折。严重移位的髋臼骨折，股骨头大部或全部突入骨盆壁内，出现股骨头中心脱位。传达暴力的髋臼骨折，髋臼的月状软骨面和股骨头软骨均有不同程度的损伤，重者股骨头亦可发生骨折。

三、诊断

(一)病史
确切的外伤史。

(二)体征
患侧臀部或大腿根部疼痛、肿胀及皮下青紫瘀斑，髋关节活动障碍。局部有压痛，有时可在伤处扪到骨折块或触及骨擦音。

(三)并发症
若合并有髋关节脱位，后脱位者在臀部可摸到脱出的股骨头，患肢呈黏膝状；前脱位者在大腿前侧可摸到脱出的股骨头，患肢呈不黏膝状；中心型脱位者，患肢呈短缩外展畸形。

(四)X线或CT检查

为了正确评估髋臼骨折,检查时应摄不同体位的X线片,以便了解骨折的准确部位和移位情况。Letoumel对髋臼骨折在Judet 3个角度X线片上的表现进行分类。该方法包括摄患髋正位、髂骨斜位片(IOV)和闭孔斜位片(OOV),它们是诊断髋臼骨折和分类的依据。

正位片显示髂耻线为前柱内缘线,前柱骨折时此线中断;髂坐线为后柱的后外缘,后柱骨折时此线中断;后唇线为臼后壁的游离缘,后缘或后壁骨折时后唇线中断或缺如;前唇线为臼前壁的游离缘,前缘或前壁骨折时此线中断或缺如;臼顶和臼内壁的线状影表示其完整性,臼顶线中断为臼顶骨折,说明骨折累及负重区,臼底线中断为臼中心骨折泪滴线可用来判断髂坐线是否内移。为了显示前柱或后柱骨折,尚需摄骨盆45°斜位片。①向患侧旋转45°的髂骨斜位片:可清晰显示从坐骨切迹到坐骨结节的整个后柱,尤其是后柱的后外侧缘。因此,该片可以鉴别后柱和后壁骨折,如为后壁骨折,髂坐线尚完整,如为后柱骨折,则该线中断或错位。②向健侧旋转45°的闭孔斜位片:能清楚地显示自耻骨联合到髂前下棘的整个前柱,特别是前内缘和前唇。应当指出的是,骨折错位不一定在每张X线片上显示,只要有一张X线片显示骨折,诊断明确。髋关节正位、髂骨和闭孔位X线片虽可显示髋臼损伤的全貌,但有时难以显示复杂的情况。CT可显示骨折线的位置、骨折块移位情况、髋臼骨折的范围、粉碎程度、股骨头和臼的弧线是否吻合以及股骨头、骨盆环和骶骨损伤,因此对于髋臼骨折的诊断和分类,CT是X线片的重要补充。特别是对平片难以确定骨折类型和拟切开复位内固定治疗者,以及非手术治疗后髋臼与股骨头弧线呈非同心圆位置或髋关节不稳定者均应作CT检查。

四、治疗

髋臼骨折后关节软骨损伤,关节面凹凸不平,甚至失去弧度,致使股骨头与髋臼不相吻合。势必影响髋关节的活动。长期磨损则出现骨关节炎造成疼痛和功能障碍。因此,髋臼骨折的治疗原则与关节内骨折相同,即解剖复位、牢固固定和早期主动和被动活动。

(一)手法复位

手法复位适应于单纯的髋臼骨折。根据骨折的移位情况采取相应的复位手法。患者仰卧位,一助手双手按住骨盆,术者可将移位的骨折块向髋臼部位推挤,一面推挤,一面摇晃下肢使之复位,复位后采用皮牵引固定患肢3~4周。

(二)牵引疗法

牵引疗法适应于髋臼内壁骨折、骨折块较小的后壁骨折及髋关节中心性骨折脱位。或虽有骨折移位但大部分髋臼尤其是臼顶完整且与股骨头吻合,以及中度双柱骨折头臼吻合者。方法:于股骨髁上或胫骨结节行患肢纵轴牵引,必要时(如严重粉碎,有移位和中心脱位的髋臼骨折,难以实现手术复位内固定者)在股骨大转子部加用侧方骨牵引,并使这两个方面牵引的合力与股骨颈方向一致。其纵轴牵引力量为7~15 kg,侧方牵引力量为5~8 kg,1~2天后摄X线片复查,酌情调整重量,并强调在维持牵引下早期活动髋关节。6~8或8~12周后去牵引,扶双拐下地活动并逐渐负重,直至完全承重去拐行走。

(三)手术治疗

(1)对后壁骨折片大于3.5 cm×1.5 cm并且与髋臼分离达5~10 mm者行切开复位螺丝钉内固定术。

(2)移位明显的髋臼前柱骨折,采用改良式Smith-Peterson切口或经髂腹股沟切口,显露髋臼前柱,骨折复位后用钢板或自动加压钢板内固定。

(3)对髋臼后柱和后唇骨折采用后切口。其骨折复位后用钢板或自动加压钢板内固定,其远端螺丝钉应旋入坐骨结节。如有移位骨折片,需行骨片间固定时,可用拉力螺钉内固定。

(四)功能锻炼

对髋臼骨折应在维持牵引下早期活动髋关节,不仅可防止关节内粘连,而且可产生关节内的研磨动作,使关节重新塑形。

(郑崇明)

第二节 股骨头骨折

股骨头骨折是指股骨头或其软骨失去完整性或连续性,多见于成人髋关节后脱位。儿童股骨头骨折罕有发生,可能与儿童股骨头的坚韧性有关。

一、诊断

(一)病史

股骨头骨折多同时伴髋关节后脱位发生,Pipkin 认为髋关节屈曲约 60°时,大腿和髋关节处于非自然的内收或外展位,强大暴力沿股骨干轴心向上传导,迫使股骨头向坚硬的髋臼后上方移位,股骨头滑至髋臼后上缘时,股骨头被切割导致股骨头骨折并髋关节后脱位。髋关节前脱位时罕有发生股骨头骨折。

(二)症状和体征

伤后患髋疼痛,主动活动丧失,被动活动时引起剧痛。患髋疼痛,呈屈曲、内收、内旋及缩短畸形;大转子向后上方移位,或于臀部触及隆起的股骨头;股骨颈骨折时下肢短缩,且有浮动感。髋关节主动屈、伸功能丧失,被动活动时髋部疼痛加重。髋关节正侧位 X 线片可证实诊断。

(三)辅助检查

X 线检查:显示髋关节脱位及骨折,股骨头脱离髋臼,或部分移位,或完全脱位。部分移位指髋臼内嵌塞股骨头骨折片,头-臼间距加大或股骨头上移。有时合并髋臼后缘、后壁、后壁后柱骨折,X 线片均可显示,需行 CT 检查以明确诊断。

二、分型

Pipkin 将 Thompson 和 Epstein 的髋关节后脱位第 5 型伴有股骨头骨折者,再分为 4 型,为 Pipkin 股骨头骨折分型。

(一)Ⅰ型

髋关节后脱位伴股骨头在圆韧带窝远侧的不全骨折。

(二)Ⅱ型

髋关节后脱位伴股骨头在圆韧带窝近侧的骨折。

(三)Ⅲ型

第Ⅰ或Ⅱ型骨折伴股骨颈骨折。

(四) Ⅳ型

第Ⅰ、Ⅱ或Ⅲ型骨折，伴髋臼骨折。

这种分型既考虑到股骨头骨折的特点，又照顾到髋脱位、髋臼骨折的伴发损伤，对诊断、治疗和预后是有重要意义的。

临床中最多的是PipkinⅠ型，其他各型依序减少，以Ⅳ型最少。

三、治疗

本类损伤应及时、准确地施行髋关节脱位复位术，对PipkinⅠ、Ⅱ型股骨头骨折先试行髋关节复位，如股骨头复位后，股骨头骨折片也达到解剖复位，则宜行非手术治疗。如股骨头虽然复位，而股骨头骨折片复位不满意，一块或多块骨片嵌塞于头-臼之间，则是手术切开复位的指征。无论采用何种治疗，切不可忽视患者其他部位的损伤，如颅脑、腹腔内脏和胸腔内脏损伤及其出血、感染。应待这些损伤稳定后，再考虑患髋的手术治疗。抢救休克同时进行复位是明智的选择。

(一) 非手术治疗

非手术治疗主要指闭合复位牵引法。

1.适应证

PipkinⅠ型、Ⅱ型。并应考虑如下条件：股骨头脱位整复后其中心应在髋臼内；与股骨头骨折片对合满意；股骨头骨片的形状；头-臼和骨片之间的复位稳定状况。

2.操作方法

同髋关节后脱位，如骨折片在髋臼内无旋转，股骨头复位后往往能和骨折片很好对合，再拍片后如已证实复位良好，则应采用胫骨结节部骨牵引，维持患肢外展30°位置牵引6周，待骨折愈合后再负重行走。

(二) 手术治疗

1.切开复位内固定或骨折片切除法

(1)适应证：年轻的患者，股骨头虽然复位，而股骨头骨折片复位不满意，一块或多块骨片嵌塞于头-臼之间。

(2)操作方法：手术多用前方或外侧切口，以利骨折片的固定及切除。采用可吸收钉、螺丝钉、钢丝等内固定材料将骨折片固定，钉尾要深入到软骨下，钢丝缝合后于大转子下固定或皮外固定，穿引容易，拆除简单。如骨折片甚小，不及股骨头周径1/4且不在负重区，可将骨折片切除。

2.关节成形、人工股骨头置换或人工全髋关节置换术

(1)适应证：PipkinⅢ型、Ⅳ型，年老的患者，陈旧性病例，或髋关节本来就有病损，如骨性关节炎或其他软骨、软骨下骨疾病的患者，应依据骨折的类型和髋臼骨折范围和其移位等情况，选择关节成形术、人工股骨头置换或人工全髋关节置换。

(2)操作方法：同陈旧性髋关节脱位关节成形术及股骨颈骨折人工髋关节置换术。

(三) 药物治疗

1.中药治疗

按"伤科三期"辨证用药。早期瘀肿，疼痛较剧，宜活血化瘀，消肿止痛，用桃红四物汤或加三七接骨丸；中期痛减肿消，宜通经活络，活血养血，用活血灵汤或舒筋活血汤；后期宜补肝肾，壮筋

骨,用特制接骨丸。局部及远端肢体虚肿宜益气通络活血,用加味益气丸,肌肉消瘦、发硬,功能障碍者,宜养血通络利关节,用养血止痛丸。

2.西药治疗

如手术治疗,术前半小时预防性应用抗生素,术后一般应用3天,如合并其他内科疾病给予对症药物治疗。

(四)康复治疗

功能锻炼(主动、被动)包括以下两方面。

(1)复位固定后即行股四头肌舒缩及膝、踝关节的功能活动。

(2)两周后扶双拐下床不负重活动,注意保持外展位。PipkinⅢ型、Ⅳ型骨折可适当延缓下床活动时间。8周后可扶双拐轻负重活动,半年后视病情扶单拐轻负重行走,1年后弃拐进行功能锻炼,并注意定期复查。

股骨头骨折治疗的主要问题是防止骨折不愈合、股骨头缺血性坏死及创伤性骨关节炎,所以中后期的药物治疗、功能锻炼及定期复查尤为重要。一旦出现股骨头缺血性坏死征象,即应延缓负重及活动时间。

(郑崇明)

第三节　股骨颈骨折

股骨颈骨折是指由股骨头下至股骨颈基底部之间的骨折。多发生于老年人,此症临床治疗存在的主要问题是骨折不愈合及股骨头缺血性坏死。

一、诊断

(一)病史

股骨颈骨折多见于老年人,亦可见于儿童及青壮年,女性略多于男性。老年人因骨质疏松、股骨颈脆弱,即使轻微外伤如平地滑倒,大转子部着地,或患肢突然扭转,都可引起骨折。青壮年骨折少见,若发生骨折必因遭受强大暴力如车祸、高处跌下等,常合并他处骨折,甚至内脏损伤。

(二)症状和体征

伤后患髋疼痛,多不能站立或行走,移位型股骨颈骨折症状明显,髋部疼痛,活动受限,患髋内收,轻度屈曲,下肢外旋、短缩。大转子上移并有叩击痛,股三角区压痛,患肢功能障碍,拒触、动;叩跟试验(+),骨传导音减弱。

嵌插型骨折和疲劳骨折,临床症状不明显,患肢无畸形,有时患者尚可步行或骑车,易被认为软组织损伤而漏诊,如仔细检查可发现髋关节活动范围减少。对老年人伤后主诉髋部疼痛或膝部疼痛时,应详细检查并拍摄髋关节正侧位片,以排除骨折。

(三)特殊检查

内拉通(Nelaton)线、布来安(Bryant)三角、舒美卡(Schoemaker)线等均为阳性,Kaplan交点偏向健侧脐下。

(四)辅助检查

X线检查可明确骨折部位、类型和移位情况。应注意的是某些线状无移位的骨折在伤后立即拍摄的X线片可能不显示骨折,2~3周再次进行X线检查,因骨折部发生骨质吸收,如确有骨折则骨折线可清楚显示。因而临床怀疑骨折者,可申请CT检查或卧床休息两周后再拍片复查,以明确诊断。

二、分型

按骨折错位程度分为以下几型(Garden分型)。

(一)Ⅰ型

不完全骨折。

(二)Ⅱ型

完全骨折,但无错位。

(三)Ⅲ型

骨折部分错位,股骨头向内旋转移位,颈干角变小。

(四)Ⅳ型

骨折完全错位,骨折端分离,近折端可产生旋转,远折端多向后上移位。

三、治疗

应按骨折的时间、类型、患者的年龄和全身情况等决定治疗方案。

(一)非手术治疗

(1)手法复位,经皮空心加压螺钉内固定术。①适应证:GardennⅡ、Ⅳ型骨折。②操作方法:新鲜移位型股骨颈骨折,可由两助手分别相向顺势拔伸牵引,然后内旋外展伤肢复位;或屈髋屈膝拔伸牵引,然后内旋外展伸直伤肢进行复位;或过度屈髋、屈膝、拔伸牵引内旋外展伸直伤肢复位;也可先行骨牵引快速复位,复位满意后按前述方法进行固定。

(2)皮肤牵引术。对合并有全身性疾病,不宜施行侵入方式治疗固定的股骨颈骨折,若无移位则可行皮肤牵引并"丁"字鞋保持下肢外展足部中立位牵引固定。

(3)较小儿童选用细克氏针固定骨折,较大儿童可用空心螺钉固定。

(二)手术治疗

1.空心加压螺钉经皮内固定

(1)适应证:GardenⅠ、Ⅱ型骨折。

(2)操作方法:新鲜无移位股骨颈骨折可在G形或C形臂X线机透视下直接行2~3枚空心螺钉内固定。先由助手牵引并扶持伤肢轻度外展内旋,常规皮肤消毒、铺巾、局麻,于股骨大转子下1cm及3cm处经皮作2~3个长约1cm的切口,沿股骨颈方向钻入2~3枚导针经折端至股骨头内,正轴位透视见骨折无明显移位,导针位置良好,选择长短合适的2~3枚空心加压螺钉套入导针钻入股骨头至软骨面下5mm处,退出导针,再次正轴位透视见骨折复位及空心加压螺钉位置良好,固定稳定,小切口缝1针,无菌包扎,将患肢置于外展中立位。1周后可下床不负重进行功能锻炼。

2.空心加压螺钉内固定

(1)适应证:闭合复位失败或复位不良的各种移位型骨折。

(2)操作方法:取髋外侧切口,显露骨折端使骨折达到解剖复位或轻微过度复位,空心加压螺钉内固定技术同上述。

3.滑移式钉板内固定

(1)适应证:股骨颈基底部骨折闭合复位失败者或股骨上端外侧皮质粉碎者。

(2)操作方法:取髋外侧切口,加压髋螺钉应沿股骨颈中轴线或偏下置入,侧方钢板螺钉应在3枚以上,为防止股骨颈骨折旋转畸形,可附加1枚螺钉通过股骨颈固定至股骨头内。

4.内固定并植骨术

(1)适应证:陈旧性股骨颈骨折不愈合,或兼有股骨头缺血性坏死但无明显变形者或青壮年股骨颈骨折移位明显者。

(2)操作方法:可先行股骨髁上牵引,待骨折端牵开后,行手法复位空心加压螺钉经皮内固定(亦可手术时再行复位内固定),再视病情行带旋髂深动脉蒂、缝匠肌蒂的髂骨瓣或带股方肌蒂骨瓣等转位移植术。

5.截骨术

(1)适应证:陈旧性股骨颈骨折不愈合或畸形愈合,可采用截骨术以改善功能。

(2)操作方法:股骨转子间内移截骨术(麦氏)、孟氏截骨术、股骨转子下外展截骨术、贝氏手术等。但必须严格掌握适应证,权衡考虑。

6.人工髋关节置换术

(1)适应证:主要适用于60岁以上的陈旧性股骨颈骨折不愈合,内固定失败或恶性肿瘤、骨折移位显著不能得到满意复位和稳定内固定者,有精神疾病或精神损伤者及股骨头缺血性坏死等均可行人工髋关节置换术。

(2)操作方法:全身麻醉或硬膜外阻滞麻醉。手术入路可采用髋部前外侧入路(S-P入路)、外侧入路、后外侧入路等,根据手术入路不同采用相应的体位。对老年患者应时刻把保护生命放在第一位,要细心观察,防治合并症及并发症。

(三)药物治疗

1.中药治疗

按"伤科三期"辨证用药。早期瘀肿,疼痛较剧,宜活血化瘀,消肿止痛,用桃红四物汤加减;中期痛减肿消,宜通经活络,活血养血,用活血灵汤或舒筋活血汤;后期宜补肝肾,壮筋骨,用三七接骨丸。局部及远端肢体虚肿宜益气通络活血,用加味益气丸,肌肉消瘦、发硬、功能障碍者,宜养血通络利关节,用养血止痛丸。

2.西药治疗

如手术治疗,术前半小时预防性应用抗生素,术后一般应用3天。合并其他内科疾病应给予对症药物治疗。

(四)康复治疗

功能锻炼(主动、被动)主要包括以下三方面。

(1)复位固定后即行股四头肌舒缩及膝踝关节的功能活动。

(2)1周后扶双拐下床不负重活动,注意保持外展位。GardenⅡ、Ⅳ型骨折可适当延缓下床活动时间。8周后可扶双拐轻负重活动,半年后视病情扶单拐轻负重行走,1年后弃拐进行功能锻炼,并注意定期复查。

(3)股骨颈骨折治疗的主要问题是骨折不愈合及股骨头缺血性坏死,所以中、后期的药物治疗及定期复查尤为重要。要嘱咐患者不侧卧、不盘腿、不内收伤肢。一旦出现股骨头缺血性坏死的征象，即应延缓负重及活动时间。

（刘忠刚）

第四节 股骨转子间骨折

股骨转子间骨折又称股骨粗隆间骨折，系指由股骨颈基底至小转子水平以上部位所发生的骨折。是老年人常见的损伤，约占全身骨折的3.57%，患者年龄较股骨颈骨折患者高5～6岁，青少年极罕见。男多于女，约为1.5:1。由于股骨转子部的结构主要是骨松质，周围有丰富的肌肉包绕，局部血运丰富，骨的营养较股骨头优越得多。解剖学上的有利因素为股骨转子间骨折的治疗创造了有利条件。因此，多可通过非手术治疗而获得骨性愈合，骨折不愈合及股骨头缺血性坏死很少发生，故其预后远较股骨颈骨折为佳。临床上大多数患者可通过手术治疗获得良好的预后。但整复不良或负重过早常会造成畸形愈合，较常见的后遗症为髋内翻，还可出现下肢外旋、短缩畸形。另外长期卧床易出现压疮、泌尿系统感染、坠积性肺炎等并发症。

一、病因病理与分类

（一）病因病理损伤原因及机制

该骨折与股骨颈骨折相似，多发生于老年人，属关节囊外骨折。因该处骨质疏松，老年人内分泌失调，骨质脆弱，遭受轻微的外力如下肢突然扭转、跌落或转子部遭受直接暴力冲击，均可造成骨折，骨折多为粉碎性。

（二）骨折分类

根据骨折部位、骨折线的形状及方向将股骨转子间骨折分为顺转子间骨折、逆转子间骨折。

1.顺转子间骨折

骨折线自大转子顶点的上方或稍下方开始，斜向内下方走行，到达小转子上方或稍下方。骨折线走向大致与转子间线或转子间嵴平行。依暴力方向及程度，小转子可保持完整或成为游离骨片。由于向前成角和内翻应力的复合挤压，可使小转子成为游离骨片而并非髂腰肌收缩牵拉造成。即使小转子成为游离骨片，股骨上端内侧的骨支柱仍保持完整，支撑作用仍较好，移位一般不多，髋内翻不严重。远端则可因下肢重量及股部外旋肌作用而外旋。若暴力较大，骨质过于脆弱，可致骨折片粉碎。此时，小转子变成游离骨片，大转子及内侧支柱亦破碎，成为粉碎性。远端明显上升，髋内翻明显，患肢外旋。其中顺转子间骨折中Ⅰ型和Ⅱ型属稳定性骨折，其他为不稳定性骨折，易发生髋内翻畸形。此型约占转子间骨折的80%。

按Evan标准分为4型。①Ⅰ型：顺转子间骨折，无骨折移位，为稳定性骨折。②Ⅱ型：骨折线至小转子上缘，该处骨皮质可压陷或否，骨折移位呈内翻位。③ⅢA型：小转子骨折变为游离骨片，转子间骨折移位，内翻畸形。④ⅢB型：转子间骨折加大转子骨折，成为单独骨块。⑤Ⅳ型：除转子间骨折外，大小转子各成为单独骨块，亦可为粉碎性骨折。

2.逆转子间骨折

骨折线自大转子下方，斜向内上方走行，到达小转子上方。骨折线的走向大致与转子间嵴或转子间线垂直,与转子间移位截骨术的方向基本相同。小转子可能成为游离骨片。骨折移位时,近端因外展肌和外旋肌群收缩而外展、外旋;远端因内收肌、髂腰肌牵引而向内、向上移位。

根据骨折后的稳定程度 AO 的 Mtiller 分类法将转子间骨折分为 3 种类型。①A1 型:是简单的两部分骨折,内侧骨皮质仍有良好的支撑。②A2 型:是粉碎性骨折,内侧和后方骨皮质在数个平面上破裂,但外侧骨皮质保持完好。③A3 型:外侧骨皮质也有破裂。

二、临床表现与诊断

患者多为老年人,青壮年少见,儿童更为罕见。有明确的外伤史,如突然扭转、跌倒臀部着地等。伤后髋部疼痛,拒绝活动患肢,患者不能站立和行走。局部可出现肿胀、皮下瘀斑。骨折移位明显者,下肢可出现短缩,髋关节短缩、内收、外旋畸形明显,检查可见患侧大转子上移。无移位骨折或嵌插骨折,虽然上述症状较轻,但大转子叩击和纵向叩击足跟部可引起髋部剧烈疼痛。一般说来,股骨转子间骨折和股骨颈骨折的受伤姿势、临床表现及全身并发症大致相同。因转子间骨折局部血运丰富,所以一般较股骨颈骨折肿胀明显,前者压痛点在大转子部位,愈合较容易而常遗留髋内翻畸形。后者压痛点在腹股沟韧带中点下方,囊内骨折愈合较难。髋关节正侧位X 线片可以明确骨折类型和移位情况,并有助于与股骨颈骨折相鉴别及对骨折的治疗起着指导作用。

骨折后,常出现神色憔悴,面色苍白,倦怠懒言,胃纳呆减诸症。津液亏损,气血虚弱者还可见舌质淡白,脉细弱诸候。中气不足,无水行舟,可出现大便秘结。长期卧床还可出现压疮、泌尿系统感染、结石、坠积性肺炎等并发症。老年患者感染发热,有时体温不一定很高,可仅出现低热,临床宜加警惕。

三、治疗

股骨转子间骨折的治疗方法很多,效果不一。骨折的治疗目的是防止髋内翻畸形,降低死亡率。国外报道,转子间骨折的病死率在 10%~20%。常见的死亡原因有支气管肺炎、心力衰竭、脑血管意外及肺梗死等。具体选择何种治疗方法,应根据患者的年龄、骨折的时间、类型及全身情况,还要充分考虑患者及家属的意见,对日后功能的要求、经济承受能力、医疗条件和医师的手术技术和治疗经验等,进行综合分析后采取切实可行的治疗措施。在积极地进行骨折局部治疗的同时,还应注意防治患者伤前病变或治疗过程中可能发生的危及生命的并发症,如压疮、泌尿系统感染、坠积性肺炎等。争取做到既保证生命安全,又能使肢体的功能获得满意的恢复。

(一)非手术治疗

1.无移位股骨转子间骨折

此类骨折无须复位,可让患者卧床休息。在卧床期间,为了防止骨折移位,患肢要保持外展 30°~40°,稍内旋或中立位固定,并避免外旋。为了防止外旋,患足可穿"丁"字鞋。也可用外展长木板固定(上至腋下 7~8 肋间,下至足底水平),附在伤肢外侧绷带包扎固定或用前后石膏托固定,保持患肢外展 30°中立位。固定期间最好卧于带漏洞的木板床上,以便大小便时,不必移动患者;臀部垫气圈或泡沫海绵垫,保持床上清洁、干燥,以防骶尾部受压,形成压疮;如需要翻身时,应保持患肢体位,防止下肢旋转致骨折移位。应加强全身锻炼,进行深呼吸、叩击后背咳嗽排痰,以防坠积性肺炎的发生;同时应积极进行患肢股四头肌舒缩锻炼、踝关节和足趾屈伸活动,以防止肌肉萎缩和关节僵直的发生。骨折固定时间为 8~12 周。骨折固定 6 周后,可行 X 线片检查,观察骨生长情况,骨痂生长良好,可扶双拐保护下不负重下地行走;若骨已愈合,可解除固定;若未完全愈合,可继续固定3~5周,X线片检查至骨折坚固愈合。如果骨折无移位,并已连接,可扶拐下地活动,至于弃拐负重行走约需半年或更长时间。

2.牵引疗法

牵引疗法适用于所有类型的转子间骨折。由于病死率和髋内翻发生率较高,国外已很少采用,但在国内仍为常用的治疗方法。具体治疗应根据患者的骨折类型及全身情况,是否耐受长时间的牵引和卧床。一般选用Russell牵引,可用股骨髁上穿针或胫骨结节穿针,肢体安置在托马架或勃朗架上。对不稳定骨折牵引时注意牵引重量要足够,约占体重的1/7,否则不足以克服髋内翻畸形;持续牵引过程中,髋内翻纠正后也不可减重太多,以防止髋内翻的再发;另外牵引应维持足够的时间,一般8~12周,对不稳定者,可适当延长牵引时间。待骨痂良好生长,骨折处稳定后,练习膝关节功能,嘱患者离床,在外展夹板保护下扶双拐不负重行走,直到X线片显示骨折愈合,再开始患肢负重。骨折愈合坚实后去除牵引,才有可能防止髋内翻的再发。牵引期间应加强护理,防止发生肺炎及压疮等并发症。据报道,股骨转子间骨折牵引治疗,髋内翻发生率可达到40%~50%。

3.闭合穿针内固定

闭合穿针内固定适用于无移位或轻度移位的骨折。采用局部麻醉,在C形臂X线透视下,对移位骨折,先进行复位,于转子下2.5 cm处经皮以斯氏针打入股骨颈,针的顶端在股骨头软骨下0.5 cm处,一般用3枚或多枚固定针,最下面固定针须经过股骨矩,至股骨颈压力骨小梁中。固定针应呈等边三角形或菱形在骨内分布,使固定更坚强。固定完成后,针尾预弯埋于皮下。在C形臂X线透视下行髋关节轻微屈曲活动,观察断端有无活动。术后患肢足部穿"丁"字鞋,保持外展30°中立位。术后患者卧床3天后可坐起,固定8~12周后,行X线片检查,若骨折愈合,可扶双拐不负重行走,练习膝关节功能。

近年来越来越多的人主张在条件许可的情况下,为了防止骨折再移位,避免长期卧床与牵引,早期使用经皮空心钉内固定。但也不能一概而论,应视具体情况而定,因内固定本身是一种创伤,且还需再次手术取出。

(二)切开复位内固定

手术治疗的目的是要达到骨折端坚固和稳定的固定。骨折的坚固内固定和患者的早期活动被认为是标准的治疗方法。所以治疗前首先应通过X线片来分析骨折的稳定情况,复位后能否恢复内侧和后侧皮质骨的完整性。同时应了解患者的骨骼情况,选择合适的内固定器械,达到骨折的坚固和稳定固定的目的。转子间骨折常用的内固定物有两大类:带侧板的髋滑动加压钉和髓内固定系统。如Jewett钉、DHS或Richard钉、Gamma钉、Ender钉、Kirintscher钉等。

1.滑动加压髋螺钉内固定系统

滑动加压髋螺钉系统在20世纪70年代开始应用于一些转子间骨折的加压固定。此类装置由固定钉与一带柄的套筒两部分组成,固定钉可在套筒内滑动,以保持骨折端的紧密接触并得到良好稳定的固定。术后早期负重可使骨折端更紧密的嵌插,有利于骨折得以正常愈合。对稳定性骨折,解剖复位者,130°钉板;对不稳定性骨折,外翻复位者,用150°钉板。常用的有带侧板的髋滑动加压钉固定。在Richard加压髋螺钉操作时,应首先选择进针点于转子下2 cm处,一般在小转子尖水平进入,于股骨外侧皮质中线放置合适的角度固定导向器,打入3.2 mm螺纹导针至股骨头下0.5~1 cm内,C形臂X线正侧位透视检查,确认导针位于股骨颈中心且平行于股骨颈,并与软骨下骨的交叉点上。测量螺丝钉长度后,沿导针方向行股骨扩孔、攻丝,拧入拉力螺丝钉,将远端的套筒钢板插入滑动加压螺钉钉尾,然后以螺钉固定远端钢板。固定完毕后行髋关节屈伸、旋转活动,检查固定牢固,逐层缝合切口。术后患者卧床3天后可坐起,2周后可在床上或扶拐不负重行膝关节功能练习。固定8~12周后,行X线片检查,若骨折愈合良好,可除拐负重行走,进行髋、膝关节功能锻炼。

2.髓内针固定系统

髓内针固定在理论上讲与切开复位比较有以下优点:手术操作范围小,骨折端无须暴露,手术时间短,出血量少。目前有两种髓内针固定系统用于转子间骨折的固定,即髁-头针和头-髓针。

(1)头-髓针固定:包括 Gamma 钉、髁髓内钉、Russell-Taylor 重建钉等。Gamma 钉即带锁髓内钉。在股骨颈处斜穿1枚粗螺纹钉,并带有滑动槽。该钉从生物力学角度出发,穿过髓腔与侧钢板不同,它的力臂较侧钢板短,因此在转子内能承受较大的应力,以达到早期复位的目的。术中应显露骨折部和大转子顶点的梨状肌窝,以开口器在梨状肌窝开孔并扩大髓腔,将髓内棒插入股骨髓腔,在股骨外侧骨皮质钻孔,以髓内棒颈螺钉固定至股骨头下,使骨折断端加压,然后固定远端螺钉,其远端横穿螺钉,能较好地防止旋转移位。适用于逆转子间骨折或转子下骨折。

(2)髁-头针固定:如 Kirintscher,Ender 和 Harris 钉。Ender 钉的髓内固定方法,20世纪70年代在美国广泛应用。Ender 钉即多根细髓内钉。该钉具有一定的弹性和弧度,自内收肌结节上方进入,在C形臂X线透视检查下,将钉送在股骨头关节软骨下0.5 cm处,通过旋转改变钉的位置,使各钉在股骨头内分散,由于钉在股骨头颈部的走行方向与抗张力骨小梁一致,从而抵消了造成内翻的应力,3~5枚钉在股骨头内分散,有利于控制旋转。原则上,除非髓腔特别窄,转子间骨折患者最少应打入3~4枚Ender钉;对于不稳定的转子间骨折且髓腔特别宽大时,可打入4~5枚使之尽可能充满髓腔。其优点包括:①手术时间短,创伤小,出血量少;②患者术后几天内可恢复行走状态;③骨折部位和进针点感染机会少;④迟缓愈合和不愈合少。主要缺点为:控制旋转不绝对可靠,膝部针尾外露过长或向外滑动,可引起疼痛和活动受限。

3.加压螺丝钉内固定

加压螺丝钉内固定适用于顺转子间移位骨折。往往在临床应用中需采用长松质骨螺钉固定,以控制断端的旋转。术后患肢必须行长腿石膏固定,保持外展30°中立位,以防骨折移位,造成髋关节内翻。待骨折完全愈合后,才可负重进行功能锻炼。固定期间应行股四头肌舒缩锻炼,防止肌肉萎缩,有利于关节功能恢复。现此种方法在临床上已应用很少。

4.人工关节置换

股骨转子间骨折的人工关节置换在临床上并未广泛应用。术前根据检查的结果对患者心、脑、肺、肝、肾等重要器官的功能进行评估,做好疾病的宣教,向患者和家属说明疾病治疗方法的选择、手术的目的、必要性、大致过程及预后情况,对高危人群应说明有多种并发症出现的可能及其后果,伤前病变术前治疗的必要性和重要性,使患者主动地配合治疗。在老年不稳性转子间骨折,同时存在骨质疏松时,可考虑行人工关节置换。但对运动要求不高且预计寿命不长的老年患者,这一手术没有必要。而对转子间骨折不愈合或固定失败的患者是一种有效的方法。作者在严格选择适应证的情况下,对部分股骨转子间骨折患者行骨水泥人工股骨头置换术,取得了良好的效果,使老年患者更早、更快地恢复行走功能,减少了并发症的发生。

(三)围术期的处理

股骨转子间骨折与股骨颈骨折都多见于老年人,且年龄更大。治疗方法多以手术为主,做好围术期的处理,积极治疗伤前病变,提高手术的安全性,注重术后处理以减少并发症,在本病的治疗中占有十分重要的位置。

四、并发症

(一)压疮

股骨转子间骨折的患者往往需要长时间卧床,若护理不周,可在骨骼突出部位发生压疮。这是由于局部受压,组织因血液供应障碍,导致坏死,溃疡形成,经久不愈,有时还能发生感染,引起败血症。对此,应加强护理,以预防为主。对压疮好发部位,如骶尾部、踝部、跟骨、腓骨头等骨突部位应保持清洁、干燥,定时翻身,进行局部按摩,并注意在骨突出部加放棉垫、气圈之类。对已发生的压疮,除了按时换药,清除脓液和坏死组织外,还应给予全身抗生素治疗及支持疗法或投以清热解毒、托毒生肌中药。

(二)坠积性肺炎

坠积性肺炎是老年患者长期卧床或牵引、石膏固定常见的并发症。由于长期卧床,肺功能减弱,痰涎积聚,咳痰困难,易引起呼吸道感染,有的因之危及生命。对此,对长期卧床的患者,应鼓励其多作深呼吸及鼓励咳嗽排痰,并在不影响患肢的固定下加强患肢的功能活动,以便及早离床活动。

(三)髋内翻

髋内翻多因股骨转子间骨折复位不良,内侧皮质对位欠佳或未嵌插,内固定不牢所致。髋内翻发生后患者行走跛行步态,双侧者呈鸭行步态,类似双侧髋关节脱位。查体见患者肢体短缩,大转子突出,外展、内旋明显受限。单侧 Allis 征阳性,Trendelenburg 征阳性。X 线表现:骨盆正位片可见患侧股骨颈干角变小,股骨大转子升高,其多由于肌肉的牵引及重力压迫所致。

治疗上保守治疗效果不佳。对轻的髋内翻,不影响行动者可不处理,<120°的内翻,早期发现应做牵引矫正,年轻者应行手术矫正。根据股骨近端的正侧位 X 线平片,计算各个矫正角度,来制订术前计划,外翻截骨应恢复生物力学平衡,但在另一方面,要根据髋关节现有功能,限定矫正的度数,以免发生外展挛缩。手术方法有许多,常用的有两种,转子间或转子下截骨术。关节囊外股骨转子间截骨:术前在侧位 X 线片上测量患侧股骨头骨骺线与股骨干轴线形成的头—干角,并与正常侧对照,在蛙式位上测量股骨头—干角,确定其后倾角度,也与正常侧比较。两者之差,可作为确定术中楔形截骨块的大小。术中用片状接骨板或螺丝接骨板内固定,术后可扶拐部分负重 6~8 周,然后允许完全负重。转子间或转子下截骨:在股骨干及关节囊以外进行。不仅间接矫正颈之畸形,而且不影响股骨头的血液供应。通过手术将股骨头同心性地位于髋臼内,恢复股骨头对骨干轴线的功能位置。中度及重度滑脱时,股骨头在臼内后倾及向内倾斜,引起内旋、内收、外旋及过伸畸形。为同时矫正这种三种成分的畸形,可用三维截骨术,即远段外展、内收及屈曲,通常需要切除楔形小骨块,构成三维截骨的两个角性成分,再矫正旋转的角度,矫正后用钉板固定。切除的骨块咬成碎块充填于截骨区周围有助于新骨形成。从生物力学观点,它可有足够强度内固定,可减少术后固定,但术后最好仍用石膏固定,直至愈合。不论用什么方法,畸形可能复发,故要经常随访复查。

(刘忠刚)

第五节　股骨干骨折

股骨干是指股骨小转子下 2～5 cm 到股骨髁上 2～4 cm 之间的部分。股骨干骨折约占全身骨折的 6%。男多于女,约 2.8∶1,患者以 10 岁以下儿童最多,约占股骨干骨折的 50%。随着近年来交通事故的增多,股骨干骨折的发病比例呈上升趋势,男多于女。骨折往往复杂,且合并伤较多,给治疗增加了很大的难度。

一、病因病理与分类

股骨干骨折多见于儿童和青壮年。以股骨干中部骨折较多发。直接暴力和间接暴力均可造成骨折。碰撞、挤压、打击等直接暴力所致者,多为横形、粉碎性骨折。而扭转、摔倒、杠杆作用等间接暴力所致者,多为斜形、螺旋形骨折。除青枝骨折外,股骨干骨折均为不稳定性骨折。

(一) 骨折的典型移位

骨折发生后受暴力作用,肌肉收缩和下肢重力作用,不同部位可发生不同方向的移位趋势。见图 12-1。

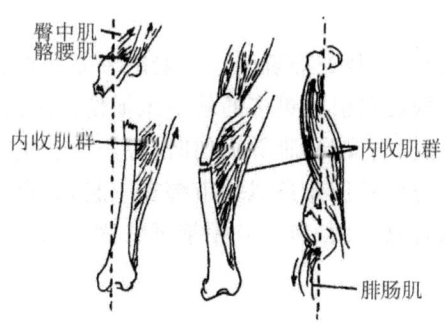

图 12-1　股骨干骨折的典型移位示意图

(1) 上 1/3 骨折:近端受髂腰肌和臀中、小肌及外旋肌的牵拉而产生屈曲、外展及外旋倾向,远端则因内收肌群的作用而产生向后、上、内移位。

(2) 中 1/3 骨折:除重叠外,移位规律不典型,多数骨折近折端呈外展、屈曲倾向,远折端因内收肌的作用,下方向内上方移位,使两骨折端向前外成角。

(3) 下 1/3 骨折:由于膝后方关节囊及腓肠肌的牵拉,将远端拉向后方,其锐利的骨折端可刺伤腘动、静脉,而骨折近端内收向前移位。

(二) 根据骨折线的形状

(1) 横形骨折:骨折线为横行,大多由直接暴力造成。
(2) 斜形骨折:骨折线为斜行,大多由间接暴力造成。
(3) 螺旋形骨折:骨折线为螺旋形,多由强大的旋转暴力造成。
(4) 粉碎性骨折:骨折片在 3 块以上,多由直接暴力造成。

(5)青枝骨折:因骨膜厚,骨质韧性较大,断端一侧皮质未完全断裂。多见于小儿。

造成股骨干骨折常需较强大的暴力,骨折后断端移位明显,软组织损伤严重。临床上应注意,成人股骨干骨折内出血500～1 000 mL,出血较多,加上创伤后剧烈疼痛刺激,特别是多发性骨折、多段骨折,更易早期出现休克;有挤压伤者,应注意是否有挤压综合征的发生。下1/3骨折时,注意检查是否有腘动、静脉损伤,应密切观察病情,以免贻误治疗。

二、临床表现与诊断

股骨干骨折多有明确的外伤史,如车祸、高处坠落、重物直接打击等。伤后局部疼痛、肿胀明显,可出现短缩、成角畸形,患肢功能活动完全丧失,可触及骨擦感和异常活动,但儿童青枝骨折除外。下1/3骨折时,应注意足背动脉及胫后动脉搏动情况,如出现动脉搏动减弱或消失,末梢循环障碍,后方血肿形成,应疑为腘动、静脉损伤,应急诊手术探查。严重挤压伤、粉碎性骨折或多发性骨折患者,应注意挤压综合征和脂肪栓塞的发生。轻微外力造成的骨折,应考虑到病理性骨折。

X线片检查可以明确骨折部位及移位情况。上1/3骨折时,X线检查应包括髋关节;下1/3骨折时,X线检查应包括膝关节。怀疑髋关节脱位患者,应加拍髋关节正位及侧位X线片,以明确诊断。

三、治疗

(一)急救处理

股骨干骨折的治疗,应开始于急救处理阶段。一般患者完全丧失站立或行走能力,由于下肢长而重,杠杆作用大,不适当的搬运可引起更多的软组织损伤。因此,合理地就地固定患肢,是非常重要的。患者如无休克、颅脑损伤或胸、腹部损伤时,应先给予止痛剂,禁止在现场做不必要的检查。最简单的方法是将患肢与健肢用布条或绷带绑在一起,如有合适的木板,可在患肢的内外侧各放一块,内抵会阴部,外超骨盆平面,布条或绷带绑住固定,固定时下肢应略加牵引,这样可以部分复位并减轻疼痛。

(二)非手术治疗

1.新鲜儿童股骨干骨折的治疗

儿童股骨干骨折由于愈合快,自行塑形能力强,有些移位、成角均可自行矫正。采用牵引和外固定治疗,不易引起关节僵硬,故多采用保守治疗。儿童股骨干骨折的另一重要特点是,常因骨折的刺激引起肢体过度生长,其可能的原因是由于在骨折后临近骨骺的侧支血液供给增多之故。至伤后2年,骨折线愈合,骨痂重新吸收,血管刺激停止,生长即恢复正常。

根据以上儿童股骨干骨折的特点,骨折在维持对线的情况下,短缩不超过2 cm,无旋转畸形,均被认为达到功能复位要求。尽量不采用手术治疗。

(1)青枝骨折和无移位的稳定性骨折,无须整复,以小夹板固定即可。对移位较多或轻度成角畸形者,可采用手法复位,矫正畸形,并行小夹板固定。对无移位或移位较少的新生儿产伤骨折,将患肢用小夹板或圆形纸板固定2～3周。

(2)3岁以下儿童可采用Bryant牵引,亦称过头牵引,这是一种传统的治疗方法,利用皮肤牵引达到治疗效果。选用合适长度的胶布粘贴,自骨折水平面或以上1 cm处开始,下到足底1 cm左右的扩张板上,用绳索连接后,再通过两滑轮,加上牵引所需重量。下肢突起部位如腓骨头、内外踝部应加垫,以避免局部压迫,引起溃破、疼痛和神经麻痹,最后用绷带松紧适度的缠绕下肢,以防胶布滑脱。牵引重量为双下肢同时牵引时,患儿臀部悬空,距离床面1~2 cm为度。患儿大腿可行夹板固定。为防止骨折向外成角,可使患儿面向健侧躺卧。牵引期间应定期拍X线片,观察骨折对位情况,密切观察患肢血运及活动。牵引3~4周后,根据X线片显示骨愈合情况,去掉牵引。儿童股骨横断骨折,常不能完全牵开而呈重叠愈合。开始虽然患肢短缩,但因骨折愈合期,血运活跃患骨生长加快,约1年余双下肢可等长。

(3)3~14岁儿童移位骨折,可在水平牵引下施以手法复位、小夹板固定;骨牵引可行胫骨结节或股骨髁上牵引;皮牵引用胶布贴于患肢内、外两侧,再用螺旋绷带包住,患肢放于垫枕上,牵引重量为2~3 kg,如骨折断端重叠未能牵开,可行2层螺旋绷带中间夹1层胶布的缠包方法,再加大牵引重量。在皮肤或骨牵引完成后,患儿仰卧,一助手固定骨盆,另一助手使伤侧髋半屈曲位拔伸牵引,术者双手用端、挤、提、按手法进行整复,然后行小夹板固定。注意调整牵引针方向、重量及肢体位置以防成角畸形;小夹板固定也应注意松紧适度,并应随时进行调整。4~6周行X线片复查,观察骨折愈合情况。如愈合良好,可去牵引,行功能锻炼。

2.成人股骨干骨折的治疗

无移位的稳定骨折,无须整复,只要固定即可。有移位的骨折,可根据受伤部位不同而行股骨髁上或胫骨结节骨牵引,并手法复位夹板固定。对股骨上及中1/3骨折,可选用胫骨结节牵引;下1/3骨折,可选用胫骨结节或股骨髁上牵引。股骨中段骨折时,患肢伸直位牵引;股骨下段骨折时,患膝屈曲90°牵引。牵引过程中,应注意膝关节活动及控制远端旋转;经常测量下肢长度及骨折的轴线;复位中,要求无重叠,无成角,侧方移位不大于1/2直径,无旋转错位。手法复位前先行穿针,后整复骨折。股骨上段骨折,需一助手固定骨盆,另一助手一手握踝,一肘挎腘窝,膝关节屈曲90°,髋关节半屈曲位向上提拉,并使股骨远端外旋;术者根据不同部位骨折的移位情况,采用推、按、扳、提手法,纠正骨折的旋转、成角及侧方移位,然后固定。治疗期间,第2天即开始练习股四头肌收缩及踝关节活动,第2周开始练习抬臀,第3周两手提吊环,健足踩在床上,收腹,抬臀,使身体、大、小腿成一直线,加大髋膝活动范围。从第4周开始可扶床架练站立。X线片检查示骨折临床愈合后,可去牵引后逐渐扶拐行走,直至X线片检查骨折愈合为止。

(三)切开复位内固定

成人股骨干骨折后,由于肌肉的牵拉,往往移位严重,保守治疗难以达到满意的效果,因此须采用手术切开复位内固定,以恢复正常的解剖关系。切开复位内固定的适应证包括:用手法或牵引不能达到整复要求的骨折;严重开放性骨折,受伤时间短,尚未出现感染迹象者;合并神经血管损伤的骨折;多发性骨折。常用的内固定有钢板螺丝钉内固定和髓内针固定。自20世纪60年代以来,瑞士AO学组的外科医师对所有的股骨干骨折采用髓内固定或钢板螺丝钉内固定。

AO加压钢板内固定的基本原则:①无创技术,保存骨折端血运,内固定放于骨膜外,慎重保留软组织;②解剖复位;③张力侧钢板固定。AO学者利用特制的内固定器材,使骨折断端间产生加压作用,使骨折获得一期愈合,早期功能活动,恢复肢体正常功能。但加压钢板内固定易发生一定的并发症,常见的有钢板疲劳断裂、钢板下骨质萎缩、感染。髓内针内固定早在20世纪40年代就由Knntscher介绍闭合髓内钉技术。第二次世界大战以后,由于开放式髓内钉固定的出现和广泛应用,对于无并发症的青年髓腔最狭窄非粉碎骨折,髓内钉成为股骨干骨折的最终治疗方法。随着手术技术的完善,特别是影像器的应用,髓内钉固定技术得到更好的临床应用。

1.切开复位加压钢板螺丝钉内固定

AO方法自20世纪60年代起逐渐普及,可分为加压器钢板和自身加压钢板两种。主要适应于股骨干上、中、下1/3横形骨折、短斜形骨折。手术在侧位进行,大腿后外侧切口,在外侧肌间隔前显露股骨干外侧面,推开骨膜后,钢板上在股骨干外侧。股骨干骨折内固定选择后外侧切口的优点是,由前肌群与后肌群之间隙进入,不损伤肌肉,内固定物置于股骨外侧,可避免膝上方前面股四头肌与股骨之间的滑动机构发生粘连。术后患者卧位2～3周,逐渐扶拐下地,练习下肢关节活动,待骨折愈合后,方能完全离拐行走。

2.切开复位梅花形髓内针内固定

适应证:①股骨干上、中1/3横形及短斜形,蝶形骨折或陈旧粉碎骨折;②股骨多段骨折;③股骨中上、上1/3陈旧骨折、延迟愈合或不愈合;④股骨上中1/3骨折,并发大腿神经、血管损伤,需修复者;⑤多发骨折(包括股骨骨折)或多发伤,如胸或腹部广泛烧伤需经常变换体位,不能应用牵引者。长斜形及螺旋形骨折应视为相对禁忌证。

髓内针的选择:测量健肢股骨大转子尖至髌骨上缘,为其长度。在标准X线片中,测髓腔最狭窄部位的横径,减去10%,即为所用髓针的粗细(直径),或在术前把选好的髓内针用胶布贴在大腿外侧,进行X线摄片(股骨全长)。髓针的长度粗细与髓腔进行对照,髓内针的长度应自股骨髁间窝上1cm,至股骨大转子上2cm,其粗细能通过髓腔最狭窄部位为准。手术方法可采用逆行髓内穿针法和顺行髓内穿针法。如为陈旧骨折,把植骨材料如碎骨条放在骨折端的周围。近年来梅花形髓内针由于在固定中的强度欠佳,抗旋转力较差,临床上已较少使用。

3.闭合髓内针内固定

适应证:①股骨上及中1/3的横形、短斜形骨折,有蝶形骨片或轻度粉碎性骨折;②多发骨折。术前先行骨牵引,重量为体重的1/6,以维持股骨的力线及长度,根据患者全身情况,约在伤后3～10天内手术。髓内针长度及粗细的选择同逆行髓内针者。患者体位分为侧卧位及平卧位两种。侧卧位:患者健侧卧于骨折牵引台上,健肢伸直位,固定在足架上,患肢髋屈曲80°～90°,内收20°～30°中立位。对双下肢进行牵引,直到骨折端分离,在X线电视引导下,施手法进行复位。平卧位:患者平卧于骨折手术台上,两腿分开,插入会阴棒,阻挡会阴。躯干略向健侧倾斜,患肢内收20°～30°中立位,固定于足架上。这样可使大转子充分暴露,尽量向患侧突出。健肢外展、下垂或屈曲位,以不影响使用C形臂X线机透视患肢侧位为准。对患肢施以牵引,直到骨折断端分离,在透视下使骨折复位或至少在同一平面上得到复位。术后一般不需外固定,48～72小时除去引流。术后7～10天,可逐步扶拐下地活动。此法创伤较小,膝关节功能恢复较快,不必输血,是值得选用的。但是,需要C形臂X线电视设备。骨折2周以上影响复位者,不宜选用此法。

4.带锁髓内针内固定

带锁髓内针内固定适用于股骨干上、中、下段横形、斜形或粉碎性骨折。现临床上应用较多。其优点在于通过远近端栓钉有效控制旋转,克服了髓内针旋转控制不好的情况,扩大了应用范围。全程应在C形臂X线透视下进行。闭合带锁髓内针手术操作时应利用骨折复位床,将骨折复位;开放带锁髓内针在髓内针内固定的基础上,进行近端和远端栓钉固定。术中应扩大髓腔,根据骨折情况,可行动力固定或静力固定。

四、并发症

(一) 骨折畸形愈合

最常见的畸形愈合是成角畸形,其次为短缩畸形及旋转畸形。有时以上3种畸形中的二者可同时存在。成角畸形多因牵引重量不足,石膏固定不当或下地负重太早,使股骨干骨折发生成角畸形。在股骨干上1/3骨折,易发生向外或向前外成角畸形;中1/3骨折,可发生向外或向前成角畸形;下1/3骨折,多发生向外或向后成角畸形。短缩畸形主要由于牵引重量不足,未能将骨折重叠牵开所致,或者是并发伤较多,忽略治疗所致。旋转畸形忽略治疗者,远骨折端随肢体重量处于外旋位,并在外旋畸形位愈合。不是所有的畸形愈合都需要外科治疗,在儿童,轻度短缩可自行矫正,在成人轻度短缩则可以垫高鞋跟来补偿,但短缩2.5 cm以上则招致明显跛行及骨盆倾斜,对年轻人应考虑矫正。不论儿童或成人,对于旋转畸形均无自行矫正能力,应予矫形。股骨干的成角畸形,成人>15°,儿童>30°,即应采取截骨矫正术。

术前应做好充分的准备:①因膝关节长时间固定而活动障碍,术前应锻炼屈膝至90°;②成角畸形并缩短的患者,常发生股内收肌挛缩,可妨碍短缩的矫正,故术前应做短期牵引;③为使截骨后顺利愈合,应准备植骨。

手术一般在硬膜外麻醉下进行,对有内收肌挛缩者,可先切断股内收肌起点,选用股骨外后侧切口,外侧肌间隔前显露。手术包括截骨矫形、内固定及植骨3个部分:①截骨,一般于成角畸形处截骨,以气或电锯或骨刀截骨,横断截骨易于操作,如做成台阶状则更有利于愈合并防止旋转,有重叠或旋转畸形者同时矫正;②内固定,对股骨上、中1/3骨折畸形愈合,截骨后选用逆行髓内针固定,畸形愈合处骨髓腔多闭塞,予以通开并扩大以接纳较粗的梅花髓内针,对下1/3骨折可选用角翼接骨板,梯形接骨板或加压钢板固定,置于骨干外侧;③植骨,取同侧髂骨碎骨条植于截骨处周围,置负压引流缝合切口,术后48小时拔除引流管。拆线后练习膝关节功能,骨折愈合前不能负重活动。

(二) 骨不连接

其病因包括:过度牵引;开放骨折于清创时取出碎骨片较多并感染;内固定与外固定不足;过早活动等。后者约占全部病例的一半。股骨干骨折后骨不连接常伴有成角畸形、肢体短缩畸形及膝关节活动障碍。对股骨干骨不连接的治疗原则是矫正畸形,坚强固定及植骨促使愈合,同时应注意到保存及恢复膝关节活动。

术前应做好充分的准备:有成角畸形及短缩者,行患肢股骨髁上牵引1~2周。对中上1/3骨不连,以夹板等短期固定股部,进行膝关节活动锻炼,达90°屈曲范围再手术,则术后膝关节活动较易恢复;下1/3不连接的外固定较难,应早日手术,术后练习膝关节活动。

手术取股外后侧切口进入,操作分以下3个步骤:①切除断端间纤维组织,打通髓腔扩髓至10 mm以上,修整断端,矫正畸形。②坚强固定,以10 mm以上梅花髓内针固定,对骨质疏松髓腔粗大者,以双根梅花髓内针套接固定。此适用于上及中1/3骨不连接。对下1/3骨不连接则宜选用钢板固定。对于转子下骨不连接,由于髓腔较粗大,梅花髓内针不能完全控制轴线,可将髓内针上端相当于不连处折弯15°~20°角,使角尖向内,开口向外,顺行打入髓腔,此成角髓内针使骨不连处发生向内10°~15°的成角,但由于髓腔粗大的抵消,仅有轻度成角,保持处于轻微外翻位(正常范围),从而防止髋内翻的发生。对于下1/3骨不连的内固定,亦可选用梅花髓内针,但针的长度应达股骨髁间凹之上的松质骨中,另外还可横穿1枚斯氏针,两端均露在皮外,以备术后用小夹板卡住斯氏针做外固定，以防止旋转活动，如有锁钉髓内针固定则更好，横穿斯氏针可于 6 周后骨折初步愈合时拔除。③植骨，取同侧髂骨碎骨条，植于骨不连处四周，置负压引流，缝合切口。

(三)膝关节活动障碍

1.病因

(1)长时间固定膝关节，未进行股四头肌及膝关节活动锻炼者，膝关节长期处于伸直位，股四头肌挛缩，甚至关节内粘连。

(2)手术及骨折创伤造成股四头肌与股骨前滑动结构粘连，股骨中下 1/3 骨折错位，损伤股前滑动结构出血粘连；前外侧手术入路，钢板置于股骨前外与股中间肌粘连，手术及创伤使股中间肌纤维化挛缩。

(3)膝关节长期处于半屈曲位，亦可发生屈曲挛缩，后关节囊粘连，腓肠肌、髂胫束及腘绳肌挛缩。

2.诊断

膝关节伸屈活动范围甚小，在 10°～20°，髌骨不能向内外推动者，为膝关节内粘连，髌上滑囊与两侧滑囊粘连，扩张部挛缩。严重者交叉韧带挛缩。膝关节有一定范围活动，常在 30°稍多，主要为屈曲受限，可伸直，髌骨可在左右推动及上下滑动者，主要为伸膝结构粘连与挛缩。屈膝正常，伸膝受限者为屈曲挛缩。

3.治疗

(1)手法治疗：对轻度股四头肌挛缩及伸膝结构粘连者，例如膝可伸直，屈曲仅 50°左右者，股四头肌处于无可触及的瘢痕条带者，可应用手法复位。在麻醉下，手法被动屈曲膝关节，稳妥而较慢强力屈膝至听到组织撕裂声，以膝被动屈膝至 90°或稍多为止，不可一次要求完全屈曲。

(2)牵引治疗：对 20°以内轻度屈曲挛缩，可行骨牵引治疗，重量逐渐增加，患者可自己压迫股骨向后，牵引中注意观察有无腓总神经损伤症状，一旦出现应立即减轻牵引，牵引不能伸直者，可做手术前准备。

(3)股四头肌成形术：适应于伸膝装置粘连，股四头肌挛缩。采用硬膜外麻醉，患者平卧位，在大腿根部置气囊止血带，驱血后手术。取股前正中纵行切口，经髌骨内侧至其远端。将股内侧肌及股外侧肌从股直肌上分离开直至髌骨上方。电灼，止血。然后把股直肌与股中间肌完全分开，股前瘢痕及挛缩多集中在股中间肌。因此，将股直肌用布带提起，将其下方股中间肌连同瘢痕一并切除。股内外侧肌中的瘢痕也切除。向下切开两侧关节囊的挛缩，后屈曲膝关节。由助手稳定大腿，术者双手握小腿，渐渐用力使膝关节屈曲到超过 90°，此过程可听到组织撕裂声。如瘢痕过多则不可强力屈曲，以防发生撕裂伤或骨折。缝合时，将股内侧肌与股外侧肌缝在股直肌两旁，关节囊不缝合。股四头肌之间可垫以脂肪，置负压引流，缝合切口。术后将患肢置于连续被动活动架上，24 小时后开始连续被动活动，保持活动范围，直至患者主动伸屈活动达到被动活动的范围。3 周下地练习下蹲屈曲，借助体重，加大屈膝活动范围。如无连续被动活动架，可用平衡牵引（带附架的托马斯架）固定患肢。于麻醉恢复后，主动及被动练习活动膝关节。本手术的成功与否在很大程度上取决于患者的意志。不怕疼痛和早期活动到最大范围，努力锻炼股四头肌和股后肌。

(4)关节内粘连：分离由关节内粘连所致的关节僵硬，其轻度者通过手法治疗，可将粘连撕开。严重粘连者，关节活动范围极小者，需手术分离。在气囊止血带下手术。无股中间肌瘢痕挛缩者,取髌骨内、外两侧切口。内侧切口中自髌骨旁切开股内侧肌及关节囊,滑膜内锐性分离;外侧切口中切开髂胫束及关节囊,分离外髁滑囊及髌上囊。慢慢被动屈曲膝关节,亦听到组织撕裂声,至超过90°即可。负压引流,缝合股内侧肌于髌旁,关闭切口,术后处理同上。

(5)膝关节屈曲挛缩及僵硬的松解如下。①术前牵引:除屈曲20°以内的轻度挛缩可牵引矫正或不经牵引而直接手术矫正外,较重的屈曲挛缩,均应行术前牵引准备。②从内外侧途径行膝屈曲挛缩松解术:采用硬膜外麻醉,患者仰卧,气囊止血带下手术,膝关节在屈曲位。外侧切口:从股骨髁近侧股二头肌腱前向腓骨头做一长12 cm切口,有髂胫束挛缩、膝屈曲、小腿外展外旋畸形者,在切口中向前于髌上2~3 cm处横断髂胫束及阔筋膜,外侧肌间隔紧张或其他挛缩组织亦予以横断。向后牵开股二头肌腱及腓总神经,在股骨外髁后面横切开关节囊,用骨膜起子紧贴股骨后面向内向上推开外侧关节囊及腓肠肌外侧头起点,使与股骨完全离开,直达股后中间部位,向上分到关节间隙上7~8 cm。内侧切口:从内收肌结节后到关节远侧纵切口,切开后关节囊,紧贴股骨由外向上推开后关节囊与腓肠肌内侧头,使之与股骨离开并使与外侧切口相通。伸展膝关节:稳妥用力伸展膝关节至完全伸直。注意腓总神经是否紧张,如果紧张,则将其游离到腓骨颈处并将腓骨头于屈膝位切除。如果膝关节仍不能完全伸直,则检查股二头肌腱与内侧诸肌腱是否紧张,对紧张者行"Z"字形延长,有的后交叉韧带紧张挛缩,需将其在胫止点上切断。对于行股二头肌腱延长者,更需注意防止伸膝时牵拉损伤腓总神经,应切除腓骨头,松解神经。冲洗伤口,置负压引流,分层缝合。③术后处理:对经手术膝关节完全伸直者,行膝伸直位石膏后托或石膏前后托固定,锻炼股四头肌,术后2周除去前托,保留后托,每天练习屈膝活动,然后仍以后托固定直至5周。白天除去后托锻炼,夜间用后托保持膝伸直,持续6个月,以防屈膝挛缩复发。对术中伸直膝关节腓总神经紧张者,或仍不能完全伸直者,术后继续牵引治疗,缓缓伸直膝关节。伸直后做石膏后托固定,按上述步骤处理。无论石膏固定或牵引,均需严密观察腓总神经有无受损情况,一旦出现,即应再屈曲膝关节,使腓总神经恢复,然后缓慢牵引伸膝。

(四)再骨折

再骨折发生率是9%~15%。在骨愈合不良或骨痂内在结构并非所承受的应力方向排列时,常易发生再骨折。动物实验也支持这样的观点。因此,防止再骨折的有效方法是当骨折具有内或外固定时,逐渐增加骨折部位所承受应力,直至达到完全负重。Seiman认为大部分发生再骨折的患者,屈曲少于45°,由于关节活动受限,在骨折部位形成一长的杠杆应力,而易发生再骨折。因此,他认为减少再骨折的发生率,重要的是早期恢复膝关节功能。在去除牢固内固定后,也易发生再骨折。

(五)感染

股骨干骨折部位的感染是十分严重而难以解决的问题,因为骨干有大量皮质骨,由于血运不良和缺血,可以形成慢性窦道和骨髓炎,其治疗方法是切除感染的死骨,有内固定者,则需去除内固定物,骨折用外固定制动,待感染稳定后,如骨折仍不愈合,Ⅱ期再行植骨术。更为积极的方法,可通过扩创后,用局部灌注的方法来控制感染,并同时植骨来促进骨愈合。但长期或慢性骨髓炎,若经久不愈,反复发作,有大块骨缺损,则考虑截肢术。

(刘忠刚)

第六节 股骨髁上骨折

发生在腓肠肌起点以上 2~4 cm 范围内的股骨骨折称为股骨髁上骨折。直接或间接暴力均可造成。膝关节强直而骨质疏松者,由于膝部杠杆作用增加,也易发生此骨折。

一、病因

本类骨折主要为强大的直接暴力所致,如汽车冲撞、压砸、重物打击和火器伤等。其次为间接暴力所致,如自高处落地,扭转性外力等,好发于 20~40 岁青壮年人。

直接暴力所致骨折多为粉碎性或短斜骨折,而横断骨折较少;间接暴力所致骨折,则以斜行或螺旋形骨折为多见。

二、分型

股骨髁上骨折可分为屈曲型和伸直型,而屈曲型较多见。屈曲型骨折的骨折线呈横形或短斜面形,骨折线从前下斜向后上,其远折端因受腓肠肌牵拉及关节囊紧缩,向后移位。有刺伤腘动静脉的可能。近折端向前下可刺伤髌上囊及前面的皮肤。伸直型骨折也分为横断及斜行两种,其斜面骨折线与屈曲型者相反,从后下至前上,远折端在前,近折端在后重叠移位。此种骨折患者,如腘窝有血肿和足背动脉减弱或消失,应考虑有腘动脉损伤。其损伤一旦发生,则腘窝部短时间进行性肿胀,张力极大,伤处质硬,小腿下 1/3 以下肢体发凉呈缺血状态,感觉缺失,足背动脉搏动消失。发现此种情况,应提高警惕,宜及早手术探查。如骨折线为横断者,远折端常合并小块粉碎骨折,间接暴力则为长斜行或螺旋形骨折,儿童伤员较多见。

三、临床表现与诊断

(一)外伤史

伤者常有明确的外伤史,由直接打击或扭转性外力造成,而间接暴力多由高处跌地,足部或膝部着地所造成。

(二)肿痛

伤肢由于强大暴力,致使骨折周围软组织损伤亦很严重,故肢体肿胀明显、剧烈疼痛。

(三)畸形

伤肢短缩,远折端向后旋转,成角畸形。即使畸形不明显,局部肿胀,压痛及功能障碍也很明显。

(四)失血与休克

股骨髁上骨折合并股骨下 1/3 骨折的出血量可达 1 000 mL 以上,如为开放性则出血量更大。刚入院的伤员常有早期休克的表现,如精神紧张、面色苍白、口干、肢体发凉、血压轻度增高、脉搏稍快等。在转运过程中处理不当及疼痛,均可加重休克。

(五)腘动脉损伤

股骨髁上骨折及股骨干下 1/3 骨折,两者凡向后移位的骨折端均可能损伤腘动脉,腘窝部可迅速肿胀,张力加大。若为腘动脉挫伤,血栓形成,则不一定有进行性肿胀。腘动脉损伤症状可有小腿前侧麻木和疼痛,其下1/3以下肢体发凉,感觉障碍,足趾及踝关节不能运动,足背动脉搏动消失。所有腘动脉损伤患者都有足背动脉搏动消失这一特点,因此在骨折复位后搏动仍不恢复者,即使患肢远端无发凉、苍白、发绀、感觉障碍等情况,亦应立即行腘血管探查术。若闭合复位后仍无足背动脉恢复者,是危险的信号。所以不应长时间保守观察,迟疑不决。如腘动脉血栓形成,产生症状有时较慢而不典型,开始足背动脉搏动减弱,最后消失,容易误诊,延误手术时机。

(六)合并伤

注意伤员的全身检查,特别是致命的重要脏器损伤者,在休克时腹部外伤症状常不明显,必须随时观察,反复检查及腹腔穿刺,以免遗漏,对车祸,矿井下事故,常为多发性损伤,应注意检查。

(七)X线摄片

对无休克的伤员,首先拍X线片,以了解骨折的类型,便于立即做紧急处理。如有休克,需待缓解后,再做摄片。

四、鉴别诊断

(一)股骨下端急性骨髓炎

发病急骤、高热、寒战、脉快,大腿下端肿痛,关节功能障碍,早期局部穿刺可能有深部脓肿,发病后7~10天拍片,可见有骨质破坏,诊断便可确定。

(二)股骨下端病理骨折

股骨下端为好发骨肿瘤的部位,如骨巨细胞瘤、骨肉瘤等。患者有股骨下端慢性进行性肿胀史,伴有疼痛迁延时间较长,进行性加重,轻微的外伤可造成骨折,X线片可明确诊断。

五、治疗

髁上骨折治疗方法颇多,据骨折类型选择治疗方案如下。

(一)石膏及小夹板固定

石膏及小夹板固定适用于成人无移位的股骨髁上骨折及合并股骨干下1/3骨折的患者。儿童青枝型骨折,可行石膏固定或用四块夹板固定,先在股骨下端放好衬垫,再用4根布带绑扎固定夹板,一般固定6~8周后去除,练习活动,功能恢复满意。

1.优点

无手术痛苦及其并发症的可能,治疗费用低廉可在门诊治疗。

2.缺点

缺点:①仅适用于无移位骨折及裂纹或青枝骨折;②膝关节功能受限,需一定时间恢复;③可出现压疮,甚则出现腓总神经损伤。

(二)骨牵引加超膝关节小夹板固定

骨牵引加超膝关节小夹板固定适用于移位的髁上骨折。屈曲型在手法整复后,行髁上斯氏针骨牵引,膝屈至100°的位置上,置于托马架(Thomass)或布朗(Braun)架上,使腓肠肌松弛,达到复位,然后外加超膝关节小夹板固定。

伸直型可采用胫骨结节牵引,牵引姿势、位置同上。在牵引情况下,远折段向相反方向整复,即可复位。如牵引后仍不复位,可在硬膜外阻滞麻醉下行手法整复,勿使用暴力,注意腘血管的损伤,如骨折尖端刺在软组织内,可用撬拨法复位后,外加小夹板固定。屈膝牵引4~6周,牵引期内膝关节不断地进行功能练习,牵引解除后,仍用夹板或石膏托固定,直至骨折临床愈合。牵引复位时间在1~7天内,宜用床边X线机观察。

1.优点

优点在于经济、安全、愈合率高,配合早期功能锻炼,减少了并发症。

2.缺点

伤员卧床时间较长,有时需反复床边透视、复位及调整夹板或压垫,虽不愈合者极少,但畸形愈合者常见。如有软组织嵌入骨折端,则不易愈合。横断骨折可见过度牵引而致骨折端分离,造成延迟愈合。开放性股骨髁上骨折合并腘动脉、腓总神经等损伤则不宜牵引,需行手术治疗,以免加重血管、神经的损伤。

(三)股骨髁上骨折撑开器固定

本法适用于股骨髁上骨折而无血管损伤者,并且远折段较短,不适宜内固定的伤员。在硬膜外阻滞麻醉下,采用斯氏针,分别在股骨髁及股骨近折段各横穿一斯氏针,两针平行,在针的两侧各安装一个撑开器,然后在透视下手法整复,并调整撑开器的长度,待复位后,采用前、后石膏托固定于屈膝位。如骨折处较稳定,可将撑开器转而为加压,使骨折处更为稳定牢固。固定4~6周后拔针,继续石膏固定,直至骨折临床愈合。若手法整复失败,可考虑切开复位,从股骨下端外侧纵切开,直至骨折端,避开腘血管,整复骨折后,仍在骨折的上、下段穿针,外用撑开器,缝合伤口。

1.优点

优点:①因髁上骨折的远折段甚短,无法内固定,本法使用撑开器代替牵引,患者可较自由地在床上起坐活动,避免了牵引之苦,是个简单易行的方法;②局部固定使膝关节能早期锻炼避免了关节僵直。

2.缺点

缺点:①为单平面固定,不能有效防止旋转,需要辅以外固定的夹板或石膏;②可能发生针眼、关节腔感染。

(四)切开复位内固定

股骨髁上骨折的治疗主要有两个问题,一为骨折复位不良时,因其邻近膝关节,易发生膝内翻或外翻或过伸等畸形;二为膝上股四头肌与股骨间的滑动装置,易因骨折出血而粘连,使膝关节伸屈活动障碍,尤以选用前外侧切口放置内固定物、术后石膏固定者为严重,因此,切开复位内固定的要求应当是选用后外侧切口;内固定物坚强并放置于股外侧,术后可不用外固定,尽早练习膝关节活动。

1.槽形角状钢板内固定

槽形角状钢板内固定适用于各型移位骨折。

(1)方法:患者平卧位,大腿下1/3后外侧切口,其远端拐向胫骨结节的外侧。切开髂胫束,在股外侧肌后缘,股外侧肌间隔前方进入。将股外侧肌拉向前,显露股骨髁上骨折及其股骨外髁部,如需要可切开膝外侧扩张部及关节囊,根据标准X线片确定在外髁上与股骨干成直线的槽形角状钢板打入点。先用4 mm钻头钻孔,再用1.5 cm×0.2 cm薄平凿深入扩大,注意使凿进洞方向与膝关节面平行,将备好的槽形角状钢板的钉部沿骨孔扣入。然后将骨折复位,用骨折固定器固定骨折及钢板的侧部(长臂)。在骨折线远侧的钢板上拧入1或2枚长螺丝钉,在骨折近端拧入3~5枚螺丝钉,反复冲洗切口,逐层缝合,包扎。

(2)优点:角状钢板固定股骨髁上骨折或髁间骨折,与直加压钢板固定的生物力学完全不同。直钢板固定者,骨折移位的应力首先加于螺丝钉上,骨折两端的任何折弯力扭曲力,都使钢板上的螺丝钉向外脱出,钢板折弯,内固定失败,此已为临床多例证实。角状钢板则不然,一骨折远端的负重力扭曲折弯力,首先加于角状钢板的髁钉,再通过角部,传达到侧部。钢板将应力分散传递至多枚螺丝钉上,由于应力分散,而钢板及每一螺丝钉所承受的应力较小。股骨髁上骨折的变形,受肌肉牵拉易发生外弓及后弓。负载力及折弯力均使钢板角部的角度变小,使侧部更贴紧骨皮质,不会将螺丝拔出,因而固定牢固,不需外固定,满足了临床膝活动的需要。

(3)缺点:①操作技术要求高,要求钢板钉部与膝关节面平行,同时长臂也要在股骨干轴线上,否则,内固定失败;②角部为应力集中点易出现断裂;③安装不当或金属疲劳易出现膝内翻畸形;④不宜过早负重。

2.股骨下端内及外侧双钢板固定

(1)适应证:本法适用于股骨髁上骨折其远折段较长者,具体说远折段至少要有固定两枚螺丝的长度,才能应用。如远折段过短采用上述的撑开器固定法。

(2)麻醉与体位:麻醉方法同上,患者侧卧45°位于手术台上伤肢下方置搁腿架,取股骨下端外侧切口时较为方便。若做股骨下端内侧切口,则需将大腿外旋,并调整手术台的倾斜度,暴露亦很清楚。如合并腘动脉损伤需做探查术,可将患者侧卧45°的位置改变为90°的侧卧位,如此腘窝便可充分暴露。

(3)手术方法:切口在股骨下端后外侧,同上方法做一纵行切口,长约14 cm,待进入骨折端后,再做内侧切口,是从股骨内收肌结节处向上沿股内侧肌的后缘延长,约12 cm即可。

从外侧切口开始,切开阔筋膜,经股外侧肌与股二头肌之间进入骨折端,注意避开股骨后侧的腘血管,并妥加保护,防止误伤。内侧切口在股内侧肌后缘分离进入骨折端,骨膜勿过多的剥离。整复骨折后取12 cm以上的6~8孔普通接骨钢板两块,弯成弧形,或取两块髁部解剖钢板,使与股骨下端的弧度相适应,将钢板置于股骨下端的内、外侧,两侧钢板的最下一孔,相当于股骨髁部,由外向内横钻一孔,取70~75 mm的骨栓先行安装固定,然后检查双侧钢板弧度是否与股骨密贴,并加以调整。双侧钢板的最上孔不在同一平面上,因为外侧钢板较直,内侧钢板较弯,所以由外向内钻孔时略斜,即内侧稍低,最好40~45 mm的短骨栓固定为牢固。其余钉孔,在内、外侧交替以螺丝钉固定。在钢板下端第2孔,因该处股骨较宽,故左、右各以1枚螺丝钉固定,从而制止远折段的旋转移位。缝合两侧伤口不置引流。外加长腿前、后石膏托固定。手术后抬高患肢是必要的,将下肢以枕垫之或以布朗架垫之,有利于静脉回流。另一种情况术后不上石膏托,为对抗股部肌肉的拉力,可行小腿皮肤牵引2~3周后拆除,再以石膏管形固定。术后进行功能锻炼。

(4)优点:手术时钢板的上、下端采用骨栓固定较为牢固,不易松动滑脱,钻孔时方向一定要准确,两个骨栓上、下稍斜,但基本上是平行的。由于钢板在股骨下端的内、外两侧,不影响髌骨的滑动,固定合理,有利于骨折的愈合,最大限度减少伸膝装置的破坏,使关节功能恢复较好。

(5)缺点:①两侧切口创伤较大,钢板取出时亦较费事;②术后需外固定,可致膝关节功能障碍,需较长时间恢复。

六、康复指导

双钢板固定术后,从术后10~14天拆线后开始,先练习肌肉等长收缩,每小时活动5分钟,夜间停止。术后8～10周拆石膏，开始不负重练习膝关节活动，每天理疗、热水烫洗或热水浴，主动活动关节。待拍片及检查骨折已临床愈合时，再开始负重练习。骨折处尚未愈合前，做过多的关节活动是不相宜的，因关节活动障碍的伤员做膝关节活动时，会增加股骨下端骨折段的杠杆力，从而影响骨折愈合。当然在固定比较牢固的患者，功能练习并无妨碍。

槽形角钢板固定：术后不外固定，2周后可逐渐练习膝关节活动。4周扶双拐不负重下地活动。术后8周扶拐部分负重行走。12～14周在无保护下负重。

七、预后

常遗留不同程度的膝关节功能障碍。骨折一般能按期愈合，但骨牵引治疗时骨折端若有软组织嵌入或严重粉碎骨折骨缺损并软组织损伤时，骨折可出现不愈合。骨折并腘血管损伤时，应检查修复，特别注意血管的损伤，血栓形成时，可出现肢体远端小动脉的栓塞而坏死、截肢。

（刘忠刚）

第七节　股骨髁间骨折

股骨髁间骨折是指股骨内、外髁或双髁遭受外力后引起的骨折，占全身骨折脱位的0.4%～0.5%，以青壮年男性居多，女性和老年人少见。因本病属关节内骨折，复位要求较高，且预后较股骨髁上骨折差。可合并腘血管及（或）神经损伤。

一、诊断

（一）病史
患者有明显外伤史。

（二）症状和体征
(1)伤后患肢疼痛明显，移动肢体时显著加重。
(2)不能站立与行走，膝关节局部功能障碍。
(3)患侧大腿中下段及膝部高度肿胀，可见皮肤瘀斑。
(4)股骨髁部压痛剧烈。
(5)骨折局部有骨异常活动及骨擦感。
(6)伤膝可有内、外翻畸形，并可能有横径或前后径增宽，骨折局部可出现不同程度的成角、短缩及旋转畸形。

（三）辅助检查
(1)X线检查：常规应给予前后位与侧位X线摄片，可明确诊断骨折类型。
(2)怀疑有复杂关节软骨或韧带损伤者可给予CT或MRI检查。

二、分型

主要采用AO骨折分类法。股骨髁上骨折即为AO股骨远端骨折之B型（部分关节骨折）和C型（完全关节骨折），其亚分型如下：

(一)B 型(部分关节骨折)

(1)B_1:股骨外髁,矢状面。①简单,穿经髁间窝;②简单,穿经负重面;③多折块。

(2)B_2:股骨内髁,矢状面。①简单,穿经髁间窝;②简单,穿经负重面;③多折块。

(3)B_3:冠状面部分骨折。①前及外片状骨折;②单髁后方骨折(Hoffa);③双髁后方骨折。

(二)C 型(完全关节骨折)

(1)C_1:关节简单,干骺端简单。①T 或 Y 形,轻度移位。②T 或 Y 形,显著移位。③T 形骨骺骨折。

(2)C_2:关节简单,干骺端多折块。①完整楔形。②多折块楔形。③复杂。

(3)C_3:多折块关节骨折。①干骺端简单。②干骺端多折块。③干骺端及骨干多折块。

三、治疗

(一)非手术治疗

1.皮肤牵引

(1)适应证:患者全身情况不能耐受手术或整复,血糖控制不佳的糖尿病患者及小儿,简单骨折,皮肤必须完好。

(2)操作方法:将宽胶布条或乳胶海绵条粘贴在患肢皮肤上或利用四肢尼龙泡沫套,利用肌肉在骨骼上的附着点将牵引力传递到骨骼上,牵引重量不超过 5 kg。皮肤有损伤、炎症及对胶布过敏者禁用。牵引期间应定时检查牵引的胶布粘贴情况,定期复查 X 线片,及时调整牵引重量和体位。一般牵引时间为 2~4 周,骨折端有纤维性连接后,更换为石膏固定,以免卧床时间太久,不利于功能锻炼。

2.骨牵引

(1)适应证:不愿手术或皮肤条件不具备外固定支架以及手术治疗的股骨髁部骨折患者,B_1、B_2、C_1、C_2 型骨折。

(2)操作方法:局麻下行患侧胫骨结节骨牵引,将伤肢置于牵引架上,屈髋 20°~30°,屈膝 15°~25°牵引,牵开后视情形行手法整复,夹板外固定。或先采用推挤叩合手法使双髁复位,局麻下用钳夹经皮将双髁固定,将牵引绳连于钳夹上,使之变为股骨髁部牵引,将患肢置于牵引架上视情况行半屈膝位或屈膝位牵引,待牵开后行手法整复夹板外固定。骨折端有纤维性连接后,更换为石膏固定。

3.手法整复外固定

(1)适应证:闭合或未合并血管神经损伤的部分 B_1、B_2、C_1 型骨折。

(2)操作方法:根据受伤机制,采用推挤叩合手法使骨折复位,可用超膝关节夹板或石膏托固定患膝于功能位,一般固定 6~8 周。通常在胫骨平台后外侧缘以及腓骨颈的部位容易造成腓总神经的压迫致伤,因此石膏固定的时候一定在此部位多垫一些石膏棉。固定期应注意夹板和石膏的松紧度,并定时行 X 线检查,发现移位应随时调整夹板,或重新石膏固定。

4.手法整复经皮钢针内固定法

(1)适应证:适用于 B_1、B_2 和部分 C_1 型骨折。

(2)操作方法:行坐骨神经、股神经阻滞麻醉,严格无菌,透视下先采用推挤叩合手法使骨折复位,然后经皮将 3 mm 骨圆针击入固定,一般需要 2~3 枚骨圆针。

5.骨外固定器固定法

(1)适应证:适用于 B_1、B_2 和 C_1、C_2 型骨折。

(2)操作方法:可选用单边外固定器、股骨髁间调节固定器、孟氏骨折复位固定器或半环槽复位固定器行整复固定。

6.经皮钳夹固定法

(1)适应证:适用于 B_1、B_2 型骨折。

(2)操作方法:行坐骨神经、股神经阻滞麻醉,严格无菌,透视下先采用推挤叩合手法使骨折复位,经皮钳夹固定,术后用长腿石膏固定4~6周。

(二)手术治疗

1.切开复位螺钉、螺栓内固定法

(1)适应证:B_1、B_2 和 B_3 型骨折。

(2)操作方法:常选用硬膜外阻滞麻醉,依骨折部位选用膝部前内、前外、后内、后外侧入路,清理骨折端,复位骨折,用螺钉、螺栓或松质骨螺钉内固定。注意用螺钉内固定时近端孔应钻成滑动孔使之成为拉力螺钉,用松质骨螺钉内固定时螺纹必须全部穿过骨折线,钉尾及钉尖不能露出关节面外。

2.切开复位动力髁螺钉内固定法

(1)适应证:部分 C_1、C_2 型骨折。

(2)操作方法:采用连续硬膜外麻醉,患侧大腿下段前外侧绕髌切口,显露并清理骨折端,首先复位髁部骨折,骨圆针临时固定,再复位髁上骨折,动力髁螺钉固定。主螺钉应距远端关节面2 cm,方向与远端关节面及内、外踝前侧关节面切线相平行。

3.切开复位股骨髁部支撑钢板内固定法

(1)适应证:C_1、C_2、C_3 型股骨髁部骨折。

(2)操作方法:切开复位方法同上。选择合适长度的钢板,要求骨折近端应至少置入4枚螺钉。注意钢板的准确放置,远端放置不能偏前,以免高出于股骨外踝关节面,影响髌骨关节活动。

4.切开复位逆行交锁钉内固定法

(1)适应证:部分 C_1、C_2 型骨折。

(2)操作方法:采用硬膜外麻醉或全麻,选择合适长度及直径的逆行交锁钉,首先复位髁部骨折,骨圆针临时固定,再复位髁上骨折,置入髓内钉。要求置钉时进针点必须准确,骨折良好复位,必要时一期良好植骨,术后早期进行功能锻炼。

(三)药物治疗

1.中药治疗

(1)内治法:以三期辨证治疗为基础,再根据年龄、体质、损伤程度、损伤部位进行治疗。一般规律是骨折早期宜破,中期宜和,后期宜补,选择相应药物。

(2)外治法:一般初、中期以药膏、膏药敷贴,如活血止痛膏,后期以药物熏洗、热熨或涂擦,如展筋丹、展筋酊。

2.西药治疗

围绕骨折各个时期应用西药对症处理。

(四)康复治疗

1.功能锻炼

股骨髁部骨折在良好复位与坚强固定的条件下,强调早期有效的功能活动。常用的功能锻炼疗法如下。

(1)术后早期的主动及被动的关节活动度训练:股骨髁部骨折为关节内骨折,由于骨折部和股四头肌粘连加之关节内积血机化后的关节内粘连等,对膝关节的预后功能影响较大,故初始就应注意膝关节的功能锻炼,即筋骨并重原则。术后早期即应加强足踝部的屈伸活动及股四头肌的收缩,并及早实施被动活动髌骨关节,预防髌骨关节粘连,基本类似股骨髁上骨折,但更强调通过股骨滑车关节面在胫骨平台上的滚动以模造关节面。术后3周即可在卧床及保护下练习膝关节伸展运动,既可减轻膝关节粘连,又能预防股四头肌萎缩。6~8周骨折达到临床愈合后,可加大膝关节伸曲活动度,待骨折愈合牢固后,即可进行床沿屈膝法练习,继而下地在保护下训练起蹲运动等。

(2)持续被动运动(CPM):为预防股骨髁部骨折后关节制动导致的僵硬及蜕变,亦可遵从Salter提出的CPM的方法。

2.物理疗法

(1)电疗:目前常用的仪器有骨创伤治疗仪、KD-Ⅲ治疗仪等,效果显著。

(2)其他物理疗法:包括光疗、水疗、冷疗等,多结合有具体药物应用,需康复专业技术人员参与执行。

(刘忠刚)

第十三章 膝部与小腿损伤的治疗

第一节 膝关节半月板损伤

一、概要

膝关节半月板主要是纤维软骨组织,位于股骨、胫骨之间的关节隙两侧,内外各一。内侧半月板外形呈 C 形,外侧半月板近似于 O 形。半月板的横切面呈三角形(楔形),外缘厚,中央(游离缘)薄。半月板前、后角附着于胫骨平台前、后部(图 13-1)。

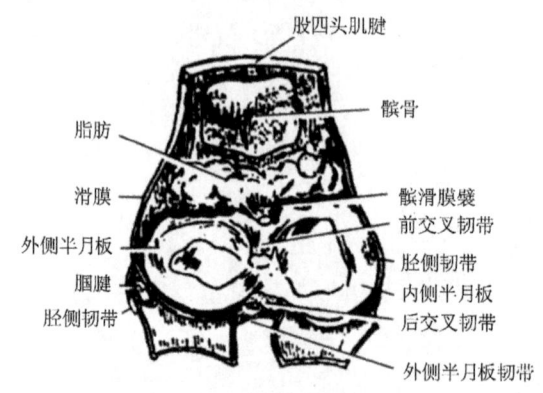

图 13-1 膝关节内外侧半月板

半月板的生理功能:①滚珠作用,有利关节的活动。②缓冲作用,吸收纵向冲击及震荡,保护关节软骨。③稳固关节作用,防止膝过度伸屈、膝内外翻及内外旋,也防止股骨过度前后滑移。④调节关节内的压力,分布关节液。半月板撕裂后功能丧失,反而引起关节继发病变。

半月板损伤在欧美地区以内侧半月板损伤较多,而在亚洲则以外侧半月板损伤较多,原因是亚洲地区外侧盘状半月板的人较多。

二、发病病因

主要由直接暴力和间接暴力引起,其中以间接暴力多见。最常见的是半月板矛盾运动的结果。

(1)当膝关节运动时,股骨髁和胫骨平台有两种不同方向的活动。屈伸时,股骨内外髁在半月板上面做前后活动;当旋转时,半月板则固定于股骨髁下面,其转动发生于半月板和胫骨平台之间。故半月板破裂往往发生于膝的伸屈过程中又有膝的扭转、挤压或内外翻动作时。在体育运动中,产生这种半月板矛盾运动的动作很多,很容易引起半月板损伤。

(2)以蹲位或半蹲位为主的工作人员反复的蹲立提重物,使膝关节常处于屈曲、伸直位,有时还有外翻和旋转动作,反复磨损引起外侧半月板或后角的损伤,病史中可无明显外伤史。

半月板损伤的类型:损伤类型可根据半月板撕裂形态而分,常见的有以下几种。①边缘分离:大多发生在内侧半月板前、中部,有自愈可能。②半月板纵裂:也称"桶柄样撕裂"或"提篮损伤"(图13-2),大的纵裂易于产生关节交锁。③前角损伤:可为半月板实质撕裂,也可能为前角撕脱骨折。④后角损伤:多较难诊断,表现为膝后部疼痛(图13-3)。⑤横行损伤:多发生在体部,临床疼痛较明显,偶有关节交锁。⑥水平劈裂:大多在半月板体部中段呈层状部分裂开,尤以盘状半月板多见,无论是关节造影还是关节镜检查均易漏诊,应撬起半月板内缘查看。⑦内缘不规则破裂:半月板内缘有多处撕裂,可产生关节内游离体、关节交锁与疼痛。⑧半月板松弛:常有膝不稳定感,关节间隙触诊可有凸出、压痛及滑进滑出感,半月板摇摆试验常阳性。

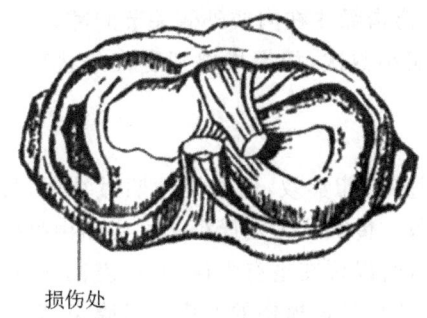

图13-2 半月板桶柄样撕裂

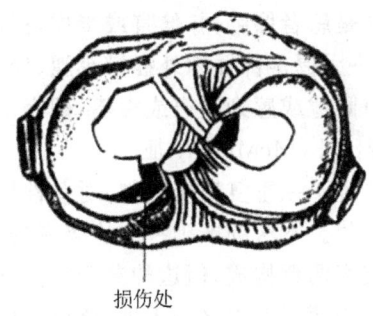

图13-3 半月板后角损伤

总之,半月板损伤后失去正常张力,产生异位活动,经常引起膝关节疼痛,关节积液,交锁,导致膝关节不稳,甚至引起膝关节骨性关节炎。半月板损伤后撕裂缘变圆钝,显微镜下可见软骨退行性变,细胞坏死,基质破坏等。陈旧性半月板损伤经常肿胀积液者,可引起滑膜肥厚,慢性滑膜炎反应的表现。

三、临床表现

(一)症状与体征

1.疼痛

疼痛是因半月板损伤后牵扯周围滑膜引起的。半月板撕裂后,其张力失常,膝关节运动时半月板的异常活动牵拉滑膜以致疼痛。疼痛特点是:固定在损伤的一侧,随活动量增加疼痛加重,部分患者疼痛不明显。

2.关节交锁

活动时突然关节"卡住"不能伸屈。一般急性期交锁不多见。多在慢性期出现。交锁后关节酸痛,不能伸屈。可自行或在医师帮助下"解锁"。"解锁"后往往会有滑膜反应肿胀,交锁特点固定于损伤侧。

3. 弹响声

膝关节活动时可听到或感到半月板损伤侧有弹响声。

4. 关节肿胀积液

急性损伤期,多有滑膜牵扯损伤或伴有其他结构损伤,往往关节积血积液。慢性期关节活动后肿胀,与活动量大小有关。关节液是黄色半透明的滑液。是慢性创伤性滑膜炎的结果。关节肿胀积液可用浮髌试验及膝关节积液诱发试验检查。

5. 股四头肌萎缩

半月板损伤有明显症状,长期未治疗,可致股四头肌萎缩,股内侧肌更明显。但股四头肌萎缩不是特异体征。

6. 关节隙压痛及突出

半月板损伤侧的关节隙压痛阳性,压痛点多与半月板损伤的部位相吻合(如体部损伤,压痛在体部)。还可触到损伤的半月板在关节隙处呈鞭条状隆凸,往往也是压痛所在。半月板隆凸对诊断有意义,但应与囊肿相鉴别。

7. 半月板摇摆试验

方法是患者仰卧,膝伸直或半屈,医师一手托患膝,拇指缘放在内或外侧关节间隙,压住半月板缘,另一手握足部并内外摇摆小腿,使关节间隙开大缩小数次,如拇指感到有鞭条状物进出滑动于关节间隙或感到响声或疼痛,即表示该半月板损伤。

8. 麦氏征(McMurray 征)

做法等于在重复损伤机制,对急性期患者由于疼痛多不能奏效,但对慢性期最常用,且有一定诊断价值。本法的准确率与检查者的经验有直接关系。传统认为麦氏征阳性必须由疼痛和膝关节内响声两者构成,但这种典型的阳性体征较难诱出,所以现在也有人认为,在麦氏征试验中,疼痛或响声两者其中之一出现,该试验即可为阳性。注意半月板损伤的响声与滑膜炎、膝关节骨关节病等细碎响声不同,为一种弹响声。具体方法是:医师一手握患者足部,另一手扶膝上,使小腿外展内旋,然后将膝由极度屈曲缓缓伸直,如关节间隙处有响声(听到或手感到)和/或疼痛,即表明内侧半月板损伤。也可反方向进行,外侧痛响,即外侧半月板损伤。

9. 研磨试验

患者俯卧位,膝关节屈曲 90°,助手将大腿固定,检查者双手握患侧足向下压并旋转小腿,使股骨与胫骨关节面之间发生摩擦,半月板撕裂者可引起疼痛。若外旋位产生疼痛,表示内侧半月板损伤。若内旋位产生疼痛,表示外侧半月板损伤。

10. 鸭步试验

患者全蹲位小腿分开,足外旋向前走,出现疼痛者为阳性。多说明半月板后角损伤。

11. 半月板前角挤压试验

膝全屈,一手拇指按压膝关节隙前缘(半月板前角处),一手握小腿由屈至伸,出现疼痛为阳性。

半月板损伤常合并其他结构的断裂损伤,如内侧副韧带、交叉韧带断裂,关节软骨损伤,骨软骨骨折等。症状、体征往往复杂多样变化很大,尤其在损伤急性期,关节肿胀疼痛明显,须仔细检查明确诊断。

(二)辅助检查

半月板损伤依靠病史及临床检查多可做出较正确的诊断,但仍存在 5% 左右的误诊率,因此仍需要一些特殊检查来完善诊断,常见有如下辅助检查。

1.常规 X 线检查

其可排除骨关节本身的病变,关节内其他损伤和游离体。有人认为膝外侧间隙增宽、腓骨小头位置偏高对盘状软骨的诊断有一定价值。

2.关节造影

根据我们的经验,用空气和碘水双重对比造影,结合临床表现对半月板撕裂的诊断符合率可达96%以上。

3.磁共振成像(MRI)

该技术作为一种非侵入性、无放射线、无并发症的技术,用于半月板损伤的诊断价值较大,能发现一些关节镜难以发现的后角撕裂及半月板变性。其诊断正确率文献报道相差甚大,为70%～97%。但费用昂贵,有一定的假阳性和假阴性,这方面的研究需进一步发展。

4.膝关节镜

优点是既是诊断手段又是治疗手段,能直接看到关节内的病变及部位,损伤少,恢复快。诊断正确率可达95%以上。对半月板后角损伤和半月板水平裂诊断有一定难度。熟练掌握本法,需要专门的训练和知识,这方面直接关系到诊断正确率的高低。

5.超声波检查

这是一种无损伤的检查方法,与操作人员的经验有直接关系。

四、家庭保健护理

为了预防半月板损伤,运动前要充分做好准备活动,将膝关节周围的肌肉韧带充分活动开。要加强股四头肌的力量练习。股四头肌力量加强了,落在膝关节的负担量相应就会减少。另外不要在疲劳状态下进行剧烈的运动,以免因反应迟钝、活动协调性差而引起半月板损伤。

五、治疗

(一)保守治疗

1.急性期单纯半月板损伤

应抽去积液积血,局部冷敷,加压包扎,石膏托固定,制动2～3周。若有关节交锁,可用手法解锁后石膏托固定。解锁手法,患者侧卧,医师一手握住患足,一手固定患膝,先屈曲膝关节同时稍加牵引,扳开交锁膝关节间隙,然后来回旋转腿至正常范围,突然伸直膝关节,解除交锁,疼痛可立即解除,恢复原有伸屈活动。急性期中有时诊断不明,不必急于明确诊断,以免加重损伤,可按上法处理后,石膏托固定,待肿胀、疼痛消退后再检查。

2.未合并其他损伤的半月板损伤

先予以保守治疗,优点在于小裂伤有时急性期过后可无症状,边缘裂伤有时会自愈。具体手法:患者仰卧,放松患肢,术者左手拇指按摩痛点,右手握踝部,徐徐屈曲膝关节并内外旋转小腿,然后伸直患膝,初期可在膝关节周围和大腿前部施以滚、揉等法以促进血液循环,加速血肿消散。

(二)手术治疗

1.急性期半月板损伤

伴关节积液者,若关节积液严重,怀疑有交叉韧带断裂或关节内骨软骨切线骨折时,应行急诊手术探查,切除损伤的半月板,修复关节内其他损伤。

2.慢性期半月板损伤

诊断明确,且有症状并影响运动者,应手术治疗。能做半月板部分切除的尽量不做全切。有人认为半月板全切后,半月板有自然再生能力。但其再生的质量及时间均不足以防止骨关节炎的发生。对纵裂、大提篮撕裂、内缘小撕裂者宜做部分切除。边缘撕裂或前角撕裂者可做缝合。即使是全切除者,亦应在靠近关节囊的半月板实质中进行,避免出血。

3.手术后处理及功能锻炼

要求术后膝加压包扎加石膏后托固定。第2天床上练股四头肌静力收缩。内侧半月板手术者第3天开始直腿抬高,外侧手术者第5天直腿抬高,并带石膏托下地挂拐行走。10天拆线,2周去石膏,逐渐增加股四头肌力量,第3个月开始部分训练。康复要有计划按规律进行,以不加重关节肿痛为标准。关节镜手术后用大棉垫加压包扎膝关节,术后6小时麻醉消退后,就可以开始膝关节伸屈活动和股四头肌锻炼。对于术前股四头肌已有明显萎缩者,应积极鼓励其锻炼,并且需待股四头肌肌力恢复达一定程度后,方能负重和行走。

(王 辛)

第二节 膝关节交叉韧带损伤

一、膝关节前交叉韧带损伤

膝关节前交叉韧带损伤是膝关节较为严重的运动创伤。由于韧带所在的解剖位置较深和功能的重要性,如未能早期发现和及时正确治疗,对运动训练和日常生活都会带来很大影响。

前交叉韧带起于胫骨上端非关节面髁间前区,与外侧半月板的前角紧密结合,止于股骨外髁内侧面的后部,即股骨干纵轴的后面。韧带可分为前内束和后外束。韧带纤维呈螺旋形分布。膝关节伸屈活动时,纤维束交叉扭转,以此调整膝关节活动中的稳定。膝关节屈曲40°~50°,韧带张力最小,膝关节过伸位或过屈位韧带张力最大。前交叉韧带的主要功能是防止胫骨离开股骨向前移位,同时兼有防止膝过伸、过屈及膝过度内翻的作用。

(一)病因与发病机制

1.膝关节内外翻损伤

篮球、足球及柔道运动员在运动训练或比赛时,由于竞争激烈,膝部被猛力碰撞或在凌空跃起落地时一足边缘着地,重心倾斜,使膝关节处于内翻或外翻位遭受暴力,造成前交叉韧带部分断裂或完全断裂。其中外翻位损伤较为多见,部分伤员常合并内侧副韧带和半月板撕裂。

2.膝关节过伸损伤

武术、足球运动员比赛时膝关节伸直位,对方球员撞击或踢伤小腿上段,胫骨上端接受暴力后突然后移,造成前交叉韧带断裂。足球运动员踢球不准确,即"踢漏脚"时,小腿的重力和股四头肌的收缩力形成"链枷"样作用,造成前交叉韧带断裂。

3.膝关节屈曲损伤

足球或柔道运动员比赛时,当膝关节处于屈曲位时,小腿后方如突然受到暴力打击,可造成前交叉韧带单纯断裂。

膝关节前交叉韧带断裂的部位可在下起点、上止点或中段，以下起点和中段为多见（图13-4）。

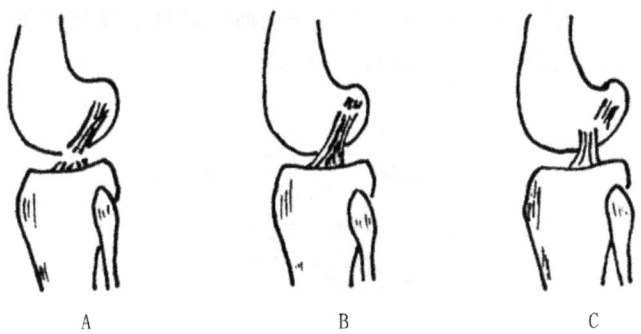

图 13-4 膝关节前交叉韧带断裂的类型
A.韧带下起点离断；B.韧带上止点离断；C.韧带中段离断

前交叉韧带断裂后第1周即开始退行性变，3～6个月后在关节液的侵蚀和自身缺血中多数逐渐溶解而不复存在。

（二）症状及体征

1.急性受伤史

如膝关节内外翻或膝过伸过屈位损伤病史。

2.膝关节疼痛和不稳

伤员主诉，受伤当时有关节撕裂感，疼痛剧烈，随后即不能参加常规训练和比赛，不能站立行走，感觉关节不稳。

3.膝关节肿胀功能受限

膝关节前交叉韧带损伤常有关节出血，如附着点骨片撕脱，出血更快，关节腔积血较多时肿胀明显。伤员常将患肢保持在屈曲位，拒绝帮助扶持，伤侧膝关节伸屈活动明显受限。

（三）检查

1.抽屉试验

伤员平卧位，屈膝90°，屈髋45°，足底踏于床上，助手固定骨盆。医师坐于床上，臀部轻压患者双足，双手拇指放于胫前，其余四指怀抱腘部，将胫骨近端向前拉，如错动幅度超过健侧，前抽屉试验阳性，表示前交叉韧带有断裂；将胫骨近端向后推，移动幅度超过健侧，后抽屉试验阳性，表示后交叉韧带损伤（图13-5）。

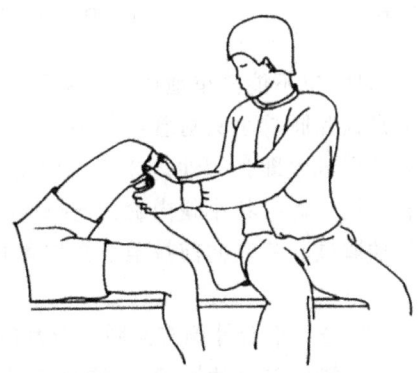

图 13-5 膝关节抽屉试验

2.Lachman 试验

伤员平卧,屈膝 20°,足部放在床上,医师两手分别握住股骨下端与胫骨上端,做方向相反的前后错动,如错动幅度超过健侧,视为阳性(图 13-6)。

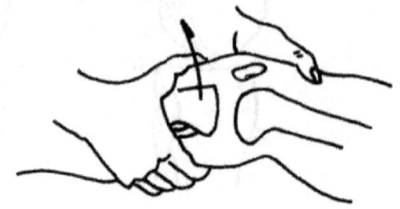

图 13-6 Lachman 试验

3.垂腿位抽屉试验

伤员坐于床边,双小腿自然下垂,肌肉放松,医师双膝固定小腿,双手握住伤员胫骨上端,进行前抽屉试验,如活动幅度超过健侧即为阳性(图 13-7)。

4.轴移试验(ALRI 试验)

患者斜卧位,患侧在上,足内旋放于诊察床上,医师两手置于膝上下,予以外翻应力,膝部逐渐屈曲,股骨外髁有向前半脱位,屈曲至 20°左右时,胫骨髁有突然复位的错动感,即为阳性(图 13-8)。

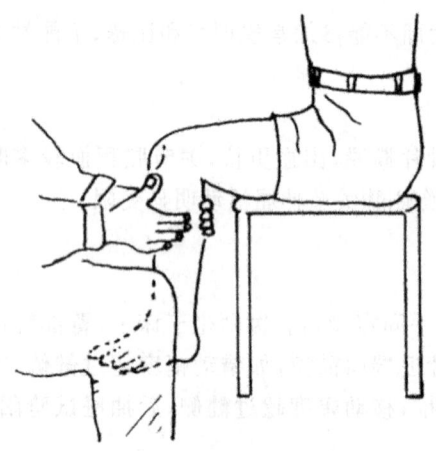

图 13-7 垂腿位抽屉试验

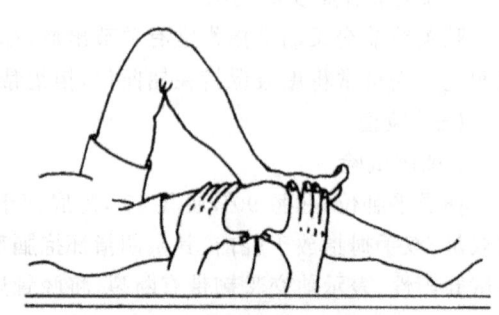

图 13-8 膝轴移试验(ALRI 试验)

值得注意的是即使这些试验阳性,也不能简单地认为前交叉韧带已断裂,因为有时合并损伤也能出现假阳性。①腘肌腱在半月板和腓骨小头附着点断裂时,前内旋位抽屉试验显示假阳性。鉴别的方法是将伤足稍外旋行前抽屉试验即为阴性。②膝内侧副韧带后斜束和纵束同时断裂,膝外旋位前抽屉试验也可表示假阳性。此时将小腿内旋行前抽屉试验假阳性即消失。③后交叉韧带断裂,胫骨近端向后塌陷,前抽屉试验将其向前拉至正常位置有错动,与健侧对比可资鉴别。

5.X 线检查

(1)Segond 征阳性:X 线正位像,胫骨平台外侧有撕脱骨折片时表示前交叉韧带断裂。

(2)X 线正位像:如显示胫骨棘有撕脱骨折片翘起,可能是交叉韧带下止点断裂(图 13-9)。

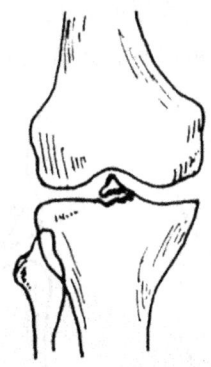

图 13-9　胫骨棘骨折提示前交叉韧带下止点可能损伤

(3)应力 X 线片:前抽屉试验下 X 线侧位像。屈膝 90°,以股骨后髁的切线为基线进行测量,与健侧对比,如小腿前移超过 5 mm,表示前交叉韧带断裂,后移 5 mm,表示后交叉韧带断裂(图 13-10)。

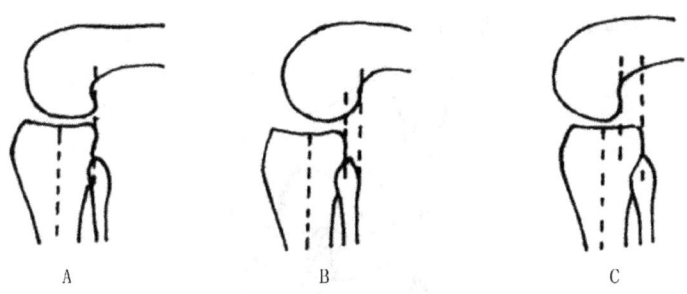

图 13-10　膝关节前后应力 X 线测量
A.正常;B.前交叉韧带断裂;C.后交叉韧带断裂

6.MRI 检查

以 MRI 诊断交叉韧带损伤,有人统计准确性为 93.6%。难以确诊的病例可行 MRI 检查。

7.关节镜检查

急性外伤性关节血肿,体格检查韧带损伤有怀疑但很难肯定或急性复合性损伤,对交叉韧带损伤和半月板损伤有较多怀疑,可行关节镜检查,利于确诊和采取早期治疗措施。

(四)治疗

1.非手术治疗

前交叉韧带部分断裂属新鲜损伤者,可以前后石膏托固定膝关节 3~4 周,拆除外固定后须进行积极的功能活动。

2.手术治疗

前交叉韧带完全断裂属新鲜损伤或确诊在 2 周以内者,应以手术缝合为首选。尽管有学者认为早期手术会加重滑膜炎和关节纤维反应,但多数学者认为早期手术后膝关节功能恢复快,活动能力强,关节趋向稳定。但对于普通人群来说,手术与否应考虑多种因素,例如患者的年龄,有否合并关节囊或半月板损伤,活动能量及患者的要求等,要考虑患者的个体差异性。

前交叉韧带断裂在胫骨附着点带有骨块时,可以克氏针在胫骨结节内侧斜向外上钻孔,对准撕脱骨折块穿出,造成骨孔道 2 个,以尼龙线或钢丝 8 字穿过前交叉韧带近端,拉出骨孔道固定在胫骨上。前交叉韧带断裂在股骨附着点撕脱时,在股骨外髁外侧面对准附着点钻通两个骨通道,以多根尼龙线均匀穿过韧带远断端,牵出骨孔道固定在股骨髁外侧面(图13-11)。

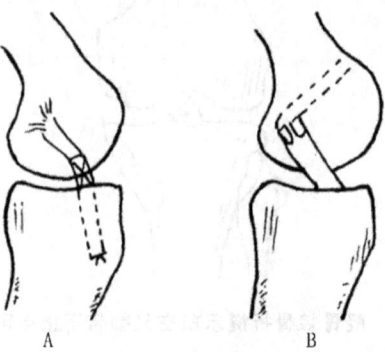

图13-11 前交叉韧带断裂修复术

A.前交叉韧带于胫骨棘附着点撕脱修复;B.前交叉韧带于股骨髁附着点断裂修复

前交叉韧带体部断裂(中段),将两断端吻合后,再将缝线引出股骨、胫骨的骨孔道,相向拉紧固定在骨面上,这样较为坚固可靠(图13-12)。

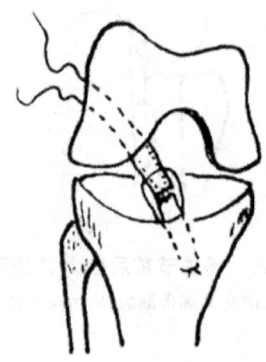

图13-12 前交叉韧带中段断裂修复术

陈旧性前交叉韧带断裂可用自体髌韧带、半腱肌腱(图13-13)、股薄肌腱、髂胫束(图13-14)及人工材料等移植物修补。各种材料中以髌韧带重建前交叉韧带较为理想(图13-15)。

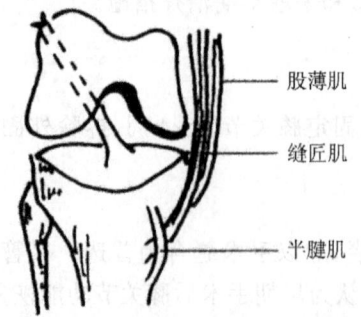 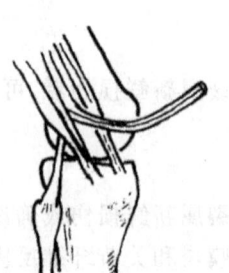 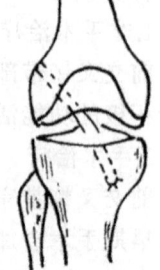

图13-13 前交叉韧带断裂半腱肌修复术　　**图13-14 前交叉韧带断裂髂胫束加强修复术**

膝关节前交叉韧带断裂在关节镜下手术修复,术中创伤小,术后恢复也较快。

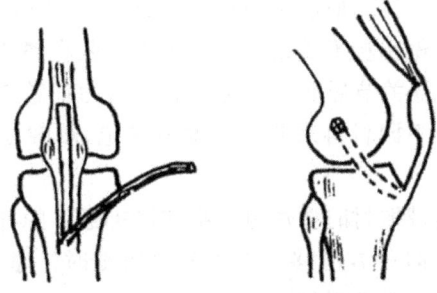

图 13-15 前交叉韧带断裂髌韧带瓣修复术

前交叉韧带重建的时机是立即或择期,孰优孰劣目前仍有争议。大多数学者主张伤后先进行关节活动,有了适当的活动度,肿胀趋向消退,然后从容不迫地择期重建较为有利。Graf 报道重建前交叉韧带的 375 例患者中,术后屈曲＜125°,伸直差 10°以上者,都是集中在伤后 7 天内手术的患者。

前交叉韧带重建成功与否取决于移植物的力学质量、位置、张力、固定及康复是否得当。

目前使用较多的移植物有:①自体骨-髌腱-骨(BPTB)。②自体四股半腱肌。③跟腱或阔筋膜。④同种异体 BPTB。

在施行同种异体移植物手术前对供体须进一步进行实验室检查,以排除人类免疫缺陷病毒(HIV)、肝炎、梅毒、慢性病毒、肿瘤及感染等。在切取异体移植物时应注意供体死亡后取材时间,一般规定冷冻尸体 24 小时内,室温下限为 12 小时内。

前交叉韧带修复重建术,在确定骨孔道定向时应考虑关节屈伸活动中将移植物的弯曲和应变减至最小限度。术中如胫骨孔道靠前太多,可造成股胫撞击和伸直受限。股骨骨孔道如过于靠前,弊端更大,可出现韧带缩短,关节活动度减少,若勉强活动可造成韧带断裂。一些学者主张,股骨钻孔最佳定向冠状面向外侧倾斜 20°,矢状面向前侧倾斜 23°。胫骨钻孔冠状面向内倾斜 24°,矢状面向前倾斜 50°(图 13-16)。骨孔道钻好后应将孔道边缘的毛糙突起磨平,以减少移植物的磨损。

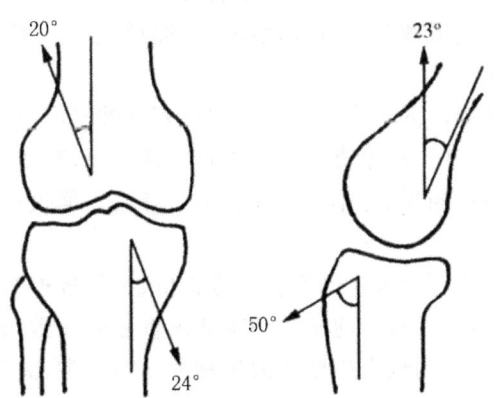

图 13-16 前交叉韧带重建术股骨和胫骨的钻孔定向

关于移植物的强度,Noyes 等(1984)经实验证实,髌腱的强度是正常前交叉韧带的 168%,半腱肌为 70%,股薄肌为 49%。

移植物的初始张力很重要,初始张力过低,股骨与胫骨出现异常活动,膝关节松弛,应力增加,移植物结合不良。初始张力过高,股胫关节压力增加,可出现关节强直或伸直受限。目前对移植物的最佳初始张力尚难以做出标准确定。一些学者主张在膝关节完全伸直位将移植物拉紧可避免张力过高。Noyes 主张膝关节屈曲 20°,移植物的张力前移 5 mm 较为理想。Burks 认为移植物的张力要根据移植物的不同材料来源及长度来确定,髌腱复合体的张力需 16 N,半腱肌 38 N,髂胫束 60 N。

自体腘绳肌移植前交叉韧带取材时要注意勿损伤隐神经。隐神经从后内侧关节间隙水平行经股薄肌浅面,屈膝 90°隐神经向后方滑移。术中分离肌腱时注意隐神经在缝匠肌与股薄肌腱之间的筋膜层穿出,要仔细辨认,避免损伤。

前交叉韧带重建将移植物予以固定的方式,有钛挤压螺钉、生物可吸收挤压螺钉、丝线及螺杆、U 形钉及内纽扣等。移植物若为带骨的髌腱,目前普遍认为金属挤压螺钉较为适宜。

前交叉韧带重建术后如各种韧带肌腱等动力结构之间的平衡失调,可出现关节纤维化的屈曲挛缩,其发病率在 4%～15%。由于关节内纤维形成,肌内软弱失调,也可出现关节僵直。其原因是:①移植物位置不准确形成髁间窝纤维化。②因活动减少髌上囊纤维化。③开放手术出现股骨外髁和股骨髁上纤维化。关节纤维化造成屈曲或伸直受限,伸直受限损害更大,因为伸直不完全,股四头肌无力,出现屈膝步态,髌股之间因活动受限而疼痛。

关节纤维化的预防措施包括手术,宜在肢体肿胀消退和关节活动度恢复之后进行,康复的观念应贯穿术前及术后。早期认识关节纤维化形成的原因并适当采取措施是预防的关键。

关节纤维化的治疗包括推拿、功能疗法及关节镜下清创及松解术。膝关节屈曲挛缩俯卧位踝部增加重量予以活动和冷冻疗法也有一定疗效。Lobenhoffer 认为屈曲挛缩历时 1 年以上,宜行后关节囊切除术。Vacguero 报道关节松解术可以明显改善关节的活动度,如非手术治疗不满意,宜行关节镜下股四头肌松解术及外侧支持带松解术。

前交叉韧带重建在运动损伤的治疗中使用较为广泛,但需要翻修者也不在少数。据报道,前交叉韧带重建失败率 5%～52%,这个数字应该引起我们高度警觉。前交叉韧带重建失败的原因有:①关节纤维化。②伸膝装置功能不全。③关节炎。④关节松弛。

关节纤维化已如前述。伸膝装置功能不全在前交叉韧带重建术后的并发症中最为常见,其原因有切取自体移植时可能造成髌骨骨折、肌腱断裂、髌腱无力或股四头肌腱损伤等,也有髌腱力线异常或外侧髌骨压迫症。

"隐性骨损伤"是近年来提出的新名词,若以"拔出萝卜带出泥"来比喻,可能更易于理解。前交叉韧带离断时,影像学检查甚至肉眼直视其附着点完好无损,其实部分病例韧带附着点附近的骨小梁及其血管已遭受局限性断裂,骨小梁周围有微小渗血。据报道前交叉韧带损伤的患者中,76% 以上存在隐性骨损伤。

形成关节炎的病因可能是原始损伤已有骨软骨骨折、半月板损伤或康复不当等累积而成。

关节松弛造成关节不稳定,在所有前交叉韧带移植重建的失败病例中占 7%～8%。出现关节松弛的原因有手术的技术操作,也有移植物的生物性能的优劣,关键是找出造成关节不稳定的根本原因和翻修的最佳方法。

前交叉韧带重建失败在手术技术上的失误主要有:移植物取材不当,骨孔道不在解剖位置上,髁间窝成形术不符合生理活动,移植物张力不当及移植物内固定不坚固等。

青少年前交叉韧带损伤,因骨骺发育未成熟,立即行韧带重建术,可能导致股骨和胫骨的骨骺损伤。所以对骨骺未闭合者须先行非手术治疗,以支具或康复活动保持关节活动度,待骨发育接近成熟时行前交叉韧带重建术较为适宜。

3.基因治疗

近年来在运动损伤的治疗中出现了一支令人可喜的具有划时代意义的奇葩——基因治疗。基因治疗的作用和意义已经被许多实验和临床所证实。对细胞因子的研究最初阶段是受免疫和肿瘤反应所启发。例如白介素、克隆刺激因子、干扰素等涉及免疫与造血调控的多肽类物质在刺激增殖等方面与细胞生长因子的功能有所相似和重叠，将生长因子(TGFs)和肿瘤坏死因子(TNFs)加以转化，用于刺激组织的生长功能，这显然是很有应用前途的方法。实验证实，软组织在愈合过程中，细胞因子在愈合的炎症期和再生期可发生下列作用：①减轻组织的炎症反应。②减少组织的瘢痕形成。③促进软组织的功能恢复。

韧带细胞纤维排列紧密，属无血管性纤维。韧带的细胞构成种类很少，所以韧带的愈合是既缓慢又复杂的过程。细胞因子可使韧带的愈合趋向进步和完善。很多细胞因子对韧带的愈合有促进作用，例如FGFs、TGF-βs、PDGFs等。近年来发现BMP_{12}和BMP_{13}有参与肌腱韧带形态发生的功能。

不同的韧带对各种生长因子的反应也会有差异。例如MCL的愈合能力比ACL强，当生长因子组合(bFGF、TGFβ1、PDGF及胰岛素)发生作用时，MCL可以生长更多的活性细胞。

随着对细胞因子的深入研究和应用，近年来有一种方法是将自体细胞加上增补的细胞因子使其联合发生作用。例如，应用取自骨髓或骨膜的自体间质细胞或增加取自皮肤及其他组织的成纤维细胞，可使韧带愈合中的替代物迅速增殖。这种有细胞基质和细胞因子组成的物质为软组织的愈合提供了新的选择方法。

细胞因子和生长因子为伤口的成功愈合提供了必要的条件。这些因子调节血管生长和有丝分裂，促成细胞分化、基质合成或重塑。细胞因子的来源并非单一性，在伤口愈合的不同时期来自血小板、白细胞、巨噬细胞及组织间质细胞等。

设法在伤口愈合部位促成细胞因子局部合成以加速愈合过程显然是合理的。将转基因疗法与局部注射细胞因子相比，转基因细胞可在愈合部位停留一定时间，以分泌所需要的细胞因子。

运动医学的基因治疗是将选择的基因转移至靶组织中，使转基因细胞在若干时间内维持基因表达水平，促进组织和伤口愈合。

目前基因治疗一方面应用前景非常广阔，另一方面也被一些不利因素所困扰。问题之一是基因表达的时间太短。例如滑膜细胞基因表达一般多在4周内即自行消失。自休肌腱移植时间有所延长，基因表达可超过6周。其次是有关基因表达的知识，我们所涉及的仅仅是冰山之一角，远远没有了解和获取诸如基因的全部类型、反转录病毒的安全性、基因表达时间的延长以及利用基因治疗缩短愈合的过程和提高组织愈合质量的规律性等。但尽管如此，将基因转移至软骨、半月板、韧带和肌腱进行生物化学治疗，促进伤口愈合，为运动损伤的治疗提供了一种新的途径，这显然是非常令人鼓舞的。

二、膝关节后交叉韧带损伤

膝关节后交叉韧带是膝关节静力稳定中的重要结构。它起于胫骨髁间后窝后部，向内上方走行，止于股骨内髁髁间前内侧部。韧带分为前后两束，前束在外，后束在内。膝关节屈曲时前束紧张，伸直时后束紧张。后交叉韧带比前交叉韧带粗大，力量大约是前交叉韧带的两倍。后交叉韧带的主要功能是防止胫骨后移，限制胫骨过伸，适当体位尚有限制旋转和外展的作用。

后交叉韧带损伤在全部膝关节韧带损伤中占3%～20%,其中单独损伤占30%,伴有其他韧带损伤占70%。

(一)病因与发病机制

1.屈膝位损伤

篮球、足球及跆拳道等运动在训练和比赛时膝关节屈曲位,对方运动员以膝盖、肩部或足部踢压或撞击胫骨近端,使之突然向后移位,造成膝关节后交叉韧带断裂。这种损伤形式较为多见,可合并膝关节内侧或外侧副韧带损伤,也有合并前交叉韧带断裂,造成膝关节脱位(图13-17)。

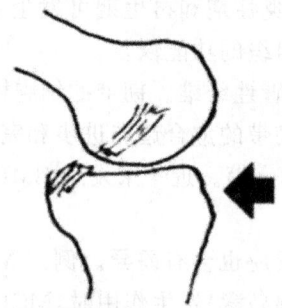

图13-17　膝屈曲位,胫前受到向后打击,后交叉韧带断裂

2.过伸位损伤

膝关节伸直位,突然被人从前方踢向后方,形成后交叉韧带损伤。如暴力强大,可合并前交叉韧带断裂或关节囊和外侧副韧带损伤(图13-18)。

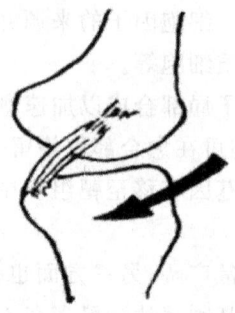

图13-18　膝过伸位,胫前受到向后打击,后交叉韧带断裂

(二)症状及诊断

1.伤史

膝关节屈曲位或过伸位急性损伤史。

2.膝部剧烈疼痛肿胀

受伤当时有突然撕裂样疼痛,如出血较多,关节积血,肿胀明显。

3.伤肢功能受限

不能继续参加训练活动,常保持在屈膝位以减少疼痛,膝关节明显不稳定。

4.后抽屉试验

后抽屉试验阳性。

5.重力试验阳性

伤员平卧床上,医师将其双足上抬,使屈髋屈膝均呈 90°,伤侧小腿因重力而下沉,胫骨上端与健侧对比有凹陷,称为重力试验阳性。

6.X 线检查

如膝关节后交叉韧断裂在下止点,常能显示骨折片。应力位 X 线检查即后抽屉试验下拍片,胫骨后移 5 mm 以上有重要意义。为求确诊可行 MRI 或关节镜检查。

(三)治疗

膝关节后交叉韧带新鲜断裂应早期手术缝合为妥。韧带下止点断裂,如骨折块较大可以骨松质螺钉固定骨块于胫骨上。如不能固定,在胫骨前后方向钻出骨孔道,以钢丝或尼龙线 8 字缝合韧带拉至骨孔道口,固定于胫前(图 13-19)。

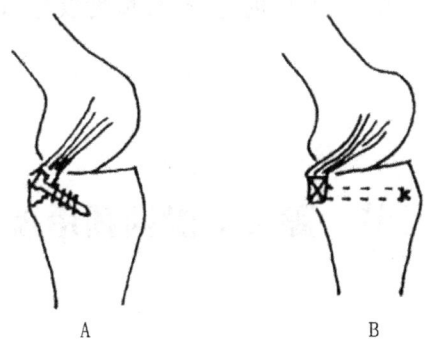

图 13-19　后交叉韧带胫骨附着区撕脱离断修复法
A.撕脱骨块螺钉固定;B.骨块不能固定,胫骨钻孔,丝线或钢丝固定

后交叉韧带如在上止点离断,须在股骨上钻出两个孔道,缝线 8 字贯穿韧带远断端,拉出骨孔道固定在股骨上(图 13-20)。

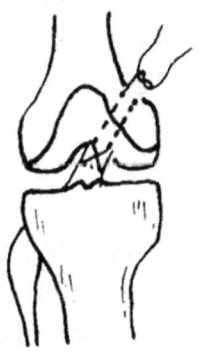

图 13-20　后交叉韧带股骨髁附着区离断股骨钻孔丝线或钢丝固定法

后交叉韧带如在中段断裂,可选择自体材料、同种异体材料或人工韧带等进行重建手术。

膝关节后交叉韧带损伤可在膝关节镜下探查和修复,同时可探查和修复其他韧带及半月板等。

近年来对于后交叉韧带运动损伤的治疗有不同观点。

根据 Boynton 和 Tietjens 等(1996)报道,膝关节后交叉韧带损伤发生关节不稳定的情况较少。在一组154例后交叉韧带慢性松弛的患者中,主诉关节不稳定仅占23%,48%无功能性不稳定。有功能性不稳定者多发生在快速度下突然改变方向的时候。后交叉韧带运动损伤的患者中72%能重新参加原项运动或更高水平的运动。

后交叉韧带损伤要注意有否合并半月板损伤。据Boynton和Tietjens报道,225例后交叉韧带损伤的患者中,有34例伴有半月板损伤,外侧半月板纵形裂伤最常见。对于这些合并半月板损伤的病例,有学者主张手术治疗。

后交叉韧带损伤的手术指征,一些学者认为伤后膝关节轻度或中度松弛(向后松弛<10 mm)可采用非手术疗法,同时进行关节的早期功能锻炼活动。后交叉韧带附着点撕脱骨折移位、韧带联合损伤及关节严重松弛(向后松弛>10 mm)的患者是手术的最佳适应者。后交叉韧带慢性松弛导致功能性不稳定,可选择韧带重建术以恢复功能。

后交叉韧带损伤急性修复宜在2~3周内进行,移植物以骨-髌腱-骨、股四头肌腱或腘绳肌腱较为适宜。

(王 辛)

第三节 膝关节侧副韧带损伤

一、概述

膝关节侧副韧带损伤非常多见,尤其常见于足球、摔跤、篮球、橄榄球及从事冰雪项目和跳跃动作的运动员。一旦损伤后应尽快得到明确诊断,从而获得有效治疗。膝关节外侧副韧带是膝外侧稳定的静力结构,可对抗膝关节内翻应力。它是个较小的韧带,膝伸直时绷紧,屈曲时放松。膝关节外侧稳定,更有赖于阔筋膜、髂胫束、股二头肌和腘肌的加强,加之遭受内翻损伤时,受到对侧肢体的保护,因此临床膝关节内侧副韧带损伤远比外侧要多。但损伤后不应孤立地考虑,有时内外侧副韧带损伤可能会同时发生,也可能合并交叉韧带或半月板的损伤,所以应全面考虑,还应仔细检查是否合并腓总神经损伤。

二、病因与发病机制

膝关节无论是在伸直位还是屈曲位,各种能造成小腿突然外展的暴力,均可使膝关节发生突然外翻,引起膝关节内侧副韧带损伤。轻者发生部分纤维撕裂,重者可造成内侧副韧带完全断裂,甚至合并交叉韧带或半月板破裂。如足球运动员用足内侧踢球用力过猛,或当站立时突然有一强大外力撞击膝关节外侧,均可造成此种损伤。内侧副韧带是对抗胫骨外旋应力的主要静力结构之一,当单足站立,躯干过度内旋造成小腿过度外旋位时,最易损伤膝关节内侧副韧带。如铁饼和链球运动员在掷铁饼和链球做旋转动作时,易发生膝关节内侧副韧带损伤。

而在暴力作用于膝关节内侧或小腿外侧,造成突然膝内翻情况下,则会发生膝关节外侧副韧带损伤或断裂,此类损伤易发生在从事摔、跃等运动的运动员,舞蹈演员和体力劳动者。临床所见膝关节外侧副韧带断裂,多合并外侧关节囊的损伤,有时甚至合并腘肌腱、交叉韧带、半月板、腓肠肌外侧头、腓总神经、髂胫束或股二头肌等损伤,甚至还会伴有撕脱骨折的发生。

三、临床表现

(一)症状与体征

1.膝关节内侧副韧带损伤

(1)疼痛:膝关节内侧副韧带损伤为外翻应力作用于小腿引起,表现为内侧局限性疼痛,关节外翻时疼痛加重。

(2)肿胀:膝关节内侧肿胀,当合并关节内损伤时可出现全关节肿胀,重者可出现浮髌试验阳性,穿刺可抽出关节内血性积液,有时可出现膝关节内侧皮下瘀斑。

(3)活动障碍:伤后大多存在不同程度的膝关节活动障碍。

(4)压痛:膝关节内侧局限性压痛明显,并可扪及关节内侧有缺损处。

(5)膝关节内侧方应力试验显示阳性:合并交叉韧带断裂时,尤为显著。

(6)关节交锁:当出现关节交锁时,表示可能伴有半月板或交叉韧带的损伤,或膝内侧副韧带深层断裂的断端嵌入关节内。

2.膝关节外侧副韧带损伤

(1)疼痛:膝关节外侧副韧带损伤或断裂,多发生在止点处,多数伴有腓骨小头撕脱骨折,故临床主要症状为膝关节外侧局限性疼痛。

(2)肿胀:腓骨小头附近肿胀、皮下淤血、局部压痛。

(3)活动障碍:膝关节活动障碍,有时可合并腓总神经损伤,表现为足部麻木,甚至足不能背伸。

(4)膝关节外侧方应力试验阳性:当伸直位侧方应力试验阴性,而屈曲30°时为阳性,此时表示膝关节外侧副韧带断裂合并外侧关节囊、韧带的后1/3、弓状韧带损伤;当伸直位和屈曲30°均为阳性时,表示膝关节外侧副韧带断裂同时合并交叉韧带断裂。当伸直位阳性、屈曲位阴性时,表示单纯膝外侧副韧带断裂或松弛。

(二)辅助检查

X线检查对诊断膝内侧副韧带断裂有重要价值,撕脱骨折者可以显出有骨折片存在。加压下外展位(内展位)双膝正位X线片,对本病更有诊断意义。具体方法如下。

取1%普鲁卡因压痛点注射后,患者平卧,两踝之间置放一软枕,用弹力绷带缠紧双大腿下端至膝关节上缘处,拍摄双膝关节正位X线片。当膝关节内侧间隙加宽但不超过5~10 mm时,为内侧副韧带部分断裂;而膝关节内侧间隙明显加宽,>10 mm时则为侧副韧带完全断裂;当合并有交叉韧带断裂时,X线可示膝关节处于半脱位状态。

膝关节外侧副韧带损伤时拍摄膝关节的X线正、侧位片,可见有腓骨小头骨折,但对确定膝外侧副韧带断裂诊断的依据不充分。小腿内收位双膝X线正位片,对诊断的价值则较大。其投照方法是:先在膝关节外侧压痛点处用1%普鲁卡因封闭止痛后,患者取仰卧位,双膝之间放一圆的软枕,再用弹力绷带缠紧双踝关节及小腿的远端,然后摄双膝正位X线片。当膝外侧副韧带断裂时,伤肢膝关节外侧间隙较健侧加宽,当合并交叉韧带断裂时,膝关节外侧间隙增宽更为明显。健侧膝关节的间隙则无明显改变。

四、治疗

诊断明确后,应积极早期治疗。

(一)保守治疗

1.手法治疗

侧副韧带部分撕裂者,初诊时应予伸屈一次膝关节,以恢复轻微的错位,并可以舒顺筋膜,但手法不可多做,以免加重损伤。新鲜损伤肿痛明显者手法宜轻,日后随着肿胀的消退,手法可逐渐加重。而晚期手法则可解除粘连,恢复关节功能。

(1)内侧韧带损伤治疗手法:患者坐于床边,两腿自然下垂,一助手坐于患侧。两手扶伤侧大腿,二助手于患者的背后扶其两肩。术者半蹲位于患者前方。以右侧损伤为例,左手握于膝部,示指卡住髌骨固定之。另一手拿其小腿的下端,使小腿下垂牵引之。医师先点按血海、阴陵泉、三阴交等穴。然后在损伤局部及其上下施以揉、摩、擦等法。然后膝关节由内向外摇晃6～7次,然后医师站起,身体向外,拿小腿的手倒手变为向外牵拉,扶膝的手变握膝的内侧,使膝关节屈曲旋转于90°位,扶膝的手沿关节间隙推顺其筋。最后将患肢伸直,术者双手掌在膝关节两侧施捋顺、捻散的手法。

(2)外侧韧带损伤治疗手法:患者侧卧床上,伤肢在上,助手固定大腿下端,勿使晃动。术者一手拿膝,拇指按之,另一手拿踝,做小腿摇法,晃动膝部,再与助手用力相对牵引,然后将膝关节屈曲。同时撤去助手。使膝关节与髋关节尽力屈曲。拿膝的手的拇指用力向膝内侧归挤按压,将伤肢拔直,术者拇指在伤处进行捋顺、捻散法。

2.固定治疗

固定对膝关节内、外侧副韧带损伤非常重要,尤其在损伤的早期。对肿胀严重者,固定前应先将膝关节内的血肿抽吸干净。

(1)膝内侧副韧带轻度损伤或仅有部分断裂者:可采用固定治疗,经查体及膝关节外层位X线拍片无明显阳性发现,仅存在膝关节内侧轻度肿胀和局限性压痛的患者,表示存在有膝内侧副韧带轻度损伤或仅有部分断裂的可能,此类患者,可将膝放于20°～30°屈曲位用石膏前后托制动,以利于损伤的愈合,并指导患者练习股四头肌力量,约1周后即可带石膏下地行走,3～6周后去除石膏,开始做膝关节伸、屈活动的锻炼,其功能可逐渐恢复。若经3～4周锻炼观察,显示膝关节不稳,应考虑侧副韧带完全断裂或膝部其他韧带合并伤的可能,宜行手术修复。

(2)对于损伤较轻的单纯膝外侧副韧带损伤者:膝内收应力X线显示关节间隙开大0.4 cm,可用弹性绷带加压包扎;关节间隙开大为0.5～1.2 cm,给予抽尽膝关节内积血加压包扎,屈膝20°前后用长腿石膏托固定,6周后拆除石膏,开始练习膝关节活动。石膏固定期间,应加强股四头肌收缩训练,以防止发生失用性肌萎缩。

3.药物治疗

损伤早期以消肿止痛为主,可用复元活血汤等汤剂,也可服用七厘胶囊、回生第一丹等中成药。损伤中期,以活血化瘀为主,主要用桃红四物汤等,也可服用大、小活络丹等药物。后期以滋补肝肾为主,主要用滋补肝肾的药物。

4.练功疗法

损伤轻者在第2、3天后鼓励患者做股四头肌的功能锻炼,以防止肌肉萎缩和软组织粘连。膝关节的功能锻炼对于消除关节积液有好处。后期或手术后患者,膝关节功能未完全恢复者,可做膝关节伸屈锻炼运动及肌力锻炼,如体疗的蹬车,或各种导引的功能疗法。

(二)手术治疗

完全断裂与陈旧性内侧副韧带断裂者,应考虑行手术治疗。根据损伤的范围和程度及是否合并其他韧带损伤,其手术方法也不相同。

1.膝关节内侧副韧带损伤的手术治疗

各种手术均采用仰卧位。在硬膜外麻醉(或腰麻)及气囊止血带下,取膝内 S 形切口。起自股骨内髁上方 1.5～2.0 mm 处,止于胫骨内髁前侧,注意保护大隐静脉及隐神经。韧带断裂处多数可见深筋膜下有血肿存在。应仔细分离探查,必要时可做膝关节外展分离试验,以明确韧带断裂的部位。内侧副韧带深层断裂时,往往在浅层中有血肿或淤血斑,此时应沿浅层韧带纤维走行方向进行挤压,即可发现浅韧带出现皱襞或泡状隆起。

(1)膝关节内侧副韧带浅层断裂的修补方法:应视断裂的部位不同而采用不同的方法。在上、下附着处断裂者,其修补方法相同。当撕脱端带有较大的撕脱骨折片者,可用螺丝钉固定。骨折片小或无骨折片者,则在韧带附着处凿一浅槽,在槽的边缘各钻 2 个孔,用粗丝线将断端固定于槽内。内侧副韧带中部断裂时,应行端端缝合或重叠缝合。当内侧副韧带撕裂严重有较多缺损,或经过修补仍不够坚强时,可按陈旧性内侧副韧带断裂处理。

(2)膝关节内侧副韧带深层断裂修复方法:先纵行分开浅层韧带的纤维,在直视下对深层韧带断裂处进行端端缝合。

(3)内侧副韧带断裂合并前交叉韧带断裂的修补方法:其原则是先行修补前交叉韧带后,再修补膝关节内侧副韧带,具体方法各异。

(4)陈旧性膝关节内侧副韧带断裂的治疗:凡陈旧性的膝关节内侧副韧带断裂者,特别是合并前交叉韧带断裂时,膝关节的限制作用遭到破坏。由于长期慢性牵拉而继发其他韧带的松弛,造成膝关节侧方直向不稳定和前内侧旋转不稳,继而发生前外侧旋转不稳定和后内侧旋转不稳定,甚至发生复合不稳等。由于膝关节内侧副韧带的断裂,失去了韧带紧张时使股四头肌产生反射性收缩的机制,导致股四头肌失用性萎缩,最终造成下肢功能的严重障碍。由于陈旧性膝关节内侧副韧带断裂处理困难,治疗效果较差,故目前对其治疗方法的意见尚不完全一致,但近来多数学者认为以行手术修复为宜。其方法有两大类,即静力修复法和动力修复法。

静力修复法:系利用膝关节附近的软组织,对损伤的韧带及缺损进行修补。常用的材料有伤处附近的筋膜或肌腱,也可将已经断裂的韧带行紧缩缝合,以恢复其张力。此种方法往往可得到立竿见影的效果,但是由于所借用的材料缺乏血液供给,久之则发生继发性弹性降低而逐渐松弛,所以往往远期效果不太理想。

动力修复法:系将正常肌腱移位,利用肌肉的拉力,达到稳定膝关节的目的,如半腱半膜肌移位代侧副韧带术等。

术后处理:上述诸手术术后,均行下肢全长石膏前后托固定于膝关节屈曲 10°～20°。如为单纯韧带、肌腱等软组织修补缝合者,固定 3 周后,去除石膏前后托,开始下肢功能锻炼;凡做骨孔、骨槽或骨片的韧带、肌腱起止点移位固定者,术后 4～6 周去除石膏前后托,练习下肢的功能。

2.膝关节外侧副韧带损伤的手术治疗

膝关节外侧副韧带完全断裂,过去认为可以不必进行修补,但近年来观察,未进行修补者,有的后遗症明显,常导致膝关节前外侧旋转不稳定。如合并前交叉韧带损伤,则更为明显。当合并后交叉韧带损伤时,则发生后外侧旋转不稳定,出现股骨外髁向后旋转半脱位。所以,近年来对严重外侧副韧带断裂或保守治疗未愈者,一经确诊,即决定手术修复。常用的手术方式有撕脱骨折切开复位内固定和腓总神经探查术、膝关节外侧副韧带缝合术、膝外侧副韧带紧缩术等。

手术后处理及功能锻炼:上述膝外侧副韧带损伤术后,均需使用长腿前后石膏托固定于膝关节屈曲30°位4～6周。外固定期间要主动练习股四头肌收缩，以防止股四头肌发生失用性肌萎缩。去除石膏外固定后，积极练习膝关节及全下肢的活动。

五、康复护理

日常应注意进行体育锻炼，活动前应尽量做好锻炼前的热身准备，避免在锻炼或运动时身体处于僵硬状态，尤其在冬季锻炼时。在运动或锻炼时要注意不要在单腿负重状态下猛然旋转膝关节或受到侧方的应力，最好在关节处特别是膝关节部位进行必要的保护，诸如穿着护膝、小腿处安放护腿板等。另外还应在进行运动或锻炼前掌握必要的一些相关锻炼或运动的知识，要根据自己的体能、柔韧性以及全身情况选择合适的运动方法和掌握合理的运动量。

（高 杰）

第四节　膝关节脱位

膝关节为屈戊关节，由股骨下端及胫骨上端构成，二骨之间有半月软骨衬垫，向外有约15°的外翻角。膝关节的主要功能是负重和屈伸运动，在屈曲位时，有轻度的骨外旋及内收外展活动。膝关节的稳定主要依靠周围的韧带维持。内侧副韧带和股四头肌对稳定膝关节有相当作用。膝关节因其结构复杂坚固、关节接触面较宽，因此在一般外力下很难使其脱位，其发生率仅占全身关节脱位的0.6%。如因强大的外力而造成脱位时，则必然会有韧带损伤，而且可发生骨折，乃至神经、血管损伤。合并腘动脉损伤时，如诊治不当，则有导致下肢截肢的危险。根据其脱位的方向，可分为膝关节前脱位、膝关节后脱位、膝关节内脱位、膝关节外脱位。

一、膝关节前脱位

（一）病因与发病机制

暴力来自前方，直接作用于股骨下段，使膝关节过伸，股骨髁的关节面沿胫骨平台向后急骤旋转移位，突破后侧关节囊，而使胫骨脱位于前方，形成膝关节前脱位。

（二）诊断

膝关节肿胀严重，疼痛，功能障碍，前后径增大，髌骨下陷，膝关节处微屈曲位，畸形，弹性固定，触摸髌骨处空虚，腘窝部丰满，并可触及股骨髁突起于后侧，髌腱两侧可触及向前移位的胫骨平台前缘。X线检查：侧位片见胫骨脱位于股骨前方（图13-21）。

依据外伤史、典型临床表现，结合X线检查，可以确诊。要了解是否合并有撕脱性骨折，检查远端动脉搏动情况，以判断腘窝血管是否受伤，同时需要检查足踝运动和感觉情况，判断是否合并神经损伤。

（三）治疗

1.手法复位外固定

一般采用手法整复外固定。方法是：患者仰卧。一助手环抱大腿上段，一助手牵足踝上下牵引。术者站患侧，一手托股骨下段向上，即可复位（图13-22）或术者两手四指托腘窝向前，两拇指按胫骨向后亦可复位。当脱位整复后，助手放松牵引，术者一手持膝，一手持足，将膝关节屈曲,再伸直至15°左右,然后从膝关节前方两侧,仔细检查关节是否完全吻合,检查胫前、后动脉搏动情况,检查足踝运动和感觉情况等。

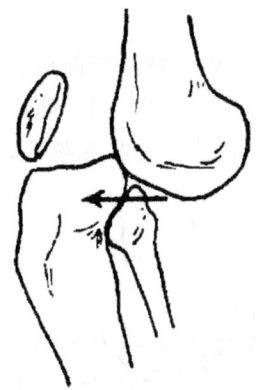

图 13-21　前脱位

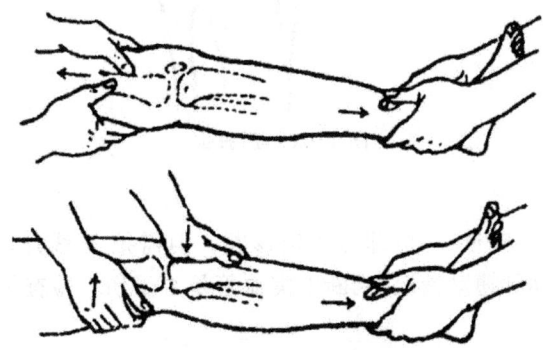

图 13-22　膝关节前脱位复位法

复位后,用长直角板或石膏托将患膝固定于10°～20°伸展位中立,股骨远端后侧加垫,3周后开始做膝关节主动屈曲,股四头肌自主收缩锻炼,4周后解除外固定,可下床活动。

2.药物治疗

初期内服活血化瘀、通络消肿中药,药用接骨七厘片、筋骨痛消丸或活血疏肝汤加川木瓜、川牛膝;继服通经活络舒筋中药,方用丹栀逍遥散加独活、续断、木瓜、牛膝、丝瓜络、桑寄生。若有神经损伤症状如全蝎、白芷。后期内服仙灵骨葆胶囊或补肾壮筋汤加续断、五加皮,以强壮筋骨。神经损伤后期宜益气通络、祛风壮筋,方用黄芪桂枝五物汤加续断、五加皮、桑寄生、牛膝、全蝎、僵蚕、制马前子等。

3.手术疗法

膝关节前脱位最易造成血管损伤,合并有腘动脉损伤者应立即进行手术探查。如果关节囊撕裂,韧带断裂嵌夹于关节间隙,或因股骨髁套锁于撕裂的关节囊裂孔而妨碍复位时,也应手术切开复位,修复损伤的韧带。合并髁部骨折者也应及时手术撬起塌陷的髁部,并以螺栓、拉力螺丝或特制的"T"形钢板固定,否则骨性结构紊乱带来的不稳定将在后期给患者造成很大困难。

二、膝关节后脱位

(一)病因与发病机制

多是直接暴力从前方而来,作用于胫骨上端,使膝关节过伸,胫骨平台向后脱出,形成膝关节后脱位。

(二)诊断

1.临床表现

膝关节肿胀严重,疼痛剧烈,功能障碍。膝关节前后径增大,似过伸位,胫骨上端下陷,皮肤有皱褶,畸形明显,呈弹性固定,触摸髌骨下空虚,腘窝处可触及胫骨平台向后突起,髌腱两侧能触到向前突起的股骨髁。X线检查:侧位片可见胫骨脱于股骨后方(图13-23)。

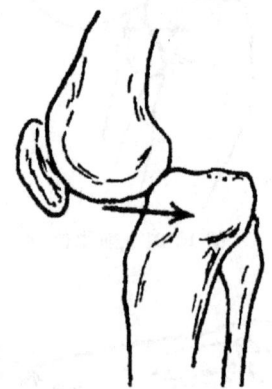

图13-23 后脱位

2.诊断依据

依据外伤史,典型症状,畸形,一般即可确定诊断。但需拍X线片,诊查是否合并撕脱性骨折。另外要检查胫前、后动脉搏动情况,判断腘窝血管是否受伤。检查足踝的主动运动和感觉情况,判断神经是否损伤。

(三)治疗

常采用手法整复外固定,方法是患者仰卧,一助手牵大腿部,一助手牵患肢踝部,上下牵引。术者站于患侧,一手托胫骨上段向前,一手按股骨下段向后,即可复位(图13-24)。

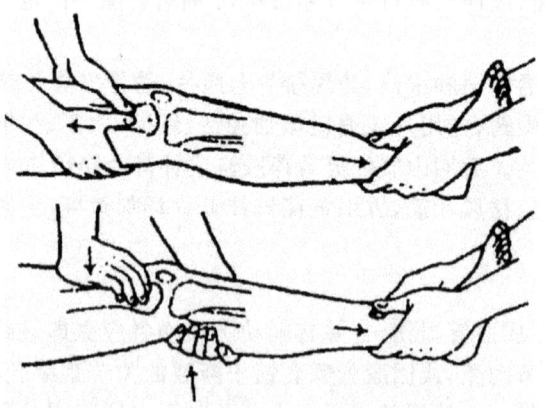

图13-24 膝关节后脱位复位法

复位后,用长直角夹板或石膏托固定。在胫骨上面后侧加垫,将膝关节固定在15°左右的伸展中立位。3周后开始做屈伸主动锻炼活动和股四头肌自主收缩活动。4周后解除固定,下床锻炼。本病固定应特别注意慢性继发性半脱位,因患者不自觉的抬腿,股骨必然向前,加上胫骨的重力下垂,常常形成胫骨平台向后继发性脱位。必要时可改用膝关节屈曲位固定。3周后开始膝关节伸展锻炼。

对合并有血管、神经损伤及骨折的患者,处理同膝关节前脱位。

三、膝关节侧方脱位

(一)病因与发病机制

直接暴力作用于膝关节侧方,或间接暴力传导至膝关节,致使膝关节过度外翻或内翻,造成膝关节侧方脱位。单纯侧方脱位少见,多合并对侧胫骨平台骨折,骨折近端和股骨的关系基本正常。

(二)诊断

膝关节侧方脱位因筋伤严重,肿胀甚剧,局部青紫瘀斑,功能丧失,压痛明显,有明显的侧方异常活动。在膝关节侧方能触到脱出的胫骨平台侧缘。若有神经损伤,常见足踝不能主动背伸,小腿下段外侧皮肤麻木。

依据明显的外伤史,典型的症状和畸形,即可确诊。结合 X 线检查,能明确脱位情况以及是否合并骨折(图 13-25)。应注意神经损伤与否。

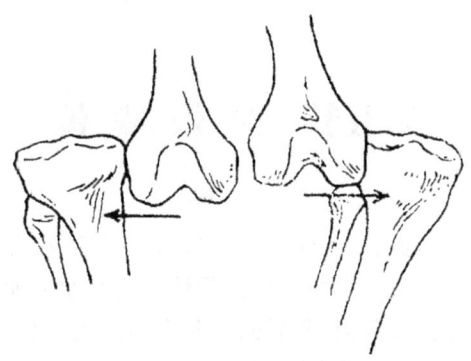

图 13-25　膝关节侧方移位

(三)治疗

1.手法整复外固定

常采用手法整复外固定。方法:患者仰卧位,一助手固定股骨,一助手牵引足踝。若膝关节外脱位,术者一手扳股骨下端向外,并使膝关节呈内翻位,即可复位(图 13-26)。

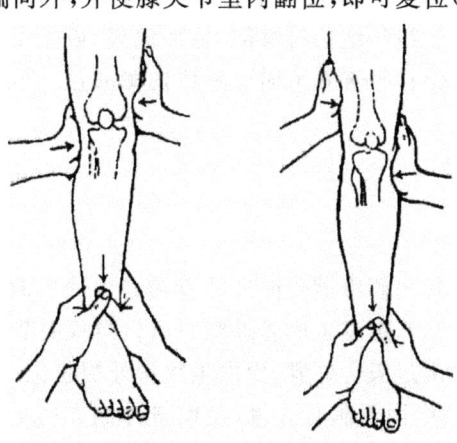

A.外侧脱位复位法　　B.内侧脱位复位法

图 13-26　**手法整复复位**

复位后,用长直角夹板或石膏托将肢体固定在伸展中立位,膝关节稍屈曲,脱出的部位和上下端相应的位置加棉垫,形成三点加压,将膝关节置于与外力相反的内翻与外翻位,即内侧脱位固定在内翻位,外侧脱位固定在外翻位。一般固定4～6周,解除夹板,开始功能锻炼。

2.药物治疗

同膝关节前脱位。

3.功能锻炼

膝关节脱位复位后,应将膝关节固定于屈曲15°～30°位,减少对神经、血管的牵拉。密切观察血管情况,触摸胫后动脉和足背动脉。足部虽温暖但无脉,则标志着血供不足。术后在40°～70°范围内的持续被动活动对伤后早期恢复活动是有帮助的,但应注意防止过度运动在后期遗留一定程度的关节不稳。股四头肌的训练对膝关节动力性稳定起着重大作用。固定后,即指导患者作股四头肌收缩锻炼。肿胀消减后,作带固定仰卧抬腿锻炼。4～8周解除外固定后,先开始作膝关节的自主屈曲,然后下床活动锻炼,按膝关节功能疗法处理。

(高 杰)

第五节 髌骨脱位

髌骨古称"膝盖骨",又称"镜面骨"。髌骨脱位临床不多见,只有在骨及软组织缺陷或暴力致伤时,才会出现脱位。髌骨是人体最大的籽骨,其骨性结构略呈扁平三角形,底朝上,尖朝下,覆盖于股骨与胫骨两端构成的膝关节前面,其后面为两个斜形关节面,在中央部呈纵嵴隆起,该嵴与股骨下端凹形的滑车关节面相对应,可阻止其向左右滑动。髌骨的上缘与股四头肌腱相连,下缘通过髌韧带止于胫骨结节,两侧为止于胫骨髁的股四头肌扩张部所包绕。

髌骨于正常情况下,无论伸直、屈曲都必须位于膝关节的顶点,但由于膝关节有10°～15°的外翻角,股四头肌起止点不在同一直线上,故当股四头肌收缩时,髌骨有自然外移的趋向,但由于止于髌骨内上缘的股内侧肌向内牵拉,能有效地纠正髌骨向外脱位的倾向,维持髌骨的正常位置。只有当髌骨及周围骨质、软组织结构有解剖、生理缺陷,或受暴力损伤致股内侧肌及扩张部撕裂时,才会形成髌骨外侧脱位。特殊暴力时可形成内侧脱位。股四头肌腱或髌韧带断裂时可向下或向上脱位。

一、病因病机

(一)外伤性脱位

当膝关节屈曲位跌倒,髌骨内侧缘遭受向外的直接暴力冲击时,或膝关节在外翻位跌倒,股四头肌扩张部内侧软组织撕裂时,可发生髌骨外侧脱位。当膝关节处于伸直位,突然在髌骨内侧遭到强力外旋暴力伤,髌骨可滑过股骨外髁,而发生髌骨外侧脱位。

当膝关节遭受直接暴力,作用于髌骨外缘,使髌骨外侧支持带及股四头肌腱扩张部外侧撕裂,而使髌骨向内侧脱位,此型较少见。

在暴力作用下,股四头肌腱断裂或髌韧带断裂,髌骨移位于下方或上方,有时可夹在关节间隙。

髌骨外伤性脱位常见的并发症：髌骨向外侧脱位时，与股骨外髁相撞击，可造成股骨外髁骨折；髌骨内侧缘于外侧脱位时，被股四头肌内侧扩张部撕脱而骨折；股四头肌内侧扩张部撕裂；股四头肌腱、髌韧带断裂。

(二) 习惯性脱位

习惯性脱位主要是由先天性骨骼或软组织发育缺陷所致。骨骼发育不良，包括髌骨、胫骨、股骨异常。髌骨异常有翼状髌骨、高位髌骨、小髌骨等；胫骨异常有胫骨外旋、胫骨结节外移等；股骨异常有股骨外髁低平、股骨内旋、股骨前倾角增大等。软组织异常包括股四头肌特别是内侧肌松弛，髌骨内侧支持带松弛，髂胫束挛缩或止点异常，髌腱止点异常，股四头肌与髌腱所形成的Q角异常(Q角是从髂前上棘到胫骨结节的连线与髌骨-髌韧带正中线的夹角，正常男性为8°～12°，女性为15°±5°，超过20°为异常)。

此外急性脱位复位不良，固定时间不足，使创伤后愈合不良也可以引起习惯性髌骨脱位。

二、诊断要点

(一) 外伤性脱位

有外伤史，伤后膝部肿胀、疼痛、膝关节呈半屈曲位，不能伸直。膝前平坦，髌骨可向外、内、上、下方脱出。股四头肌腱断裂时，膝上方肿胀明显，可触及肌腱断裂后之凹陷，压痛在膝上方，髌骨向下脱位。外侧脱位时，在髌骨内上缘之股内侧肌抵止部有明显压痛，可伴有创伤性滑膜炎及关节内积血或积液。髌韧带断裂时，髌骨向上脱位，膝下方肿胀，压痛明显，可触及髌韧带断裂所形成的凹陷。

注意有部分外侧脱位的患者就诊时，髌骨已在膝关节伸直时自行复位，应仔细检查，若发现髌骨内侧有瘀斑，压痛明显，将髌骨向外推移时有松动感，屈膝时(通常在麻醉下)可发现髌骨向外移位，有这些症状即可明确诊断。若临床医师未能想到或未做细致的临床检查，常可误诊为一般的膝关节挫伤或创伤性膝关节滑膜炎等。

膝关节正、侧、轴位片可见髌骨移出于股骨髁间窝之外。

(二) 习惯性脱位

青少年女性居多，多为单侧，亦有双侧患病，或有外伤性脱位病史。若先天发育不良者，可无明显创伤或急性脱位病史。每当屈膝时，髌骨即在股骨外髁上变位向外侧脱出，脱出时伴响声，正常髌骨部位塌陷或低平，股骨外髁前外侧有异常骨性隆起。当患者忍痛自动或被动伸膝时，髌骨可自行复位，且伴有响声。平时行走时觉腿软无力，跑步时常跌倒。

膝关节正位片应观察髌骨的大小及位置，侧位片观察髌骨的高低，轴位片观察股骨外髁发育情况。通常双侧膝关节同时拍片以资对比。

根据病史、症状体征及X线片检查，通常可做出髌骨脱位的诊断。

三、治疗方法

(一) 整复固定方法

1.手法整复外固定

(1) 整复方法：外侧脱位者，患者取仰卧位。术者站于患侧，一手握患肢踝部，另一手拇指抵于髌骨外方，使患膝在微屈状态下逐渐伸直，同时用拇指将髌骨向内推挤，使其越过股骨外髁而复位。复位后，可轻柔屈伸膝关节数次，检查是否仍会脱出。

若髌骨与股骨外髁相嵌顿,用上法不能复位者,可让患者仰卧,一助手固定大腿部,一助手握踝关节上方,先使膝关节屈曲外翻,使外侧肌肉松弛。术者站于患侧,双手持膝,先以两手指拉脱位的髌骨内缘,使髌骨向外移以扩大畸形,松解嵌顿,后令牵踝的助手将膝关节慢慢伸直,同时术者以两手拇指推挤脱出的髌骨向内前即可复位。

(2)固定方法:用长腿石膏托固定屈膝20°～30°位2～3周,若合并股四头肌扩张部撕裂,则应固定4～6周。

2.手术治疗

(1)适应证:①外伤性脱位,有严重的股四头肌扩张部或股内侧肌撕裂及股四头肌腱、髌韧带断裂等,均应做手术修补。②习惯性脱位,应手术治疗,以矫正伸膝装置力线、恢复正常Q角。

(2)手术方法:①外伤性脱位,在手术修复撕裂的膝内侧组织,包括股四头肌内侧扩张部的同时,应清理关节内软骨碎片,以免日后形成关节内游离体。股四头肌腱及髌韧带断裂者,行肌腱或韧带吻合术。②习惯性脱位,可根据患者脱位原因、年龄等情况综合考虑,可一种术式或几种术式联合运用,如股内侧肌髌前移植术、胫骨结节髌腱附着部内移术、内侧关节囊紧缩术、膝外翻畸形截骨矫正术、股骨外髁垫高术。在胫骨上端骨骺闭合前,尽量不做截骨术或垫高外髁手术。

(二)药物治疗

早期活血消肿止痛,方选活血舒肝汤加木瓜、牛膝;中期养血通经活络,内服活血止痛丸;后期补肝肾、强筋骨,可服健步虎潜丸。外治早期可用活血止痛膏以消肿止痛,后期以苏木煎熏洗患肢以舒利关节。

(三)功能康复

抬高患肢,并积极做股四头肌收缩练习。解除外固定后,有计划地指导加强股内侧肌锻炼,逐步锻炼膝关节屈伸。早期避免负重下蹲,以防再脱位。

(潘朝晖)

第六节 髌骨骨折

髌骨为人体最大的籽骨,位于膝关节之前。髌骨骨折占全部骨折损伤的10%,多见成年人。

髌骨是膝关节的一个组成部分,切除髌骨后,在伸膝活动中可使股四头肌肌力减少30%左右,因此,髌骨有保护膝关节、增强股四头肌肌力、伸直膝关节最后10°～15°的作用,除不能复位的粉碎性骨折外,应尽量保留髌骨。髌骨后面是完整的关节面,其内外侧分别与股骨内外髁前面形成髌股关节,在治疗中应尽量使关节面恢复平整,减少髌股关节炎的发生。横断骨折有移位者,均有股四头肌腱扩张部断裂,致使肌四头肌失去正常伸膝功能,治疗髌骨骨折时,应修复肌腱扩张部的连续性。

一、病因

骨折病因为直接暴力和肌肉强力收缩所致。直接暴力多因外力直接打击在髌骨上,如撞伤、踢伤等,骨折多为粉碎性,其髌前腱膜及髌骨两侧腱膜和关节囊多保持完好,骨折移位较小,亦可为横断骨折、边缘骨折或纵形劈裂骨折。肌肉强力收缩者,多由于股四头肌猛力收缩,所形成的牵拉性损伤,如突然滑倒时,膝关节半屈曲位,股四头肌骤然收缩,牵拉髌骨向上,髌韧带则固定髌骨下部,而股骨髁部向前顶压髌骨形成支点,三种力量同时作用造成髌骨骨折。肌肉强力收缩多造成髌骨横断骨折,上下骨块有不同程度的分离移位,髌前筋膜及两侧扩张部撕裂严重。

二、诊断要点

有明显外伤史,伤后膝前方疼痛、肿胀,膝关节活动障碍。检查时在髌骨处有明显压痛,粉碎骨折可触及骨擦感,横断骨折有移位时可触及一凹沟。膝关节正侧位 X 线片可明确诊断。

X 线检查时需注意:侧位片虽然对判明横断骨折以及骨折块分离最为有用,但不能了解有无纵形骨折以及粉碎骨折的情况。而斜位片可以避免髌骨与股骨髁重叠,既可显示其全貌,更有利于诊断纵形骨折、粉碎骨折及边缘骨折。斜位摄片时,若为髌骨外侧损伤可采用外旋 45°位,如怀疑内侧有损伤时,则可取内旋 45°。如临床高度怀疑有髌骨骨折而斜位及侧位 X 线片均未显示时,可再照髌骨切位 X 线片。

三、治疗方法

髌骨骨折属关节内骨折,在治疗时必须达到解剖复位并修复周围软组织损伤,才能恢复伸膝装置的完整,防止创伤性关节炎的发生。

(一)整复固定方法

1.手法整复外固定

(1)整复方法:复位时先将膝关节内积血抽吸干净,注入 1% 普鲁卡因 5~10 mL,起局部麻醉作用,而后患膝伸直,术者立于患侧,用两手拇示指分别捏住上下方骨块,向中心对挤即可合拢复位。

(2)固定方法。①石膏固定法:用长腿石膏固定患膝于伸直位。若以管型石膏固定,在石膏塑形前摸出髌骨轮廓,并适当向髌骨中央挤压使骨折块断面充分接触,这样固定作用可靠,可早期进行股四头肌收缩锻炼,预防肌肉萎缩和粘连。外固定时间不宜过长,一般不要超过 6 周。髌骨纵形骨折一般移位较小,用长腿石膏夹固定 4 周即可。②抱膝圈固定法:可根据髌骨大小,用胶皮电线、纱布、棉花做成套圈,置于髌骨处,并将四条布带绕于托板后方收紧打结,托板的两端用绷带固定于大小腿上。固定 2 周后,开始股四头肌收缩锻炼,3 周后下床练习步行,4~6 周后去除外固定,做膝关节不负重活动。此方法简单易行,操作方便,但固定效果不够稳定,有再移位的可能,注意固定期间应定时检查纠正。同时注意布带有否压迫腓总神经,以免造成腓总神经损伤。③闭合穿针加压内固定:适用于髌骨横形骨折者。方法是皮肤常规消毒、铺巾后,在无菌操作下,用骨钻在上下骨折块分别穿入一根钢针,注意进针方向须与髌骨骨折线平行,两根针亦应平行,穿针后整复。骨折对位后,将两针端靠拢拉紧,使两骨折块接触,稳定后再拧紧固定器螺钉,如无固定器亦可代之以不锈钢丝。然后用乙醇纱布保护针孔,防止感染,术后用长木板或石膏托将膝关节固定于伸直位(图 13-27)。④抓髌器固定法:方法是患者取仰卧位,股神经麻醉,在无菌操作下抽净关节内积血,用双手拇、示指挤压髌骨使其对位。待复位准确后,先用抓髌器较窄的一侧钩刺入皮肤,钩住髌骨下极前缘和部分髌腱。如为粉碎性骨折,钩住其主要的骨块和最大的骨块,然后再用抓髌器较宽的一侧,钩住近端髌骨上极前缘亦即张力带处。如为上极粉碎性骨折,先钩住上极粉碎性骨块,再钩住远端骨块。注意抓髌器的双钩必须抓牢髌骨上下极的前侧缘。最后将加压螺旋稍加拧紧使髌骨相互紧密接触。固定后要反复伸屈膝关节以磨造关节面,达到最佳复位。骨折复位后应注意抓髌器螺旋盖压力的调整,因为其为加压固定的关键部位,松则不能有效地维持对位,紧则不能产生骨折自身磨造的效应(图13-28)。⑤髌骨抱聚器固定法:电视X线透视下无菌操作,先抽尽膝关节腔内积血,利用胫骨结节髌骨外缘的关系,在胫骨结节偏内上部位,将抱聚器的下钩刺穿皮肤,进入髌骨下极非关节面的下方,并向上提拉,确定是否抓持牢固。并用拇指后推折块,让助手两手拇指在膝关节两旁推挤皮肤及皮下组织向后以矫正翻转移位。将上针板刺入皮肤,扎在近折块的前侧缘上,术者一手稳住上下针板,令助手拧动上下手柄,直至针板与内环靠近,术者另一手的拇指按压即将接触的折端,并扣压内外侧缘,以防侧方错位,并加压固定。再利用髌骨沿股间窝下滑及膝关节伸屈角度不同和髌股关节接触面的变化,伸屈膝关节,纠正残留成角和侧方移位。应用髌骨抱聚器治疗髌骨骨折具有骨折复位稳定、加速愈合、关节功能恢复理想的优点(图13-29)。

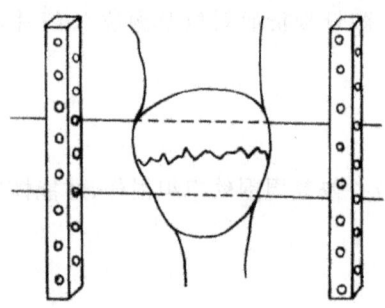

图13-27　闭合穿针加压内固定

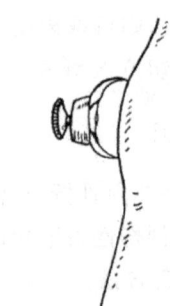

图13-28　抓髌器固定法

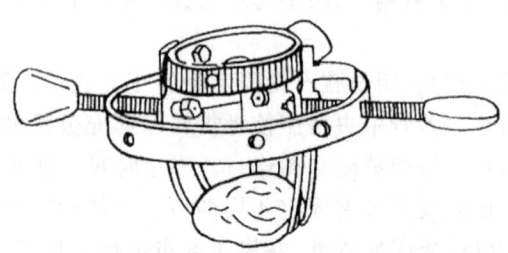

图13-29　髌骨抱聚器固定法

2.切开复位内固定

适用于髌骨上下骨折块分离在1.5 cm以上、不易手法复位或其他固定方法失败者。方法是在硬膜外麻醉或股神经加坐骨神经阻滞麻醉下,取膝前横弧形切口,切开皮肤皮下组织后,即进入髌前及腱膜前区,此时可见到髌骨的折面及撕裂的支持带,同时有紫红色血液由裂隙涌出,吸净积血,止血,进行内固定。目前以双10号丝线、不锈钢丝、张力带钢丝固定为常用(图13-30)。

(二)药物治疗

髌骨骨折多瘀肿严重,初期可用利水逐瘀法以祛瘀消肿。若采用穿针或外固定器治疗者,可用解毒饮加泽泻、车前子;肿胀消减后,可服接骨丹;后期关节疼痛活动受限者,可服养血止痛丸。外用药初期肿胀严重者,可外敷消肿散。无移位骨折,可外贴接骨止痛膏。去固定后,关节强硬疼痛者,可按摩展筋丹或展筋酊,并可用活血通经舒筋利节之苏木煎外洗。

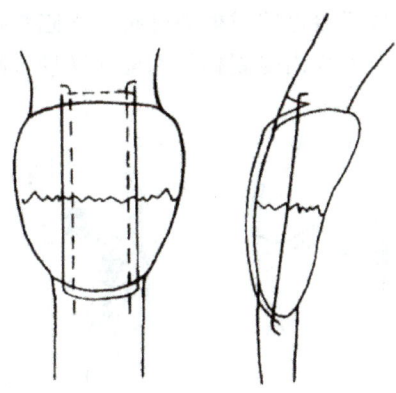

图 13-30 张力带钢丝内固定

(三) 功能康复

复位固定肿胀消退后,即可下床活动,让膝关节有小量的伸屈活动,使髌骨关节面得以在股骨滑车的磨造中愈合,有利于关节面的平复。2～3周,有托板固定者应解除,有限度地增大膝关节的活动范围,6周后骨折愈合去固定后,可用指推活髌法解除髌骨粘连,以后逐步加强膝关节屈伸活动锻炼,使膝关节功能早日恢复。

(潘朝晖)

第七节 胫骨平台骨折

胫骨平台骨折在普通人群中较为常见。体育运动中如高速极限运动及高处坠落亦有发生。胫骨平台骨折多数涉及负重关节面,常合并韧带及半月板损伤。在诊断和治疗中既要考虑关节面的精确对位,又要创造条件,争取关节的早期功能活动。

一、功能解剖

胫骨平台似马鞍形,是支持和承重股骨髁的主要结构。胫骨平台内侧缘有内侧副韧带及比目鱼肌附着点,内侧面稍下有缝匠肌、股薄肌及半腱肌附着其上。外侧缘与腓骨小头之间称为骨间缘,与腓骨小头关节面组成上胫腓关节。外侧缘稍凹处有胫前肌附着,腓骨小头有外侧副韧带附着其上。胫骨平台正面观呈凹形,有内外半月板镶嵌其上。

内外平台之间有一骨性隆起,称为胫骨隆突,上有半月板前后角、前后交叉韧带附着点及胫骨棘。胫骨上端周缘骨皮质较胫骨中段骨皮质薄弱,平台骨皮质内纵向骨小梁与横向骨小梁交叉排列,以支撑体重。由于外侧平台骨小梁密度低于内侧平台,又因膝外侧容易遭受外来暴力打击,所以外侧胫骨平台骨折较内侧多见。

二、损伤机制

(一) 压缩并外展

运动员从高处坠落,膝关节伸直并外展位,由于外侧平台外侧缘较股骨外髁宽约0.5 cm,股骨外髁如楔子插向外侧平台,形成平台塌陷或劈裂骨折。塌陷骨折块挤压腓骨头,造成腓骨头或颈部骨折。若外翻幅度大,可同时发生内侧副韧带和前交叉韧带断裂(图13-31)。

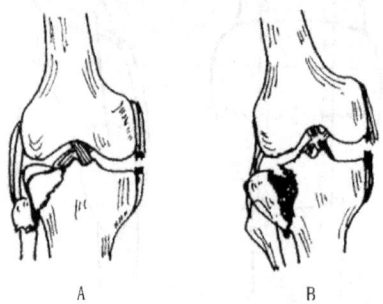

图13-31　压缩并外展致胫骨外髁骨折
A.胫骨外髁塌陷骨折;B.胫骨外髁劈裂骨折

(二)压缩并内收

高处坠落,膝关节伸直并内收,由于股骨内髁与胫骨内侧平台的边缘基本对齐,股骨内髁冲压股骨平台,致使胫骨内侧平台骨折塌陷。骨折后因内侧副韧带的牵拉作用,骨折块向内向下移位(图13-32)。若内收严重,可合并发生腓骨头撕脱骨折或腓总神经损伤。

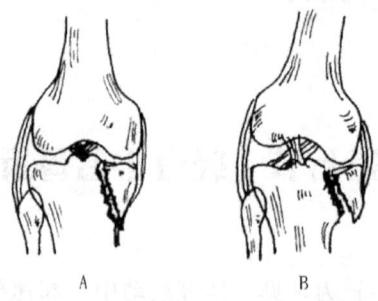

图13-32　压缩并内收致胫骨内髁骨折
A.胫骨内髁塌陷骨折;B.胫骨内髁塌陷骨折合并旋转移位

(三)垂直压缩

高处坠落,足跟下地,股骨内外髁垂直撞击胫骨平台,地面的反作用力使胫骨平台由下向上加大撞击力,造成内外两侧平台分离骨折或粉碎骨折(图13-33)。坠跌落地若同时伴有外翻力,外侧平台损伤较重或移位较多,若同时伴随内收力,则内侧平台损伤较重。

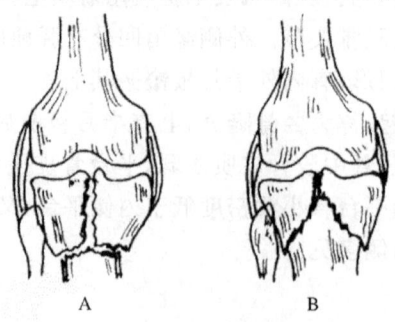

图13-33　膝部垂直压缩致胫骨双髁骨折
A.胫骨髁T形骨折;B.胫骨髁Y形骨折

三、分类

(一) Hohl 将胫骨平台骨折分为六型(图 13-34)

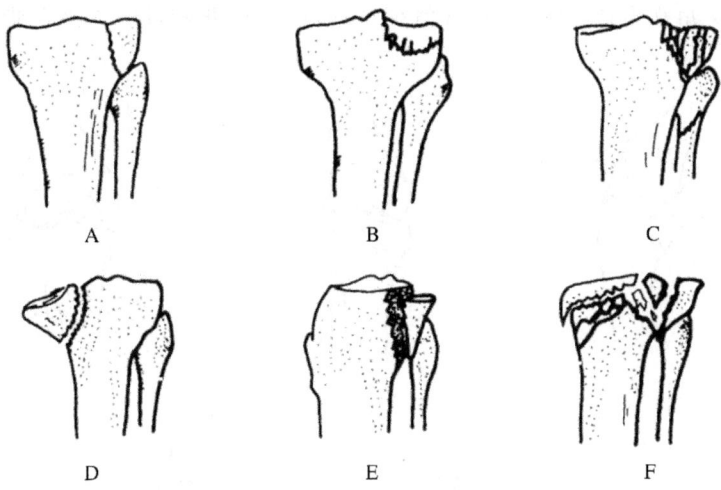

图 13-34　胫骨髁骨折 Hohl 分型
A.骨折无移位；B.部分压缩；C.劈裂压缩；D.全髁塌陷；E.劈裂骨折；F.粉碎骨折

(1) Ⅰ型：骨折无移位。
(2) Ⅱ型：骨折处部分压缩。
(3) Ⅲ型：胫骨髁劈裂又压缩骨折。
(4) Ⅳ型：髁部压缩。
(5) Ⅴ型：髁部劈裂。
(6) Ⅵ型：胫骨平台严重粉碎骨折。

(二) Morre 分类法

它将胫骨平台骨折分为两大类。
(1) 平台骨折：①轻度移位。②局部压缩。③劈裂压缩。④全髁压缩。⑤双髁骨折。
(2) 骨折脱位：①劈裂骨折。②全髁骨折。③边缘撕脱骨折。④边缘压缩骨折。⑤四部骨折(图 13-35)。

四、症状及诊断

(一) 损伤史
强大暴力作用于膝部的损伤史，如高处坠落损伤等。

(二) 疼痛胀肿
膝部肿胀，疼痛剧烈，严重者有膝外翻或内翻畸形。

(三) 功能障碍
膝关节及小腿功能障碍或丧失，不能站立行走。膝关节有异常侧向活动。

(四) X 线检查
X 线检查可显示骨折形式或骨折块移位的方向。部分病例若仅有轻微塌陷骨折，X 线片难以显示。分析膝关节 X 线片时应注意：①膝关节面切线。膝关节 X 线正位片，股骨关节面切线与胫骨关节面切线成平行关系。股骨纵轴与股骨关节面切线外侧夹角，正常值为75°～85°。胫骨纵轴与胫骨关节面连线的外侧夹角为85°～100°。膝关节内外侧副韧带损伤、胫骨髁骨折移位或膝外翻时这种关系紊乱（图13-36）。②膝反屈角。膝关节X线侧位片，胫骨纵轴线与胫骨关节面连线后方之夹角称为膝反屈角，正常值少于90°。可以此衡量胫骨平台骨折移位及复位情况（图13-37）。

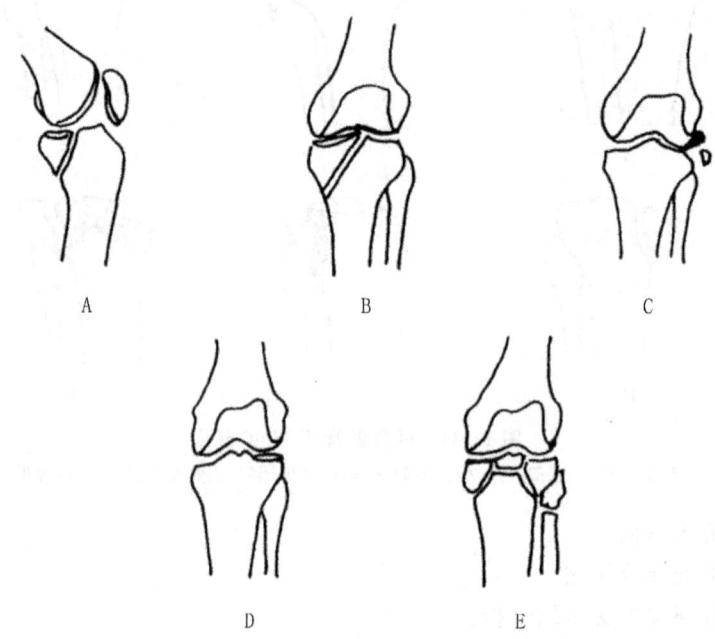

图13-35　胫骨髁骨折 Morre 分类
A.劈裂骨折；B.全髁骨折；C.边缘撕脱骨折；D.边缘压缩骨折；E.四部骨折

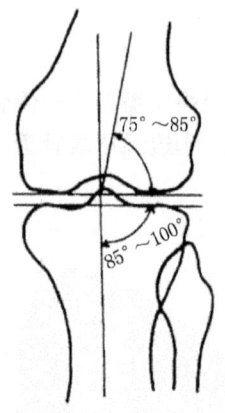

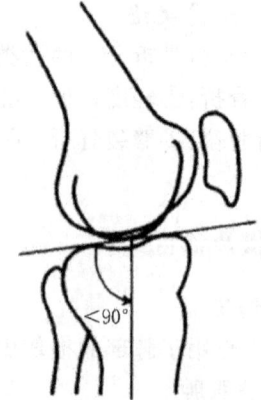

图13-36　膝关节面切线与外侧夹角　　　　图13-37　膝反屈角，正常值<90°

胫骨平台关节面正常时后倾10°～15°，故摄取正位片时球管也应后斜10°～15°，这样能更好地显示平台情况。有时须加拍左右斜位片，以防漏诊。

(五)CT及MRI检查

清晰地显示关节面破坏情况及骨折移位的细微变化，可以客观地评估关节面压缩程度及骨折块的立体形状,从而为选择治疗方案提供依据。

五、治疗

胫骨平台骨折的治疗目的是解剖对位和恢复关节面的平整,维持轴向对线,同时修复韧带和半月板的损伤,重建关节的稳定性。

胫骨平台骨折有各种治疗方法,观点各有不同。确定治疗方案应根据患者全身情况、运动项目、年龄、有无合并损伤、骨折类型和程度等全面考虑,综合分析。

(一)无移位或轻度移位骨折

无移位骨折均可保守治疗,如 Hohl Ⅰ 型。抽净关节积血,加压包扎,以石膏托制动3～4周。固定期间每周进行1～2次膝关节主动伸屈活动,负重行走应在8周后进行。

轻度移位塌陷及侧方移位不超过 1 cm,膝关节无侧向不稳定也可非手术治疗,如 Hohl Ⅱ 型。石膏托固定4～6周,固定期间进行股四头肌舒缩活动。每周进行1～2次膝关节主动伸屈活动。伤后8周膝部伸屈幅度应达到正常或接近正常。

(二)塌陷劈裂骨折

胫骨平台骨折塌陷明显或劈裂骨折,如塌陷超过 1 cm,关节不稳或合并膝关节交叉韧带损伤、侧副韧带损伤,宜手术切开内固定。如有神经-血管损伤,应首先处理。侧副韧带及交叉韧带损伤应以可靠方式重建。对于一些塌陷明显的骨折,虽已将其撬起复位固定,由于下方空虚,复位后有可能又回复到原来塌陷的位置。如平台塌陷严重,复位后空隙较大,须用骨松质或人工骨充填。若关节面已严重粉碎或不复存在,可将与胫骨髁关节面相似的髂骨软骨面放在关节面的位置上,下方空隙处填以骨松质,填实嵌紧,然后实施内固定(图13-38)。胫骨髁骨折可采用骨松质螺钉加骨栓内固定(图13-39),也可以支撑钢板内固定。胫骨双髁严重粉碎骨折可采用支撑钢板或加骨栓内固定(图13-40、图13-41)。此类骨折内固定要坚固可靠,防止因骨折块松动而导致关节面错位和不平整。术后外固定3～4周拆除,行膝关节伸屈练习直至正常活动。术后第2周开始,每周安排1～2次股四头肌主动伸屈活动。胫骨平台骨折如合并骨筋膜室综合征,应早期切开筋膜室减压,避免肢体因血液循环障碍而坏死。

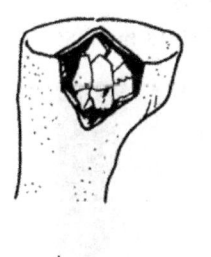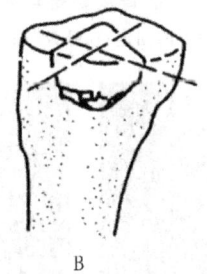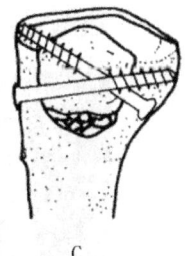

A　　　　　　　B　　　　　　　C

图 13-38 胫骨髁塌陷骨折植骨内固定

A.胫骨内髁塌陷骨折;B.先以克氏针将植骨块临时固定;C.螺钉交叉内固定

(三)关节镜监测下复位固定

通过关节镜监测可了解平台塌陷状况及有否韧带、半月板损伤。关节外开窗撬拨复位,植骨加支撑钢板固定,在关节镜辅助监测下可了解复位情况,关节面是否平整等。韧带或半月板损伤可在关节镜下修复或切除。利用关节镜手术可减少创伤干扰,有利于膝关节功能的尽快恢复。

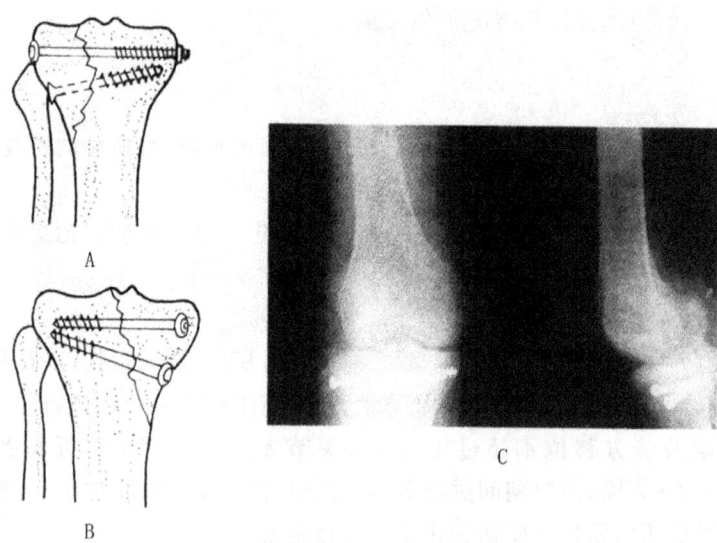

图 13-39　胫骨单髁骨折骨松质螺钉并骨栓内固定
A、B.胫骨单髁骨折骨松质螺钉或加骨栓内固定；C.胫骨单髁骨折骨松质螺钉内固定术后 X 线片

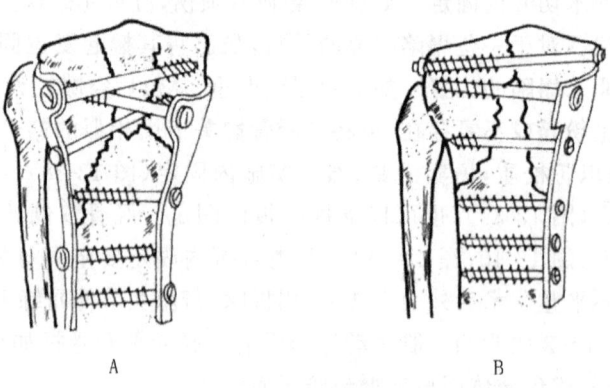

图 13-40　胫骨双髁粉碎骨折内固定
A.胫骨双髁骨折双钢板内固定；B.胫骨双髁骨折钢板加骨栓内固定

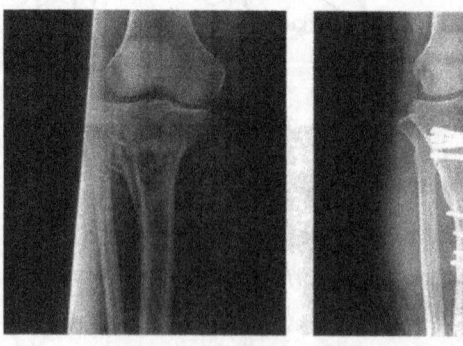

图 13-41　胫骨平台骨折及内固定

（潘朝晖）

第八节 胫腓骨干骨折

胫腓骨由于部位的关系,遭受直接暴力打击的机会较多,因此胫腓骨骨折在全身长管状骨骨折中最为多见,约占全身骨折的 13.7%。其中以胫腓骨双骨折最为常见,胫骨骨折次之,单纯腓骨骨折最少。因胫骨前内侧紧贴皮肤,所以开放性骨折比较多见,有时伴有广泛的软组织、神经、血管损伤,甚至污染严重,组织失活。这给治疗带来了很大的困难,选择一种最好的治疗方法,一直是骨折治疗的研究方向。

一、发病机制

(一)直接暴力

胫腓骨干骨折多见于交通事故和工伤,可能是撞击伤、车轮碾压伤、重物打击伤。暴力常来自小腿的前外侧,所造成的胫腓骨骨折往往在同一水平面上,骨折线多呈横断形或短斜形,可在暴力作用侧有一三角形的碎骨片。骨折后,骨折端多有重叠、成角、旋转等移位。较大暴力或交通事故伤多为粉碎性骨折,有时呈多段,因胫骨前内侧位于皮下,骨折端极易穿破皮肤,肌肉也会有较严重的的挫伤。即使未穿破皮肤,如果挫伤严重,血运不好,亦可发生皮肤坏死、骨外露,容易继发感染。巨大暴力的碾挫、绞轧伤可能会有大面积皮肤剥脱、肌肉撕裂、神经血管损伤和骨折端裸露。

(二)间接暴力

多为高处坠落、旋转暴力扭伤、滑跌等所致的骨折,骨折线多呈长斜形或螺旋形,胫腓骨骨折常不在同一平面上,即胫骨中下端而腓骨可能在上端,一般腓骨骨折线较胫骨骨折线高。软组织损伤一般较轻,有时骨折移位后骨折端可戳破皮肤形成开放性骨折,这种开放性骨折比直接暴力所造成的污染好得多,软组织损伤轻,出血少。

骨折的移位取决于外力的大小、方向,肌肉收缩和伤肢远端重量等因素。暴力较多来于小腿的外侧,因此可使骨折端向内侧成角,小腿的重力可使骨折端向后侧倾斜成角,足的重量可使骨折远端向外旋转,肌肉收缩又可使两骨折端重叠移位。儿童胫腓骨骨折遭受的外力一般较小,而且儿童的骨皮质韧性较大,多为青枝骨折。

二、分类

对骨折及伴随软组织损伤的范围和类型进行分类可以让医师确定最佳的治疗方案,也可使医师能追够踪治疗的结果。

胫骨骨折的 OTA 分型:胫骨骨折分为 42-A、42-B、42-C 三大型,又分为 3 种亚型(图 13-42)。

(一)42-A 型

(1)A_1:简单骨折,螺旋形。

(2)A_2:简单骨折,斜形(成角≥30°)。

(3)A_3:简单骨折,横形(成角<30°)。

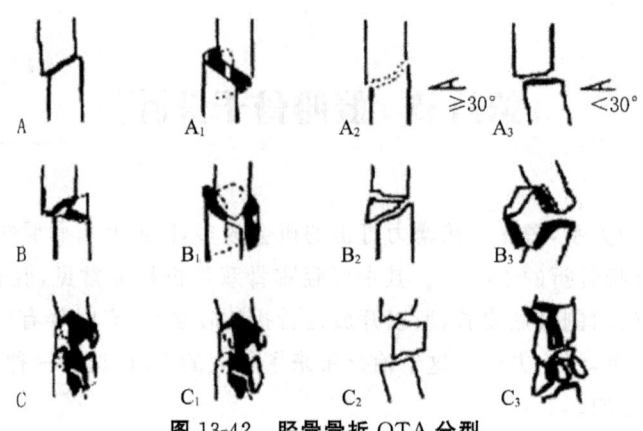

图 13-42 胫骨骨折 OTA 分型

(二) 42-B 型

(1) B_1：蝶形骨折，蝶形块旋转。

(2) B_2：蝶形骨折，蝶形块弯曲。

(3) B_3：蝶形骨折，蝶形块游离。

(三) 42-C 型

(1) C_1：粉碎骨折，骨折块旋转。

(2) C_2：粉碎骨折，骨折块分段。

(3) C_3：粉碎骨折，骨折块不规则。

三、临床表现与诊断

临床检查局部疼痛明显，肿胀及压痛，可有典型的骨折体征，骨折有移位时畸形明显，可表现为小腿外旋、成角、短缩。应注意是否有神经、血管损伤，检查足趾伸屈活动是否受影响，足背动脉和足跟内侧动脉搏动强度及小腿张力是否增高。

骨折引起的并发症往往比骨折本身产生的后果更加严重，应避免漏诊，需尽早处理。小腿远端温暖以及足背动脉搏动未消失绝非供血无障碍的证据，有任何可疑时，都有必要进行多普勒超声检查，甚至动脉造影。对小腿的肿胀应有充分的警惕，尤其是触诊张力高、足趾伸屈活动引起相关肌肉疼痛时，有必要进行筋膜间室压力的检查和动态监测。

软组织损伤的程度需要仔细的检查和评估，有无开放性伤口，有无潜在的皮肤剥脱、坏死区。捻挫伤对皮肤及软组织都会造成严重的影响，有时皮肤和软组织损伤的实际范围需要经过数天的观察才能确定。这些对于骨折的预后有重要的意义。

儿童青枝骨折或裂缝骨折临床无明显畸形，受伤小腿可抬举，仅表现为拒绝站立及行走，临床检查时使伤侧膝关节伸直，在足跟部轻轻用力叩击，力量可传导至骨折端，使局部产生明显疼痛。

X 线检查可进一步了解骨折的类型及移位，分析创伤机制、骨膜损伤程度以及移位趋势等。X 线检查时应注意包括整个小腿，有些胫腓骨双骨折的骨折线不在同一水平面上，可因拍摄范围不够而容易漏诊，也不能正确地判断下肢有无内外翻畸形。

四、治疗

胫腓骨骨折的治疗目的是恢复小腿的负重功能。完全纠正骨折端的成角和旋转畸形，维持膝、踝两关节的平行,使胫骨有良好的对线,小腿才能负重。在治疗过程中重点在于胫骨,因为胫骨是下肢的主要负重骨,只要胫骨骨折能达到解剖复位,腓骨骨折一般也会有良好的对位对线,不一定强求解剖复位,但有时腓骨骨折的解剖复位固定有助于稳定其他结构。

每例骨折都各具有其特殊性,应根据每个患者的具体情况,如骨折类型、软组织损伤程度及有无复合伤等,进行客观的评价和判断,决定选择外固定还是开放复位内固定。

(一)闭合复位外固定

闭合复位外固定适用于稳定性骨折、经复位后骨折面接触稳定无明显移位趋势的不稳定骨折。稳定性骨折无移位、青枝骨折、经复位后骨折面接触稳定无明显移位趋势的横形骨折、短斜形骨折等,在麻醉下进行手法骨折闭合复位,长腿石膏外固定。复位尽量达到解剖复位,但坚决反对反复多次地、甚至是暴力式的整复,如果复位不满意,宁可改行开放复位内固定。膝关节应保持在20°左右的轻度屈曲位,以利控制旋转。如果屈曲过多,伸膝装置紧张,牵拉胫骨近端使得近骨折端上抬,骨折向前成角。踝关节应固定在功能位,避免造成踝关节背伸障碍,行走以及下蹲困难。石膏干燥坚固后可扶拐练习患足踏地及行走,2～3周后可开始去拐循序练习负重行走。

(二)跟骨牵引外固定

跟骨牵引外固定适用于斜形、螺旋形、轻度粉碎性的不稳定骨折以及严重软组织损伤的胫腓骨骨折。对于不稳定骨折,单纯的外固定可能不能维持良好的对位对线。可在麻醉下行跟骨穿针,牵引架上牵引复位,短腿石膏外固定,用4～6 kg重量持续牵引,应注意避免过度牵引。3周左右后,达到纤维连接,可除去跟骨牵引,改用长腿石膏继续固定直至骨愈合。

骨折手法复位后,对于稳定性骨折,对位对线良好者,可考虑应用小夹板外固定。小夹板外固定的优点是不超关节固定,膝、踝两关节的活动不受影响,如果能够保持良好的固定,注意功能锻炼,骨折愈合往往比较快,因此小夹板外固定的愈合期比石膏外固定者为短。但小夹板外固定的部位比较局限,压力不均匀,衬垫处皮肤可发生压疮,甚至坏死,需严密观察;小夹板外固定包扎过紧可能造成小腿筋膜间室综合征,应注意防止。

石膏固定的优点是可以按照肢体的轮廓进行塑型,固定牢靠,尤其是管型石膏。Sarmiento认为膝下管型石膏能减少胫骨的旋转活动,其外形略似髌腱承重假体,使承重力线通过胫骨髁沿骨干达到足跟,可以减少骨延迟愈合及骨不愈合的发生率,并能使膝关节功能及时恢复,骨折端可能略有缩短,但不会发生成角畸形。但如果包扎过紧,可造成肢体缺血,甚至发生坏死;包扎过松、肿胀减轻后、肌肉萎缩都可使石膏松动,骨折发生移位。因此石膏固定期间应随时观察,包扎过紧应及时松开,发生松动应及时小心更换。长腿石膏固定的缺点是超关节范围固定,可能影响膝、踝两关节的活动功能,延长胫骨骨折的愈合时间。因此,可在长腿石膏固定6～8周后,骨痂已有形成时,改用小夹板外固定,开始循序功能锻炼。

闭合复位外固定虽经常发生一些较小的并发症,但却有较高的骨折愈合率,而且很少发生严重的并发症,而且经济。它适用于多种类型的胫腓骨骨折的治疗,但需要花费较长的时间,需要医师的耐心、责任心以及患者的信心和配合。

跟骨牵引复位外固定有其独特的优点,但随着骨折固定方法的日新月异,现在已很少作为胫腓骨骨折的终极治疗,而往往是早期治疗的权宜之计。长时间的牵引会严重影响患者的活动,可能会引起一系列并发症,尤其是老年人,更需警惕。

(三)开放复位内固定

胫腓骨骨折的骨性愈合时间一般较长,长时间的石膏外固定,对膝、踝两关节的功能必然造成影响。而且,由于肿胀消退、肌肉萎缩及负重等原因,石膏外固定期间很可能发生骨折再移位,造成骨折畸形愈合,功能障碍。因此,对于不稳定胫腓骨骨折采用开放复位内固定者日益增多。根据不同类型的骨折可采用螺丝钉固定、钢板螺丝钉固定、髓内钉固定等内固定方法。

1. 螺丝钉固定

螺丝钉固定适用于长斜形骨折及螺旋形骨折。长斜形骨折或螺旋形骨折开放复位后,采用1~2枚螺丝钉在骨折部位固定,可按拉力螺钉固定技术固定。通常这些拉力螺钉与骨折线呈垂直拧入。1~2枚螺丝钉固定仅能维持骨折的对位,固定不够坚强,需要持续石膏外固定10~12周。尽管手术操作简单,但整个治疗过程中仍需要石膏外固定,因此临床应用受到限制。

2. 钢板螺丝钉固定

不适合于闭合治疗的,尤其是不稳定的胫腓骨骨折均可应用。应用钢板螺丝钉,尤其是加压钢板治疗胫腓骨骨折时,应该采用改进的钢板固定技术和间接复位技术,小心仔细处理软组织,否则会引起骨的延迟愈合及很高的并发症发生率。加压钢板的类型有多种,应针对不同类型骨折做出不同的选择,就目前医疗情况而言,LC-DCP(有限接触动力加压钢板)为首选。应用近年来发展起来的LISS固定系统,通过闭合复位,经皮钢板固定的方法治疗胫腓骨骨折,具有操作简便、手术损伤小、固定可靠、术后恢复和骨折愈合快的优点,值得在有条件的单位推广使用。

胫骨前内侧面仅有皮肤覆盖,缺乏肌肉保护,所以习惯把钢板置于胫骨前外侧肌肉下面。但这样不能获得最大的稳定性以及最大限度地保护局部血运。

AO学派非常强调,骨干骨折的钢板应置于该骨的张力侧。从步态的力学分析,人体的重力线交替落于负重肢胫骨的内或外侧,并不固定,所以AO学派没有提出胫骨的张力侧何在,也没有强调钢板应置于胫骨的内侧。

从骨折的创伤机制和肌肉收缩作用而言,胫腓骨骨折的移位趋势多为向前内成角,前内侧的骨膜多已断裂,而后外侧则是完整的,是软组织的铰链之所在。因此胫骨的张力侧在内侧,外侧是完整的软组织铰链。钢板置于胫骨内侧,既可使内侧的张应力转为压应力,又可利用其外侧的软组织铰链增强骨折复位后的紧密接触以及稳定。

另外,胫骨前内侧的骨膜严重破坏,局部血运破坏,保护对侧完整的骨膜以保护尚存的血供极为重要。如果按照旧习惯,把钢板置于外侧,则不仅将仅存的来自骨膜的血供完全破坏,也将滋养动脉破坏,危及髓内血供。可见,就大多数胫腓骨骨折而言,钢板放在胫骨内侧可达到骨折稳定的要求,也符合保护局部血运的原则。这也正是BO所要求的。

所以当胫骨前内侧软组织条件许可的情况下,钢板应放在内侧,但由于胫骨前内侧的皮肤及皮下组织较薄,严重损伤后容易坏死,可把钢板放在胫前肌的深面、胫骨的外侧。

3. 髓内钉固定

大部分需要手术治疗的胫腓骨骨折,可采用髓内钉治疗,尤其是不稳定性、节段性、双侧胫腓骨骨折。用于胫骨的髓内有多种,如Ender钉、Lottes钉、矩形钉、自锁钉、交锁钉等。Ender钉、Lottes钉适合治疗轴向稳定的各型胫腓骨骨折,它可以防止胫骨发生成角畸形,但可能发生骨折端旋转、横移位等,有将近50%的患者仍需石膏辅助固定。Wiss等建议对发生在膝下7.5 cm至踝上

7.5 cm范围并至少有25％的骨皮质接触的骨折方可用Ender钉治疗。胫骨交锁髓内钉基本上解决了对旋转稳定性的控制,可用于膝下7 cm至踝上4 cm的轴向不稳定性骨折(图13-43)。

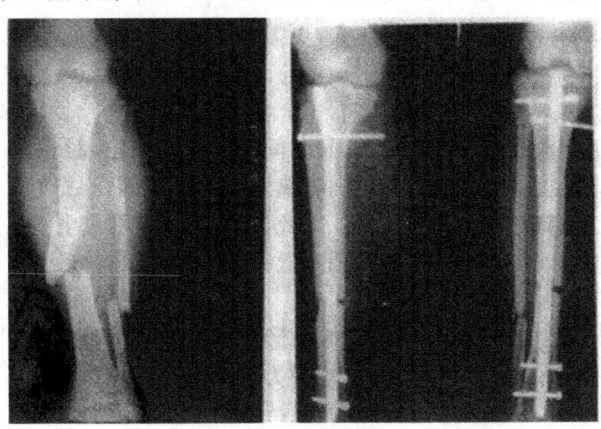

图13-43　胫骨骨折交锁髓内钉固定术

胫骨交锁髓内钉的直径一般为11～15 mm。距钉的顶部4.5 cm处有15°的前弯,以允许髓内钉进入胫骨近端的前侧部位;在钉的远端6.5 cm处有3°的前弯,在插髓内钉时起到一个斜坡的作用,以减少胫骨后侧皮质粉碎的机会;髓内钉的近端和远端各有两个孔道,以供锁钉穿过;锁钉为5 mm的自攻丝骨螺丝钉。

对于骨干峡部的稳定性胫腓骨骨折,如横形、短斜形、非粉碎性骨折等,可以采用动力型胫骨交锁髓内钉,有利于骨折端间的紧密接触乃至加压。对于所有不稳定性胫腓骨骨折,髓内钉的近、远两端各需锁2枚锁钉,以维持肢体的长度及控制旋转。Ekeland等报告应用胫骨交锁髓内钉获得较好的结果,但他们认为应慎用动力型或简单的无锁胫骨交锁髓内钉,因为大部分的并发症都发生于动力型胫骨交锁髓内钉,他们也不赞成对胫骨交锁髓内钉常规地做动力性加压处理。

由于不扩髓和扩髓相比具有以下潜在优点:手术时间短,出血少,合并严重闭合性软组织损伤者能较少地干扰骨内膜血供等。所以大多数学者推荐采用不扩髓髓内钉。Keating等报告了一项随机前瞻性研究,他们对不扩髓和扩髓胫骨交锁髓内钉所治疗的开放胫腓骨骨折进行了比较,除不扩髓组的锁钉断裂较高外,不扩髓和扩髓胫骨交锁髓内钉治疗的开放胫腓骨骨折的其他结果在统计学上没有显著性差异。Duwelius等建议将不扩髓交锁髓内钉用于治疗合并较严重软组织损伤的胫腓骨骨折,而将扩髓交锁髓内钉用于治疗没有明显软组织损伤者。

值得一提的是,由于胫骨交锁髓内钉治疗胫腓骨骨折日渐盛行,使得一些骨科医师将其应用范围扩大至更靠近近端和远端。因此,在胫骨近1/3骨折采用交锁髓内钉治疗,出现胫骨对线不良成为常见问题,应引起重视。

4.外支架固定

无论是闭合或开放性胫腓骨骨折均可应用,尤其是后者,更有实用价值。用于合并有严重皮肤软组织损伤的胫腓骨骨折,不仅可使骨折得到稳定固定,而且方便皮肤软组织损伤的观察和处理。用于粉碎性骨折或伴有骨缺损时,可以维持肢体的长度,有利于晚期植骨。而且不影响膝、踝关节的活动,甚至可以带着外支架起床行走,所以,近年来应用较广。具体应用在开放性胫腓骨骨折节中阐述。

五、预后

(一)筋膜间室综合征

筋膜间室综合征主要发生在小腿、前臂以及足,以小腿更为多见,也更加严重。它并不是只发生于高能量损伤,也并不是只发生于闭合性损伤中,低能量的损伤和开放性损伤也可出现。小腿的肌肉等软组织损伤或骨折后出血形成血肿,加上反应性水肿,或包扎过紧,使得筋膜间室内压力增高,可以造成血液循环障碍,形成筋膜间室综合征。

小腿的筋膜间室综合征发生于胫前间隙最多,胫后间隙次之,外侧间隙最少,多数有多间隙同时发生。胫前间隙位于小腿前外侧,内有胫前肌、伸趾肌、第三腓骨肌、胫前动静脉和腓深神经。当间隙内压力增高时,小腿前外侧肿胀变硬,明显压痛,被动伸屈足趾时疼痛明显加剧,随后发生伸趾肌、胫前肌麻痹,背伸踝关节和伸趾无力,但由于腓动脉有交通支与胫前动脉相同,因此,早期足背动脉可以触及。

筋膜间室综合征是一种进行性疾病,刚开始时症状可能不明显,一旦遇到可疑情况,应密切观察,多做检查,做到早期确诊、及时处理,避免严重后果。由于筋膜间室综合征筋膜间室内压力增高所致,早期的切开减压是有效的治疗手段。要达到减压的目的,就要把筋膜间室的筋膜彻底打开。早期的彻底切开减压是防止肌肉、神经发生坏死以及永久性功能损害的有效方法。

(二)感染

开放性胫腓骨骨折行钢板内固定后,发生感染的概率最高。Johner 和 Wruhs 报告当开放性胫腓骨骨折应用钢板内固定时,感染率增加到 5 倍。但随着医疗技术和医药的不断发展,感染的发生率明显下降。尽管如此,仍不可小视。对于开放性胫腓骨骨折,有条件地选择胫骨交锁髓内钉和外支架固定是明智的。一旦感染发生,应积极治疗。先选择有效的药物以及充分引流,感染控制后,应充分清创,清除坏死组织、骨端间的无血运组织以及死骨,然后在骨缺损处植入松质骨条块,闭合创口,放置引流管作持续冲洗引流,引流液中加入有效抗生素,直至冲洗液多次培养阴性。如果原有的内固定已经失效,或妨碍引流,则必须取出原有的全部内固定物,改用外支架固定。如果创口无法直接闭合,应选择肌皮瓣覆盖,或者二期闭合。

(三)骨延迟愈合、不愈合和畸形愈合

胫腓骨骨折的愈合时间较长,不愈合的发生率较高。导致胫腓骨骨折延迟愈合、不愈合的原因很多,大致可以分为骨折本身因素和处理不当两大类,多以骨折本身因素为主,多种原因同时存在。

1.骨延迟愈合

Russel 在 1996 年对胫骨骨折的愈合期提出了一般标准。①闭合-低能量损伤:10~14 周。②闭合-高能量损伤:12~16 周。③开放性骨折平均 16~26 周。④Castilo Ⅲb Ⅲc:30~50 周。一般胫骨骨折超过时限尚未愈合,但比较不同时期的系列 X 线片,它仍处于愈合过程中,可以诊断骨延迟愈合。根据不同资料统计有 1%~17%。在骨折治疗过程中,必须定期复查,确保固定可靠,指导循序功能锻炼,促进康复。

对于胫骨骨折骨延迟愈合,如果骨折固定稳定、可靠,则可以在石膏固定保护下及时加强练习负重行走,给以良性的轴向应力刺激,以促进骨折愈合。当然也可以在骨折周围进行植骨术,方法简单,创伤小。另外,还可以采用电刺激疗法。

2.骨不愈合

一般胫骨骨折超过时限尚未愈合,X线上有骨端硬化,髓腔封闭;骨端萎缩疏松,中间有较大的间隙;骨端硬化,相互间成为杵臼状假关节等。以上3种形式的任何1种,可以诊断骨不愈合。骨不愈合的患者在临床上常有疼痛、负重疼痛、不能负重,局部在应力下疼痛、压痛、小腿成角畸形、异常活动等。

胫骨的骨延迟愈合和不愈合的界限不是很明确的、骨延迟愈合的患者,患肢可以负重,以促进骨折愈合,但如果是骨不愈合患者,过多的活动反而会使骨折端形成假关节,所以应该采取积极的手术治疗。可靠的固定和改善骨折端周围的软组织血运是主要的手段。

对于胫骨骨不愈合,如果骨折端已有纤维连接,骨折对位、对线可以接受时,简单有效的治疗方法是在胫骨骨折部位行松质骨植骨,术中注意保护局部血液循环良好的软组织,骨折部不广泛剥离,不打开骨折端。胫骨前方软组织菲薄,可能不适合植骨,可以行后方植骨。

对于骨折位置不能接受,骨端硬化,纤维组织愈合差者,需要暴露骨折端,打通髓腔,采用LC-DCP、胫骨交锁髓内钉、外固定支架重新进行可靠的固定,再在骨折端周围、髓腔内植入松质骨条块。

如果是骨折处局部有瘢痕或皮肤缺损引起的骨不愈合,改善局部血运则有利于骨折的愈合。可以选用腓肠肌内外侧头肌皮瓣转位覆盖胫前中以及上1/3皮肤缺损;比目鱼肌肌皮瓣转位覆盖胫骨中下段皮肤缺损;也可以用带旋髂血管的皮肤髂骨瓣游离移植修复胫骨缺损和局部皮肤缺损。

对于骨缺损引起的骨不愈合,可以根据骨缺损的情况采取不同的方法。如果骨缺损不是很大,在5~7 cm以内,可以取同侧髂骨块嵌入胫骨骨缺损处植骨。骨缺损在5~7 cm,可以采用带血管的游离骨移植术。

3.畸形愈合

胫骨骨折的畸形容易发现,一般都得到及时的纠正,畸形愈合的发生率较低。但粉碎性骨折、有软组织或骨缺损以及移位严重者,容易发生畸形愈合,注意及时发现,早期处理。前文亦已提及,在胫骨近1/3骨折采用交锁髓内钉治疗,极易发生成角畸形。

从理论上讲,凡是非解剖愈合,都是畸形愈合。但许多非解剖愈合,其功能和外观都是可以接受的。所以判断骨折畸形愈合要看是否是造成了肢体功能障碍或有明显的外观畸形。这也可以作为骨折畸形愈合是否需要截骨矫形的标准。

4.创伤性关节炎、关节功能障碍

由于骨折涉及关节,骨折固定时间长、固定不当,骨折畸形愈合,筋膜间室综合征后遗症等原因,都会造成创伤性关节炎、关节功能障碍。无论是创伤性关节炎还是关节功能障碍,一旦发生,都缺少有效的治疗方法,关键在于预防。

5.爪状趾畸形

小腿的后筋膜间室综合征会遗留爪状趾畸形;胫骨下段骨折骨痂形成后,趾长伸肌在骨折处粘连也可引起爪状趾畸形。爪状趾畸形可以影响穿鞋、袜,也可能影响行走,应注意预防。患者早期要练习伸屈足趾运动。如果爪状趾畸形严重,被动牵引不能纠正,可以行趾关节融合术或屈趾长肌切断固定术等。

六、护理要点

(一)牵引和固定的护理

石膏固定要密切观察患肢的疼痛程度和足趾背伸和跖屈以及末梢循环情况。如怀疑神经受压,应立即减压。保持有效的牵引,做好皮肤护理,预防压疮。外固定后要把小腿抬高置于中立位。每天 2 次消毒固定针针眼周围皮肤,预防固定针感染。内固定时要观察伤口渗血渗液,以防感染。采用螺丝钉或钢板固定后,要注意预防关节僵硬。

(二)功能锻炼

早期进行股四头肌的等长收缩,足趾和髌骨的被动及主动活动。跟骨牵引者,要进行髌骨被动活动和抬臀运动,以防跟腱挛缩。内固定早期做膝关节屈曲活动。除去外固定后,逐渐负重活动。

(潘朝晖)

第十四章 足踝部损伤的治疗

第一节 踝关节骨折

一、概述

踝部骨折是最常见的关节内骨折,它包括单踝骨折、双踝骨折、三踝骨折等。多为闭合性骨折,开放骨折亦不少见。

踝关节由胫骨和腓骨的下端与距骨构成。胫骨下端略呈四方形,其端面有凹的关节面,与距骨体的上关节面相接触。其内侧有向下呈锥体状的内踝,与距骨体内侧关节面相接触。内踝后面有一浅沟,胫骨后肌和趾长屈肌的肌腱由此通过。内踝远端有两个骨性突起,即前丘和后丘。胫骨下端的前后缘呈唇状突出,分别称为前踝和后踝。胫骨远端外侧有一凹陷,称为腓骨切迹,与腓骨远端相接触。在胫骨的腓骨切迹下缘处有一小关节面,与腓骨外踝形成关节,其关节腔是踝关节腔向上延伸的一部分。腓骨下端的突出部分称为外踝。外踝与腓骨干有10°～15°的外翻角。外踝后有腓骨长短肌肌腱通过。外踝比内踝窄但较长,其尖端比内踝尖端低,且位于内踝后方。胫腓两骨干间由骨间膜连接为一体,下端的骨间膜特别增厚形成胫腓骨间韧带。在外踝与胫骨之间,前方有外踝前韧带,后方有外踝后韧带和胫腓横韧带。这些韧带使胫腓骨远端牢固地连接在一起,并将胫骨下端的关节面与内、外、前、后踝的关节面构成踝穴。踝穴的前部稍宽于后部,下部稍宽于上部。踝穴与距骨体上面的关节面构成关节。距骨体前端较后端稍宽,下部较顶部宽,与踝穴形态一致,故距骨在踝穴内较稳定。由于结构上的这些特点,踝关节在跖屈时,距骨较窄的后部进入踝穴,距骨在踝穴内可有轻微运动;踝关节背伸时,距骨较宽的前部进入踝穴,使踝关节无侧向运动,较为稳定。踝关节背伸,距骨较宽的前部进入踝穴时,外踝又稍向外分开,踝穴较跖屈时约增宽,这种伸缩主要依靠胫腓骨下端的韧带的紧张与松弛。这种弹性同时又使距骨两侧关节面与内外踝的关节面紧密相贴,因此,踝背伸位受伤时,多造成骨折。正是这些特点,当下坡或下阶梯时,踝关节在跖屈位中,故易发生踝部韧带损伤。胫距关节承受身体重量,其中腓骨承受较少,但若腓骨变短或旋转移位,使腓骨对距骨的支撑力减弱,可导致关节退行性变。

踝关节的关节囊的前后较松弛,韧带较薄弱,便于踝关节的背伸和跖屈活动。关节囊的内外两侧紧张,且有韧带和肌肉加强。踝关节在正常活动时,踝关节两侧的关节囊和韧带能有力地控制踝关节的稳定。

踝关节周围缺乏肌肉和其他软组织遮盖,仅有若干肌腱包围。这些肌腱和跗骨间关节的活动,可以缓冲暴力对踝关节的冲击,从而减少踝关节损伤的机会。

二、病因、病理

由于外力的大小、作用方向和肢体受伤时所处的位置不同,踝关节可发生各式各样复杂的联合损伤。根据骨折发生的原因和病理变化,把踝部骨折分为外旋、外翻、内翻、纵向挤压、侧方挤压、踝关节强力趾屈、背屈骨折几型,前三型又按其损伤程度分为三度。

(一)踝部外旋骨折

小腿不动,足强力外旋;或脚着地不动,小腿强力内旋,距骨体的前外侧外踝的前内侧,迫使外踝向外旋转,向后移位,造成踝部外旋骨折。

1.踝部外旋一度骨折

外踝发生斜形或螺旋形骨折。骨折线由胫腓下关节远端的前侧开始,向后、向上斜形延伸,侧位X线片显示由前下斜向后上的斜形骨折线,骨折面呈冠状,骨折移位不多或无移位,骨折面里前后重叠。有移位时,外踝远端骨折块向后、向外移位并旋转。若暴力较大,迫使距骨推挤外踝时,胫腓下骨间韧带先断裂,骨折则发生在胫腓骨间韧带的上方之腓骨最脆弱处。此为踝部外旋一度骨折或外旋单踝骨折。

2.踝部外旋二度骨折

一度骨折发生后,如还有残余暴力继续作用,则将内踝撕脱(或内侧副韧带断裂)。此为踝部外旋二度骨折或外旋双踝骨折。

3.踝部外旋三度骨折

二度骨折发生后,仍有残余暴力继续作用,此时内侧副韧带牵制作用消失,距骨向后外及向外旋转移位,撞击胫骨后缘造成后踝骨折。此为踝部外旋三度骨折或外旋三踝骨折。

(二)踝部外翻骨折

患者自高处跌下,足内缘触地,或步行在不平的道路上,足底外侧踩上凸处,或小腿远段外侧直接受撞击时,使足突然外翻,造成踝部外翻骨折。

1.踝部外翻一度骨折

踝部外翻时,暴力先作用于内侧副韧带,因此韧带较坚强,不易断裂,遂将内踝撕脱。内踝骨折线往往为横形或斜形,与胫骨下关节面对平,骨折移位不多。此为踝部外翻一度骨折或外翻单踝骨折。

2.踝部外翻二度骨折

一度骨折发生后,还有残余暴力继续作用,距骨体推挤外踝的内侧面,迫使外踝发生横形或斜形骨折。骨折面呈矢状位,内外踝连同距骨发生不同程度地向外侧移位。若外踝骨折前,胫腓骨间韧带发生断裂,则外踝骨折多发生在胫腓骨间韧带以上的腓骨下段薄弱部位,有时也可发生在腓骨干的中上段。此为踝部外翻二度骨折或外翻双踝骨折。

3.踝部外翻三度骨折

二度骨折发生后,仍有残余暴力继续作用,偶可发生胫骨的后踝骨折。此为踝部外翻三度骨折或外翻三踝骨折。

(三)踝部内翻骨折

患者自高处跌下时,足外缘触地,或小腿下段内侧受暴力直接撞击,或步行在不平的道路上,脚底内侧踩上凸处,使脚突然内翻,均可造成踝部内翻骨折。

1. 踝部内翻一度骨折

踝部内翻时,暴力首先作用于外侧副韧带,由于此韧带较薄弱,故暴力较多造成韧带损伤,偶亦有外踝部小块或整个外踝的横形撕脱骨折。此为踝部内翻一度骨折或内翻双踝骨折。

2. 踝部内翻二度骨折

一度骨折发生后,还有残余暴力继续作用,迫使距骨强力向内侧移位,撞击内踝,造成内踝骨折。骨折线位于内踝的上部与胫骨下端关节面接触处,并向上、向外。此为踝部内翻二度骨折或内翻单踝骨折。

3. 踝部内翻三度骨折

二度骨折发生后,仍有残余暴力继续作用,偶可发生胫骨后踝骨折,称为踝部内翻三度骨折或内翻三踝骨折。

(四)纵向挤压骨折

患者由高处落下,足底触地,可引起胫骨下端粉碎骨折,腓骨下端横断或粉碎骨折。此时,若有踝关节急骤地过度背伸或跖屈,胫骨下关节面的前缘或后缘因受距骨体的冲击而发生挤压骨折。前缘骨折,距骨随同骨折块向前移位。后缘骨折,距骨随骨折块向后移位。

(五)侧方挤压骨折

内外踝被夹挤于两重物之间,造成内外踝骨折。骨折多为粉碎型,移位不多。常合并皮肤损伤。

(六)胫骨下关节面前缘骨折

胫骨下关节面前缘骨折可由两个完全相反的机制造成。一是当足部强力跖屈(如踢足球时),迫使踝关节囊的前壁强力牵拉胫骨下关节面的前缘,造成胫骨下关节面前缘的撕脱骨折。骨折块往往很小,但移位明显。二是由高处落下,足部强力背伸位,距骨关节面向上、向前冲击胫骨下关节面前部,造成胫骨下关节面前缘大块骨折。距骨随同骨折块向前、向上移位。

三、诊断

患者多有在走路时不慎扭伤踝部,自高处落下跌伤踝部,或重物打击踝部的病史。伤后觉踝部剧烈疼痛,不能行走,严重者有患部的翻转畸形。踝部迅速肿胀,踝部正侧位 X 线摄片常能显示骨折的有无。在踝部骨折的诊断中,在确定骨折存在的同时,还应判断造成损伤的原因。因为不同的损伤,在 X 线片上有时可有相同的骨折征象,但其复位和固定方法则完全不同。因此,在诊断踝部骨折时,必须仔细研究踝关节正侧位 X 线片,详细询问患者受伤历史,仔细检查,以确定损伤的原因和骨折发生机制,从而正确地拟定整复和固定的方法。

四、治疗

踝关节既支持全身重量,又有较为灵活的运动。因此,踝部骨折的治疗既要保证踝关节的稳定性,又要保证踝关节活动的灵活性。这就要求踝部骨折后应尽量达到解剖对位,并较早地进行功能锻炼,使骨折愈合后能符合关节活动的力学要求。在治疗方法上,当闭合复位失败时,应及时考虑切开复位与内固定,从而恢复踝关节的稳定,并使踝穴结构能适应距骨活动的要求,避免术后发生关节疼痛。

(一)手法整复超关节夹板局部外固定

1.整复手法

普鲁卡因腰麻或坐骨神经阻滞麻醉,患者平卧,髋关节、膝关节各屈曲90°。一助手站于患肢外侧,用双手抱住大腿下段。另一助手站于患肢远端,一手握足前部,一手托足跟。在踝关节跖屈位,顺着原来骨折移位方向轻轻用力向下牵引。内翻骨折先内翻位牵引,外翻骨折先外翻位牵引。无内外翻畸形而仅是两踝各向内外侧方移位的骨折,则垂直牵引。牵引力量不能太大,更不能太猛,以免加重内、外侧韧带损伤。

在一般情况下,外翻骨折都伴有一定程度的外旋,内翻骨折都伴有一定程度的内旋。所以在矫正内、外翻畸形前,首先应矫正旋转畸形。牵引足部的助手将足内旋或外旋,矫正外旋或内旋畸形。然后改变牵引方向,外翻骨折的牵引方向由外翻逐渐变为内翻,内翻骨折的牵引方向由内翻逐渐变为外翻。同时术者两手在踝关节上、下对抗挤压,内外翻畸形即可纠正,骨折即可复位。

对有下胫腓联合分离的病例,术者用两手掌贴于内、外踝两侧,嘱助手将足稍稍旋转,术者两手对抗扣挤两踝,下胫腓联合分离即可消失,距骨内、外侧移位即可整复。在外翻或外旋型骨折,合并下胫腓联合分离,外踝骨折发生在踝关节以上时,对腓骨下端骨折要很好地整复。只有将腓骨断端正确复位,下胫腓联合分离消除,外踝才能稳定。

距骨有后脱位的病例,术者一手把住小腿下端向后推,一手握住足前部向前拉,后脱位的距骨即回到正常位置。

骨折块不超过胫骨下关节面1/3的后踝骨折病例,应先整复固定内、外两踝,然后再整复后踝。整复后踝时,术者一手握胫骨下端向后推,一手握足向前拉,慢慢背屈,利用紧张的后侧关节囊把后踝拉下,使后踝骨折块复位。

骨折块超过胫骨下关节面1/3以上的后踝骨折,因距骨失去支点,踝关节不能背屈,越背屈距骨越向后移位,后踝骨折块随脱位的距骨越向上变位。手法复位比较困难。可采用经皮钢针撬拨复位。

手法整复完毕,应行X线摄片检查,骨折对位满意后,行局部夹板固定。

2.固定方法

(1)固定材料:木板5块,内、外、后3块等长,长度上自腘窝下缘,下齐足跟,宽度内外侧板与患者小腿前后径等宽,后侧板与患者小腿横径等宽;前侧板两块,置于胫骨嵴两侧,宽度1~2 cm,长度上自胫骨结节下缘,下到内外踝上缘,以不妨碍踝关节背屈90°为准。梯形纸垫2个,塔形纸垫3个。

(2)固定方法:骨折整复后,踝部敷上消肿止痛中药,用绷带缠绕。在内外两踝上方凹陷处各放一塔形垫,两踝下方凹陷处各放一梯形垫,纸垫厚度与踝平,以夹板不压迫踝顶为准。在跟骨上方凹陷处放一塔形垫,以夹板不压迫跟部为准。用胶布将纸垫固定。最后放上5块夹板,并用3根布条捆扎。术后即可开始脚趾和踝关节背伸活动。2周后可扶拐下地逐渐负重步行。3周后可解开固定行按摩。4周后去固定,练习步行和下蹲活动,并用中药熏洗。

(二)手术切开整复内固定

手术切开整复内固定适用于下列情况。

1.严重开放性骨折

清创时,即可将骨折整复内固定。

2.内翻型骨折

内踝骨块较大,波及胫骨下关节面1/2以上者。

3.外旋型骨折

内踝撕脱骨折,骨折整复不良,或有软组织夹在骨折线之间,引起骨折纤维愈合或不愈合的病例。

4.大块骨折

足强度背屈所造成胫骨下关节面前缘大块骨折。

(三)踝关节融合术

踝部严重粉碎性骨折,日后难免发生创伤性关节炎;或踝部骨折整复不良,发生创伤性关节炎,严重影响行走的病例,可行踝关节融合术治疗。

(四)药物治疗

按骨折三期辨证用药。一般中期以后应注意舒筋活络、通利关节;后期局部肿胀难消,应行气活血、健脾利湿;关节融合术后须补肾壮骨,促进愈合。早期瘀血凝聚较重,宜服用桃红四物汤加木瓜、田七、三棱等,或配服云南白药、伤科七厘散等。中期内服接骨丹和正骨紫金丹,外敷接骨膏。后期拆除夹板,石膏固定后,用伤科洗方熏洗患部,每天1~2次。

(五)练功活动

整复固定后,鼓励患者活动足趾和踝部背伸活动。双踝骨折从第2周起,可在保持夹板固定的情况下加大踝关节的主动活动范围,并辅以被动活动。被动活动时,术者一手握紧内、外侧夹板,另手握前足,只做背伸和跖屈,但不做旋转或翻转活动。3周后可将外固定打开,对踝关节周围的软组织(尤其是肌腱经过处)进行按摩,理顺经络,点按商丘、解溪、丘墟、昆仑、太溪等穴,并配合中药熏洗。在袜套悬吊牵引期间亦应多做踝关节的伸屈活动。

(六)其他疗法

内外踝骨折,闭合复位不满意,后踝骨折块超过1/3关节面,开放型骨折等,行切开复位内固定术。陈旧性骨折复位效果不佳并有创伤性关节炎者,可行踝关节融合术。

(王 远)

第二节 跟骨骨折

跟骨骨折是常见骨折,占全身骨折的2%。以青壮年最多见,严重损伤后易遗留伤残。至今仍没有一种大家都能认可的分类及治疗方法。应用CT分类跟骨骨折,使我们对跟骨关节内骨折认识更加清楚。像其他部位关节内骨折一样,解剖复位、坚强内固定、早期活动是达到理想功能效果的基础。

一、分类

跟骨骨折根据骨折线是否波及距下关节分为关节内骨折和关节外骨折。

(一)关节内骨折

1.Essex-Lopresti 分型法

根据 X 线检查把骨折分为舌状骨折和关节塌陷型骨折。缺点是关节塌陷型包含了过多骨折,对于骨折评价和临床预后带来困难。

(1)A 型:无移位骨折。

(2)B_1 型:舌状骨折。

(3)B_2 型:粉碎性舌状骨折。

(4)C_1 型:关节压缩型。

(5)C_2 型:粉碎性关节压缩型。

(6)D 型:粉碎性关节内骨折。

2.Sanders CT 分型法

Sanders 根据后关节面的三柱理论,通过初级和继发骨折线的位置分为若干亚型,其分型基于冠状面 CT 扫描(图 14-1)。在冠状面上选择跟骨后距关节面最宽处,从外向内将其分为 A、B、C 三部分,分别代表骨折线位置。这样,就可能有四部分骨折块、三部分关节面骨折块和二部分载距突骨折块。

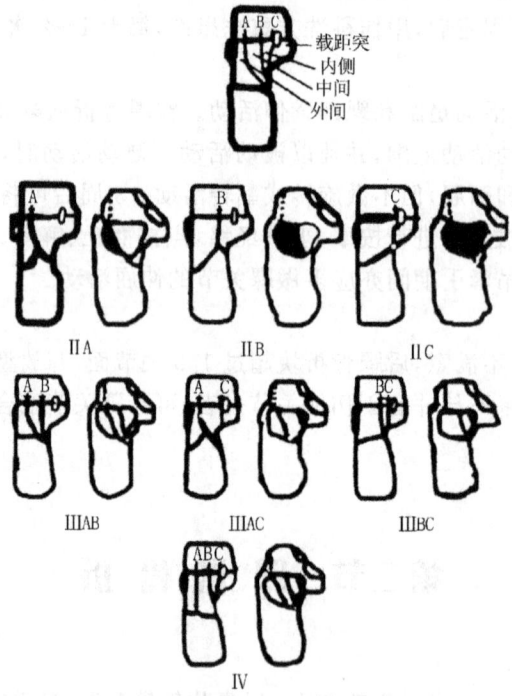

图 14-1 Sanders CT 分型法

(1)Ⅰ型:所有无移位骨折。

(2)Ⅱ型:二部分骨折,根据骨折位置在 A、B 或 C 又分为ⅡA、ⅡB、ⅡC 骨折。

(3)Ⅲ型:三部分骨折,同样,根据骨折位置在 A、B 或 C 又分为ⅢAB、ⅢBC、ⅢAC 骨折,典型骨折有一中央压缩骨块。

(4)Ⅳ型:骨折含有所有骨折线,ⅣABC。

(二)关节外骨折

按解剖部位关节外骨折可分为:①跟骨结节骨折。②跟骨前结节骨折。③载距突骨折。④跟骨体骨折(图14-2)。

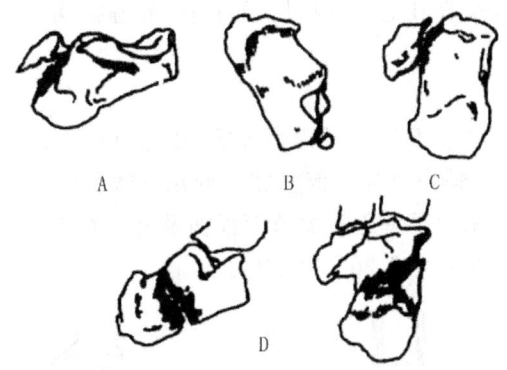

图 14-2 跟骨关节外骨折
A.跟骨结节骨折;B.跟骨前结节骨折;C.载距突骨折;D.跟骨体骨折

二、关节内骨折

关节内骨折约占所有跟骨骨折的70%。

(一)损伤机制与病理

由于跟骨形态差异、暴力大小方向和足受伤时位置不同,可产生各种类型跟骨后关节面粉碎性骨折。但在临床中常会出现以下三种情况:①跟骨骨折后,载距突骨折块总是保持原位,和距骨有着正常关系。骨折线常位于跟距骨间韧带外侧。②关节压缩型骨折较常见,SandersⅡ型骨折较常见。后关节面骨折线常位于矢状面,且多将后关节面分为两部分,内侧部分位于载距突上,外侧部分常陷于关节面之下,并由于距骨外侧缘撞击而呈旋转外翻,陷入跟骨体内。③由于距骨外侧缘撞击跟骨后关节面,使骨折进入跟骨体内,从而推挤跟骨外侧壁突出隆起,使跟腓间距减小,产生跟腓撞击综合征和腓骨肌腱嵌压征(图14-3)。

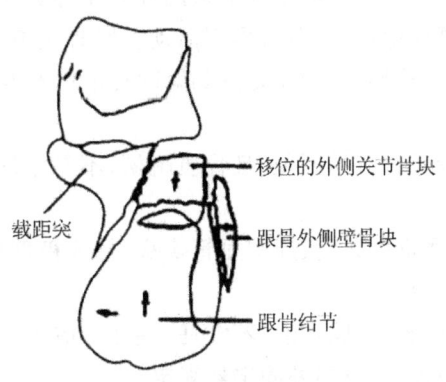

图 14-3 骨折后病理改变

跟骨骨折后可出现:①跟骨高度丧失,尤其是内侧壁。②跟骨宽度增加。③距下关节面破坏。④外侧壁突起。⑤跟骨结节内翻。因此,如想恢复跟骨功能,应首先恢复距下关节面完整和跟骨外形。

(二)临床表现

骨折多发生于高处坠落伤或交通事故伤。男性青壮年多见。伤后足在数小时内迅速肿胀,皮肤可出现水泡或血泡。如疼痛剧烈,足感觉障碍,被动伸趾引起剧烈疼痛时,应注意足骨筋膜室综合征的可能。亦应注意全身其他合并损伤,如脊柱、脊髓损伤。

(三)诊断

1.X 线检查

足前后位 X 线平片可见骨折是否波及跟骰关节,侧位可显示跟骨结节角和交叉角(Gissane 角)变化,跟骨高度降低,跟骨轴位可显示跟骨宽度变化及跟骨内、外翻。Broden 位(图 14-4)是一种常用的斜位,可在术前、术中了解距下关节面损伤及复位情况。投照时,伤足内旋 40°,X 线球管对准外踝并向头侧分别倾斜 10°、20°、30°、40°。

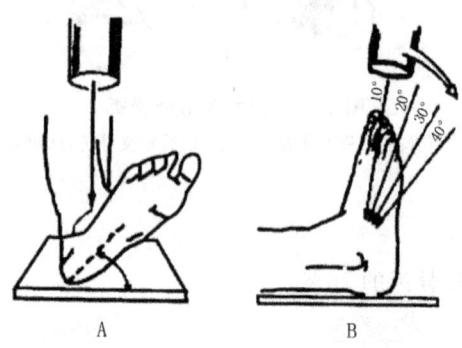

图 14-4　Broden 投照方法
A.正面观;B.侧面观

2.CT 检查

关节内骨折应常规行 CT 检查,以了解关节面损伤情况,必要时行螺旋 CT 进行三维重建。

(四)治疗

对于跟骨关节内骨折是行手术治疗还是非手术治疗,多年来一直存在争论。CT 分类使我们对关节内骨折的病理变化更加清楚,使用标准入路和术中透视可明显减少手术并发症。各种专用钢板的出现,使内固定更加稳定,患者可早期活动。跟骨关节内骨折如要获得好的功能,应该解剖复位跟骨关节面及跟骨外形,但即使是达到解剖复位也不能保证一定可以获得好的功能。

1.治疗应考虑的因素

(1)年龄:老年患者,骨折后关节易僵硬,且骨质疏松,不易牢固内固定,一般 50 岁以上的患者,以非手术治疗为宜。

(2)全身情况:如合并较严重糖尿病、周围血管疾病,身体极度虚弱,或合并全身其他部位损伤不宜手术时,应考虑非手术治疗。

(3)局部情况:足部严重肿胀、皮肤水泡,不宜马上手术,应等 1~2 周肿胀消退后方可手术。开放性损伤时,如软组织损伤较重,可用外固定器固定。

(4)损伤后时间:手术应在伤后 3 周内完成。如果肿胀、水泡或其他合并损伤而不能及时手术时,采用非手术治疗。

(5)骨折类型:无移位或移位小于 2 mm 时,采用非手术治疗。Sanders Ⅱ、Ⅲ 型骨折应选用切开复位。虽然关节面骨折块无明显移位,但跟骨体骨折移位较大,为减少晚期并发症,也应切开复位,内固定。关节面严重粉碎性骨折,恢复关节面形态已不可能,可选用非手术治疗。如有条件,也可在恢复跟骨外形后一期融合距下关节。

(6)医师的经验和条件:手术切开有一定的技术和设备条件要求,如不具备时,应将患者转到其他有条件医院治疗或选用非手术方法治疗。不能达到理想复位及固定的手术,不如不做。

2.治疗方法

(1)功能疗法:功能疗法适用于无移位或少量移位骨折,或年龄较大、功能要求不高或有全身并发症不适于手术治疗的患者。

适应证及禁忌证:无移位或少量移位骨折,应用此方法,可早期活动,较早恢复足的功能。但对移位骨折由于未复位骨折可能会遗留足跟加宽,结节关节角减小,足弓消失及足内、外翻畸形等,患者多不能恢复正常功能。

具体操作方法:伤后立即卧床休息,抬高患肢,并用冰袋冷敷患足,24 小时后开始主动活动足距小腿关节,3~5 天后开始用弹性绷带包扎,1 周左右可开始拄拐行走,3 周后在保护下或穿跟骨矫形鞋部分负重,6 周后可完全负重。伤后 4 个月可逐渐开始恢复轻工作。

(2)闭合复位疗法:用手法结合某些器械或钢针复位移位的骨折。有以下两种方法。

Bahler 法:在跟骨结节下方及胫骨中下段各横穿一钢针,做牵引和反牵引,以期恢复结节关节角和跟骨宽度以及距下关节面,逐渐夹紧则可将跟骨体部恢复正常,透视位置满意后,石膏固定足于中立位,并将钢针固定于石膏之中。内、外踝下方及足跟部仔细塑形,4~6 周去除石膏和钢针,开始活动足距小腿关节。此方法由于不能够较好恢复距下关节面,疗效不满意,现已很少采用。

Essex-Eopresti 法:患者取俯卧位,在跟腱止点处插入一根斯氏针,针尖沿跟骨纵轴向前并略微偏向外侧,达后关节面下方后撬起。撬拨复位后再用双手在跟骨部做侧方挤压,侧位及轴位透视,位置满意后,将斯氏针穿入跟骨前方。粉碎性骨折时,也可将斯氏针穿过跟骰关节,然后用石膏将斯氏针固定于小腿石膏管型内。6 周后去除石膏和斯氏针。此方法适用于某些舌状骨折。由于石膏固定,功能恢复较慢。

(3)切开复位术:可在直视下复位关节面骨块和跟骨外侧壁,结合牵引可同时恢复跟骨轴线并纠正短缩和内、外翻。使用钢板螺钉达到较坚强固定,可使患者早期活动。尽快地恢复足的功能,避免了由于复位不良带来的各种并发症。

患者体位取单侧骨折侧卧位,如为双侧骨折,则取俯卧位。切口采用外侧"L"形切口。纵形切口位于跟腱和腓骨长短肌腱之间,水平切口位于外踝尖部和足底皮肤之间。切开皮肤后,从骨膜下翻起皮瓣,显露距下关节和跟骰关节,用三根克氏针从皮瓣下分别钻入腓骨、距骨和骰骨后,向上弯曲以扩大显露。腓肠神经位于皮瓣中,注意不要损伤。复位,掀开跟骨外侧壁,显露后关节面。寻找骨折线,认清关节面骨折情况。取出载距突关节面外侧压缩移位的关节内骨折块。使用 Schanz 针或跟骨牵引,先内翻跟骨结节,同时向下牵引,再外翻,以纠正跟骨短缩及跟骨结节内翻,使跟骨内侧壁复位,用克氏针维持复位。然后把取出的关节面骨折块复位,放回外侧壁并恢复 Gissane 角和跟骰关节面,克氏针固定各骨折块。透视检查骨折位置,尤其是 Broden 位查看跟骨后关节面是否完全复位。如骨折压缩严重,空腔较大,可使用骨移植,但一般不需要骨移植。根据骨折类型选用钢板和螺钉固定,如可能,螺钉应固定外侧壁至对侧载距突下骨皮质上,以保证固定确实可靠。少数严重粉碎性骨折,需要加用内侧切口协助复位固定。固定后,伤口放置引流管或引流条,关闭伤口,2 周拆线。伤口愈合良好时,开始活动,6~10 周穿行走靴部分负重。12~16 周去除行走靴负重行走,逐渐开始正常活动。

(4)关节融合术:严重粉碎性骨折的年轻患者对功能要求较高时,切开难以达到关节面解剖复位,非手术治疗又极有可能遗留跟骨畸形而影响功能。一期融合并同时恢复跟骨外形可缩短治疗时间,使患者尽快地恢复工作。在切开复位时,亦应有做关节融合术的准备,一旦不能达到较好复位,也可一期融合距下关节。手术时用磨钻磨去关节软骨,大的骨缺损可植骨,用钢板维持跟骨基本外形,用 1 枚 6.5 mm 或 7.3 mm 直径的全长螺纹空心螺钉经导针从跟骨结节到距骨。

(五)并发症

1.伤口皮肤坏死感染

外侧入路"L"形切口时,皮瓣角部边缘有可能发生坏死,所以手术时应仔细操作,避免过度牵拉。一旦出现坏死,应停止活动。如伤口感染,浅部感染,可保留内置物,伤口换药,有时需要皮瓣转移。深部感染,需取出钢板和螺钉。

2.神经炎、神经瘤

手术时可能会损伤腓肠神经,造成局部麻木或形成神经瘤后引起疼痛。如疼痛不能缓解,可切除神经瘤后,将神经残端埋入腓骨短肌中。在非手术治疗时,由于跟骨畸形愈合后内侧挤压刺激胫后神经分支引起足跟内侧疼痛,非手术治疗无效时,可手术松解。

3.腓骨肌腱脱位、肌腱炎

骨折后由于跟骨外侧壁突出,缩小了跟骨和腓骨间隙,挤压腓骨长短肌腱引起肌腱脱位或嵌压。手术时切开腱鞘使肌腱直接接触距下关节或螺钉、钢板的摩擦及手术后瘢痕也是引起肌腱炎的原因。腓骨肌腱脱位、嵌压后,如患者有症状,可手术切除突出的跟骨外侧壁,扩大跟骨和腓骨间隙。同时紧缩腓骨肌上支持带,加深外踝后侧沟。

4.距下关节和跟骰关节创伤性关节炎

由于关节面骨折复位不良或关节软骨的损伤,距下关节和跟骰关节退变产生创伤性关节炎,关节出现疼痛及活动障碍。可使用消炎止痛药物、理疗和支具等治疗,如症状不缓解,应做距下关节或三关节融合术。

5.跟痛

跟痛可由于外伤时损伤跟下脂肪垫引起,也可因跟骨结节跖侧骨突出所致。可用足跟垫减轻症状,如无效可手术切除骨突出。

三、关节外骨折

关节外骨折占所有跟骨骨折的 30%~40%。一般由较小暴力引起,常不需手术治疗,预后较好。

(一)前结节骨折

前结节骨折可分为两种类型。撕脱骨折多见,常由足跖屈、内翻应力引起。分歧韧带或伸趾短肌牵拉跟骨前结节附着部造成骨折。骨折块较小并不波及跟骰关节。足强力外展造成跟骰关节压缩骨折较少见,骨折块常较大并波及跟骰关节,骨折易被误诊为踝扭伤。骨折后距下关节活动受限,压痛点位于前距腓韧带前 2 cm 处,向下 1 cm。检查者也可用拇指置于患者外踝尖部,中指置于第 5 跖骨基底尖部,示指微屈后指腹正好落在前结节压痛点。加压包扎免负重 6~8 周,预后也较好。

(二)跟骨结节骨折

跟骨结节骨折也有两种类型:一种是腓肠肌突然猛烈收缩牵拉跟腱附着部,发生跟骨后部撕脱骨折；另一种为直接暴力引起的跟骨后上鸟嘴样骨折（图14-5）。骨折移位较大时，跟骨结节明显突出，有时可压迫皮肤坏死。畸形愈合后可使穿鞋困难。借助Tompson试验可帮助判断是否跟腱和骨块相连。有时骨块可连带部分距下关节后关节面。骨折无移位或有少量移位时，用石膏固定患足跖屈位固定6周。骨折移位较大时，应手法复位，如复位失败可切开复位，螺钉或钢针固定。

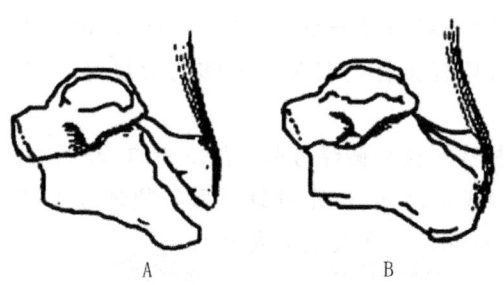

图 14-5　跟骨结节骨折
A.撕脱骨折；B.鸟嘴样骨折

（三）跟骨结节内、外侧突骨折

单纯跟骨结节内、外侧突骨折少见且常常无移动位，相比较而言，内侧突更易骨折。骨折常由足内或外翻时受到垂直应力而产生的剪切力作用所致，通过跟骨轴位或CT检查可做出诊断。无移位或少量移位时可用小腿石膏固定8~10周。可闭式复位，经皮钢针或螺钉固定。如果骨折畸形愈合且有跟部疼痛时，可通过矫形鞋改善症状，无效者也可手术切除骨突起部位。

（四）载距突骨折

单纯载距突骨折很少见。按Sanders分类此类骨折为ⅡC骨折。骨折后可偶见屈趾长肌腱卡压于骨折之中，移位骨块也可挤压神经血管束，被动过伸足趾可引起局部疼痛加重。无移位骨折可用小腿石膏固定6周。移位骨折可手法复位足内翻跖屈，用手指直接推挤载距突复位，较大骨折块时也可切开复位。骨折不愈合较少见，不要轻易切除载距突骨块，因为有可能失去弹簧韧带附着而致扁平足。

（五）跟骨体骨折

跟骨体骨折因不影响距下关节面，一般预后较好。骨折机制类似于关节内骨折，常发生于高处坠落伤。骨折后可有移位，如跟骨体增宽，高度减低，跟骨结节内外翻等。此类骨折除常规X线摄片外，还应行CT检查，以明确关节面是否受累及骨折移位情况。骨折移位较大时，可手法复位石膏外固定或切开复位、内固定。

（高　杰）

第三节　跖骨骨折

跖骨又称脚掌骨，是圆柱状的小管状骨，并列于前足，从内向外依次为第1~5跖骨，每根跖骨均由基底部、干部、颈部、头部等构成。5个跖骨中，以第1跖骨最短，同时最坚强，在负重上亦最重要。第1跖骨在某些方面与第1掌骨近似，底呈肾形，与第2跖骨基底部之间无关节，亦无任何韧带相接,具有相当的活动度,它的跖面通常有2个籽骨。外侧4个跖骨基底部之间均有关节相连,借背侧、跖侧及侧副韧带相接,比较固定,其中尤以第2、3跖骨最稳定。第4跖骨基底部呈四边形,与第3、5跖骨相接。第5跖骨基底部大致呈三角形,这两根跖骨具有少量活动度。第1、2、3跖骨基底部,分别与1、2、3楔骨相接;第4、5跖骨基底部,与骰骨相接,共同构成微动的跖跗关节。第1～5跖骨头分别与第1～5趾骨近节基底部相接,构成跖趾关节。第5跖骨基底部张开,形成粗隆,向外下方突出,超越骨干及相邻骰骨外面,是足外侧的明显标志。在所有附着于第5跖骨基底部的肌肉中,只有腓骨短肌腱有足够的力量导致撕脱骨折的发生,而不是肌腱断裂。

第1与第5跖骨头是构成足内外侧纵弓前方的支重点,与后方的足跟形成整个足部的三个负重点。5根跖骨之间又构成足的横弓,跖骨骨折后必须恢复上述关系,以便获得良好负重功能。跖骨骨折是足部最常见的骨折,多发生于成年人。

一、发病机制

跖骨骨折多由直接暴力,如压砸或重物打击而引起,以第2、3、4跖骨较多见,可多根跖骨同时骨折。间接暴力如扭伤等,亦可引起跖骨骨折,如第5跖骨基底部撕脱骨折。长途跋涉或行军则可引起疲劳骨折。骨折的部位可发生于基底部、骨干及颈部。

按骨折移位程度,可分为无移位骨折和移位骨折。由于跖骨并相排列,相互支撑,单一跖骨骨折,多无移位或仅有轻微移位。但多发跖骨骨折,由于失去了相互支撑作用,可以出现明显移位(图14-6)。

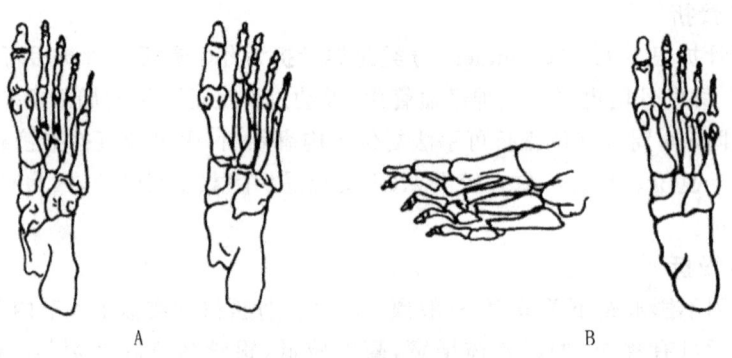

图14-6　跖骨骨折类型
A.无移位型跖骨骨折;B.移位型跖骨骨折

按骨折线可分为横断、斜行及粉碎骨折。按骨折的部位,又可分为跖骨基底部骨折、跖骨颈部骨折、跖骨干骨折。

(一)跖骨基底部骨折

最常见的是第5跖骨基底部撕脱骨折。骨折常发生在足跖屈内翻时,腓骨短肌腱牵拉将基底部粗隆撕脱。

(二)跖骨颈骨折

骨折常因为踝跖屈、前足内收而引起。少部分也可以由直接暴力引起。由于该部血液供应主要来自从关节囊进入的干骺端血管和自跖骨干内侧中部进入的滋养血管,血供相对较差,骨折后愈合较慢。

跖骨颈部还可发生疲劳骨折，因好发于长途行军的战士，故又名行军骨折。骨骼的正常代谢是破骨和成骨活动基本上处于平衡状态，如果对它施加的应力强度增加及持续更长的时间时，骨骼本身会重新塑形以适应增加了的负荷。当破骨活动超过骨正常的生理代谢速度后，而成骨活动又不能及时加以修复时，就可在局部发生微细的骨折，继续发展就成为疲劳骨折。多发于第2、第3跖骨。

(三)跖骨干骨折

跖骨干骨折多由于直接暴力所致，可为一根或多根，易发生开放性骨折。骨折端多向跖侧成角，受骨间肌的牵拉，骨折端还会有侧方移位。

跖骨骨折任何方向的成角都会出现相应的并发症，如背侧残留成角，则跖骨头部位可以出现顽固性痛性胼胝。跖侧成角残留，可导致邻趾出现胼胝，侧方移位则可以挤压胼间神经造成神经瘤。因此，有移位的骨折应尽量纠正。

二、诊断要点

外伤后足部疼痛剧烈、压痛、明显肿胀，活动功能障碍，纵向叩击痛，不能用前足站立和行走，碾压伤者可以合并严重的肿胀和瘀斑。

跖骨骨折应常规摄前足正、斜位 X 线片。跖骨疲劳骨折最初为前足痛，劳累后加剧，休息后减轻，X 线可能无异常，3～4 周后，可以发现骨膜反应，骨折线多不清楚，在局部可摸到有骨隆凸，不要误诊为肿瘤，由于没有明显的暴力外伤史，诊断常被延误。第 5 跖骨基底部撕脱骨折，就诊患者为儿童时，应注意与骨骺相区别：儿童跖骨基底部骨骺在 X 线上表现为一和骨干平行的亮线，且边缘光滑。成人应与腓骨肌籽骨相鉴别，这些籽骨边缘光滑、规则、且为双侧性，局部多无症状。而骨折块多边缘毛糙，认真阅片，应该不难鉴别。

三、治疗方法

跖骨骨折后，一般侧方移位错位不大，上下错位应力求满意复位。尤其是第 1 和 5 跖骨头为足纵弓三个支撑点的其中两个，因此在 1、5 跖骨头骨折中，一定要格外重视，以免影响足的负重。

(一)整复固定方法

无移位骨折、第 5 跖骨基底部骨折、疲劳骨折应局部石膏托固定 4～6 周。

1.手法复位外固定

(1)整复方法：①跖骨基底部骨折或合并跖跗关节脱位。在麻醉下，患者取仰卧位，一助手固定踝部，另一助手握持前足部做拔伸牵引。骨折向背、外侧移位者，术者可用两拇指置足背 1、2 跖跗关节处向内、下推按，余指置足底和内侧跖骨部对抗，同时握持前足部的助手将前足背伸外翻即可复位。②跖骨干部骨折。在适当麻醉下，先牵引骨折部位对应的足趾，以矫正其重叠移位，以另一手的拇指从足底部推压断端，矫正向跖侧的成角。如仍有残留的侧方移位，仍在牵引下，从跖骨之间用拇、示二指采用夹挤分骨手法迫使其复位(图 14-7A、B)。③跖骨颈部骨折。颈部骨折后，短小的远折端多向外及跖侧倾斜成角突起移位。整复时，一助手固定踝部，另一助手持前足牵拉，术者两手拇指置足底远折端移位突起部，向足背推顶，余指置足背近折端扶持对抗和按压跖骨头，同时牵拉前足之助手将足趾跖屈即可。

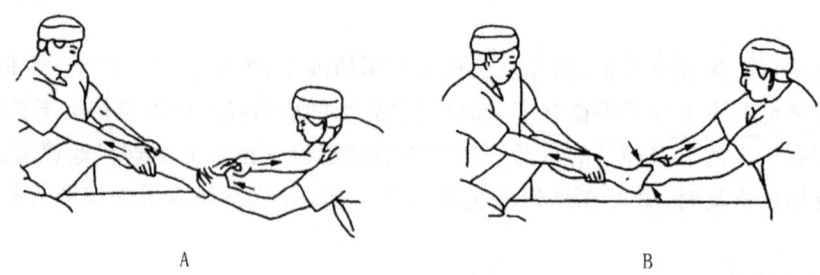

图 14-7　跖骨骨折整复法

（2）固定方法：整复后，局部外敷药膏，沿跖骨间隙放置分骨垫，胶布固定后，用连脚托板加牵引的固定方法：即连脚托板固定后，在与跖骨骨折相应的趾骨上贴上胶布，用橡皮筋穿过胶布进行牵拉，并将它固定在脚板背侧。牵引力量要适当，避免引起趾骨坏死。移位严重的多发跖骨骨折，在第 1 周内，应透视检查 1 次。固定时间 6~8 周。

2.外固定器复位固定

跖骨骨折也可以采取小腿钳夹固定。操作在 X 线透视或 C 形臂下进行。麻醉后，常规消毒，铺无菌治疗巾。跖骨基底部骨折合并跖跗关节脱位者，从跖骨的背、外侧和第一楔骨内下缘进针。不合并跖跗关节脱位者可以固定跖骨的背、外侧和第一跖骨基底部的内缘。固定时先将钳夹尖端刺进皮肤后，在 C 形臂下复位，选择稳定点进行钳夹。牢固后用无菌纱布包扎，石膏托固定，4~6 周后确定骨折愈合去除外固定器，下床活动(图 14-8)。

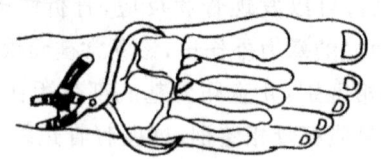

图 14-8　钳夹固定法

3.切开复位内固定

经闭合复位不成功或伴有开放性伤口者，可考虑切开复位内固定。

以骨折部为中心，在足背部做一长约 3 cm 的纵切口，切开皮肤及皮下组织，将趾伸肌腱拉向一侧，找到骨折端，切开骨膜并在骨膜下剥离，向两侧拉开软组织充分暴露骨折端，用小的骨膜剥离器或刮匙，将远折段的断端撬出切口处，背伸患趾用手摇钻将克氏针从远折段的髓腔钻入，经跖骨头和皮肤穿出，当针尾达骨折部平面时，将骨折复位，再把克氏针从近折段的髓腔钻入，直至钢针尾触到跖骨基底部为止，然后剪断多余钢针，使其断端在皮外 1~2 cm，缝合皮下组织和皮肤。第 1 跖骨干骨折最好采用克氏针交叉固定。第 5 跖骨基底粗隆部骨折也可以采用张力带固定。术后用石膏固定 4~6 周。其他内固定物如小钢板、螺丝钉等固定牢固，术后功能恢复快，患者更容易接受(图 14-9,图 14-10)。

（二）药物治疗

按骨折三期辨证用药，早期内服活血化瘀、消肿止痛类方剂，如桃红四物汤加二花、连翘、蒲公英、地丁等清热解毒药，肿胀严重者还可以配合云苓、薏苡仁等利湿类药物治疗。中期内服新伤续断汤或正骨紫金丹。后期解除固定后，用中草药熏洗患部，加强功能锻炼。

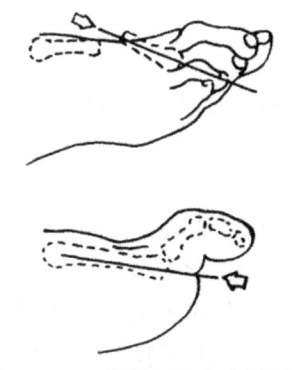

图 14-9 跖骨骨折髓内穿针固定

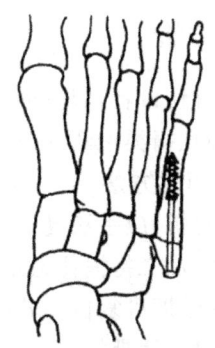

图 14-10 跖骨骨折螺钉固定

(三)功能康复

复位固定后,可做足趾关节屈伸活动。2周后做扶拐不负重步行锻炼。解除固定后,逐渐下地负重行走,并做足底踩滚圆棍等活动,使关节面和足弓自行模造而恢复足的功能。

(潘朝晖)

第四节 趾 骨 骨 折

趾骨又叫脚趾骨,除足姆趾2节外,余趾均3节,每节趾骨可分为基底部、体部、滑车部三部分。第一跖趾关节的跖侧面,有内、外两个籽骨,其他各趾间关节也可以出现籽骨。足姆趾的这种籽骨是其重要的负重结构,它可以保护足姆长屈肌腱、保护第一跖骨头,吸收应力,减少摩擦,并为足屈姆短肌腱提供一作用杠杆。

趾骨骨折多见于成年人,占足部骨折的第二位。足趾具有足的附着力的功能,可防止人在行走中滑倒,并有辅助足的推进与弹跳作用。故对趾骨骨折的治疗,应要求维持跖趾关节活动的灵活性和足趾跖面没有骨折断端突起。

一、发病机制

趾骨骨折多由踢撞硬物或重物砸伤所致,前者多为粉碎或纵裂骨折,后者多为横断或斜形骨折。第5趾骨损伤的机会较多,第2、3、4趾骨骨折较少发生,第1趾骨较粗大,其功能也较重要,第1趾骨近端骨折亦较常见,多为粉碎性骨折。由于跖骨头与地面的夹挤,可引起足姆趾的籽骨骨折,以内侧籽骨损伤多见,常为粉碎性。趾骨骨折常合并有皮肤或甲床的损伤,伤后亦容易引起感染。

二、诊断要点

趾骨骨折有明显外伤史,伤后患趾疼痛剧烈,肿胀,甲下有青紫瘀斑,活动受限,有移位者可以出现明显畸形。触诊可有局部压痛、纵向叩击痛、骨擦音和异常活动。根据临床症状和足的正、斜位X线片可以明确诊断,并观察骨折类型及移位情况。籽骨骨折者应注意先天性双籽骨和三籽骨鉴别,后者骨块光整规则,大小相等,局部无相应症状。

三、治疗方法

趾骨骨折有伤口者,应清创缝合,预防感染,甲下血肿严重者,可放血或拔甲。无移位的趾骨骨折,可用消肿止痛类中药外敷,局部外固定,3~4周即可愈合。

(一)整复固定方法

有移位的骨折,应手法复位。在局麻下,患者仰卧位,足跟垫1沙袋,术者用1块纱布包裹骨折远端,一手拇、示二指捏住患趾近段的内外侧,另一手拇、示二指捏住患趾远段上下侧,进行相对拔伸,并稍屈趾即可复位。若有侧方移位,术者一手拇、示指捏住伤趾末节拔伸,另一手拇、示指在患趾两侧对挤使骨折端对位(图14-11)。整复后,患趾用2块夹板置于趾骨背侧和跖侧固定。应注意固定不可过紧,容易影响远端血液循环,发生趾部坏死。

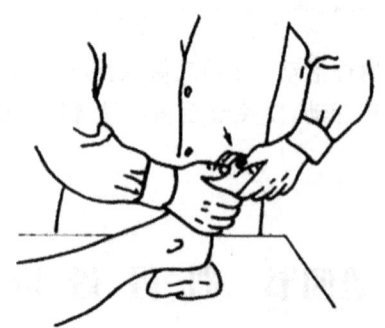

图14-11　趾骨骨折整复手法

对于不稳定骨折者,可行趾骨及皮肤牵引固定。或者行克氏针内固定治疗。4~6周骨折愈合后拔出克氏针,加强功能锻炼。

(二)药物治疗

药物治疗一般按骨折三期用药,初期肿胀严重者用活血类配合利湿解毒类方剂加减治疗,肿胀减轻后用活血接骨类方剂加减治疗。去除固定后应用中草药熏洗患部,促进功能恢复。

(三)功能康复

骨折整复固定后,即可进行膝关节的屈伸练习,肿胀减轻后,可下床不负重活动,3~4周后解除固定,做足趾的屈伸锻炼,早日下地行走。

(潘朝晖)

参考文献

[1] 凡龙.骨科疾病诊疗要点[M].长春:吉林科学技术出版社,2022.
[2] 梁延琛,李岩,宋磊,等.骨科疾病诊治与健康教育[M].成都:四川科学技术出版社,2023.
[3] 陈世益,冯华.现代骨科运动医学[M].上海:复旦大学出版社,2020.
[4] 王文革.现代骨科诊疗学[M].济南:山东大学出版社,2021.
[5] 闵云,鞠克丰,徐海波,等.实用骨科理论进展与临床实践[M].上海:上海交通大学出版社,2023.
[6] 王振兴.骨科临床常见疾病诊断与手术[M].哈尔滨:黑龙江科学技术出版社,2021.
[7] 张秀杰.骨科临床与现代诊治[M].长春:吉林科学技术出版社,2022.
[8] 张洪美.临床膝骨关节炎学[M].北京:中国医药科技出版社,2023.
[9] 张建.新编骨科疾病手术学[M].开封:河南大学出版社,2021.
[10] 蒋胜波.骨科微创技术理论与临床实践[M].北京:科学技术文献出版社,2020.
[11] 魏海鹏.骨科疾病诊疗思维[M].长春:吉林科学技术出版社,2022.
[12] 沈尚模.骨科疾病临床诊疗思维[M].昆明:云南科学技术出版社,2020.
[13] 张钦明.临床骨科诊治实践[M].沈阳:沈阳出版社,2020.
[14] 吕浩.临床骨科疾病诊断技巧与治疗方案[M].北京:科学技术文献出版社,2021.
[15] 潘月兴.实用骨科诊疗学[M].哈尔滨:黑龙江科学技术出版社,2020.
[16] 王华.常见骨科疾病的诊治[M].北京:中国纺织出版社,2020.
[17] 何永正,万里.常见疾病康复治疗操作规范[M].郑州:郑州大学出版社,2023.
[18] 肖映平,许琼,聂志芳.全彩骨科手术护理[M].长沙:湖南科学技术出版社,2022.
[19] 李无阴,谢艳.骨科营养学[M].北京:中国中医药出版社,2022.
[20] 孟涛.临床骨科诊疗学[M].天津:天津科学技术出版社,2020.
[21] 邸禄芹.创伤骨科患者围术期管理[M].北京:科学技术文献出版社,2021.
[22] 朱伟民.现代骨科疾病临床路径[M].天津:天津科学技术出版社,2020.
[23] 刘洪亮.现代骨科诊疗学[M].长春:吉林科学技术出版社,2020.
[24] 吴修辉.实用骨科疾病治疗精粹[M].北京:中国纺织出版社,2020.
[25] 王伟,梁津喜,杨明福.骨科临床诊断与护理[M].长春:吉林科学技术出版社,2020.
[26] 周华江.实用骨科诊疗学[M].天津:天津科学技术出版社,2020.

[27] 宋磊.临床常用骨科基础及骨科创伤诊疗[M].北京:中国纺织出版社,2022.
[28] 杨庆渤.现代骨科基础与临床[M].北京:科学技术文献出版社,2020.
[29] 林建华,张文明.骨科疑难病例精选[M].福州:福建科学技术出版社,2022.
[30] 户红卿.骨科疾病临床诊疗学[M].昆明:云南科技出版社,2020.
[31] 葛磊.临床骨科疾病诊疗[M].北京:科学技术文献出版社,2020.
[32] 张宏伟.骨科疾病外科处置方法[M].北京:中国纺织出版社,2022.
[33] 韩永远.实用临床骨科治疗学[M].哈尔滨:黑龙江科学技术出版社,2020.
[34] 邹天南.临床骨科诊疗进展[M].天津:天津科学技术出版社,2020.
[35] 程军.新编骨科技术与临床应用[M].天津:天津科学技术出版社,2020.
[36] 于大鹏,陈玲玲.锁骨骨折微创髓内固定的研究进展[J].中国微创外科杂志,2021,21(7):652-656.
[37] 刘源城,温湘源,黄复铭,等.直接前方入路联合直接后方入路治疗 Pipkin Ⅳ 型股骨头骨折[J].中华骨科杂志,2021,41(1):26-32.
[38] 雷剑飞.腰椎管狭窄症手术治疗的研究进展[J].国际医药卫生导报,2021,27(3):469-471.
[39] 张海存.前路颈椎间盘镜技术治疗颈椎间盘突出症的临床价值体会[J].世界最新医学信息文摘,2021,21(37):21-22.
[40] 尹健,沈玉萍.化脓性骨髓炎细菌培养及药敏试验结果分析[J].医药前沿,2021,11(4):5-6,26.